同济大学本科教材出版基金资助

运动骨关节病学

主　审　贾连顺　俞光荣

主　编　程黎明

副主编　谭　军　张世民　张春林

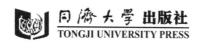

同济大学 出版社

TONGJI UNIVERSITY PRESS

内 容 提 要

《运动骨关节病学》是适应医学器官－系统整合教学改革的专业类教材,系统整合了人体运动系统中骨关节疾病相关的临床和基础知识点,旨在培养未来可解决临床疑难问题、引领学科发展,具有国际竞争力的高层次、国际化的卓越医学人才。本教材编写中注重临床与基础的融合,结构与功能的整合,医学与人文的融通。本教材条理清晰,内容连贯一致,根据运动系统骨关节疾病的病因及病理特征,分为总论,损伤,退变,感染,免疫炎性、代谢性和缺血性骨病,畸形及骨肿瘤七篇;每篇分章阐述重点疾病,每节按疾病的定义、流行病学、病理生理、临床诊断、鉴别诊断和治疗来重点阐述。

本教材可以供临床医学、基础医学及其他相关专业使用,也可作为骨科医师、住院医师规范化培训学员、专科医师规范化培训学员以及相关专业研究人员的参考书籍。

图书在版编目(CIP)数据

运动骨关节病学/程黎明主编. —上海:同济大学出版社,2022.1
ISBN 978-7-5765-0097-4

Ⅰ.①运… Ⅱ.①程… Ⅲ.①关节疾病－诊疗－医学院校－教材 Ⅳ.①R684

中国版本图书馆 CIP 数据核字(2022)第 003583 号

运动骨关节病学
程黎明 主编

责任编辑 沈志宏   **助理编辑** 朱涧超   **责任校对** 徐春莲   **封面设计** 陈益平

出版发行   同济大学出版社   www.tongjipress.com.cn
         (地址:上海市四平路 1239 号   邮编:200092   电话:021 - 65985622)
经   销   全国各地新华书店
排版制作   南京文脉图文设计制作有限公司
印   刷   常熟市大宏印刷有限公司
开   本   890 mm×1240 mm   1/16
印   张   24.5
字   数   784 000
版   次   2022 年 1 月第 1 版
印   次   2022 年 1 月第 1 次印刷
书   号   ISBN 978 - 7 - 5765 - 0097 - 4
定   价   128.00 元

编写委员会

前　言

　　同济大学历史悠久、声誉卓著,是中国最早的国立大学之一。1907 年,德国医生埃里希·宝隆 (Erich Paulun)在上海创办的"德文医学堂"是同济大学的前身,也是同济医学专业的开端。同济人医学情结至深,历经百年沧桑后,同济大学在新世纪之初,借 2000 年院校合并之机,在原上海铁道大学医学院基础上重建医学学科。同济医学秉承"精诚济世,明道致远"的办学理念,高度重视医学人才的培养,在临床教学上有着深厚的底蕴和优良的传统。

　　为适应我国医学教育和临床医学专业改革及发展的需要,同济大学积极贯彻国家"双一流"大学建设方针,结合世界医学发展的未来趋势,大力推动医学教育的系统性、综合性改革,建立以"5＋3"卓越医师培养为主体、以拔尖创新医学人才培养为突破的人才培养体系,着力培养未来可解决临床疑难问题、引领学科发展、具有国际竞争力的高层次、国际化的拔尖卓越医学人才。

　　课程改革是医学教育改革的着力点,教材建设是推动改革的重点领域和关键环节。在国际教育发展趋势、国家全民健康战略、大学创新人才培养和同济医科快速发展的背景下,同济大学医学院推动"器官—系统整合模块化"的课程改革,建设胜任力为导向的学业评价体系,组织开展以"问题导向、系统整合、学科交叉"为特点的,具有先进性、引领性和思想性的整合课程教材建设。

　　由此,同济大学骨与关节运动系统教学与临床团队组织编写的《运动骨关节病学》,是基于以人体运动系统中骨与关节疾病为主体、基础与临床知识相融合的整合课程体系的教材之一。

　　本教材编写是为继承同济医学发展中众多杰出骨科前辈的优良传统。同济医学创始人埃里希·宝隆博士(1862—1909)毕业于德国柏林大学,是同济医院首任外科主任。著名的医学教育家,骨科学和创伤外科学的奠基人之一,原同济大学医学院教授屠开元创立了一套系统的骨科伤病诊治方法,如首创骨折手法整复原则及操作技术,骨折复位后无衬垫石膏固定技术(屠氏石膏),建立了我国第一个骨库 (1949 年),开展了完全离断肢体再植术的动物实验研究,为我国断肢再植术打下了坚实的实验基础和有关的理论基础。著名的骨肿瘤专家、我国骨肿瘤专业的前辈郭狄萍教授创立原上海铁道医学院附属医院(现同济大学附属同济医院)骨科并兼任首任主任,在肿瘤骨灭活再植的保肢手术探索上做出了大量贡献。著名骨科教育家、脊柱外科专家、同济大学附属同济医院骨科名誉主任贾连顺教授系统建立了脊柱脊髓损伤与退变的外科干预策略,为我国脊柱外科培养了一大批青年领军人才。同济大学附属同济医院骨科前任主任俞光荣教授,在足踝外科的临床和基础研究方面取得了卓越成就,为我国足踝外科的发展做出了突出的贡献。

　　本教材编写符合医学教育多层次、人才培养国际化的发展要求,同时也适用于同济大学医学院先后开展的医学本科专业课程、毕业后教育(如研究生教育、执业医师规范化培训和专科医师规范化培训)、国际留学生医学学士课程和基于毕业后医学教育国际评鉴委员会 (Accreditation Council on Graduate Medical Education-International,ACGME-I)认证体系的教育课程。

　　本教材参照国内外同类教材和参考书内容的深度和广度,明确教材使用的多层次对象。本教材编写按照器官—系统整合要求,通过基础与临床多学科的模块化整合,注重临床与基础的深度融合,医学与人文融通;创新性地运用现代信息技术,同步发展线上教学建设,培养学生的自主学习和终身学习能力,推进实施卓越医生教育的培养计划。

同济大学附属各医院 30 余名具有多年从事临床教学经验的中青年专家教师参与编写了本书,我们还邀请了海军军医大学贾宁阳教授编写了影像学检查章节。

在此,向在繁忙临床工作之余付出辛勤劳动的全体编写、审校人员表示衷心的感谢。在同济医学创立一百一十五年之际,我代表全体同济骨科人将这部教材奉献给同济医学,衷心希望能为同济医学乃至全国骨科学的发展尽绵薄之力。本书的编写也得到了同济大学、医学院以及各附属医院的各级领导和老师们的大力支持,在此谨向他们致以诚挚的谢意。由于我们的临床经验和编写水平有限,对于教材中出现的错误或不妥之处,诚挚希望广大骨科同道及读者批评指正,以便今后修订完善。

程黎明

2022 年 1 月

目　　录

第一篇　总　论

第一章 概　　论

运动系统(locomotor system)亦称肌肉骨骼系统(musculoskeletal system),是由骨、软骨、关节、肌肉、韧带,还有支持它们的神经和血管等结构组成。这些结构联合起来给人体运动功能提供可靠的强度、活动度、耐力和效率。骨与关节组成人体骨架的主要部分,骨、关节、骨骼肌在神经的支配下产生运动。在运动中,骨是运动的杠杆,关节是运动的枢纽,骨骼肌是运动的动力器官。任何组织结构的疾病或损伤都会对其功能产生不利影响。

"运动骨关节病学"是一门关于运动系统中骨与关节相关疾病与损伤的临床专业学科。研究内容主要包括骨关节创伤、骨关节退行性疾病、骨关节感染、肌肉骨骼系统肿瘤和先天性骨关节疾病,以及免疫性骨关节病、内分泌代谢性骨病等的临床诊断、治疗、康复与预防。

第一节　骨关节疾病认知简史

骨关节疾病是人类认知的最早疾病之一,人类很早就开始探索骨关节疾病的治疗可能性。

由埃德文·史密斯(Edwin Smith)发现的,在公元前1 700年的纸草书上记载的骨折(fracture)和脱臼(dislocation)的整复技术以及脊髓损伤导致膀胱功能障碍,是关于骨与关节运动医学的最早论述。公元前300年,著名的"医学之父"希波克拉底(Hippocrates)将骨折患者放置于长凳(治疗床)上,通过悬吊等方法,使骨折复位,人们为了纪念他在骨折治疗方面的创新,把他设计的骨折复位治疗床命名为"希波克拉底臼床"。文艺复兴时期,安布鲁瓦斯·帕雷(Ambroise Pare)发明了新的伤口处理方式及结扎血管的治疗方法,著有《创伤治疗法》,开创了骨创伤学的辉煌。1741年,法国巴黎大学校长尼古拉斯·安德里(Nicolas Andry)首次提出了矫形外科(Orthopédie)一词,并展示了代表矫形意义的"曲木矫直",又称"骨科树"(crooked tree),它已经成为世界矫形外科的通用符号(图1-1-1)。1895年,威廉·康拉德·伦琴(Wilhelm Conrad Röntgen)发现X射线,为骨与关节疾病的诊断开创了新时代,在1901年获诺贝尔物理学奖。1950年,日本医生渡边正毅(Masaki Watanabe)发明了关节镜,1970年后在美国等国家推广应用并逐渐形成了现代关节镜技术。20世纪70年代CT和MRI的发明为骨科学的发展做出了杰出贡献。同时,冶金学、材料学、高分子化学、生物力学等学科的不断发展,伴随内固定及手术器械的不断发明与改进,对运动系统骨与关节疾病与创伤的诊断与治疗起到了极大的推动作用。

中国骨关节疾病诊治的发展源于医学的两大分支,即传统中医学和西方医学。中医学已有3 000余年的历史,早在汉代时,华佗就利用麻沸散麻醉并进行扩创。到唐代时,《仙授理伤

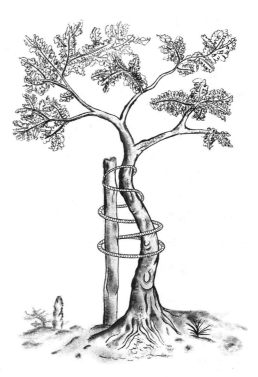

图1-1-1　世界矫形外科(骨科)通用符号——"曲木矫直"(骨科树)

续断秘方》就详细记载了利用小夹板固定骨折与关节脱位的处理方法。清代吴谦等所著《医宗金鉴·正骨心法要旨》一书总结了正骨八法,为后世提供了较为详细的正骨经验。从明代开始,西医经天主教传教士及欧洲商人传入我国,特别是在鸦片战争之后,全国各地建立了一些西医医院和医校,中文版《西医略论》出版,西方的骨与关节疾病的治疗方法传播开来。中国第一个骨科科室是1921年由美国波士顿麻省总医院乔治·W.范戈德(George W. Van Gorder)医师在北京协和医院组建的,孟继懋任主任;第一所骨科医院于1928年由哈佛大学医学院毕业的牛惠生在上海建立。1937年,中华医学会总会在上海成立了骨科学组,其成员有:牛惠生、朱履中、胡兰生、叶衍庆、孟继懋、任廷桂,它也是我国第一个骨科学术组织。在叶衍庆教授、李鸿儒教授、屠开元教授等骨科奠基人的带领下,我国第一个伤骨科研究所——上海市伤骨科研究所于1958年成立,中医伤科也取得了跨世纪发展。1980年,中华医学会骨科学会成立,召开了全国骨科学术会议。在陈中伟、顾玉东、王正国、卢世璧、王澍寰、葛宝丰、邱贵兴、戴尅戎等院士的带领下,中国骨科事业稳步发展,先后取得一系列学术成果。老一辈骨科人为中国骨科的发展做出了重大贡献,点燃了中国骨与关节运动学临床及基础研究的燎原之火。

随着国际化的交流与合作、科学的进步、医学专业化和国际化的发展,我国骨与关节运动系统疾病的研究与治疗如雨后春笋般蓬勃发展。新型医疗技术和研究成果不断涌现,如干细胞再生技术、计算机三维成像技术、微创技术以及机器人辅助技术,使得肌肉骨骼运动系统疾病的诊断与治疗逐步朝着精准、微创化方向发展,并呈现百家争鸣、百花齐放之势。

第二节　肌肉骨骼系统的正常结构与功能

骨(bone)是肌肉骨骼系统的主要器官,由骨组织、骨髓和骨膜构成。骨骼构成了人体的支架,并赋予人体基本形态,起着保护、支持和运动的作用。对肌肉骨骼组织的正常结构和功能的深入了解,是研究运动系统异常状况或疾病的基础。

一、骨的来源与发生

骨是一种特殊的结缔组织,源于胚胎的中胚层间充质细胞,其发育转化为骨祖细胞,进一步分化为成骨细胞。成骨细胞可以分泌骨胶原和基质,形成类骨质,同时也能分泌一些骨形成和吸收的相关因子与蛋白,调控骨组织生成与生长。成骨细胞经历增殖、分化、成熟、矿化等生理阶段后,一部分凋亡,一部分由骨质包埋,细胞的形态发生变化,胞内的合成活动停止,转变为骨细胞,与骨基质共同构成骨组织。

在上述骨形成的基础上,破骨细胞可以对骨组织进行溶解吸收,起到骨组织改造的作用。成骨方式分为两种:膜内成骨和软骨内成骨。膜内成骨是指在结缔组织内直接成骨,其发生机制是由间充质干细胞先形成结缔组织膜,继而分化为骨祖细胞,进一步分化为成骨细胞,由它合成、分泌形成类骨质钙化,最终形成骨质,顶骨、额骨和锁骨等即以此种方式发生。软骨内成骨则是指在预先形成的软骨基础上,逐渐将软骨替换为骨。这种成骨方式首先是软骨细胞退化死亡,骨祖细胞进入并分化为成骨细胞,最后在残留的钙化软骨基质上形成骨组织。人体的大多数骨均以此方式发生,如四肢骨、躯干骨及颅底骨等。

二、骨组织的组成与种类

骨组织由骨细胞系和钙化的细胞间质组成。骨细胞系参与骨组织的发生、生长与衰老,包括:骨祖细胞、成骨细胞、骨细胞、破骨细胞。细胞间质包含有机质、无机质和少量水。有机质包括胶原和非胶原性有机质,后者含有蛋白多糖和脂质;无机质主要是羟基磷灰石结晶、钙与磷,此外还有碳酸盐、枸橼酸盐、钾、镁和钠。

1. 骨细胞系

(1)骨祖细胞(osteoprogenitor cell):又称骨原细胞,是位于骨膜内的干细胞,细胞较小,呈梭形,常规染色切片中不易辨认,具有多向分化的功能,根据微环境的不同可分化为成骨细胞、破骨细胞、成软骨细胞或成纤维细胞。在骨组织损伤时,它会被激活,分化成为成骨细胞,参与骨重建。

(2)成骨细胞(osteoblast):又称骨母细胞,分布于骨质表面,排列成行,细胞呈强嗜碱性,含有丰富的粗面内质网和游离核糖体,高尔基体发达,无分裂能力。能大量分泌骨胶原纤维与其他骨基质形成类骨质,还能分泌促进骨形成和调节骨吸收的细胞因子和酶类。

(3)骨细胞(osteocyte):是骨组织内的主要细胞,分散在骨基质中,呈扁卵圆形,细胞体内内质网较少,高尔基复合体较小,是一种长寿命的、无增殖能力的终末细胞。细胞有许多细长突起,相邻细胞突起以缝隙连接相连,胞体所在空隙为骨陷窝,突起所在空隙为骨小管,骨组织的骨陷窝借骨小管相通,其内有组织液流动,为骨细胞输入营养并输出代谢产物。骨细胞具有成骨和破骨的功能,参与机体内的钙、磷平衡,也保留了合成少量细胞外基质的功能。

(4)破骨细胞(osteoclast):由多核巨细胞组成,分布在骨质表面、骨内血管通道周围。其由多个单核细胞融合而成,胞浆呈嗜碱性,但随着细胞的老化,渐变为嗜酸性。该细胞是骨组织内主要吸收骨质的细胞,能紧密吸附于骨基质表面,形成封闭的微环境,细胞释放溶酶体酶及乳酸、氢离子等溶解骨质,同时细胞内吞分解骨基质的有机成分和钙盐晶体,将钙释放入血。其功能与成骨细胞相对应,成骨细胞有甲状腺激素受体,在该激素作用下可释放破骨细胞活化因子,刺激破骨细胞使其活跃。

2. 骨基质

骨基质(bone matrix)为钙化骨组织的细胞间质,由无机质和有机质构成。无机质又称骨盐,主要是羟基磷灰石结晶$[Ca_{10}(PO_4)_6(OH)_2]$,有机质里面含有90%的胶原纤维和10%的无定形凝胶状基质。骨中的有机物和无机物的结合,使骨硬而不脆。在整个骨组织中,无机质占整个骨重量的65%～75%,主要是钙盐(磷酸钙、碳酸钙等),呈细针状,沿胶原纤维长轴排列,共同构成骨板,保证骨的硬度。有机质占25%～35%,主要是骨胶原纤维和黏多糖蛋白,骨胶原纤维在骨板中成层排列,使骨具有韧性和弹性。

骨由骨膜、骨质、骨髓、血管和神经等组织结构构成。骨膜是一层致密结缔组织,覆盖于骨的内外表面,包括骨外膜和骨内膜。骨外膜较厚,细胞较少;骨内膜较薄,含有较多的骨原细胞和成骨细胞,较多的小血管和神经,覆盖于骨髓腔面、骨小梁表面、中央管及穿通管内表面。骨膜能营养、保护骨组织,在骨的生长、改建和修复中具有重要的作用。

所有成年骨的骨组织几乎均为板层骨,按骨板的排列方式和空间建构,分为松质骨和密质骨,其中松质骨分布于长骨骨骺及骨干内侧,由相互交织的骨小梁排列而成,之间留有间隙,充满骨髓。密质骨分布于长骨骨干和骨骺表面,由不同排列方式的骨板组成。长骨的骨板排列方式可分为三种类型,即环骨板、哈弗斯骨板(haversian lamella)和间骨板。密质骨在骨干的内外表层形成环骨板,在中层形成哈弗斯系统和间骨板。哈弗斯骨板围绕一个中央哈弗斯管环形排列,共同组成哈弗斯系统,长骨骨干即由大量哈弗斯系统组成,其结构基本相同,在中央管内有骨膜组织、血管和神经。故哈弗斯系统又有骨单位(osteon)之称,骨单位约在出生一年后开始形成。

骨髓存在于骨松质之间,含有小血管和造血组织,是被骨骼保护起来的人体造血库。人出生时,红骨髓充满全身骨髓腔,具有强大的造血功能。5岁以后,红骨髓逐渐被黄骨髓取代,造血能力降低,但可因疾病重新激活。在椎骨、髂骨、肋骨、胸骨、肱骨和股骨等长骨的骨骺内终生都是红骨髓,因此临床上进行骨髓穿刺、骨髓象检查常常选择髂前上棘等处。

骨的血供主要由穿通动脉输入中央管供应,部分骨骼疾病的特殊性是由血供决定的,骨折后血供的恢复对骨折的愈合有很重要的作用。

三、骨的生长与发育

骨组织生成后,通过组织内细胞的不断更新生长,骨组织也会不断进行纵向和横向的生长。骨生长的过程主要是骨两端骨骺内的软骨细胞不断增殖后坏死,成骨细胞在坏死区进行软骨内成骨。17～20岁时,骺板增生减慢并逐渐终止,最终被骨组织取代,骨的纵向生长也就停止了。

骨的横向生长是基于骨膜表面的成骨细胞以膜内成骨的方式,在骨表面形成骨细胞,使得骨组织增粗。同时在髓腔内,破骨细胞吸收骨小梁,使得骨髓腔增大。到30岁左右时,长骨将不再增粗。

影响骨的生长和发育的因素有很多,包括内部遗传因素和激素的作用,外部环境、气候以及社会因素等。钙、磷和各种维生素(如维生素 D、维生素 C 以及维生素 A)是影响骨矿化的重要因素,生物活性细胞因子(如转化生长因子 TGF-β、成纤维细胞生长因子及表皮生长因子等)对骨的生长发育起着重要的作用。

四、骨的改建

骨单位数量较多,是构成长骨骨干的基本结构单位。受支持、负荷和运动等因素的影响,骨单位不断新生和改建,即原有的骨单位被溶解,被新生骨单位取代,代代交替。骨密质的更新和改建持续终生,但成年后改建减慢。

帕菲特(Parfitt)将正常成年的骨改建过程按程序分为五期:静止期、激活期、吸收期、逆转期和成骨期。静止期的骨改建发生在骨外膜和骨内膜处,即骨表面;激活期是破骨细胞激活的过程,包括细胞集聚、趋化和附着骨表面过程;吸收期是破骨细胞沿骨表面垂直方向进行吸收,骨细胞也参与骨吸收过程;逆转期是骨吸收转变为骨形成的过程,吸收腔内无破骨细胞,出现的是单核性细胞;吸收腔内出现成骨细胞,标志着成骨期的开始。

骨的改建活动包括骨外形的改建以及骨内结构的改建,以适应骨与整个机体的发育和生理功能的变化。

五、骨的衰老

骨质在30岁左右会达到峰值,而后骨量会出现进行性流失。骨衰老主要表现为软骨细胞与骨原细胞减少,成骨细胞衰老,破骨细胞增多;而在骨组织上表现为无机比例增高,有机比例减少,钙成分总量流失。当骨的脆性增加后,临床上会出现骨质疏松性骨折等。

六、骨的功能

骨具有双重功能,作为局部解剖结构的具体骨骼,起到保护、支持以及运动的功能;作为组成人体骨骼的整体结构,骨相当于一个器官,具有造血、贮存和免疫的功能。

(1)保护功能:骨骼能保护内部器官,如颅骨保护脑,肋骨保护胸腔。

(2)支持功能:骨骼构成骨架,维持身体姿势。

(3)运动功能:骨、骨骼肌、肌腱、韧带和关节共同作用使身体运动。

(4)造血功能:骨髓分布在长骨的骨髓腔和海绵骨的空隙,通过造血功能制造血细胞。

(5)贮存功能:骨骼贮存身体重要的矿物质,例如钙和磷。

(6)免疫功能:骨骼中的造血干细胞可分化为淋巴细胞。一部分造血干细胞随血流进入胸腺,成为 T 淋巴细胞;另一部分造血干细胞在骨髓中发育成 B 淋巴细胞。

七、关节

骨与骨之间借纤维结缔组织、软骨或骨组织以一定的方式互相连接形成的结构称为关节。根据连接组织的不同和关节活动的差异,可分为活动关节与不动关节。活动关节是指那些具有明显活动性的关节,包括两种:一种是滑膜关节,这种关节具有很大的活动性,如肩关节;另一种是联合关节,如耻骨联合和椎间连接,活动幅度较小,又称为微动关节。不动关节是指那些没有活动性或活动性极小的关节,包括纤维连接(如下胫腓联合)、软骨连接(如肋软骨连接)和骨连接(如成人颅骨间连接)三种。

滑膜关节是人体数量最多的关节,人体约有230处滑膜关节。滑膜关节根据关节运动轴的数目和关节面的形态可分为：①单轴关节,包括滑车关节(指骨间关节),车轴关节(桡尺近侧关节及枕关节);②双轴关节,包括椭圆关节(桡腕关节),鞍状关节(拇指腕掌关节);③多轴关节,包括球窝关节(肩关节、髋关节),平面关节(腕骨间关节)。

滑膜关节的组成包括关节软骨、关节囊、滑膜、韧带、肌腱、关节盘与半月板等。

1. 关节软骨(articular cartilage)

关节软骨是一种特殊类型的结缔组织,由软骨细胞和软骨基质构成,使关节面光滑,可被轻微压缩。根据软骨组织中所含纤维成分的不同,软骨细胞分为透明软骨、纤维软骨和弹性软骨三种类型。

绝大多数关节软骨为透明软骨,软骨基质成分包括水、胶原、蛋白多糖、无机盐以及其他成分等,纤维成分主要是 II 型胶原蛋白组成的胶原纤维,抗压性较强,略具弹性和韧性。分布于椎间盘、纤维环、关节盘和半月板的是纤维软骨,其细胞间质内含有大量平行或交叉排列的 I 型胶原蛋白构成的胶原纤维束。分布于耳郭、会厌以及喉等处的弹性软骨,其纤维成分主要为弹性纤维,胶原纤维较少,具有明显的可弯曲性和弹性。

关节软骨不含血管、淋巴管和神经,其营养物质从周围组织获得,大部分来自滑液。关节软骨损伤后的自我修复能力很低,再生能力弱,容易出现退行性改变。近年来研究发现,干细胞、特异性软骨细胞生长因子以及信号通路等在软骨的生长发育和重建过程中起着非常重要的作用。

2. 关节囊(joint capsule)

关节囊由坚韧的结缔组织组成,分为内外两层,外层为纤维层,内层为滑膜层,包裹关节两端形成关节腔。关节腔内的滑膜分泌的黏性滑液,具有良好的润滑作用,能为关节软骨提供营养。

3. 韧带(ligament)

韧带附着于构成关节的两骨的骨端,能够加强关节的稳定性,防止两骨移动过度或向不自然的方向运动,位于关节囊外的称囊外韧带,位于关节囊内的称囊内韧带。

4. 肌腱(tendon)

肌腱具有非常复杂的致密胶原纤维结构,肌腱内含有少量痛觉纤维和本体感觉纤维,肌腱修复能力较差。

5. 关节盘(articular disc)及半月板(meniscus)

部分关节还存在关节盘以及半月板结构。关节盘是位于关节腔内两关节面之间的纤维软骨板,其周缘附着于关节囊,把关节腔分为两部分,完全分隔关节腔;若为新月形,不完全分隔关节腔者称为半月板。关节盘和半月板结构使两关节面的结合更加匹配,起到分散应力冲击、减少震荡、增强关节稳定性的作用。

八、骨骼肌

骨骼肌是骨关节运动过程中最重要的动力结构。绝大多数附着于骨骼。每块骨骼肌包括肌腹和肌腱两部分,肌腹主要由肌纤维组成,肌腱主要由平行排列的致密胶原纤维束组成。骨骼肌通过肌腱连接于骨,紧张时维持稳定,收缩时产生运动。

在肌的周围有辅助装置协助骨骼肌的运动,包括筋膜、滑膜囊、腱鞘和籽骨等,其功能是维持和保护骨骼肌的位置,减少运动时的摩擦和损伤。

第三节 骨关节疾病病因分类与病理特征

骨关节运动系统组织结构对创伤和疾病会产生一系列的反应,包括全身反应和局部反应,从而表现出不同的病理状态。骨关节疾病按病因分类,可分为后天性疾病和先天性疾病两大类。其中后天性疾病种类较多,根据疾病的病因又分为损伤性、退变性、感染性、自身免疫性和代谢性、血管性及肿瘤性疾病,以及其他原因不明的骨关节疾病;先天性疾病主要有先天性畸形、肌肉骨骼等结构发育不良等。本节重点从疾病的病因及病理特征分类阐述以下疾病,按英文首字母可概括为 VITAMIN。

(1) 血管性(vascular disease):如股骨头坏死等。由于各种骨内外致病因素引起骨组织营养血流减少、骨内血管网受压或流出静脉阻塞,造成局部血供障碍,严重者可引起骨组织缺血性坏死。

(2) 感染性(infection):如急慢性骨髓炎、化脓性关节炎、骨结核等特异性感染。一般是因细菌、病毒等微生物入侵骨关节组织,导致维持正常关节功能的关节软骨、骨组织及周围软组织等的炎性反应或破坏。

(3) 肿瘤性(tumor):包括良性、恶性骨肿瘤。主要是组织的异常增生,造成成骨性或溶骨性破坏,软组织包块等病理特征。

(4) 退变性(关节炎性)(arthritis):如颈椎病、椎间盘突出症、骨关节炎。系年龄增加、肥胖、劳损、创伤、关节先天性异常、关节畸形等诸多因素引起的关节软骨退化损伤,关节边缘和软骨下反应性骨增生。

(5) 自身免疫和代谢性(immune and metabolic disease):如类风湿性关节炎、血清阴性脊柱关节病、骨质疏松症、痛风性关节炎等。因体内自身免疫应答或生物化学过程发生障碍而引起的疾病。

(6) 损伤性(injury):系外力因素导致的骨软组织结构的急慢性损伤。包括骨折,脱位,韧带、软骨损伤和慢性运动系统损伤。

(7) 神经发育性(neurodevelopmental disease):系脑部、脊髓及周围神经疾病引起关节深部感觉障碍,失去保护性反应致反复受到创伤而形成继发性关节病。如脊髓空洞症、脑脊髓膜膨出、椎体发育畸形、周围神经疾病(麻风、周围神经炎)、脊髓其他疾病(外伤、肿瘤、脊髓灰质炎)、脊柱结核等。

学习"运动骨关节病学",需掌握相关疾病的临床诊断及治疗原则。临床诊断需要结合病史、体格检查、运动和感觉评估以及其他影像学评估等综合考虑,同时还需要结合人体组织结构的细胞分子生物学、运动生物力学等基础科学知识,达到准确诊断和精准治疗的目的,以争取获得满意的治疗效果。

(程黎明　饶志涛)

❓【思考题】

1. 简述骨与关节的基本结构及功能。

2. 依据疾病病因及其病理特征,骨与关节疾病可以分为哪几类?

第二章 理学检查

理学检查(physical examination),又称体格检查,是临床上最基本、最重要的检查方法。对于运动系统骨关节疾病,一般按照视诊、触诊、叩诊、动诊及量诊对人体各部位进行检查。应当在询问病史之后,进行影像学及实验室检查之前进行理学检查,并综合所有检查结果对疾病做出初步的诊断。

理学检查的目的,首先是定位患者的主诉,将患者的不适主诉与具体的身体部位或具体的解剖结构联系起来。其次应系统评估患者不适主诉,包括描述该不适主诉的性质及量化其严重程度。

第一节 理学检查的基本原则

一、检查顺序

按视、触、叩、动、量顺序进行;先健侧后患侧,先健处后患处,先主动后被动。先查健侧,然后查患侧,以健侧为对比。先让患者主动活动患肢,了解肢体及关节的活动范围、受限程度、疼痛部位及程度,然后医生再进行被动检查,以免被动检查引起疼痛及不适,影响检查的客观性,同时避免加重患者的病情。在进行患侧检查时,先健处后患处,避免由于检查患处造成患者疼痛,产生保护性反应,导致难以判断病变的部位及范围。

二、充分暴露、两侧对比

充分暴露检查部位是为了全面了解病变的情况,也便于两侧对比。两侧对比需要有明确的相同的解剖标志,对患者进行比较性检查,如长度、宽度、周径、温度、颜色、活动度、步态等。在进行充分暴露的同时要保护患者的隐私,特别是在检查女性患者的隐私部位时需要女性医务工作人员陪同,以免不必要的纠纷和麻烦。

三、全面、反复、轻柔、到位

全面是指不可忽视全身检查,不能放过任何异常体征,防止误诊及漏诊。反复是指每一个主动、被动或对抗运动等检查都应该重复几次,以明确症状有无加重及减轻,及时发现新症状和体征,增强检查的准确性。轻柔是指检查时动作轻柔,尽量不增加患者的痛苦。到位是指检查关节活动范围时,主动或被动活动都应该达到最大限度,但要避免超过最大限度,防止加重损伤。检查肌力时,肌肉收缩应维持至少5秒钟,以明确肌力有无减弱。

第二节 理学检查的基本内容

一、视诊

仔细的视诊(inspection)可以获得患者的疼痛程度、肢体的残疾情况、功能水平、体位及步态等信息。局部的视诊包括观察皮肤有无创面、肿胀、窦道、瘢痕、静脉曲张及色泽异常,脊柱及肢体有无畸形,双侧是否对称等。

二、触诊

触诊(palpation)检查病变的部位及范围,肿块的大小、边界、硬度、活动度、压痛,皮肤的感觉及温度。在检查肿块时,需让患部处于放松位置,尽量减少痉挛对检查的障碍。

三、叩诊

在明确骨折、脊柱病变或做神经反射检查时常用叩诊(percussion),四肢骨折时常有肢体的纵向叩击痛,脊柱病变时常有棘突叩痛。

四、动诊

动诊(assessment of mobility)检查关节的活动度和肌肉的收缩力。先观察患者的主动活动,再进行被动检查,并记录两侧的活动度,以便比较。如果主动活动受阻而被动活动正常,可能为神经性麻痹、肌腱断裂等;如果主动和被动活动均受限,则可能为关节强直、僵硬或有肌肉痉挛、皮肤瘢痕挛缩等。

五、量诊

量诊(measurement)包括测量肢体的总长度和节段长度,各平面的周径测量,关节的活动范围,肌力的分级和感觉障碍的范围。

1. 肢体长度测量(measurement of limb length)

测量时患肢和健肢必须放在对称位置,以相同的解剖标志为起止点,双侧对比测量。以下是肢体长度测量时常选用的解剖标志。

上肢:肩峰到桡骨茎突或中指指端。

上臂:肩峰至肱骨外上髁。

前臂:肱骨外上髁至桡骨茎突或尺骨鹰嘴至尺骨茎突。

下肢:直接测量为股骨大转子至外踝下缘;间接测量为髂前上棘至内踝下缘。

大腿:股骨大转子至膝关节外侧间隙。

小腿:膝关节内侧间隙至内踝下缘,或膝关节外侧间隙至外踝下缘。

2. 肢体周径测量(measurement of limb circumference)

不仅可了解患侧肌肉是否有萎缩或肥大,同时也可定量,有利于了解病变是否发展及其进展速度,因此肢体周径测量不仅用于诊断检查,也是随访的一种手段。带尺应在肢体两侧同一水平部位测量,同时保持适中的拉力,过重或过轻都会导致测量结果出现偏差。以下是肢体周径测量时常选用的位置。

上肢:通常测量肱二头肌肌腹周径。

大腿:通常在髌骨上 10 cm 或 15 cm 处测量。

小腿:通常测量腓肠肌肌腹周径。

3. 关节活动范围测量(measurement of joint motion)

可用量角器较准确地测量,一般也可用视觉估计。采用国际通用的中立位作为 0°,测量各方向的活动度。记录方式:四肢关节可记为 0°(伸)=150°(屈),数字代表屈伸角度,两数之差代表活动范围,"="代表活动方向。脊柱活动范围记录方法见图 1-2-1。

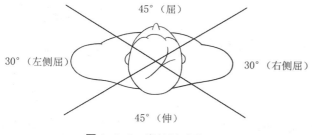

图 1-2-1　脊柱活动范围记录

六、神经系统检查

1. 肌张力检查(examination of the muscular tension)

肌张力指肌肉松弛状态下做被动运动时检查者所遇到的阻力。肌张力减低可见于下运动神经元病变及肌源性病变等。肌张力增高见于锥体束病变或锥体外系病变:前者表现为痉挛性肌张力增高,上肢的屈肌及下肢的伸肌肌张力增高明显,开始做被动运动时阻力较大,然后迅速减小,称折刀样肌张力增高;后者表现为强直性肌张力增高,即屈肌和伸肌肌张力均增高,做被动运动时各个方向阻力是均匀一致的,亦称铅管样肌张力增高(不伴有震颤),如伴有震颤并出现规律而断续的停顿,称齿轮样肌张力增高。

2. 肌力检查(examination of the myodynamia)

需要结合视诊、触诊和动诊来了解随意运动肌的功能状态。根据抗引力及阻力的程度可将肌力分级(表1-2-1)。

表1-2-1　肌力测定的分级

级别	运动
0	无肌肉收缩,为完全性瘫痪
1	有轻度肌肉收缩,但不能产生关节运动
2^-	不抗引力时只有运动的起始动作
2	不抗引力时有完全的运动幅度
2^+	抗引力时只有运动的起始动作
3^-	抗引力时有部分的运动幅度
3	抗引力时有完全的运动幅度
3^+	能抗引力,抗最小阻力时有完全的运动幅度
4	能抗引力,抗中度阻力时有完全的运动幅度
5	能抗引力,抗最大阻力时有完全的运动幅度

3. 感觉异常区检查(examination of paresthesia area)

检查前应向患者介绍检查的方法、步骤和目的,但要避免暗示。要用刺激物刺激患者的感觉正常区,使其能事先对该刺激有所体会,以便其在正式接受测试时做出正确的反应。检查时嘱咐患者闭目,刺激物可由感觉迟钝区移向正常区,反之亦可;还要进行两侧对比。临床上常检查的是浅感觉和深感觉。

1) 浅感觉:包括痛觉、温度觉和触觉。

(1) 痛觉:嘱患者闭目,用针尖以均匀的力量轻刺患者皮肤,嘱其回答是痛还是不痛,是知道还是不知道,是尖锐还是迟钝。对意识不清者或小儿可根据其对针刺的反应(如表情或肢体回缩等)判断检查结果。

(2) 温度觉:准备两支试管,一支盛冷水(5℃~10℃),另一支盛热水(40℃~45℃),分别接触患者皮肤。如有异常,标定其范围。

(3) 触觉:用干毛笔或棉絮轻触患者皮肤,要求患者说出"知道"还是"不知道"及接触部位。

2) 深感觉(本体感觉):深感觉是指感受肌肉、肌腱、关节和韧带等深部结构的本体感觉,即肌肉是处于收缩还是舒张状态;肌腱和韧带是否被牵拉以及关节是处于屈曲还是伸直的状态等。其中位置觉检查时嘱患者闭目,检查者屈伸其手指、足趾或者整个肢体,要求患者回答是否在活动及运动方向。

4. 反射检查(examination of reflex)

1) 浅反射:临床常做的有腹壁反射、提睾反射、角膜反射等。

(1) 腹壁反射:嘱患者仰卧,下肢屈曲,用钝尖物迅速轻划其两侧季肋部、脐平面和髂部腹壁皮肤,划

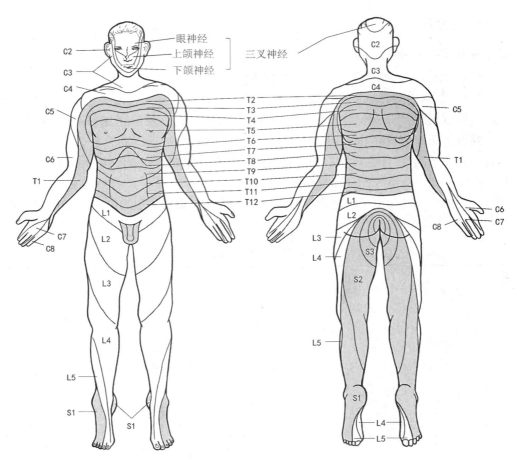

图 1-2-2　皮肤的神经支配分布

的方向是由外向内,正常时,可见腹肌收缩。一侧腹壁反射全消失见于锥体束损害,某一水平的腹壁反射消失见于相应的周围神经或脊髓损害。腹壁过度松弛,肥胖和明显腹胀时,常不能引出此反射。其反射弧上部通过 $T_7 \sim T_8$,中部通过 $T_9 \sim T_{10}$,下部通过 $T_{11} \sim T_{12}$。

(2)提睾反射:用钝尖物向上或向下划股内侧皮肤,正常时,同侧提睾肌收缩,使睾丸上提,但两侧可能不等。提睾反射消失见于锥体束损害或者相应的周围神经或脊髓损害。斜疝或精索静脉曲张等也可影响该侧反射的出现。其反射弧通过 $L_1 \sim L_2$。

(3)跖反射:用钝尖物轻划足底外缘皮肤,趾跖屈曲,其反射弧通过 $L_5 \sim S_1$。

(4)肛门反射:检查者用棉签轻划或用大头针轻刺患者肛门周围会阴部皮肤,正常时,即刻见肛门收缩。若上述反应迟缓或不发生反应,即为肛门反射减弱或消失。其反射弧通过 $S_4 \sim S_5$,肛门反射减弱或消失说明有双侧锥体束或马尾神经损害。

(5)球海绵体反射:用针刺阴茎头的背部或轻捏龟头施以少许压力(女性刺激阴蒂),留置尿管者可牵拉尿管,正常时,可表现为球海绵体肌和肛门外括约肌的收缩。反射弧通过 $S_2 \sim S_3$ 节段。球海绵体反射在外伤性脊髓休克时消失,反射的再出现表示脊髓休克的终止。

2)深反射:深反射由初级的脊髓反射弧完成,受锥体束控制。当反射弧某一环节受损时,则相应的深反射减弱或消失,见于周围神经疾病、脊髓灰质炎等。锥体束病变时,由于解除了控制,腱反射可亢进。临床常做的检查有肱二头肌、肱三头肌、膝和踝反射。

(1)肱二头肌反射:检查者以左手托住患者的肘部,左拇指置于肱二头肌腱上,嘱患者将前臂半屈并稍旋后,搭在检查者的左前臂上,检查者用叩诊锤叩打自己的左拇指,正常情况下可见患者的前臂做快速的屈曲运动,同时拇指可感到肱二头肌腱收缩。肱二头肌的反射弧中枢在 $C_5 \sim C_6$,冲动沿肌皮神经传导。

（2）肱三头肌反射:检查者用左手托住患者肘部,让其将前臂搭在检查者的左前臂上,上臂稍外展,用叩诊锤叩打患者尺骨鹰嘴突上方约1指处的肱三头肌腱,正常时可见患者前臂做伸展运动。肱三头肌反射弧中枢在 $C_7 \sim C_8$,冲动沿桡神经传导。

（3）膝反射:患者取仰卧位,检查者前臂托住其腘窝部,使其膝关节屈曲,嘱患者将腿部肌肉放松;患者取坐位,可嘱其两腿自然下垂。用叩诊锤叩击髌腱使膝关节伸展。无论卧位或坐位,还可让患者将被检侧的腿搭在对侧腿上,使小腿自然下垂,脚悬空,叩打部位同上。膝反射的反射弧中枢在 $L_2 \sim L_4$。

（4）踝反射:患者仰卧,被检侧髋、膝关节屈曲,股骨稍外展并外旋,检查者以一手轻托其足跟,使足轻度背屈,一手持叩诊锤叩击跟腱,则可见踝关节屈曲。踝反射的反射弧中枢在 $S_1 \sim S_2$,冲动沿胫神经传导。

（5）桡骨膜反射:叩击桡骨茎突,产生前臂的屈曲及外旋。其反射弧通过 $C_5 \sim C_6$。

3）病理反射:病理反射仅在中枢神经系统损害时发生。主要因锥体束受损后失去对脑干和脊髓的抑制作用而引起。

（1）巴氏征（Babinski 征）:用锐器在足底外侧缘,自后向前快速划过,引起踇趾背伸,余趾外展呈扇形分开。

（2）霍夫曼征（Hoffman 征）:检查者以右手的示、中两指夹持患者的中指中节,使其腕关节背屈,其余各指处于自然放松半屈状态,然后检查者以拇指迅速弹刮患者中指指甲,若出现其余各指的掌屈运动,即为霍夫曼征阳性。

（3）髌阵挛（patellar clonus）:患者仰卧,下肢伸直,检查者以拇指和示指间指蹼（虎口）卡在髌骨边缘,突然用力下推,并保持一定的推力,如髌骨呈持续性的快速而有节律的上下运动,则称髌阵挛。髌阵挛可见于锥体束损害和精神紧张时。

（4）踝阵挛（ankle clonus）:嘱患者仰卧,髋关节与膝关节稍屈,一手持患者小腿,另一手握住患者足的远端,用力使踝关节背屈,阳性表现为踝关节呈节律性的伸屈运动。一般见于锥体束损伤,也可见于中枢神经系兴奋性亢进和神经官能症。营养性巨幼细胞贫血的重症病例中,因维生素 B_{12} 缺乏,可出现踝阵挛。

5. 自主神经检查（autonomic nerve examination）

（1）皮肤、毛发、指甲营养状态:自主神经损害时,表现为皮肤粗糙、失去正常的光泽、表皮脱落、发凉、无汗,毛发脱落,指（趾）甲增厚、失去光泽、易裂。

（2）血管反射（也称皮肤划痕反应）:以钝刺激、不加压急速划皮肤,几秒钟后由于毛细血管收缩出现白色条纹,称为白色皮肤划痕,此为交感神经兴奋的表现;较慢划过,稍加压力,由于毛细血管舒张,可获得红色条纹,镶有白色的边缘,称为红色皮肤划痕,此为副交感神经兴奋的表现。

第三节 各部位检查法

一、肩部检查

肩关节也称盂肱关节（glenohumeral joint）,是全身最灵活的关节,它由肩胛骨的关节盂和肱骨头构成。由于肱骨头大而关节盂浅,因此其既灵活又缺乏稳定性,易脱位。肩部的运动很少是由肩关节单独进行的,常常是肩关节、肩锁关节、胸锁关节及肩胛骨—胸壁连接均参与的复合运动,因此检查肩部活动时需兼顾各方面。

（一）视诊

肩的正常外形呈圆弧形,两侧对称。三角肌萎缩或肩关节脱位（dislocation of the shoulder joint）后弧度变平,称为“方肩”;先天性高肩胛患者,患侧明显高于健侧;斜方肌瘫痪表现为垂肩,肩胛骨内上角稍升高;前锯肌瘫痪向前平举上肢时表现为翼状肩胛（winged scapula）。

（二）触诊

锁骨位于皮下，位置表浅，全长在体表可扪及。肩胛骨喙突在锁骨下方肱骨头内侧，与肩峰和肱骨大结节形成等边三角，称为肩三角，骨折、脱位时此三角有异常改变。

（三）动诊和量诊

检查肩关节活动范围时，须先将肩胛骨下角固定，以鉴别是盂肱关节的单独活动还是包括其他两个关节的广义的肩关节活动。肩关节的运动包括内收、外展、前屈、后伸、内旋和外旋。肩关节中立位为上臂下垂屈肘 90°，前臂指向前。正常活动范围：外展 80°～90°，内收 20°～40°，前屈 70°～90°，后伸 40°，内旋 45°～70°，外旋 45°～60°（图 1-2-3）。肩外展超过 90°时称为上举（160°～180°），须有上肢骨和肩胛骨共同参与才能完成。如为粘连性肩关节囊炎，仅外展、外旋明显受限；骨关节炎则各个方向运动均受限。

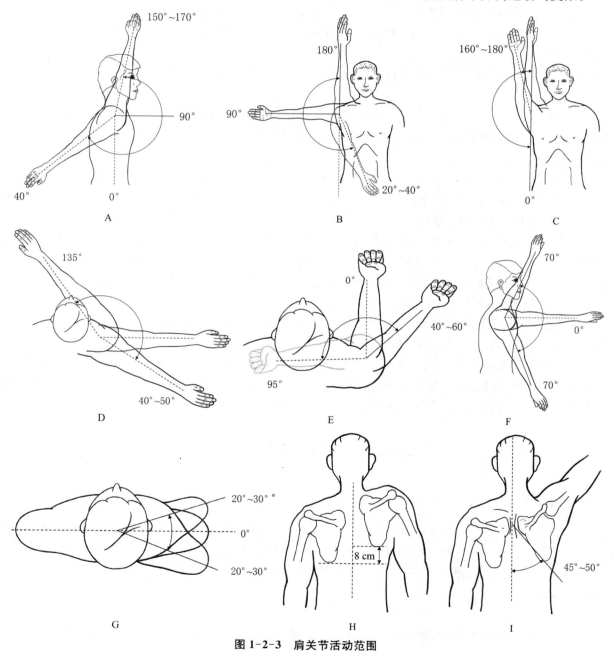

图 1-2-3　肩关节活动范围

A. 前屈上举和后伸；B. 外展和内收；C. 外展上举，超过 90°伴肱骨外旋；D. 水平位前屈和后伸；E、F. 外旋和内旋，
手臂下垂位（E）或外展 90°位（F）；G. 肩部的旋前和旋后；H. 肩胛骨上提；I. 肩胛骨回旋运动

（四）特殊检查

1. Dugas 征

正常人将手搭在对侧肩上,肘部能贴近胸壁。肩关节前脱位时肘部内收受限,伤侧的手搭在对侧肩上,肘部则不能贴近胸壁;或肘部贴近胸部时,则手搭不到对侧肩,此为 Dugas 征阳性(图 1-2-4)。

2. 疼痛弧

疼痛弧是指临床检查肩袖损伤常用的体格检查,患肩外展 30°~60°时疼痛较轻,被动外展至 60°~120°范围时,疼痛较重,当上举超过 120°时,疼痛又减轻,且可自动继续上举。60°~120°这个范围称为"疼痛弧",疼痛弧试验阳性,提示冈上肌腱有病损。冈上肌综合征患者常在外展 30°~120°疼痛(冈上肌病损的体征),肩锁骨关节炎患者常在外展 140°~180°疼痛(图 1-2-5)。

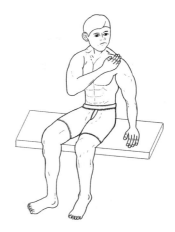

图 1-2-4　Dugas 征

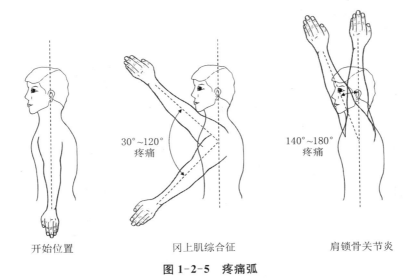

开始位置　　　　冈上肌综合征　　　　肩锁骨关节炎

图 1-2-5　疼痛弧

二、肘部检查

肘关节包括肱尺关节、肱桡关节、上尺桡关节三个关节。除具有屈伸活动功能外,还有前臂的旋转功能。

（一）视诊

正常肘关节完全伸直时,肱骨内、外上髁和尺骨鹰嘴在一条直线上;肘关节完全屈曲时,这三个骨结构突出点构成等腰三角形(称肘后三角)。肘关节脱位时,三点关系发生改变;肱骨髁上骨折时,此三点关系不变。前臂充分旋后时,上臂与前臂之间有 10°~15°外翻角,又称提携角(carrying angle)。该角度减小时称为肘内翻(cubitus varus),增大时称为肘外翻(cubitus valgus)。肘关节伸直时,尺骨鹰嘴桡侧有一小凹陷,为肱桡关节的部位。桡骨头骨折或肘关节肿胀时此凹陷消失,并有压痛。桡骨头脱位在此部位可见异常骨突,旋转前臂时可触及突出的桡骨头转动。肘关节积液或积血时,患者屈肘从后面观察,可见鹰嘴之上肱三头肌腱的两侧肿胀,严重者,如化脓性或结核性关节炎时,肘关节成梭形。

（二）触诊

肱骨干可在肱二头肌与肱三头肌之间触及。肱骨内、外上髁和尺骨鹰嘴位置表浅容易触及。肘部慢性劳损常见的部位在肱骨内、外上髁处。肱骨外上髁处为伸肌总腱的起点,肱骨外上髁炎时,局部明显压痛。

（三）动诊和量诊

肘关节屈伸运动通常以完全伸直为中立位 0°。活动范围：屈曲 135°～150°，伸 0°，可有 5°～10°过伸（图 1-2-6）。肘关节的屈伸活动幅度，取决于关节面的角度和周围软组织的制约。在肘关节完全伸直位时，因侧副韧带被拉紧，不可能有侧方运动，如果出现异常的侧方运动，则提示侧副韧带断裂或内、外上髁骨折。

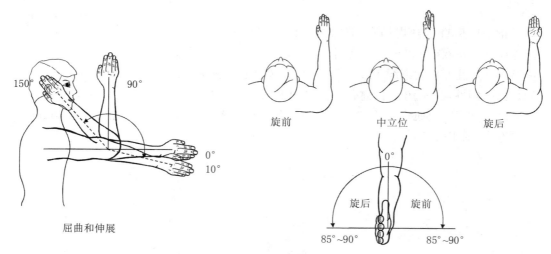

图 1-2-6　肘关节的活动范围

（四）特殊检查

伸肌腱牵拉试验（Mills 征）是指患者肘部伸直，腕部屈曲，将前臂旋前时，肱骨外上髁处疼痛，为 Mills 征阳性，常见于肱骨外上髁炎（lateral epicondylitis of humerus），或称网球肘（tennis elbow）（图 1-2-7）。

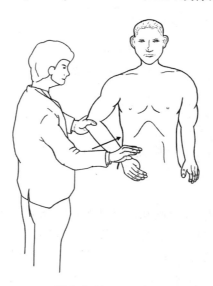

图 1-2-7　Mills 征

三、腕部检查

腕关节（wrist joint）是前臂与手之间的移行区，包括尺桡骨远端、腕骨掌骨基底、桡腕关节、腕中关节、腕掌关节及相应的软组织。前臂的肌腱及腱鞘均经过腕部。这些结构被坚实的深筋膜包被，与腕骨保持密切的联系,使腕部保持有力灵巧以完成手的多种复杂功能。

（一）视诊

微屈腕时,腕前区有2～3条腕前皮肤横纹。用力屈腕时,由于肌腱收缩,掌侧有3条明显的纵行皮肤隆起,中央为掌长肌腱,桡侧为桡侧腕屈肌腱,尺侧为尺侧腕屈肌腱。桡侧腕屈肌腱的桡侧是触诊桡动脉的常用位置,皮下脂肪少的人可见桡动脉搏动。"鼻烟窝"是腕背侧的一处解剖学标志,它由拇长展肌腱、拇短伸肌腱和拇长伸肌腱围成,其底由舟骨、大多角骨、桡骨茎突和桡侧腕长、短伸肌组成,其深部是舟骨,舟骨骨折时该窝肿胀。腕关节结核和类风湿关节炎表现为全关节肿胀。腕背皮下半球形肿物多为腱鞘囊肿。月骨脱位后腕背或掌侧肿胀,握拳时可见第3掌骨头向近侧回缩(正常时较突出)。

（二）触诊

舟骨骨折时"鼻烟窝"有压痛。正常时桡骨茎突比尺骨茎突低1 cm,当桡骨远端骨折时这种关系有改变。腱鞘囊肿常发生于手腕背部,为圆形、质韧、囊性感明显的肿物。疑有舟骨或月骨病变时,让患者半握拳尺偏,叩击第3掌骨头时腕部近中线处疼痛。

（三）动诊和量诊

通常以第3掌骨与前臂纵轴成一直线为腕关节中立位0°。正常活动范围:背屈35°～60°,掌屈50°～60°,桡偏25°～30°,尺偏30°～40°。腕关节的正常运动对手的活动有重要意义,因而其功能障碍有可能影响到手的功能,利用合掌法容易查出其轻微异常。

（四）特殊检查

1. Finkelstein 试验

即握拳尺偏试验,患者拇指握于掌心,使腕关节被动尺偏,桡骨茎突处疼痛为阳性,为桡骨茎突狭窄性腱鞘炎的典型体征(图1-2-8)。

2. 腕关节尺侧挤压试验

嘱患者将腕关节置于中立位,使之被动向尺侧偏并挤压,下尺桡关节疼痛为阳性,多见于腕三角软骨损伤或尺骨茎突骨折。

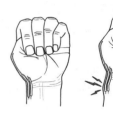

图 1-2-8　Finkelstein 试验

四、手部检查

手是人类劳动的器官,它具有复杂而重要的功能,由5个掌骨和14个指骨组成。人类的拇指具有对掌功能,是区别于其他哺乳动物的重要特征。

（一）视诊

常见的畸形有并指、多指、巨指(多由脂肪瘤、淋巴瘤、血管瘤引起)等。钮扣状畸形见于手指近侧指间关节背面中央腱束断裂;鹅颈畸形系手内在肌萎缩或作用过强所致;爪形手(claw hand)是前臂肌群缺血性挛缩的结果;梭形指多为结核、内生软骨瘤或指间关节损伤所致;类风湿关节炎呈双侧多发性掌指、指间和腕关节肿大,晚期掌指关节尺偏。

（二）触诊

指骨、掌骨均可触到。手部瘢痕检查需配合动诊,观察是否与肌腱、神经粘连。

（三）动诊和量诊

手指各关节完全伸直位为中立位0°。活动范围:掌指关节屈60°～90°,伸0°,过伸20°;近侧指间关节屈90°,伸0°,远侧指间关节屈60°～90°,伸0°。手的休息位:是手休息时所处的自然静止的姿势,即腕关节背屈10°～15°,示指至小指呈半握拳状,拇指外展,拇指尖接近示指远侧指间关节。

手的功能位:腕背屈20°～35°,拇指外展、对掌,其他手指略分开,掌指关节及近侧指间关节半屈曲,远侧指间关节微屈曲,相当于手握小球的体位。该体位时,手能根据不同需要迅速做出不同的动作,发挥其功能,外伤后的功能位固定即以此为标准。拇指向手掌垂直方向合拢为内收,反向为外展;拇指指腹与其他指指腹的对合称对掌。手指常发生屈肌腱鞘炎,屈伸患指可听到弹响,称为弹响指(snapping finger)或扳机指(trigger finger)。

五、脊柱检查

脊柱(spine)由7个颈椎(cervical vertebrae)、12个胸椎(thoracic vertebrae)、5个腰椎(lumbar vertebrae)、5个骶椎(sacral vertebrae)、4个尾椎(caudal vertebrae)构成。常见的脊柱疾病多发生于颈椎和腰椎。随着人类日常运动减少和社会的老龄化,颈、腰椎退行性疾病的发病率在逐年升高,发病时则会有感觉、运动和脊柱姿势的异常。

（一）视诊

脊柱居于体轴的中央,并有颈、胸、腰段的生理弯曲。正常人第7颈椎棘突最突出。如有异常的前凸、后凸和侧凸则应记明其方向和部位,脊柱侧凸的方向常以骨盆为参照点。脊柱侧凸如继发于神经纤维瘤病,则皮肤上常可见到黄褐斑,为该病的诊断依据之一。腰骶部如有丛毛或膨出是脊椎裂的表现。常见的脊柱畸形有:角状后凸(结核、肿瘤、骨折等),圆弧状后凸(强直性脊柱炎、青年圆背等),侧凸(特发性脊柱侧凸、先天性脊柱侧凸、椎间盘突出症等)。还应观察患者的姿势和步态,腰扭伤或腰椎结核的患者常以双手扶腰行走,腰椎间盘突出症患者行走时身体常向前侧方倾斜。

（二）触诊

从枕骨结节向下,第一个触及的颈椎是第2颈椎棘突。第7颈椎棘突在颈前屈时最明显,故又称隆椎。两肩胛下角连线,通过第7胸椎棘突,约平第8胸椎椎体。两髂峰最高点连线通过第4腰椎棘突或第4、5腰椎椎体间隙,常据此确定胸腰椎位置。棘突上压痛常见于棘上韧带损伤、棘突骨折,棘间韧带压痛常见于棘间韧带损伤,腰背肌压痛常见于腰肌劳损,腰部肌痉挛常是腰椎结核、急性腰扭伤及腰椎滑脱等的保护性现象。

（三）叩诊

脊柱疾病如结核、肿瘤、脊柱炎,以手指(或握拳)、叩诊锤叩打局部时可出现深部疼痛,而压痛不明显或较轻。这可与浅部韧带损伤进行区别。

（四）动诊和量诊

脊柱中立位是身体直立,目视前方。颈段活动范围:前屈后伸均45°,侧屈45°(图1-2-9)。腰段活动范围:前屈45°,后伸20°,侧屈30°(图1-2-10)。腰椎间盘突出症患者脊柱侧屈及前屈受限;脊椎结核或强直性脊柱炎的患者脊柱的各个方向活动均受限制,失去正常的运动曲线;腰椎管狭窄症的患者主观症状多而客观体征较少,脊柱后伸多受限。

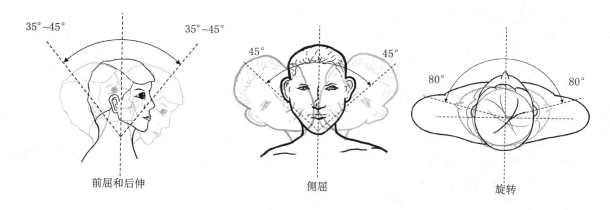

前屈和后伸　　　　　　　侧屈　　　　　　　　旋转

图 1-2-9　颈椎活动范围

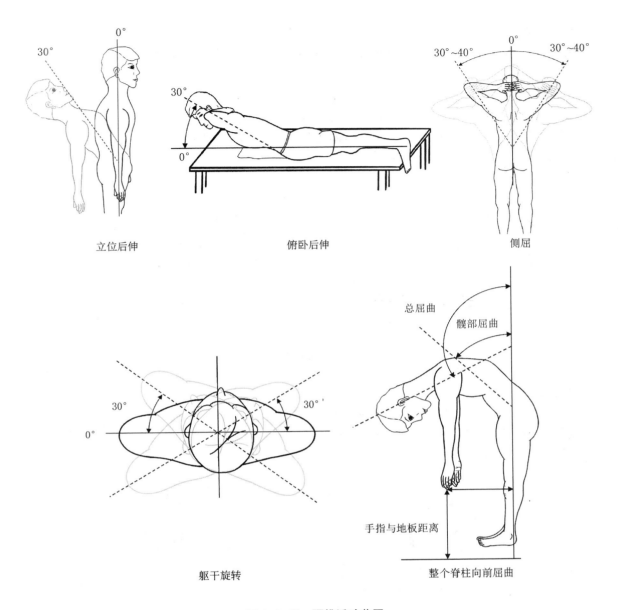

立位后伸　　　　俯卧后伸　　　　侧屈

躯干旋转　　　　整个脊柱向前屈曲

图 1-2-10　腰椎活动范围

（五）特殊检查

1. Eaton's 试验

又称上臂牵拉试验，患者坐位，检查者一手将患者头部推向健侧，另一手握住患者腕部向外下牵引，如出现患肢疼痛、麻木感为阳性，见于神经根型颈椎病。

2. Spurling's 试验

又称椎间孔挤压试验，患者端坐，头后仰并偏向患侧，检查者用手掌在其头顶加压，出现颈痛并向患手放射为阳性，神经根型颈椎病可出现此征（图 1-2-11）。

3. 幼儿脊柱活动检查法

患儿俯卧，检查者双手抓住患儿双踝上提，如有椎旁肌痉挛，则脊柱生理前凸消失，呈板样强直为阳性，常见于脊柱结核患儿。

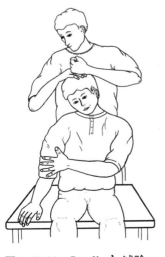

图 1-2-11　Spurling's 试验

4. 拾物试验

在地上放一物品,嘱患儿去拾,如骶棘肌有痉挛,患儿拾物时只能屈曲两侧膝、髋关节而不能弯腰,多见于下胸椎及腰椎病变。

5. 髋关节过伸试验

患者俯卧,检查者一手压在患者骶部,一手将患侧膝关节屈至90°,握住踝部,向上提起,使髋过伸,此时扭动骶髂关节(sacroiliac joint),如有疼痛即为阳性。此试验可同时检查髋关节及骶髂关节的病变(图1-2-12)。

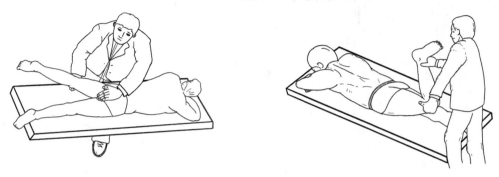

图 1-2-12　髋关节过伸试验

6. 骶髂关节扭转试验

嘱患者仰卧,屈健侧髋、膝,并用双手抱住,病侧大腿垂于床沿外;或嘱患者取侧卧位,双手扶住床沿,病侧大腿垂于床沿外。检查者一手按健侧膝,一手压病侧膝,出现骶髂关节痛者为Gaenslen征阳性,说明腰骶关节有病变(图1-2-13)。

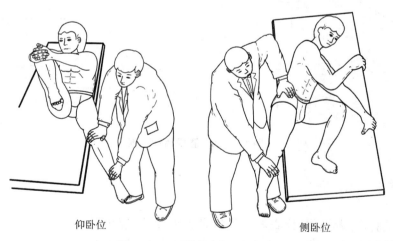

仰卧位　　　　　　　　　　　侧卧位

图 1-2-13　骶髂关节扭转试验

7. 腰骶关节过伸试验

患者俯卧,检查者的前臂插在患者两大腿的前侧,另一手压住腰部,将患者大腿向上抬,若骶髂关节有病变,会出现疼痛,即Naoholo征阳性。

8. 骶髂关节斜扳试验

患者仰卧,充分屈曲病侧髋、膝关节,检查者一手按住患侧肩部,一手按住患侧膝部的外侧,向健侧推去,出现骶髂关节疼痛者为阳性。

9. 直腿抬高和加强试验

患者仰卧，检查者一手托患者足跟，另一手保持膝关节伸直，缓慢抬高患肢（图1-2-14）。如在60°范围之内即出现坐骨神经的放射痛，称为直腿抬高试验（Lasegue征）阳性。在直腿抬高试验阳性时，缓慢放低患肢高度，待放射痛消失后，再将踝关节被动背屈，如再度出现放射痛，则称为直腿抬高加强试验（Bragard征）阳性。此两项试验阳性为腰椎间盘突出症的主要诊断依据。

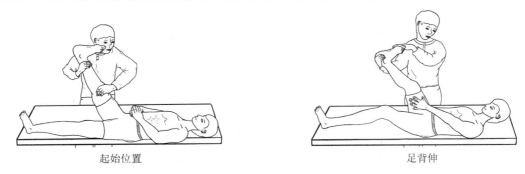

起始位置　　　　　　　　　　　　　足背伸

图1-2-14　直腿抬高试验

六、骨盆和髋部检查

髋关节（hip joint）是人体最大、最稳定的关节之一，属典型的球窝关节。它由股骨头、髋臼和股骨颈形成关节，下方与股骨相连。其结构与人体直立所需的负重与行走功能相适应。髋关节远较肩关节稳定，没有强大暴力一般很少脱位。负重和行走是髋关节的主要功能，其中负重功能更重要，保持一个稳定的髋关节是各种矫形手术的原则。由于人类直立行走，髋关节是下肢最易受累的关节之一。

（一）视诊

应首先注意髋部疾病所致的病理步态，常需行走、站立和卧位结合检查。对于特殊的步态，骨科医生应明了其机制，这对诊断疾病十分重要。髋关节患慢性感染时，常呈屈曲内收畸形；髋关节后脱位时，常呈屈曲、内收、内旋畸形；股骨颈及转子间骨折时，伤肢呈外旋畸形。

（二）触诊

先天性髋关节脱位和股骨头缺血性坏死的患者，多有内收肌挛缩，可触及紧张的内收肌；骨折的患者有局部肿胀压痛；髋关节感染性疾病局部多有红肿、发热，且有压痛；外伤性脱位的患者可有明显的局部不对称性突出；挤压分离试验对骨盆骨折的诊断具有重要意义。

（三）叩诊

若髋部有骨折或炎症，握拳轻叩大粗隆或在下肢伸直位叩击足跟部时，可引起髋关节疼痛。

（四）动诊和量诊

髋关节中立位为髋膝伸直，髌骨向上。正常活动范围：屈130°～140°，伸0°，过伸可达15°；内收20°～30°，外展30°～45°；内旋40°～50°，外旋30°～40°。除检查活动范围外，还应注意在双腿并拢时能否下蹲，有无弹响（图1-2-15）。臀肌挛缩症的患者，双膝并拢不能下蹲，活动髋关节时会出现弹响，常称为弹响髋（snapping hip）。发生股骨颈骨折、髋关节脱位、髋关节结核或髋关节化脓性关节炎股骨头破坏时，大转子上移，可通过体表解剖标志进行测量判断，测量方法如下（图1-2-16）。

1. Shoemaker线

从大转子顶至同侧髂前上棘作一连线向腹壁延长，正常情况下，上延长线在脐或脐以上与腹中线相交。当有股骨颈骨折或髋关节脱位时，大转子上移，则此延长线在脐以下与腹中线相交，为此征阳性。

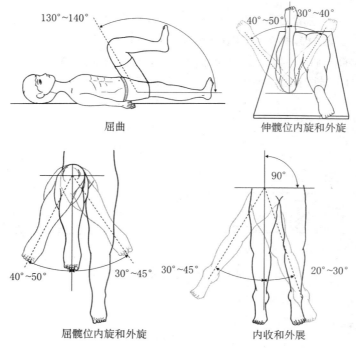

屈曲　　　　　　　　伸髋位内旋和外旋

屈髋位内旋和外旋　　　　　　内收和外展

图 1-2-15　髋关节活动范围

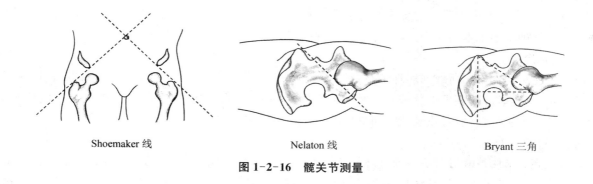

Shoemaker 线　　　　　　　Nelaton 线　　　　　　　Bryant 三角

图 1-2-16　髋关节测量

2. Nelaton 线

患者仰卧位,屈髋 45°,在髂前上棘和坐骨结节之间作一连线,正常时此线通过大转子顶端;当股骨颈骨折或髋关节脱位时,大转子顶端即高出此线。

3. Bryant 三角

患者仰卧,沿一侧髂前上棘垂直向下和向大转子尖各划一线,再从大转子尖端画一水平线,即成一三角形。测其底线,与健侧对比,大转子上移时,此底线较健侧短。

(五)特殊检查

1. 滚动试验

患者仰卧位,检查者将一手掌放患者大腿上轻轻使其反复滚动,急性关节炎时可引起疼痛或滚动受限。

2. "4"字试验

患者仰卧位,健肢伸直,患侧髋与膝屈曲,大腿外展、外旋将小腿置于健侧大腿上,形成一个"4"字,一手固定骨盆,另一手下压患肢,出现疼痛称 Patrick 征阳性(图 1-2-17)。见于骶髂关节及髋关节内有病变或内收肌有痉挛的患者。

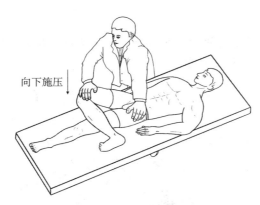

向下施压

图1-2-17 "4"字试验

3. 髋关节屈曲挛缩试验

患者仰卧位,充分屈曲健侧髋膝,并使腰部贴于床面(图1-2-18),若患肢自动抬高离开床面或迫使患肢与床面接触而腰部前凸时,称 Thomas 征阳性,提示髋部病变和腰肌挛缩。

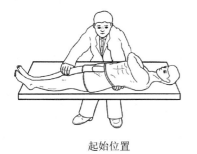
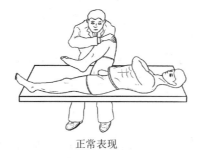
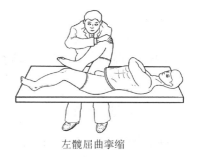

起始位置   正常表现   左髋屈曲挛缩

图1-2-18 髋关节屈曲挛缩试验

4. 骨盆挤压分离试验

患者仰卧位,从双侧髂前上棘处对向挤压或向后外分离骨盆,引起骨盆疼痛为阳性,见于骨盆骨折。须注意检查时手法要轻柔以免加重骨折端出血。

5. Trendelenburg 试验

又称单足独立试验。患者背向检查者,健肢屈髋、屈膝上提,用患肢站立,如健侧骨盆及臀褶下降为阳性(图1-2-19)。多见于臀中、小肌麻痹,髋关节脱位及陈旧性股骨颈骨折等。

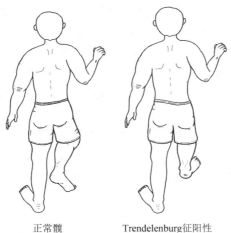

正常髋   Trendelenburg征阳性

图1-2-19 单足独立试验

6. Allis 征

患者仰卧位,屈髋、屈膝,两足平行放于床面,足跟对齐,观察双膝的高度,如一侧膝比另一侧高时,即为 Allis 征阳性。见于髋关节脱位、股骨或胫骨短缩(图 1-2-20)。

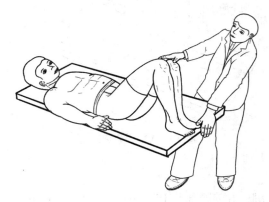

图 1-2-20　Allis 征

7. 望远镜试验

患者仰卧位,下肢伸直,检查者一手握住患侧小腿,沿身体纵轴上下推拉,另一手触摸同侧大转子,如出现活塞样滑动感为阳性,多见于儿童先天性髋关节脱位。

七、膝部检查

膝关节(knee joint)是人体最复杂的关节,在解剖学上被列为屈戌关节。主要功能为屈伸活动,由膝部内外侧韧带、关节囊、半月板和周围的软组织保持其稳定性。

(一)视诊

检查时患者首先呈立正姿势站立。正常时,双膝和双踝应能并拢互相接触;若双踝能并拢而双膝不能互相接触则为膝内翻(genu varus),又称"O 形腿";若两膝并拢而双踝不能接触则为膝外翻(genu valgus),又称"X 形腿",膝内、外翻是指远侧肢体的指向。在伸膝位,髌韧带两侧稍凹陷,有关节积液或滑膜增厚时,凹陷消失。同时,要注意比较两侧股四头肌有无萎缩,早期萎缩可见内侧头稍平坦,用软尺测量更为准确。

(二)触诊

触诊的顺序为先检查前侧,如股四头肌、髌骨、髌腱和胫骨结节之间的关系等,然后再俯卧位检查膝后侧,在屈曲位检查腘窝、外侧的股二头肌、内侧的半腱肌、半膜肌有无压痛或挛缩。髌骨前方出现囊性肿物,多为髌前滑囊炎;膝前外侧有囊性肿物,多为半月板囊肿;膝后部的肿物,多为腘窝囊肿。考虑膝关节积血或积液,可行浮髌试验。膝关节表面软组织较少,压痛点的位置往往就是病灶的位置,所以,检查压痛点对定位诊断有很大的帮助。髌骨下缘的平面正是关节间隙,关节间隙的压痛点通常考虑是半月板的损伤处或有骨赘之处。

内侧副韧带的压痛点往往不在关节间隙,而在股骨内侧髁结节处;外侧副韧带的压痛点在腓骨小头上方。髌骨上方的压痛点代表髌上囊的病灶。另外,膝关节的疼痛,要注意检查髋关节,因为髋关节疾病可刺激闭孔神经,引起膝关节牵涉痛。如果膝关节持续性疼痛伴进行性加重,应考虑股骨下端和胫骨上端肿瘤的可能性。

(三)动诊和量诊

膝伸直为中立位 0°。正常活动范围:屈曲 120°～150°,伸直 0°,过伸 5°～10°(图 1-2-21)。膝关节伸直时产生疼痛的原因是肌肉和韧带紧张,导致关节面的压力加大所致,可考虑为关节面负重部位的病变。如果最大屈曲时有胀痛,可推测是由于股四头肌的紧张,髌上滑囊内的压力增高和肿胀的滑膜被挤压,这是关节内有积液的表现。一般而言,膝关节伸直痛是关节面的病变,屈曲痛是膝关节水肿或滑膜炎的表现。

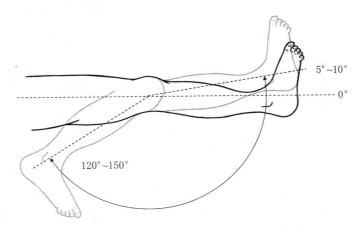

图 1-2-21 膝关节活动范围(屈曲和过伸)

(四) 特殊检查

1. 侧方应力试验

患者仰卧位,将膝关节置于完全伸直位,分别作膝关节的被动外翻和内翻检查,与健侧对比(图 1-2-22)。若超出正常外翻或内翻范围,则为阳性,提示膝内侧或外侧副韧带损伤。

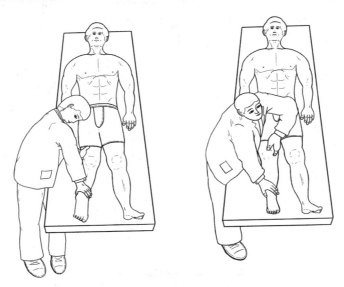

图 1-2-22 侧方应力试验

2. 抽屉试验

患者仰卧屈膝 90°,检查者轻坐在患侧足背上,双手握住小腿上段,向后推,再向前拉。前交叉韧带断裂时,可向前拉 0.5 cm 以上(图 1-2-23);后交叉韧带断裂者可向后推 0.5 cm 以上。将膝置于屈曲 10°～15°进行拉赫曼(Lachmann)试验(图 1-2-24),可增加本试验的阳性率,有利于判断前交叉韧带的前内束或后外束损伤。

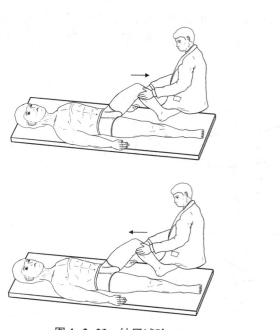

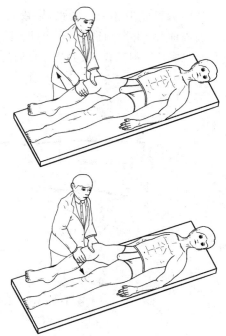

图 1-2-23　抽屉试验

图 1-2-24　Lachman 试验

3. McMurray 试验

即回旋挤压试验,患者仰卧位,检查者一手按住患膝,另一手握住踝部,将膝完全屈曲,足踝抵住臀部,然后将小腿极度外展外旋,或内收内旋,在保持这种应力的情况下,逐渐伸直,在伸直过程中若能听到或感到响声,或出现疼痛,为阳性,说明半月板有病变(图 1-2-25)。

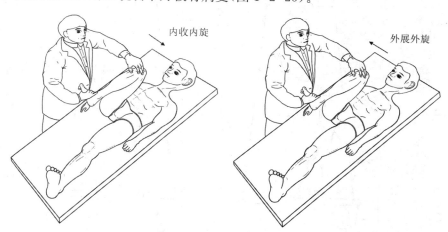

图 1-2-25　McMurray 试验

4. 浮髌试验

患者仰卧位,伸膝,放松股四头肌,检查者的一手放在髌骨近侧,将髌上囊的液体挤向关节腔,同时另一手示指、中指急速下压。若感到髌骨碰击股骨髁部时,为浮髌试验阳性。一般膝关节中有中等量积液时(50 mL),浮髌试验才呈阳性。

八、踝和足部检查

踝关节(ankle joint)属于屈戌关节,其主要功能是负重,运动功能主要限于屈伸,可有部分内外翻运动。与其他负重关节相比,踝关节活动范围小。其周围多为韧带附着,有数条较强壮肌腱。由于其承担较大负重功能,故扭伤发病率较高。足由内纵弓、外纵弓及前部的横弓构成,是维持身体平衡的重要结构。足弓还具有吸收震荡,负重,完成行走、跑跳动作等功能。

（一）视诊

观察双足大小和外形是否正常一致。足先天性、后天性畸形很多,常见的有平足、马蹄足等。足印对检查足弓、足的负重点及足的宽度有重要意义。外伤时,踝关节及足均有明显肿胀。

（二）触诊

主要注意疼痛的部位、性质,肿物的大小、质地。注意检查足背动脉,以了解足和下肢的血循环状态。一般可在足背第1、2跖骨之间触及其搏动。足背的软组织较薄,根据压痛点的位置,可估计疼痛位于某一骨骼、关节、肌腱和韧带,然后再根据主动和被动运动所引起的疼痛,推测病变的部位。例如:跟痛症多在足跟前下方偏内侧,相当于跖腱膜附着于跟骨结节部;踝内翻时疼痛,而外翻时没有疼痛,压痛点在外踝,推断病变在外侧韧带上。

（三）动诊和量诊

踝关节中立位为小腿与足外缘垂直,正常活动范围:背屈 20°～30°,跖屈 40°～50°。足内、外翻活动主要在胫距关节;内收、外展在跗和跖间关节,活动范围很小。跖趾关节中立位时足与地面平行,正常活动范围:背屈 30°～40°,跖屈 30°～40°。

九、上肢神经检查

上肢的神经支配主要来自臂丛神经(brachial plexus),它由 C_5～T_1 神经根组成,主要有桡神经、正中神经、尺神经和腋神经。通过对神经支配区感觉和运动情况的检查,可明确病变部位。

（一）桡神经

桡神经(radial nerve)发自臂丛后束,为臂丛神经最大的一支,在肘关节水平分为深、浅二支。根据损伤水平及深、浅支受累不同,其表现亦不同,是上肢手术中最易损伤的神经之一。在肘关节以上损伤,出现垂腕畸形(drop-wrist deformity),手背"虎口"区皮肤麻木,掌指关节不能伸直。在肘关节以下桡神经深支损伤时,因桡侧腕长伸肌功能存在,所以无垂腕畸形。单纯浅支损伤可发生于前臂下 1/3,仅有拇指背侧及手桡侧感觉障碍。

（二）正中神经

正中神经(median nerve)由臂丛内侧束和外侧束组成。损伤多发生于肘部和腕部,在腕关节水平损伤时,大鱼际瘫痪,桡侧三个半手指掌侧皮肤感觉消失,不能用拇指和示指捡起一根细针;损伤水平高于肘关节时,还表现为前臂旋前和拇指示指的指间关节不能屈曲。正中神经陈旧损伤还会造成大鱼际萎缩,拇指伸直与其他手指在同一水平面上,且不能对掌,称为"平手"或"猿手"畸形。

（三）尺神经

尺神经(ulnar nerve)发自臂丛内侧束,在肘关节以下发出分支支配尺侧腕屈肌和指深屈肌尺侧半;在腕以下分支支配骨间肌、小鱼际、拇收肌、第 3 蚓状肌、第 4 蚓状肌。腕部尺神经损伤后,上述肌麻痹。肘部尺神经损伤,尺侧腕屈肌瘫痪(患者抗阻力屈腕时,在腕部掌尺侧摸不到)。陈旧损伤出现典型的"爪形手"(clawhand),即小鱼际和骨间肌萎缩(其中第 1 骨间背侧肌萎缩出现最早且最明显),小指和环指指间关节屈曲,掌指关节过伸。

（四）腋神经

腋神经(axillary nerve)发自臂丛后束,肌支支配三角肌和小圆肌,皮支分布于肩部和上臂后部的皮肤。肱骨外科颈骨折、肩关节脱位或使用腋杖不当时,都可损伤腋神经,导致三角肌瘫痪、臂不能外展、肩部感觉丧失。如三角肌萎缩,则可出现"方肩"畸形。

十、下肢神经检查

（一）坐骨神经

坐骨神经(sciatic nerve)损伤后，下肢后侧、小腿前外侧、足底和足背外侧皮肤感觉障碍，不能屈伸足踝各关节。损伤平面高者尚不能主动屈膝。

（二）胫神经

胫神经(tibial nerve)损伤后，出现仰趾畸形，不能主动跖屈踝关节，足底皮肤感觉障碍。

（三）腓总神经

腓总神经(peroneal nerve)损伤后，足下垂内翻，不能主动背屈和外翻，小腿外侧及足背皮肤感觉障碍。

十一、脊髓损伤检查

神经系统检查对脊髓损伤的部位、程度的初步判断及进一步检查和治疗具有重要意义。其检查包括感觉、运动、反射、交感神经和括约肌功能检查等。

（一）视诊

检查时应尽量不要搬动患者，去除衣服，注意观察：①呼吸，若胸腹式主动呼吸均消失，仅有腹部反常活动者为颈髓损伤，仅有胸部呼吸而无主动腹式呼吸者，为胸髓中段以下的损伤；②伤肢姿势，上肢完全瘫痪显示上颈髓损伤，屈肘位瘫为第7颈髓损伤；③阴茎可勃起者，反映脊髓休克已解除，尚保持骶神经功能。

（二）触诊和动诊

一般检查躯干、肢体的痛觉、触觉，根据脊髓节段分布判断感觉障碍平面所反映的损伤部位，做好记录。可反复检查几次，前后对比，以增强准确性并作为观察疗效的依据。麻痹平面的上升或下降表示病情的加重或好转。不能忽视会阴部及肛周感觉检查。检查膀胱有无尿潴留。进行肛门指诊以检查肛门括约肌功能。触诊脊柱棘突及棘突旁有无压痛及后凸畸形，判断是否与脊髓损伤平面相符。详细检查肌力和腱反射。

1. 腹壁反射

用钝针在上、中、下腹皮肤上轻划。正常者可见同侧腹肌收缩，上、中、下各段分别相当于 $T_7 \sim T_8$，$T_9 \sim T_{10}$，$T_{11} \sim T_{12}$。

2. 提睾反射

用钝针划大腿内侧上 1/3 皮肤，正常时同侧睾丸上提。

3. 肛门反射

针刺肛门周围皮肤，正常时肛门皮肤出现皱缩或肛诊时感到肛门括约肌收缩。

4. 球海绵体反射

用拇、示两指挤压龟头或阴蒂，或牵拉插在膀胱内的蕈状导尿管，正常时球海绵体和肛门外括约肌收缩。肛门反射、肛周感觉、球海绵体反射和屈趾肌自主运动的消失，合称为脊髓损伤四联征。

（曾至立）

❓【思考题】

1. 运动系统理学检查的基本原则有哪些？
2. 运动系统理学检查的基本内容包括哪些？

第三章 影像学检查

　　运动系统亦称肌肉骨骼系统,是由骨、软骨、肌肉、韧带,还有支持它们的神经和血管等结构组成。常用的影像学检查方法包括 X 线摄片、计算机体层摄影(CT)、磁共振成像(MRI)等。

　　X 线摄片检查是骨关节系统的传统检查手段,常作为首选的检查方法。它具有良好的空间分辨率,如观察骨皮质和骨小梁结构,可满足多数骨关节病变的诊断需要。X 线检查无法显示软骨、肌腱韧带、椎间盘、关节囊和软组织,对部分病变空间的定位也非常困难,因此通常会借助一些间接征象进行诊断,如通过识别冈上肌肌腱走行区钙化诊断钙化性肌腱炎。

　　CT 对组织密度分辨能力较强,优于普通 X 线检查,但其空间分辨率不及普通 X 线检查。CT 扫描能较好地分辨病变与正常骨皮质、骨髓腔和周围软组织结构,清晰显示病变部位与邻近组织的解剖关系。

　　MRI 软组织分辨能力优于 X 线和 CT,信号强度取决于组织内的氢原子数目和 T1、T2 两个物理参数。MRI 检查能良好地显示和判断骨髓腔、骨皮质、软骨、半月板、肌腱、韧带、滑膜、关节囊及周围肌肉血管等结构,但 MRI 对钙化、骨化、纤维组织和骨的微细结构观察不如 X 线和 CT。

　　肌肉骨骼系统的各种影像检查方法各有其优缺点,要掌握好每种影像学检查方法的主要适应证和禁忌证,优先选择有效的检查方法,提高诊断和鉴别诊断水平。肌肉骨骼系统影像学检查的程序,原则上应先行普通 X 线检查,根据诊断的需要再选择 CT、MRI 等其他影像学方法。

第一节 影像学检查技术

一、X 线检查技术

　　通常在临床工作中,采用常规摄片就可以满足要求,尤其作为体检,或临床某种需要常规拍摄 X 线片可以初步掌握某部位健康状况。

　　1. 正位

　　又分前后正位和后前正位,X 线球管在患者前方、照相底片在体后是前后位;若 X 线球管在后方向前投照,则为后前位。常规是采用前后位,特殊情况方用后前位。

　　2. 侧位

　　是 X 线球管置侧方,X 线底片置另一侧,投照后获得侧位照片,结合正位检查,即可获得被检查部位的完整影像。关节、肢体侧位检查应将其置放于标准侧位,否则会影响 X 线影像。

　　3. 斜位

　　因侧位片上重叠阴影太多,为显示椎间孔或椎板病变,脊柱 X 线检查时常加拍斜位片。骶髂关节在解剖上是偏斜的,为了看清骶髂关节间隙,也需要拍摄斜位片。腰椎斜位应在摄片时将球管倾斜 30°～45°,但有些骨关节在不同的斜位角度才能显示出来,如肩胛骨关节盂、腕舟状骨、腕大多角骨、胫腓骨上关节等。

　　4. 特殊位置

　　(1) 轴位:常规正侧位 X 线片上,不能观察到该部位的全貌,可加拍轴位片,如髌骨、跟骨在正侧位上常常看不出病变,但在轴位片上可发现病变。

（2）双侧对比：当人体对称结构某一侧发生损伤或疾病时，为诊断骨损害的程度和性质，有时需与健侧对比，如儿童股骨头骨骺疾病。肩锁关节半脱位、踝关节韧带松弛等，有时也要双侧对比方能做出诊断。

（3）开口位：C_1～C_2 在正位片上与门齿和下颌重叠，无法看清，开口位 X 线片可以看到寰枢椎脱位、齿状突骨折、齿状突发育畸形等病变。

（4）脊椎动力位检查：为观察脊柱稳定程度，例如了解颈椎或腰椎椎间盘退变情况，椎体间稳定情况等，除常规 X 线检查外，可将 X 线球管由侧方投照，令患者过度伸展和屈曲颈椎或腰椎，并拍摄 X 线侧位片，对诊断有很大帮助。

（5）断层摄影：本项技术目前已较少应用，是利用 X 线焦距不同，使病变影像分层显示，减少组织重叠，可以观察到病变中心的情况。

二、CT 检查技术

CT 检查的意义在于，准确了解骨关节病变及与周围解剖结构的关系，在致密骨增生或前后重叠和复杂结构的情况下，显示 X 线片难以显示的病灶，对病变密度做出相对的定量分析。常用的 CT 检查技术包括平扫和增强 CT 扫描。普通 CT 扫描（平扫）先扫侧位或正位定位像，再确定基线、扫描范围、显示野、层厚、间隔和 X 线剂量等技术参数，然后完成扫描。增强 CT 扫描采用人工方法将碘对比剂注入体内并进行 CT 扫描。

在肌肉骨骼系统疾病的 CT 诊断中，准确的窗宽、窗位的设定是获得尽可能多的资料信息的主要条件。四肢 CT 检查时，应置患者于仰卧位，尽量使四肢的长轴与扫描平面垂直，两侧肢体同时对称，对于四肢畸形的患者可适当调节扫描机架的倾斜度，应根据检查目的选择、设计不同的体位。CT 扫描各关节一般用层厚、层距 5 mm，较大的关节采用 10 mm，对重点结构或结构复杂的部位用层厚、层距 2 mm 扫描，四肢病变最好双侧同时扫描，以便与健侧对照。扫描条件为 120 kV，200 mAs，骨窗窗宽 1 500～2 000 Hu，窗位 500 Hu。软组织窗窗宽 500～1 000 Hu，窗位 50～100 Hu。根据诊断需要可进行 MPR、VRT、SSD、MIP 等三维重建。

脊椎及骨盆 CT 检查时，置患者于仰卧位，尽量使身体长轴与扫描平面垂直。CT 有良好的密度分辨率，椎骨及椎管内外的软组织结构清晰。检查各段脊柱均取仰卧位，一般用层厚 1～5 mm，椎间盘用层厚 2～5 mm，腰椎一般层厚用 3～5 mm，根据具体情况考虑用薄层重叠扫描，条件为颈椎用 120 kV，200 mAs，胸腰骶椎体及骨盆用 120 kV，300～400 mAs，骨窗窗宽 1 500～2 000 Hu，窗位 500 Hu。腰椎间盘扫描以腰椎间隙平行划线，在骶尾部适当调整角度，拍多平面影像重建，使腰椎间盘突出显示更明显。

三、MRI 检查技术

（一）脊柱 MRI 扫描

线圈：脊柱相控阵线圈；体位：仰卧位、头先进；定位像：3 平面定位像或冠状定位像。

1. MRI 平扫

（1）检查方位：①基本检查方位：矢状面、轴面；②辅助检查方位：冠状面。

（2）检查序列：①基本检查序列：T1WI、T2WI；②辅助检查序列：怀疑骨质或脂肪性病变时，加扫 Fat-Sat T2WI(STIR)；③层厚/层间距：层厚≤4 mm，层间距≤1 mm；④扫描基准：Sag——平行于脊髓纵轴（Cor 定位），Axi——（椎间盘）平行于椎体终板（Sag 定位），（椎体）平行于椎体横轴（Sag 定位）；⑤FOV：≤32 cm×32 cm；⑥患者准备与配合：一般准备，胸部制动；⑦优化选项：流动补偿，在成像层面四周设定预饱和带。

2. MRI 增强扫描

注射完对比剂后即开始增强后扫描，扫描方案一般与增强前 T1WI 检查程序相同，常规做横断面、矢状面及冠状面 T1WI。

（二）四肢/关节 MRI 扫描

1. MRI 平扫

1）检查体位：患者取仰卧位，用海绵垫垫平被查肢体并用沙袋固定，使患者舒适易于配合。单侧肢体检查时，尽量把被检侧放在床中心。切面的方位应根据不同的关节而定。

2）成像中心：应根据不同的关节部位而定。

3）扫描方法

（1）定位成像：采用快速推荐成像序列，同时做冠、矢、轴三方向定位图，在定位片上确定扫描基线、扫描方法和扫描范围。①髋关节：横断面（cross section）+冠状面（coronal）为主，辅以其他切面；②膝关节：矢状面（sagittal section）+冠状面为主，辅以其他切面；③腕关节：横断面+冠状面为主，辅以其他切面；④肩关节：斜冠状面+横断面为主，辅以其他切面；⑤肘关节：冠状面+矢状面为主，辅以其他切面；⑥踝关节：冠状面+矢状面为主，辅以其他切面。

（2）成像范围：视病变范围而定。

（3）推荐成像序列：SE 序列或快速 SE，常规做横断面 T1WI 和 T2WI，矢状面或冠状面 T1WI 和 T2WI。半月板检查一般采用质子密度加权和 T2WI 双回波检查序列。必要时可根据病情以及磁共振设备条件辅以其他的推荐成像序列。

（4）成像野（FOV）：20～25 cm。可根据临床检查要求设定扫描范围及成像野。

（5）成像间距：为相应层厚的 10%～30%。

（6）成像层厚：3～5 mm。

（7）矩阵：128×256 或 256×512 等。

2. MRI 增强扫描

注射完对比剂后即开始增强后扫描，扫描方案一般与增强前 T1WI 检查程序相同，常规做横断面、矢状面及冠状面 T1WI。

（三）骨盆 MRI 扫描

1. MRI 平扫

（1）检查体位：患者取仰卧位，用海绵垫垫平被查肢体并用沙袋固定，使患者舒适易于配合。单侧肢体检查时，尽量把被检侧放在床中心。切面的方位应根据不同的关节而定。

（2）成像中心：髂前上棘连线中心。

（3）扫描方法：①定位成像：采用快速推荐成像序列，同时做冠、矢、轴三方向定位图，在定位片上确定扫描基线、扫描方法和扫描范围；②成像范围：视患者体型骨盆大小范围而定；③推荐成像序列：SE 序列或快速 SE，常规做横断面 T1WI 和 T2WI（或 PdWI）压脂序列，辅以冠状面 T1WI 和 T2WI；④成像野（FOV）：28～34 cm。可根据临床检查要求设定扫描范围及成像野；⑤成像间距：为相应层厚的 10%～50%；⑥成像层厚：3～5 mm；⑦矩阵：128×256 或 256×512 等。

2. MRI 增强扫描

注射完对比剂后即开始增强后扫描，扫描方案一般与增强前 T1WI 检查程序相同，常规做横断面、矢状面及冠状面 T1WI。

第二节 正常影像表现

一、肩关节和肩胛带

肩胛带（shoulder girdle）包括锁骨（clavicular）、肩胛骨（scapular）以及肩锁关节（acromioclavicular joint）和盂肱关节（glenohumeral joint）。锁骨呈"S"形，锁骨体为膜内成骨，其内侧段下缘骨质凹陷，称为

菱形切迹。肩胛骨体部呈倒置三角形,脊柱缘外侧相当于冈下窝,骨质薄,易误认为骨质破坏。肩锁关节由锁骨肩峰端和肩胛骨肩峰构成,肩锁关节主要依靠关节囊、喙锁韧带及喙肩韧带维持,X线片示肩锁关节间隙一般不大于5 mm。盂肱关节由肱骨头和肩胛盂构成,肱骨头较大而肩胛盂浅。盂肱关节主要依靠关节囊—盂唇复合体等组织结构维持稳定,其中盂肱韧带是最重要的静力稳定结构,由盂肱上韧带、盂肱中韧带及盂肱下韧带组成。

二、肘关节

肘关节(elbow joint)由肱桡关节、肱尺关节及近端尺桡关节组成。肱骨远端前面有喙突窝、后面有鹰嘴窝,两窝前后相对,其间骨质薄,有时甚至为一小孔,为滑车上孔。肘关节有两个囊内脂肪垫分别在喙突窝和鹰嘴窝。肘部骨化中心较多,有肱骨小头及滑车外侧部、滑车内侧部、内上髁、外上髁、桡骨小头及尺骨鹰嘴7个骨化中心。

三、腕关节及手

腕关节(wrist joint)由桡腕关节、腕骨间关节和腕掌关节构成。尺骨远端和腕骨间有三角软骨盘。每只手腕骨有8块,排成近远两列。近侧列由桡侧向尺侧为手舟骨、月骨、三角骨和豌豆骨;远侧列为大多角骨、小多角骨、头状骨和钩骨。手舟骨、月骨和三角骨近端与桡骨下面的腕关节面及尺骨头下方的关节盘构成桡腕关节。腕骨各骨相邻的关节面形成腕骨间关节。

四、髋关节

髋关节(hip joint)由髋臼和股骨头构成。股骨头为球形,正位片上内上方有一浅凹即股骨头凹。股骨颈干以粗隆间嵴为界,髋关节囊前面附着于粗隆间线,后面附着于股骨颈中下1/3交界处,股骨颈大部分位于关节囊内。

五、膝关节

膝关节(knee joint)由股骨髁(femoral condyle)、胫骨髁、髌骨、关节内半月板及交叉韧带和多个滑液囊构成。股骨髁分为内髁和外髁、侧位片内髁比外髁大。股骨外侧髁后方常有一籽骨,为腓肠小骨,位于腓肠肌外侧头肌腱内。胫骨内髁和外髁间有髁间隆起,两髁前下方有胫骨粗隆,是髌韧带附着处。髌骨位于股四头肌腱内,为全身最大籽骨,后面有软骨覆盖,与股骨髌骨面形成关节。

六、踝关节

踝关节(ankle joint)由胫腓骨下端与距骨滑车构成。内侧有三角韧带;外侧有外侧副韧带,包括前方的距腓前韧带,后方的距腓后韧带,以及中间的跟腓韧带。

七、足跗关节

足跗关节包括跗骨间关节、跗跖关节、跖趾关节及趾骨间关节。跗骨间关节中,跟距关节、距跟舟关节、跟骰关节较为重要,后两者联合构成跗横关节,又称Chopart关节,临床可沿此关节行足的离断术。跗跖关节又称Lisfranc关节,由3块楔骨和骰骨的前端与5块跖骨基底构成。跖趾关节由跖骨头与趾骨底构成。趾骨间关节由各趾相邻两节趾骨的底和滑车构成。

八、脊柱

脊柱是身体的支柱,通过椎间盘、关节及韧带连接椎骨而成。具有保护脊髓及神经根、支撑体重,传递重力的作用,还参与胸腔、腹腔和盆腔的组成,对胸、腹、盆腔内脏器起保护作用。脊柱分颈椎、胸椎、腰椎、骶椎及尾椎 5 段。颈椎 7 块、胸椎 12 块、腰椎 5 块,骶骨由 5 块椎骨融合而成,尾骨由 3～5 块椎骨融合成 1 块或 2～3 块。

第三节　基本病变影像表现

一、骨骼基本病变影像表现

1. 骨质疏松(osteoporosis)

骨质疏松是指单位体积内骨组织的含量减少,骨组织的有机成分和无机成分都减少,但骨内有机成分和无机成分比例仍正常。X 线表现主要是骨密度降低,骨小梁变细、数量减少,间隙增宽,骨皮质变薄和出现分层改变。严重者骨小梁几乎消失,骨皮质薄如细线样。有的骨质疏松可在弥漫性骨质密度降低基础上出现散在分布数毫米大小点状透光区,边界可清晰或模糊。CT 表现与 X 线相似。老年性骨质疏松由于骨小梁变细和数量减少以及黄骨髓增多,MRI 上 T1WI 及 T2WI 信号增高,脂肪抑制序列弥漫性降低。骨皮质的疏松表现为皮质变薄及皮质内出现较高信号区,代表哈弗斯管和黄骨髓侵入。炎症、肿瘤和骨折等周围的骨质疏松区因局部充血、水肿,表现为边界模糊,T1WI 低信号 T2WI 高信号影。

2. 骨质软化(osetomalacia)

骨质软化是指单位体积内骨组织有机成分正常而钙化不足,骨内钙盐含量降低,骨质变软。组织学显示未钙化的骨样组织增多,常见骨小梁中央部分钙化而外面围着一层未钙化骨组织。

骨质软化 X 线表现如骨质密度减低,骨皮质变薄和骨小梁减少变细等,与骨质疏松有相似之处。不同的是骨小梁和骨皮质含大量未钙化骨样组织而边缘模糊。骨质软化常出现承重骨骨骼变形,儿童干骺端及骨骺改变,还可在耻骨、肱骨、坐骨等处出现假骨折线(表现为 1～2 mm 宽,与骨皮质垂直,边缘整齐透亮线)。

3. 骨质破坏(bone destruction)

骨质破坏是指局部骨质被病理组织所取代造成的骨组织的缺失。X 线及 CT 表现为病变区正常骨质结构缺失,局部骨质密度减低,少数成骨性肿瘤破坏区呈高密度。根据病变不同,MRI 信号表现多样,骨质破坏形式大致可分为"囊性"破坏、"地图样"破坏、"虫蚀样"破坏、"穿凿样"破坏及"膨胀性"破坏等多种形式,同一种病变可有多种破坏形式并存。

4. 骨质增生(hyperosteogeny)

骨质增生是单位体积内骨量的增多。组织学上骨皮质增厚、骨小梁增粗,这是成骨增多或破骨减少或两者同时存在所致。骨质增生硬化的 X 线表现是骨质密度增高,伴有或不伴有骨骼增大,骨小梁增粗、密集,骨皮质增厚致密。长骨骨质增生硬化,骨干粗大,骨髓腔变窄或消失。骨质增生硬化见于多种疾病,多数是局限性骨增生,见于慢性炎症、外伤和某些原发良性骨肿瘤、骨肉瘤或成骨性转移瘤。少数为普遍性骨增生,骨皮质与骨松质多同时受累,见于某些代谢或内分泌障碍如甲状旁腺功能低下或中毒性疾病,如氟中毒。

5. 骨膜反应(periosteal reaction)

骨膜反应是因骨膜受到刺激,骨膜内层的成骨细胞活跃所产生的骨膜新生骨。X 线及 CT 表现为一段长短不定,与骨皮质平行的线状致密影,于骨皮质间可见 1～2 mm 宽的透亮间隙。骨膜反应可因新生骨小梁排列形式不同而有多种表现,常见形态有线型、成层型、垂直型、散射型和花边型等。MRI 显示骨膜新生骨在各个序列呈低信号,不能显示骨膜新生骨的精细形态和结构。一般炎症所致的骨膜反应广泛,肿瘤引起的则相对局限。骨膜新生骨可重新被破坏,破坏区两端残留骨膜反应呈三角形或袖口状,称 Codman 三角,为恶性肿瘤的征象。

6. 骨内钙化

骨内钙化常见于松骨质内,可以在肿瘤、坏死组织以及偶尔在髓腔内的软组织中产生钙化。软骨类肿瘤可出现肿瘤软骨内钙化,骨栓塞所致骨质坏死可出现骨髓内钙化,少数关节软骨或椎间盘软骨退行性变也可出现软骨钙化。X线表现为颗粒状或小环状无结构的致密影,分布较局限。

7. 骨质坏死

骨质坏死是骨组织局部代谢的停止,坏死的骨质称为死骨。形成死骨的原因主要是血液供应的中断。组织学上表现为骨细胞死亡、消失和骨髓液化。早期骨小梁和钙质含量无变化,X线上也无异常表现。当血管丰富的肉芽组织长向死骨,则出现破骨细胞对死骨的吸收和成骨细胞的新骨生成。死骨的X线表现是骨质局限性密度增高,其原因一是死骨骨小梁表面有新骨形成,骨小梁增粗,骨髓内亦有新骨形成即绝对密度增高;二是死骨周围骨质被吸收,或在肉芽、脓液包绕衬托下,死骨亦显示为相对高密度。

8. 骨内矿物质沉积

铅、磷、铋等进入体内后,大部分沉积于骨内,在生长期主要沉积于生长较快的干骺端。X线表现为多条横行且相互平行的致密带,厚薄不一。氟进入人体过多,可引起成骨活跃,使骨量增多。亦可引起破骨活动增加,骨样组织增多,发生骨质疏松或软化。氟与骨基质中钙质结合称为氟骨症。骨质结构变化以躯干骨最为明显,有的X线表现为骨小梁粗糙、紊乱,骨密度增高。

二、关节基本病变影像表现

1. 关节肿胀

常因关节积液或关节囊及其周围软组织充血、水肿、出血和炎症所致,常见于炎症、外伤和出血性疾病。X线表现为关节区密度增高,大量积液时可见关节间隙增宽,脂肪垫受推挤移位。CT上关节积液呈水样密度,合并出血和高蛋白渗出液时密度可较高,关节囊滑膜增厚呈软组织密度。MRI表现:单纯关节积液T1WI呈均匀低信号,T2WI呈均匀高信号,合并出血、蛋白和细胞碎片产物,信号表现复杂多样;关节滑膜增厚随着炎性时期不同,T1WI及T2WI信号表现不同,注射对比剂后炎性增厚滑膜会迅速明显强化,不同于单纯积液。

2. 关节破坏

关节破坏包括软骨破坏和骨质破坏,是病理组织侵犯、代替所致。X线和CT表现:当破坏只累及关节软骨时,仅见关节间隙狭窄;当累及关节面骨质时,则出现骨破坏和缺损。MRI可直观显示软骨面和关节面骨质情况,不同病理组织引起的软骨和骨质破坏,信号表现和强化特点不同。

3. 关节面骨质增生硬化

骨质增生硬化关节面凹凸不平,关节边缘形成骨赘,骨端变形增大,关节囊肥厚、韧带骨化。X线和CT表现为骨质密度增高,增生骨质内可见低密度松质骨。MRI表现为T1WI和T2WI低信号,增生骨质内可见高信号骨髓。

4. 关节强直(ankylosis)

关节强直可分为骨性和纤维性两种。骨性强直是关节明显破坏后,关节骨端由骨组织所连接。X线和CT表现为关节间隙明显变窄或消失,并由骨小梁连接两侧骨端。MRI示骨性连接部分T1WI及T2WI见高信号骨髓。纤维性强直也是关节破坏的后果,关节活动消失。X线和CT上仍可见狭窄关节间隙,无骨小梁通过。MRI示纤维性强直,T1WI及T2WI均表现较低信号。

5. 关节脱位(dislocation)

构成关节的两个骨端的正常相对位置的改变或距离增宽称为关节脱位。关节组成骨完全脱开为全脱位,部分脱开为半脱位。X线、CT及MRI均可见骨端位置改变,CT可以避免组织的重叠,显示一些平片难以发现或显示不佳的关节脱位,MRI除观察关节脱位情况,还可以较好地评估骨质、韧带、肌腱、肌肉以及关节内软骨等结构状况。

三、软组织基本病变影像表现

软组织基本病变影像表现包括软组织肿胀、软组织肿块、软组织内钙化和骨化、软组织积气、肌肉萎缩等。X线、CT及MRI检查在观察基本影像病变表现均有优势及缺点,不同检查方法之间可以进行优势互补。

第四节 常见疾病影像表现

一、肩袖损伤

肩袖(rotator cuff)是由冈上肌、冈下肌、小圆肌、肩胛下肌的肌腱组成的板状联合肌腱结构,上述肌腱均止于肱骨大结节和小结节,形成袖口,故称为肩袖。

肩袖撕裂(rotator cuff tear)属于肩关节常见疾病,慢性磨损性损伤、急性外伤性损伤均是引起肩袖撕裂的主要原因。肩袖撕裂多出现在冈上肌肌腱,其发生率为90%左右。

X线摄片不能显示肩袖构成肌腱,只能提供部分间接征象。X线能清晰显示肩关节骨质结构改变,如肱骨大结节增生,肩锁关节增生退变,关节盂增生。冈上肌出口位X线片对显示肩峰形态及肩峰下通道具有重要意义。CT多平面重建可更清晰地显示肌腱钙化及软组织肿胀。MRI属于无创性检查技术,在肩袖撕裂诊断中能够提供详细的肩袖撕裂程度、面积大小、周围组织受累信息。肩袖损伤的MRI分级:0级,正常,表现为均匀一致的低信号;1级,T1WI或PDWI上见有线形的或散在的信号增高但形态正常;2级,T1WI或PDWI上见有信号增高并见肩袖的变细或不规则(图1-3-1);3级,T2WI上信号增高涉及整个肌腱,肌腱连续性中断(图1-3-2)。

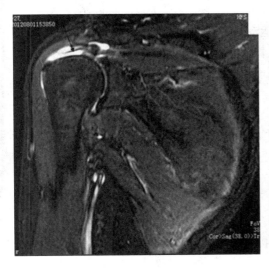 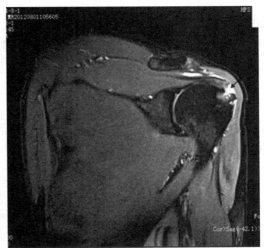

图1-3-1 冈上肌肌腱变细、部分撕裂(2级)　　图1-3-2 冈上肌肌腱连续性中断(3级)

二、网球肘(肱骨外上髁炎)

网球肘(external humeral epicondylitis),又称肱骨外上髁炎、伸肌总腱炎,为常见的肘部慢性损伤性病变。网球肘多因慢性劳损致肱骨外上髁处形成急、慢性炎症所引起。肱骨外上髁是前臂及腕伸肌的起点,由于肘、腕关节的频繁活动,长期重复的肌肉运动,使附着于肱骨外上髁的肌腱筋膜受到牵拉,引起肌腱的慢性损伤。临床表现为肘关节外上方活动性疼痛,肱骨外上髁局限性压痛。

X 线及 CT 检查可见肱骨外上髁骨质增生致密,部分患者可见局部骨质小囊状骨质破坏。MRI 表现为肱骨外上髁伸肌总腱在 T2WI 呈不规则高信号,脂肪抑制序列伸肌总腱呈高信号表现,在冠状位观察最佳(图 1-3-3)。

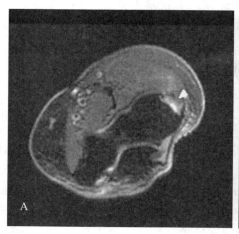
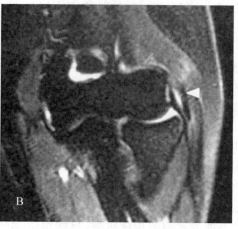

图 1-3-3　肘关节伸肌总腱损伤
A.轴位;B.冠状位分别示伸肌总腱增粗、信号增高

三、高尔夫球肘(肱骨内上髁炎)

高尔夫球肘也称肱骨内上髁炎、屈肌总腱炎,为旋前屈肌群肌腱起始部过度劳损所引起的损伤。高尔夫球肘主要是前臂屈肌起点肱骨内上髁处反复牵拉引起的累积性损伤所致,与网球肘的发病机理类似,因常见于高尔夫球运动员、学生、矿工,故俗称高尔夫球肘、学生肘、矿工肘。肱骨内上髁炎较肱骨外上髁炎相对少见。高尔夫球肘临床表现主要为肘关节内侧活动性疼痛,局限性压痛,屈腕无力,肘活动正常。

MRI 表现:肱骨内上髁屈肌总腱在 T2WI 呈不规则高信号,脂肪抑制序列屈肌总腱呈高信号表现,横断位和冠状位评价最佳(图 1-3-4)。

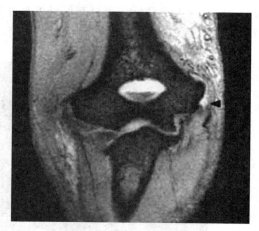

图 1-3-4　肘关节屈肌总腱冠状位信号增高

四、腕三角纤维软骨复合体损伤

三角纤维软骨复合体(triangular fibrocartilage complex,TFCC)由关节盘、半月板同系物、背侧和掌侧桡尺韧带、尺侧副韧带及尺侧腕伸肌腱鞘等构成。损伤包括关节盘撕裂或 TFCC 其他结构的损伤,如远端桡尺关节不稳等。临床症状常为尺侧疼痛、无力,旋转受限伴弹响。

MRI 表现(冠状位显示最佳):Ⅰ度,关节盘软骨肿胀或正常,关节盘内可出现点状或弥漫性高信号,其实质是关节盘内部变性的表现(图 1-3-5);Ⅱ度,关节盘实质内出现条带状异常高信号,表面不光整、毛糙,关节盘形态尚连续;Ⅲ度,关节盘明显磨损、变薄,出现裂隙,连续性中断;Ⅳ度,关节盘破碎、正常形态消失,同时伴有邻近三角骨、月骨、尺骨远端关节面部分软骨或全部软骨软化(图 1-3-6)。

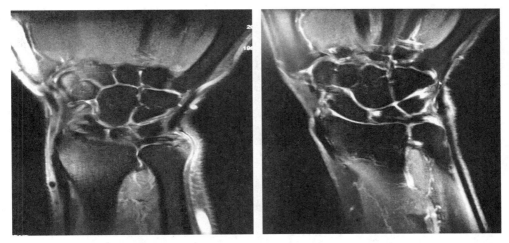

图 1-3-5　TFCC I 度损伤,关节盘变性

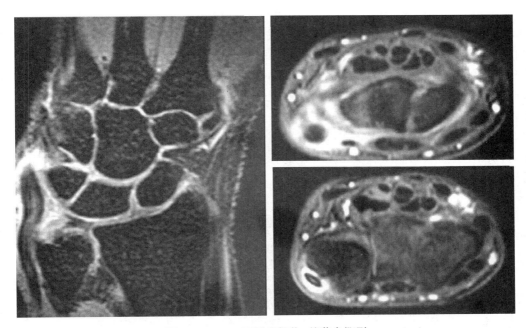

图 1-3-6　TFCC IV 度损伤,关节盘撕裂

五、股骨头缺血性坏死

股骨头缺血性坏死(avascular necrosis of femoral head)是股骨头血供受损或中断,引起骨细胞及骨髓成分死亡及随后的组织修复,继而导致股骨头结构改变,股骨头塌陷,关节功能障碍的疾病。

股骨头缺血性坏死的 X 线表现,可根据病情分早、中、晚期。早期表现为股骨头外形完整,有轻度骨质疏松,随后可见股骨头密度增高,周围示有小的密度降低区,有时髋臼也可发生类似的改变,关节间隙正常;中期表现为股骨头开始凹陷,骨质有细微的骨折线,进而负重区显示不同程度的碎裂,头失去光滑的外形,股骨头变扁,骨质密度明显增高,其周围密度降低区融合在一起或呈明显囊样改变,关节间隙可能完全不规则;晚期表现为股骨头明显变扁,增生肥大,并向髋臼外上方半脱位,沈通(Shenton)线不连,关节间隙变窄,髋臼外上缘有骨赘形成(图 1-3-7)。

CT 和 MRI 诊断股骨头缺血性坏死的标准共分为四期。I 期,股骨头未发生变形或者变形不显著,

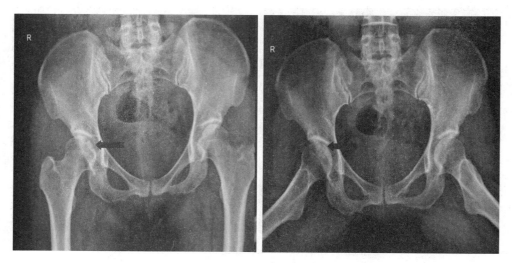

图 1-3-7　X线片示股骨头不规则囊状透亮区、边缘致密硬化

CT检查示患者股骨头存在一定程度的骨质疏松,或无异常,MRI检查示股骨头负重区的T1WI序列可见线条性低信号。Ⅱ期,CT检查示股骨头骨小梁(bone trabecula)出现变形,同时可见明显的星芒征,局部可能存在斑片状的骨质硬化区或者是囊状透亮区,MRI检查示股骨头前段边缘可见斑片状异常信号以及新月形(crescent sign)异常信号。Ⅲ期,股骨头出现较为明显的变形,关节间隙未出现异常,CT检查示骨皮质发生一定程度的断裂,局部出现塌陷,新月征较为明显(图1-3-8),MRI检查示T1WI序列中可见带状低信号,T2WI序列中出现了骨皮质塌陷,信号可呈中等或高信号。Ⅳ期,CT检查示股骨头出现了显著的变形,且关节间隙狭窄,髋臼边缘可见明显的骨质增生硬化,MRI检查示关节间隙出现明显狭窄,骨关节发生退行性病变(图1-3-9)。

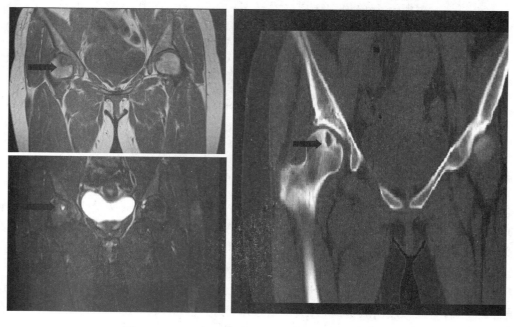

图 1-3-8　MRI、CT 示股骨头坏死区、坏死边缘硬化

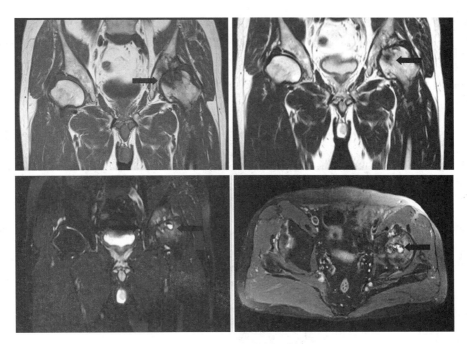

图 1-3-9　MRI 示股骨头缺血性坏死

六、半月板损伤

半月板(meniscus)常见病变包括撕裂、变性、盘状和囊肿,是膝关节病变好发部位之一。X 线和 CT 诊断半月板病变时,需引入造影剂至关节腔内以增强对比,显示半月板结构,临床较少应用,目前广泛用 MRI 检查诊断半月板疾病。

Reicher 和 Lotysch 于 1986 年首先提出半月板内异常信号 MRI 分级:0 级,正常半月板形态,均匀一致低信号;Ⅰ级,半月板内局限性信号升高;Ⅱ级,半月板内出现水平的略高信号线,可从半月板的关节囊缘达游离缘,但不影响到关节面缘;Ⅲ级,半月板内略高信号线,累及半月板的关节面缘(图 1-3-10)。

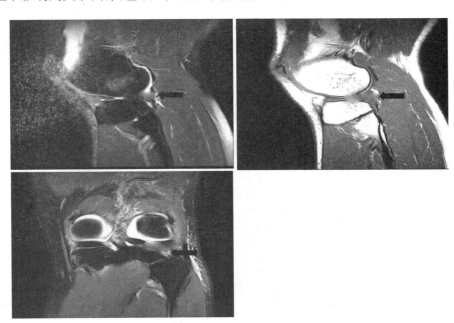

图 1-3-10　半月板损伤

Mesgarzadeb 于 1993 年提出八分法，认为更有利于半月板撕裂诊断。0 型，正常半月板形态，均匀一致低信号；Ⅰ 型，半月板内局限性信号升高；Ⅱ 型，半月板内出现水平的略高信号线，可从半月板的关节囊缘达游离缘，但不影响到关节面缘；Ⅲ 型，半月板异常变小；Ⅳ 型，半月板截断；Ⅴ 型，半月板内高信号线达一侧关节面；Ⅵ 型，半月板内高信号线达两侧关节面；Ⅶ 型，混合性信号增高（图 1-3-11）。

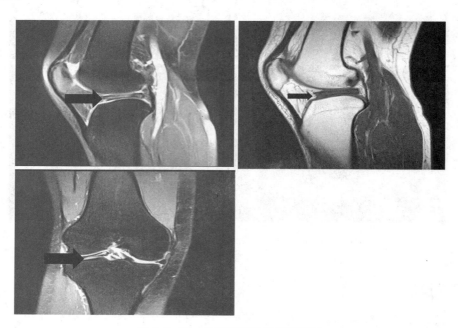

图 1-3-11 外侧盘状半月板伴撕裂

七、前交叉韧带损伤

前交叉韧带（anterior cruciate ligament，ACL）损伤是一种常见的膝关节疾病，膝关节伸直位下内翻损伤或屈曲位外翻损伤都可以导致。多发生在运动员身上，常合并内、外侧副韧带与半月板损伤。

前交叉韧带包括前内和后外两束，韧带前后径常大于内外径。前交叉韧带损伤可分为部分纤维撕裂、部分韧带断裂和完全断裂。MRI 直接征象包括韧带连续性中断、松弛、增粗、边缘毛糙和局部信号增高（图 1-3-12）。MRI 间接征象包括后交叉韧带弯曲指数减少、胫骨前移度增加、前交叉韧带周围积液、骨结构改变和其他韧带、半月板病变等。

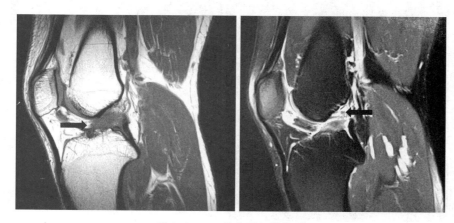

图 1-3-12 前交叉韧带撕裂

八、后交叉韧带损伤

后交叉韧带（posterior cruciate ligament，PCL）损伤的发生率明显低于前交叉韧带损伤，约占所有膝关节损伤的5％～20％。其中，30％是单独损伤，70％是合并其他韧带损伤。后交叉韧带撕裂最易发生于韧带中部（约68％），其次为近端（约19％）和远端（约13％）。后交叉韧带也较容易出现部分撕裂（约47％），其次为完全撕裂（约45％），撕脱骨折则相对少见（约8％）。

后交叉韧带撕裂在MRI上的主要表现为形态异常和信号异常。形态异常主要为韧带连续性的中断（完全或部分），韧带的异常增粗或变薄；信号异常主要为裂口处和韧带残端的异常T2WI高信号（图1-3-13）。后交叉韧带撕脱骨折主要发生于胫骨附着部，骨折块多向前上方移位。后交叉韧带撕裂可伴发骨挫伤、胫骨后移位、内侧副韧带损伤、半月板损伤及外后复合体损伤等。其中，胫骨近端后部的骨挫伤为极有价值的间接征象，强烈提示后交叉韧带撕裂。

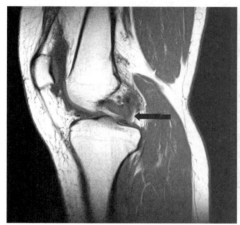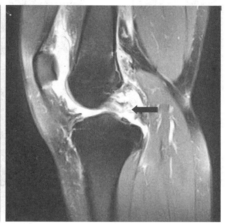

图1-3-13 后交叉韧带撕裂

九、侧副韧带损伤

侧副韧带损伤可分为以下三级：Ⅰ级，侧副韧带扭伤，可有水肿和出血；Ⅱ级，侧副韧带部分断裂；Ⅲ级，侧副韧带完全断裂。部分撕裂和完全撕裂的MRI表现有相似之处，仅凭MRI图像难以完全准确分级。侧副韧带损伤的MRI主要表现为：①韧带周围血肿或水肿信号；②韧带中断或增厚；③韧带内异常高信号（图1-3-14）。

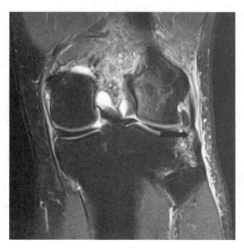

图1-3-14 外侧副韧带撕裂

十、跟腱损伤

跟腱损伤是指直接或间接暴力使跟腱过度牵拉,从而引起跟腱纤维部分或完全断裂,常于跟骨上方2~6 cm 处发生断裂。跟腱损伤可发生于任何年龄段的体育活动、某些全身及局限性疾病。

完全断裂 MRI 表现:跟腱失去正常形态,信号连续性完全中断,在 T1WI、T2WI 上均呈混杂信号,跟腱断裂处卷曲挛缩,断端呈"毛刷状"改变,跟腱完全分离、回抽,增粗呈"杆形"改变,中断处由脂肪及软组织充填(图 1-3-15)。

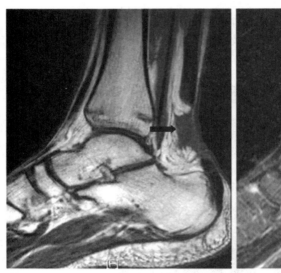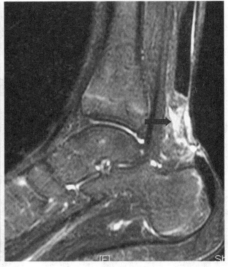

图 1-3-15　跟腱完全撕裂

部分撕裂 MRI 表现:跟腱失去正常形态,矢状面和横轴面上 T1WI、T2WI 上表现为跟腱内局灶性片状或条状高信号,跟腱局灶的纤维增厚,不同程度增粗,边缘光整或部分毛糙,但至少在一个矢状面上显示肌腱的连续性,周围可有轻度软组织损伤信号表现及少量积液、出血信号等改变(图 1-3-16)。

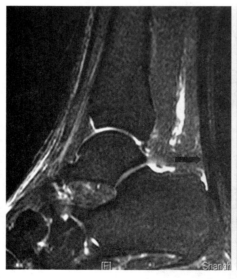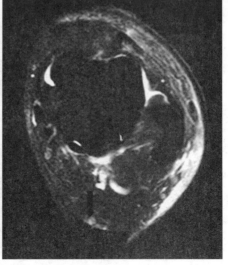

图 1-3-16　跟腱部分撕裂

十一、距骨缺血性坏死

1922 年 Kappis 首先提出本病,又称"距骨剥脱性骨软骨炎"(talar osteochondritis dissecans)。本病好发于 14～22 岁男性青年。

距骨的骨坏死可以分为创伤性和非创伤性。距骨骨折是距骨坏死的主要原因,距骨体缺血坏死率随着损伤的严重程度而增加,其他原因引起距骨坏死的只占 10% 左右。踝关节遭受严重损伤时,可使距骨的血供遭到完全破坏而发生缺血性坏死,最终导致距骨体塌陷变形,造成踝关节骨性关节炎。按照病变的严重程度分为 4 级:Ⅰ级,距骨关节面边缘压缩;Ⅱ级,软骨骨折部分分离伴有侧副韧带断裂;Ⅲ级,软骨骨折片完全分离,无移位;Ⅳ级,骨折片发生移位。

X 线检查是诊断本病的重要手段,表现为距骨上关节面的内侧和外侧有"缺损"和"碎片",可分为以下 4 级:Ⅰ级,距骨上关节面的一侧有"弹坑"样表现,密度增高;Ⅱ级,软骨坏死片与距骨关节面不完全分离;Ⅲ级,软骨坏死片与距骨关节面完全分离无移位;Ⅳ级,软骨坏死片发生移位,可表现为关节内游离体,关节面缺损,关节间隙变窄。

CT 冠状位重建可见距骨滑车关节面发现细小的压缩、塌陷和碎片,显示骨坏死面积和周围关节改变。MRI 是检测距骨缺血性坏死最敏感技术,运用 MRI 技术可确诊。距骨坏死在 MRI 中的表现为:距骨顶承重部位或上方可见 T1WI 呈低信号,多条不规则条带状、裂隙样低信号病灶,T2WI 及压脂 PDWI 序列呈高信号,伴有骨髓水肿的坏死病灶,骨皮质破坏或完整(图 1-3-17)。

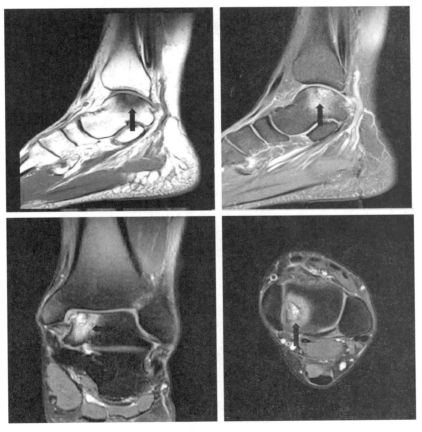

图 1-3-17　距骨缺血性坏死

(贾宁阳)

❓【思考题】

1. 运动系统影像学检查技术有哪些？
2. 运动系统基本病变的影像学表现有哪些？

第四章　基本操作技术

在运动系统骨与关节疾病中,可以有很多种病症,不同的病症可采取不同的治疗方法。但一些常用的基本操作技术,如石膏绑带及夹板等外固定技术、牵引技术、关节穿刺技术、骨折手法复位技术及止血带技术等,是开展临床诊治工作的基础,应熟练掌握和应用。

第一节　石膏绑带及夹板等外固定技术

石膏绷带(plaster bandage)是常用的外固定材料,含脱水硫酸钙粉末,吸水后具有很强的塑形性,能在短时间内逐渐结晶、变硬,并维持形状,起到固定作用。

一、石膏绷带的应用范围及禁忌证

1. 应用范围
(1) 骨折和关节损伤的固定。
(2) 骨与关节结核、化脓性炎症。
(3) 四肢神经、血管、肌腱、骨病手术后的制动。
(4) 躯干和肢体矫形手术后的外固定。

2. 禁忌证
(1) 确诊或疑似伤口有厌氧细菌感染者。
(2) 进行性水肿患者。
(3) 全身情况差,如休克患者。
(4) 严重心、肺、肝、肾等疾病患者、孕妇、进行性腹水患者禁用大型石膏。

二、石膏固定前的准备

(1) 向患者及其家属说明石膏固定的必要性。
(2) 皮肤若有伤口应换药。纱布、棉垫都应纵行放置,以避免患肢肿胀后形成环形压迫,妨碍患肢血运。纱布、棉垫不应用胶布粘贴在肢体上,以防引起皮炎或皮肤水泡,更不能用绷带作环形包扎。
(3) 石膏固定术的各种用具应准备齐全。如泡石膏绷带的水桶或水盆、石膏刀、石膏剪、衬垫、卷尺、有色铅笔等。
(4) 参加包扎石膏绷带人员,应有明确的分工,如浸泡石膏者,扶托肢体维持功能位置者,进行包扎石膏者。

三、石膏绷带操作技术和注意事项

(一) 浸泡石膏绷带方法
用水桶或面盆盛温水(40℃～42℃,不烫手即可),将石膏绷带轻轻平放于桶内,使其全部浸透,卷内气泡全部排出后,双手握石膏绷带卷两端,与水面平行缓缓取出,用两手向石膏绷带卷中央轻轻对挤,挤去多余水分,即可使用。不可用双手拧石膏卷,以免石膏浆过多流失,影响固定效果。

（二）衬垫

石膏无弹性，如不垫以衬垫，就易引起组织压伤。一般而言石膏覆盖的部位都应覆以衬垫，在骨隆突处和软组织稀少处尤应加厚。常用衬垫有棉织套筒、棉纸、棉絮垫等。

（三）固定时肢体关节所处功能位置

1. 手与腕关节

手腕部位有多个小关节，具体固定位置如下：① 拇指对掌位；② 其他手指与拇指成对掌位；③ 整个手的功能位，即掌指关节轻度屈曲，手指分开，各指间关节稍许弯曲，拇指内旋正对示指，呈握球姿势；④ 腕关节背屈 15°～30°，向尺侧偏斜约 10°（在桡骨下端骨折有移位时），如执笔姿势；⑤ 前臂呈中立位。

2. 肘关节

屈曲 90°。

3. 肩关节

上臂外展 50°～70°，肩关节前屈 40°，外旋 15°～20°，肘关节屈 90°；前臂轻度旋前，使拇指尖对准患者鼻尖，石膏包扎后称"肩人字石膏"。

4. 踝关节

中立位，足背伸 90°与小腿成直角。

5. 膝关节

屈曲 5°～10°，幼童可固定于伸直位。

6. 髋关节

根据性别，年龄、职业不同稍有变动，一般外展 10°～20°，屈曲 10°～15°，石膏包扎后称"髋人字形石膏"。

7. 石膏背心

腹侧自胸骨柄至耻骨联合，背面自肩胛以下至骶骨部，两侧自肩关节以下开始直到骨盆。

8. 蛙式石膏

适用于婴幼儿发育性髋脱位（即先天性髋脱位），施行关节复位术后的外固定。两侧髋关节均外展外旋并屈膝 90°。

四、石膏绷带固定类型

（一）石膏夹板（plaster splint）

不适宜立即行管型石膏固定的骨与关节损伤和伴有软组织肿胀的患者，或不需要管型石膏固定的患者，如骨折内固定手术后的辅助外固定，可采用石膏夹板。它是将石膏绷带根据需要，定出长短宽窄，在平板上铺开，来回重叠，上肢 8～10 层，下肢 10～12 层，然后从两头叠向中间用水浸泡后，用手推摸压平，放于置衬垫的肢体的伸面与屈面，然后用湿绷带固定于功能位置。优点为发现肢体肿胀可迅速减压，到肿胀消失再换管型石膏。有时仅用一页石膏板作临时固定，叫石膏托。上肢一般在伸面，下肢置于屈面。用石膏托需要包裹肢体圆周 2/3 才能起到一定的固定作用。厚度上肢 8～10 层，下肢 12～14 层，方法同石膏夹板。

（二）管型石膏（plaster cast）

先将待固定的肢体置于功能位，由助手扶持，按规定加垫，必要时先制作石膏托，然后将浸透的石膏绷带由上而下地，围绕着固定肢体均匀滚动，绷带边相互重叠 1/3，接触肢体的内层石膏绷带平整，不应有皱褶，绷带间不可遗留空隙，更不要缠绕过紧，其要点在于石膏绷带是粘贴上去的，而不是拉紧了再缠上去。缠绕石膏绷带时，术者应逐层用手掌均匀抚摸，促使各层紧密接触，一般要 5～8 层，如不放置石膏托，则需 10～14 层。在石膏绷带边缘部、关节部、骨折部应多包 2～3 层加固。术者，尤其助手，在缠绕过程中不得中途改变肢体的位置及伸屈度，以防折断石膏，影响固定效果。此外应以手掌托持患肢，禁止抓提，更不应用手按压，以免局部石膏凹陷形成压迫，造成肢体血液循环障碍或产生压迫性溃疡。石膏包扎完毕后,应按肢体轮廓进行塑形,以增强石膏绷带对肢体的固定性能。将边缘多余部分修整,充分露出不包括在固定范围内的关节以及指(趾)以便观察肢体血循、感觉、运动情况,同时有利于它们的功能锻炼。用红笔注明诊断,受伤日期和石膏绷带包扎日期,有创口的可将伤口位置标明或将开窗位置划好。

五、石膏绷带固定范围

石膏的固定有一定范围,其原则是将患部上、下两个邻近的关节一起固定。石膏夹板外固定的原理是从肢体的生理功能出发,通过扎带对夹板的约束力,压垫对骨折断端防止或矫正成角畸形和侧方移位的效应力,充分利用肢体肌肉收缩活动时所产生的内在动力,使肢体内部动力因骨折所致的不平衡重新恢复到平衡。

1. 夹板固定的适应证

(1) 四肢闭合性骨折,下肢骨折因大腿肌肉有较大的收缩力,常需结合持续皮牵引或骨牵引;

(2) 四肢开放性骨折,创面小或经处理后创口已愈合者;

(3) 陈旧性四肢骨折适合手法复位者。

2. 禁忌证

(1) 较严重的开放性骨折;

(2) 感染或软组织损伤,肿胀严重,甚至有水泡的四肢骨折;

(3) 难以整复的关节内骨折;

(4) 躯干骨折;

(5) 固定后不易稳定的骨折。

3. 操作方法

(1) 放置压垫;

(2) 按放夹板;

(3) 扎带捆扎固定;

(4) 调整扎带松紧度。

4. 夹板固定后的注意事项

(1) 适当抬高患肢,以利肢体肿胀消退,可用软枕垫高。

(2) 密切观察患肢的血液循环情况,特别是固定后3天内更应注意患肢温度、颜色、感觉、肿胀程度、手指或足趾主动活动等以及肢端动脉的搏动。若发现有血液循环障碍,必须及时将扎带放松,如仍未好转,应拆开绷带,重新包扎。

(3) 若在夹板内固定垫处、夹板两端或骨骼隆突部位出现固定的疼痛点时,应及时拆开夹板进行检查,以防发生溃疡。

(4) 注意经常调整夹板的松紧度。患肢肿胀消退后,夹板也将松动,应每天检查扎带的松紧度,及时予以调整。

(5) 定期做X线透视或摄片检查,了解骨折是否再发生移动,特别在复位后2周内要勤于复查。若再发生移位,应再次进行复位。

(6) 及时指导患者进行功能锻炼。

第二节　牵引技术

牵引(traction)是利用外界的牵引力和对抗牵引力的作用,对肢体或躯干进行牵拉,以达到治疗和辅助治疗的目的。牵引既有复位又有固定作用,在骨科应用广泛,是一种简便有效的治疗方法。尤其是对于不宜手术的患者,也可以通过牵引达到治疗目的。

一、牵引目的和作用

牵引可达到复位与固定的双重目的,其作用主要在于治疗创伤、骨科疾病及术前术后的辅助治疗几个方面。

(一) 治疗创伤

(1) 使骨折复位,矫正骨折缩短移位。通过调整牵引角度,也可矫正成角和旋转移位。

(2) 稳定骨折断端,有止痛和便于骨折愈合的作用。

(3) 使脱位的关节复位,并可防止再脱位。

(二) 治疗骨科疾病

(1) 使轻、中度突出的椎间盘复位,减轻脊髓和神经根压迫症状。

(2) 使患有骨结核、骨髓炎、瘤样病损、骨肿瘤的患肢相对固定,防止病理性骨折。

(3) 矫正和预防关节屈曲挛缩畸形,辅助矫正脊柱侧凸畸形。

(4) 使肢体制动,减少局部刺激,减轻局部炎症扩散。

(5) 解除肌肉痉挛,改善静脉血液回流,消除肢体肿胀,有利于软组织修复。

(三) 术前术后的辅助治疗

(1) 术前牵引以提高手术成功率,减少术后并发症,如脊柱侧凸畸形的术前牵引有助于术中矫形复位,先天性髋关节脱位术前术后的牵引,还可防止股骨头缺血性坏死等并发症。

(2) 术后牵引可减少术后并发症,如髋关节脱位手法复位后行术后牵引。

(3) 便于患肢伤口的观察、冲洗和换药,便于患者的护理。

二、牵引用具

牵引用具主要包括:牵引架、牵引绳、牵引重量、牵引扩张板、床脚垫、牵引弓、牵引针和进针器具等。临床应用的牵引架有很多种类型,尽管它们的形状各异,但都是为了使患肢关节置于功能位和肌肉松弛位状态下进行牵引。如布朗架、托马斯架、小腿支架、Russel 支架和双下肢悬吊牵引架等,可根据患者病情选择应用。

1. 布朗(Braun)架

可使下肢患肢各关节置于功能位,并可防止患者向牵引侧下滑。

2. 托马斯(Thomas)架

可使患肢下面悬空,便于下面创面换药及伤口愈合;使患肢各关节置于功能位,利用腹股沟处的对抗牵引圈可防止患者向牵引侧下滑。

3. 尺骨鹰嘴牵引架

主要用于上肢肱骨骨折和前臂尺桡骨骨折的牵引治疗。

4. Russel 牵引架

利用牵引床架进行特殊组装形成合力牵引,肢体无需其他支架托附。患者较舒适,且便于坐起。多用于股骨粗隆间、粗隆下骨折。

5. 小儿双下肢悬吊牵引架

主要用于 3 岁以下患儿的股骨骨折或髋关节脱位的牵引治疗。

三、牵引种类和方法

牵引种类主要有骨牵引、皮肤牵引和兜带牵引三类,其中骨牵引临床最为常用。利用悬垂重量作为牵引力,患者身体重量或对抗牵引带作为反作用力,通过牵引装置进行数天、数周甚至数月的长时间牵引,不同疾病应用不同的牵引重量。

（一）骨牵引

利用穿入骨内的克氏针（Kirshner wire）、斯氏针、特制巾钳或颅骨牵引弓，对躯体患部进行牵引。常用的有股骨髁上牵引、胫骨结节牵引、跟骨牵引、尺骨鹰嘴牵引和颅骨牵引等。

1. 股骨髁上牵引

此牵引技术适用于股骨骨折、有移位的骨盆环骨折、髋关节中心脱位和陈旧性髋关节后脱位等；也可用于胫骨结节牵引过久，牵引钉松动或钉孔感染。因股骨下段骨折伴有较大血肿时，股骨髁上穿针牵引有造成外源性感染之虞。

操作步骤：将伤肢放在牵引支架上，自髌骨上缘 1 cm 处画一条横线。再沿腓骨小头前缘画一条与髌骨上缘横线相交的垂直线，相交的点即是进针点（老年人骨质较松，穿针要距髌骨上缘高一些）。局麻后，根据病情需要，选择粗细合适的钢针或骨圆钉，然后由助手将膝关节近侧软组织用力向近侧按，使该处软组织绷紧后再穿针。牵引针应由内向外钻入，注意针不可过于向前方，以免进入髌骨上部的关节囊，造成膝关节感染。一般使用克氏针作牵引针，但也有人用斯氏骨圆针作牵引针，可以避免针在骨内滑动，减少刺激和预防感染。安装牵引弓和牵引架后，将床脚抬高 20～25 cm，以作对抗牵引。牵引所用的总重量应根据伤员体重和损伤情况决定，如骨盆骨折、股骨骨折和髋关节脱位的牵引总重量，成人一般按体重的 1/7 或 1/8 计算，年老体弱者、肌肉损伤过多或有病理性骨折者，可用体重的 1/9 重量。

2. 胫骨结节牵引

胫骨结节牵引适用于有移位股骨及骨盆环骨折、髋关节中心脱位及陈旧性髋关节脱位等。临床上，因胫骨结节位置表浅，易定位，周围软组织少，操作简便，胫骨结节牵引较股骨髁上牵引更常用。

操作步骤：将伤肢放在牵引支架上，助手用双手牵引踝部固定伤肢，以减少伤员痛苦和防止继发性损伤。自胫骨结节最高点垂直向后 2 cm，再向下 2 cm 处穿克氏针或骨圆针。在确定牵引针出入点后，由助手将膝关节下端软组织用力向近侧和稍下方按压，使该处软组织绷紧，然后在选定点进针，进针应从外向内，防止损伤腓总神经。将床脚抬高 20～25 cm，以作对抗牵引。牵引总重量成人一般按体重的 1/7 或 1/8 计算。年老体弱者、肌肉萎缩者、粉碎性骨折或有病理性骨折者，可用体重的 1/9 重量。术后两周内要定期测量伤肢的长度和拍 X 线片，以便随时根据检查结果及时调整牵引重量，并检查伤肢远端的运动、感觉及血运情况。

3. 跟骨牵引

此技术适用于胫腓骨不稳定性或开放性骨折、髋关节和膝关节轻度挛缩畸形的早期或辅助性治疗。

操作步骤：踝关节保持正中位置，在局部麻醉下，在内踝尖部和足跟后下缘连线的中点穿针；或自外踝尖向下 2～2.5 cm 再向后 2～2.5 cm 处穿针。必须注意外踝尖端的位置比内踝偏向后，低 1 cm 左右，故穿针时要考虑到内外踝不在同一平面。一般由内向外穿针，也可由外向内穿针。由于正常胫骨有轻度外弧，因此，在跟骨穿针时，针与踝关节面略呈倾斜 15°，即内侧进针处低，外侧出口处高（外侧点要略高于内侧点），这样牵引时才能恢复胫骨的生理弧度。一般成人的牵引重量为体重的 1/12～1/11。术后要经常观察脚趾活动、感觉及血运情况。

4. 尺骨鹰嘴牵引

常用于肱骨颈、肱骨干、肱骨髁上与髁间粉碎性骨折伴移位明显和局部肿胀严重，不能立即复位固定者，以及陈旧性肩关节脱位需要手法复位者。

操作步骤：助手将患者上肢提起，肘关节 90°屈曲位固定，在尺骨鹰嘴顶点下 2.5 cm，尺骨脊两侧旁开 1 cm 处作为牵引针的进口与出口点。按定位线将克氏针从内向外钻穿尺骨。克氏针横穿尺骨鹰嘴时须小心，不可穿过肘关节囊或损伤尺神经，尤其在肘关节肿胀时穿针更应注意。也可在尺骨鹰嘴尖下 2 cm 处穿钉进行牵引。对于 5 岁以下的小儿，可用巾钳夹持上述穿针部位进行尺骨鹰嘴牵引。为防止损伤尺神经，应由内侧向外侧穿针。伤肢前臂用布带吊起，保持肘关节屈曲 90°。一般牵引重量为 2～4 kg 或体重的 1/20。

5. 颅骨牵引

此牵引技术常用于颈椎压缩骨折、齿状突骨折、寰枢关节脱位、颈椎脱位、颈椎结核伴脱位等的牵引治疗。

操作步骤:将伤员剃去头发,置于仰卧位,颈部两侧用沙袋固定。在两侧乳突之间画一条冠状线,再沿鼻尖到枕外粗隆画一条矢状线。将颅骨牵引弓的交叉部对准两线的交点,两端钩尖放在横线上充分撑开牵引弓,钩尖在横线上的落点作钻孔定位标记。在两标记点处进行局部麻醉后,各做一个小横切口,直至骨膜并略作剥离。钻孔时应使用特制颅骨钻头(在钻头上 3 mm 深处有一安全环,可防止钻穿颅骨),钻头的方向与牵引弓钩尖的方向一致,与颅顶水平线成 45°,仅钻入颅骨外板。钻孔后安装颅骨牵引弓,并拧紧牵引弓上的螺旋进行固定,以防松脱或向内挤紧刺入颅内。牵引弓系结牵引绳,通过床头滑轮进行牵引。床头抬高 20 cm 左右,作为对抗牵引。牵引重量要根据颈椎骨折和脱位情况决定,一般为 6~8 kg。如伴小关节交锁者,重量可加到 12.5~15 kg,同时将头稍呈屈曲位,以利复位。如证明颈椎骨折、脱位已复位,应立即在颈部和两肩之下垫薄枕头,使头颈稍呈伸展位,同时立即减轻牵引重量,改为维持性牵引。

(二) 牵引术中注意事项

(1)各种骨牵引均在局麻下进行,即在进针和出针部位用 1% 利多卡因溶液局部注射浸润麻醉。

(2)除颅骨牵引外,其他骨牵引在进针和出针时,不要用尖刀做皮肤小切口,可将牵引针或巾钳直接穿入皮肤至骨。

(3)进针前将皮肤向肢体近侧稍许推移,以免进针后在牵引针远侧有皮肤皱褶或牵引后切割针孔远侧皮肤导致针眼感染。

(4)需行牵引的肢体有较大软组织创面时,进针部位最好离创面较远。

(5)斯氏针穿松质骨时可用骨锤击入,穿皮质骨禁止用骨锤击入,以免造成皮质骨碎裂。穿克氏针时用手钻、手摇钻或转速在 1 000 r/min 以下的慢速电钻钻入。切勿用快速电钻,因其速度太快,钻孔周围的骨质易被钻头热灼伤后发生坏死,导致牵引针松动。

(6)克氏针需用张力牵引弓进行牵引,斯氏针可用普通牵引弓进行牵引。

(7)小儿慎用骨牵引,因小儿有骨骺,骨牵引时可影响骨骺生长,且小儿关节囊较大,牵引针易穿入关节。但 6 岁以上儿童,体重较重者,在特殊情况下,可在定位 X 线片或透视下进行骨牵引术。

(8)在牵引针两头分别安上一个小玻璃瓶,以免牵引针头刺伤患者或划破床单。

(9)骨牵引针眼处不要用任何敷料覆盖,让其暴露,每天用酒精棉签涂擦 1 次。牵引时尽量使创面悬空、暴露,以免产生组织压迫和粘连。

(三) 牵引术后注意事项

(1)经常检查牵引针处有无炎性分泌物,如穿针处有感染和炎性分泌物,应设法引流通畅,保持皮肤干燥;感染严重时应拔出钢针改换位置牵引。

(2)牵引期间必须每天测量伤肢的长度及观察伤肢血循环情况,注意牵引切勿过重,防止牵引过度。

(3)牵引开始数日,应通过透视或拍 X 片了解骨折端对线、对位情况,及时调整牵引重量和体位,必要时加小夹板或纸垫矫正成角及侧方移位。

(4)股骨近段骨折行骨牵引时,患肢应尽量外展,患者保持半卧位。以利于骨折对位。胫腓骨中远段骨折行跟骨牵引时,可将牵引绳系在牵引弓的外角使踝关节轻度内翻,以利于胫腓骨生理弯曲的恢复以及骨折对线和对位的恢复。

(5)骨牵引时间一般不超过 12 周,特别对小儿和老年患者,如需继续牵引治疗,则应改用皮肤牵引或更换其他固定方法。

(6)待患者全身情况稳定,骨折部位肿胀开始消退后,应鼓励伤员进行功能锻炼,2 周后进行关节活动,逐步加强活动强度,增大活动范围,防止伤肢及未牵引肢体肌肉萎缩、关节僵硬。有神经麻痹者,应进行关节的被动活动,防止肌肉萎缩和关节僵硬。

（7）各部位的维持牵引重量仅供参考，临床上应根据患者身体状况及骨折复位情况做适当调整。

第三节 关节穿刺技术

一、适应证

（1）四肢关节腔内有积液，须行穿刺抽液检查或引流，或注射药物进行治疗。
（2）向关节腔内注入空气或造影剂，行关节造影术，以了解关节软骨或骨端的变化。
（3）关节外伤或手术后，关节腔内有较多积血，抽出积血可减少关节粘连。

二、术前准备及具体操作

准备穿刺针及注射器、无菌手套、消毒巾、无菌试管、局部麻醉药等。局部严格消毒后，术者戴无菌手套，铺无菌巾，根据病情和需要，选用不同大小针头。术者右手持注射器，左手固定穿刺点。当穿刺针进入关节腔时，可感到阻力消失，左手固定针头及注射器，右手抽动注射器筒栓进行抽液，如关节内液体量较少，为了尽量吸出积液，可由助手按压关节周围，使积液集中于针头处。积液吸出后，如需要治疗可将药物注射于关节内。拔出针头，覆盖针孔。

三、各关节的穿刺点

1. 肩关节穿刺术

前方穿刺点在喙突的外侧、三角肌的内缘处，向后向内刺入，此穿刺点常选作抽吸关节内的积液、积脓或造影用。后方穿刺点在肩峰之下外方，向前向内刺入，此穿刺点常选作造影用。

2. 肘关节穿刺术

肘关节屈曲 90°，在桡骨小头近侧，于其后外方向前下进针，关节囊在此距离表面最浅，桡骨头清晰可触及。也可在尺骨鹰嘴顶端和肱骨外上髁之间向内前方刺入。还可经尺骨鹰嘴上方，经肱三头肌腱向前下方刺入关节腔。

3. 腕关节穿刺术

可从腕背伸拇长肌腱与示指固有伸肌腱之间刺入。也可经尺骨茎突或桡骨茎突侧面下方，垂直向内下进针，因桡动脉行经桡骨茎突远方，故最好在尺侧穿刺。

4. 髋关节穿刺术

在髂前上棘与耻骨结节连线的中点，腹股沟韧带下 2 cm，股动脉的外侧 1～2 cm 垂直刺入。也可取下肢内收位，从股骨大转子上缘平行，经股骨颈向内上方刺入。

5. 膝关节穿刺术

以髌骨上缘的水平线与髌骨外缘的垂直线的交点为穿刺点，经此点向内下方刺入关节腔，此点常选作抽吸关节内的积液、积脓或注射药物用。也可经髌韧带的任何一侧，紧贴髌骨下方向后进针，此点常选作膝关节充气造影用。

6. 踝关节穿刺术

可选择胫前肌腱与内踝之间作为前内侧穿刺点，也可于伸趾肌腱与外踝之间刺入作为前外侧穿刺点。

四、注意事项

（1）一切器械、药品及操作，皆应严格遵守无菌原则，否则可致关节腔感染。
（2）应边抽吸，边进针，注意有无新鲜血液，如有，说明刺入血管，应将穿刺针退出少许，改变方向再继续进针。另外，当抽得液体后，再稍稍将穿刺针刺入少许，尽量抽尽关节腔内的积液。但不可刺入过深，以免损伤关节软骨。

（3）反复在关节内注射类固醇，可造成关节损伤，因此，任何关节内注射类固醇，不应超过 3 次。

（4）对抽出的液体不仅要做镜下检查、细菌培养和抗生素敏感试验，还要做认真的肉眼观察，初步判定其性状，给予及时治疗。例如，正常滑液为草黄色，清而透明，若为暗红色陈旧性血液，往往为外伤性，抽出的血液内含有脂肪滴，则可能为关节内骨折，混浊的液体多提示有感染，若为脓液，则可确诊感染。

（5）关节腔有明显积液者，穿刺后应加压包扎，适当给予固定。根据积液多少，确定再穿刺的时间，一般每周穿刺 2 次即可。

（6）关节腔最易被感染，即使已有感染、化脓，也应防止混合感染。因此，在行穿刺术时，必须严格遵循无菌原则。

第四节　骨折手法复位技术

一、手摸心会

整复前必须先触摸骨折部位，原则是先轻后重，由浅及深，从远到进，两头相对，以了解骨折断端在肢体的具体位置。

二、拔伸牵引

主要克服肌肉的拮抗力，矫正重叠移位，恢复肢体长度。

三、旋转屈伸

主要矫正骨折断端间的旋转及成角移位，有些近关节部位的骨折，甚至牵引越重，成角畸形越大。

四、端提挤按

主要矫正重叠及侧方移位。

五、摇摆触碰

主要使骨折面紧密接触（横断或锯齿型骨折复位后可能有间隙）。

六、按摩推拿

主要是调整骨折周围的软组织使扭转、曲折的肌肉、肌腱随骨折的复位而舒展通达。

七、夹挤分骨

主要用于两骨并列部位发生骨折（如尺桡骨、胫腓骨、掌跖骨等），因骨间膜或骨间肌的收缩而相互靠拢。

八、折顶回旋

主要用于骨折重叠移位较严重，单靠牵引手法不能纠正者。

第五节　止血带技术

止血带（tourniquet）技术是通过控制止血带压力，压迫肢体，阻断血液流动，以达到止血的目的。目前骨科常用的是自动气压止血带,其不但能减少手术视野的出血、方便术者的手术操作、缩短手术时间、为患者术后的康复提供有利条件,还能减少血资源的应用,减轻患者的经济负担。

主要适用于四肢的手术,包括骨折复位、肢体肿块或囊肿切除、神经探查、肌腱修复、骨移植、关节镜手术、指关节、肘关节、膝关节手术、截肢术、肢体再植术等。

正确的气压止血带缚扎位置为:上肢在上臂中上 1/3 处,下肢在大腿根近腹股沟处,不宜贴近骨骼或表浅的主要神经,以免造成其损伤。止血带压力过大或不足均可能造成神经伤害,压力不足可能导致肢体静脉充血而造成神经的出血浸润。

气囊充气压力:临床工作中,多沿用传统的充气压力,即上肢 25～35 kPa(187～260 mmHg),下肢 40～50 kPa(300～375 mmHg),时间 0～120 min,如要反复使用,第 1 次间隔时间不得短于 15 min。对一般患者来说,压力过高,其神经可出现形态、结构和功能改变,且这种病理改变随压力增加而逐渐加重,直接影响患者术后的肢体功能。近年研究表明,气压止血带的充气压力应依据患者的收缩压确定,一般用于上肢的充气压力应高于收缩压 4.0～6.7 kPa(30～50 mmHg),下肢充气压力应高于收缩压 6.7～9.3 kPa(60～70 mmHg),上述充气压力既可达到压迫动脉而止血的目的,又不会损伤神经。

(张明珠)

【思考题】

1. 运动系统常用操作技术有哪些?
2. 石膏固定技术和骨牵引术的注意事项有哪些?

第五章　微　创　技　术

近年来随着科学技术的迅猛发展,各种先进的电子、光学、计算机和制造技术逐步进入医学领域,有力地推动了医学技术的发展。现代的CT、磁共振、三维成像技术使疾病的诊断变得更为容易和准确,而且可以对病变进行精确定位,应用冷光源和光学成像技术使常规开放手术得以在很小的通道下即能完成,而微创外科技术正是这些现代科学技术的结晶。开展微创外科技术除了要求医生必须具备良好的外科操作技能之外,还必须配备光源、成像设备与微创外科手术器械。近年来,微创器械及设备的不断推出,有力地促进了微创外科技术的发展。追本溯源,各种器械设备与技术的不断革新是微创外科发展的决定力量和有力保证。

微创手术减轻了组织损伤,术中失血少,术后并发症发生率低,切口美观,住院康复时间缩短,药物使用和住院花费的经济成本降低,已日渐被广大的医务工作者和患者所接受。

微创外科手术器械的设计与应用和传统开放器械相比具有不同的特点:

(1)微创外科手术器械通过体表的孔洞进行。这些孔洞充当轴点,设备顶端的活动方向相对于设备柄是相反的。

(2)微创外科手术设备通常为长柄和末端效应器组成。设备以身体固定点为轴在通道内部转动,但其侧方活动受限。长柄的微创手术器械使术者的手不能接触到手术区域的组织结构,降低了触觉感受,只能通过视觉反应。设备越长越会加大术者手部的抖动。

(3)内镜的使用使得外科医生不得不由直视三维视野变成视屏的二维图像指导,使得解剖层次变得复杂;而且监视器通常在患者远侧,内镜和设备监视器方向不一致,要求术者对监视器坐标和视觉进行转化,使用角度内镜更会加重这个问题,因此,微创外科的操作器械通常加有刻度标志。传统内镜需要助手扶持镜子,助手的自然抖动和活动同样也会影响成像。

(4)微创手术切口小,位置深,为了便于深部操作,微创外科器械比开放器械更加细长、工作部位更小。因此微创器械多为长柄和曲柄,表面进行镀黑或亚光处理,避免视野的遮挡和光线反射影响图像获取。例如用于显微椎间盘摘除的Kerrison咬骨钳必须足够长,柄至少要20.3 cm,直径足够窄(3 mm而不是5 mm),这样咬骨钳才不会干扰视线。

近几年微创外科技术在脊柱外科、关节外科得到了充分的应用,这无疑是得益于微创外科器械及成像技术的不断发展进步,这将在以下各小节中进一步讨论。

第一节　微创脊柱外科

开放性脊柱手术在过去的脊柱外科中已经得到了广泛应用,但是开放性手术严重损伤了腰椎后方的解剖结构,增加了术后不稳及邻椎病的发生率,延长了患者术后恢复期。为弥补开放性手术的不足,近几年微创脊柱外科技术飞速发展。而这一发展主要得益于当今医学影像技术、三维重建技术、虚拟现实技术、3D打印技术、手术导航技术、脊柱内镜技术、手术机器人等技术的不断发展与革新。以上技术支撑起了数字化骨科这一学科,使得微创脊柱外科能够广泛应用于临床中(图1-5-1)。

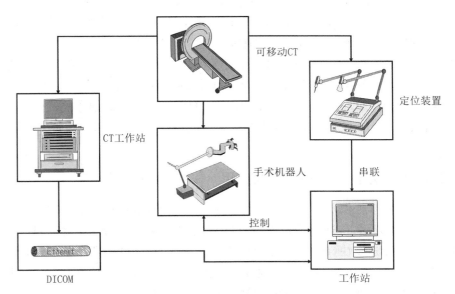

图 1-5-1　数字化骨科的各种设备

一、虚拟现实技术在微创脊柱外科中的应用

虚拟现实(virtual reality,VR)技术,于 20 世纪 80 年代初提出来,指借助计算机及最新传感器技术创造的一种新的人机交互手段。该技术综合了计算机图形技术、计算机仿真技术、传感器技术、显示技术等多种科学技术,它在多维信息空间上创建一个虚拟信息环境,能使用户具有身临其境的沉浸感,具有与环境完善的交互作用能力,并有助于启发构思。因此,沉浸—交互—构想是 VR 环境系统的三个基本特性。该技术的核心是建模与仿真。VR 技术在医学中的应用主要包括三方面:①VR 技术能够增加外科医生的训练量,加强训练效果,迅速提高外科医生技术,减少患者不适及并发症;②VR 技术提供给外科医生的训练机会是无限次的,而且这种训练不依赖患者及尸体,因此,训练的成本将大大减低;③借助 VR 技术进行的医学培训,是一种可调节式的训练模式,训练者可以自行设定训练的难度,在训练结束后同样可以量化训练结果,以提高训练者的技术水平。总之,VR 技术在医学训练中的应用能够达到高精度的仿真、阶梯化的训练方式以及量化的评价指标,从而高效地提高训练的效果,减少手术时间及透视次数,提高患者满意度。

二、计算机辅助手术导航系统在微创脊柱外科的应用

计算机辅助手术导航系统(computer aided surgery navigation system,CASNS)最早于 20 世纪 80 年代应用于神经外科。经过多年的发展,导航技术在脊柱外科中的应用已经覆盖脊柱各个节段的手术治疗,包括脊柱螺钉固定手术、脊柱脊髓肿瘤手术等。导航设备逐步成为脊柱外科的有力助手,在脊柱外科包括脊柱神经外科得到重视和应用。目前的导航技术仍旧以 CT 导航为主。1995 年,Nolte 等首次报道术前 CT 导航系统在腰椎椎弓根螺钉固定的临床应用。

术前 CT 导航的主要设备包括三部分:摄像设备、定位系统和计算机工作站。临床应用最广泛的是安装有红外线发光二极管(lighting emitted diode,LED)的光电导航系统,基本原理是在手术部位和器械上贴附 LED,摄像机捕捉 LED 发射的红外线,并将其发送给计算机工作站,计算机工作站处理摄像和定位系统发回的数据,最终在屏幕上显示手术部位图像及器械的相应位置。

术前 CT 导航的主要优点包括:图像清晰,具有三维成像能力,利于术前设计;定位较为精确,能够减少手术创伤。缺点包括:术前 CT 扫描数据用于术中参照点进行注册,由于患者体位的不同可能造成脊

柱移位或变形,容易产生注册误差;为减少注册误差,常需要对每个椎体进行单独注册,增加了手术时间。目前术前 CT 导航应用最广泛的领域是胸腰椎螺钉固定手术,Wu 等对 42 例胸椎骨折椎弓根螺钉治疗后随访,认为术前 CT 导航提高了胸椎螺钉固定准确率。

近几年研究综合考虑到术前 CT 导航存在注册误差的缺点,并且随着术中 CT 技术的不断发展,开始出现越来越多的术中 CT 导航技术,利用该技术,术中 CT 数据不断进行更新,减少了潜在的导航误差及手术时间。因此术中 CT 导航技术能够大大提高术中置钉成功率,成为微创脊柱外科中的重要技术之一。同理,术中 CT 导航成功完成了微创腰椎后路融合手术,并且该手术具有术中医护人员透视少、螺钉翻修率低等优点。

三、3D 打印技术在微创脊柱外科中的应用

3D 打印技术是利用医学影像资料,应用 CAD 技术虚拟出组织或器官的三维结构,然后这些三维实体模型数据分成片层模型数据,快速成型机根据这些数据,利用特殊的材料,逐层创建出实体模型。3D 打印具有个体化设计、生产速度快、成本低、打印材质多样等优点。3D 打印目前主要应用于医学教育和模拟训练、假肢或矫形器、术前规划、设计和快速成型、个性化定制假体及植入物等。该技术近几年在骨科中得到了广泛的应用,该技术的发展成为微创脊柱外科的有力工具之一。3D 打印技术已经在治疗脊柱创伤、肿瘤、畸形等方面得到了广泛应用。

对于保守治疗的脊柱畸形患者来说,可以通过 CT 等影像设备及相关图像处理软件,重建患者的脊柱三维结构,通过 3D 打印技术,可以设计出与患者畸形相适应的矫形支具,提高患者满意度及依从性,提高矫形效果。另外一方面,对于需要手术治疗的脊柱畸形患者,在行矫正手术之前,采用 3D 打印技术打印相应的脊柱模型,并于该模型上模拟不同节段椎弓根螺钉置入角度及深度,可以提高术中置入椎弓根螺钉的成功率,减少手术风险,使矫形的效果更好。

同时,3D 打印技术为复杂脊柱肿瘤切除后的结构重建提供了极大的帮助,使得脊柱外科医生能够在保证肿瘤充分切除的情况下,提供良好的结构重建。

四、椎间孔镜技术在微创脊柱外科中的应用

椎间孔镜技术于 1999 年由美国 Anthony Yeung 教授首创(杨氏技术),并在 2002 年由德国脊柱外科学会 Thomas HoogLand 教授在杨氏技术基础上予以发展,目前创新的 Thessys 技术得到脊柱领域学者的广泛认同。该技术目前不仅用于治疗椎间盘突出,还大量用于各类骨性狭窄、老年性退变的治疗。由于 Thessys 椎间孔镜脊柱微创技术作用于纤维环之外,因而可以最大限度地保持纤维环的完整性和脊柱的稳定性,在同类手术中对患者创伤最小、效果最为确切(图 1-5-2)。

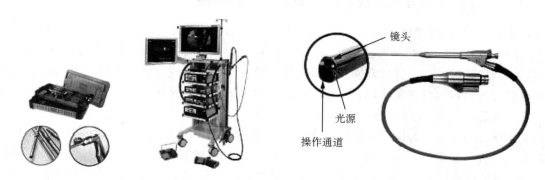

图 1-5-2　椎间孔镜手术设备及器械

椎间孔镜脊柱微创技术代表了一种全新的脊柱微创手术概念,可以开展从颈椎到腰 5 骶 1 所有节段

的椎间盘突出、椎间孔成型和纤维环修复。手术的满意疗效达到 75%～90%。由于椎间孔镜在该领域的诸多优越性，目前在国际脊柱微创外科领域已被公认为主导技术。

椎间孔镜技术在脊柱微创手术中的优势：

（1）椎间孔镜技术与脊柱内窥镜类似，是一个配备有灯光的管子，它从患者身体侧方或者侧后方进入椎间孔，在安全三角区做手术。

（2）椎间孔镜通过在椎间孔安全三角区、椎间盘纤维环之外，彻底清除突出或脱垂的髓核和增生的骨质来解除对神经根的压力消除疼痛。

（3）椎间孔镜下椎间盘摘除术的选择标准与椎板切开、椎间盘摘除术的选择标准并没有本质的差别。

（4）腰椎间盘突出的患者实施椎间孔镜下椎间盘髓核摘除手术，效果可靠，能够即刻解除患者的痛苦，手术后短期即可恢复正常工作。

（5）在内窥镜监视下摘除椎间盘突出组织，比通常的后路手术创伤小，可以同时进行射频纤维环修补。

（6）椎间孔镜技术与后路椎间盘镜技术（MED）相比，具备创伤更小、出血更少、麻醉更简便、术后恢复更快及经济负担更轻等明显的优势。

椎间孔镜下或内镜下显微椎间盘摘除术的选择标准与椎板切开、椎间盘摘除术的选择标准并没有本质的差别。选择微创手术的椎间盘突出症患者必须表现出神经根受压的症状和体征，且须满足以下条件：

（1）持续或反复发作根性疼痛。

（2）根性疼痛重于腰痛。如腰痛症状大于腿痛的患者可先做低温等离子髓核成形术。

（3）经严格保守治疗无效。包括运用甾体或非甾体消炎止痛药、理疗、作业或条件训练程序，建议至少保守治疗 4～6 周，但如果出现神经症状进行性加重，则需要立即手术。

（4）没有药物滥用及心理疾病史。

（5）直腿抬高试验阳性，弯腰困难。

（6）为了精确确定突出或脱垂的髓核的位置和性质，以及椎间孔骨质增生的情况，手术前要进行彻底的影像学检查，特别是 CT 和 MRI 是精确确定髓核大小、位置和性质的重要手段。

五、手术显微镜在微创脊柱外科中的应用

近几年手术显微镜于脊柱外科手术中得到了广泛应用，同样成为微创脊柱外科的一项利器。手术显微镜最早于 1969 年由美国神经外科医生率先使用，随后于 20 世纪 80 年代逐渐流行。手术显微镜的使用使得微创椎间盘切除成为可能，同时减少了软组织损伤和手术并发症。多项研究表明，微创椎间盘切除能够达到与普通椎间盘切除相似的疗效，同时能够缩短住院时间。

六、经皮椎弓根螺钉技术在微创脊柱外科中的应用

椎弓根螺钉内固定系统因能有效维持脊柱的三柱稳定性，已经广泛应用于脊柱相关疾病的治疗中。传统开放技术为了暴露椎弓根螺钉置入点，不可避免地切断腰椎后方肌肉，破坏了腰椎后结构稳定性，这与微创脊柱的原则相反。20 世纪 80 年代，Magerl 最早描述腰椎经皮穿刺固定术，经皮椎弓根螺钉固定（percutaneous pedicle screw fixation，PPSF）技术应运而生，并成为重要的治疗手段之一。PPSF 技术的发展主要经历了三个阶段：外固定阶段、皮下内固定阶段以及现在广泛应用的深肌层内固定阶段，其较开放置钉有着独特的优点（图 1-5-3）。

胸腰椎骨折微创置钉较开放置钉手术时间短，住院时间短，术中出血少，对神经肌肉干扰小。这些是由于 PPSF 使用导针技术，较开放手术而言，其在提供坚强内固定的同时，无需椎旁肌肉剥离及

神经牵拉,使得术中出血较少,术后患者能够早日下床,进行康复训练,能够早日出院。基于以上优点,该技术更加适用于年龄大、一般条件差的胸腰椎骨折患者。PPSF技术作为一种微创脊柱外科的基本技术,在整合该技术的基础上,结合其他微创技术便可以微创减压的方式治疗腰椎管狭窄等腰椎退变性疾病,即微创腰椎融合术。同时,该技术同样可以被整合在脊柱肿瘤、结核、畸形等方面,尤其在脊柱结核的治疗中发挥了重要的作用。因此,该技术已经成为微创脊柱外科学的基础。但PPSF技术仍存在以下缺点:现使用的经皮椎弓根螺钉主要为万向螺钉和中空螺钉,所需费用较高;因全程盲定位置钉点和二维手术视野,要求医生有较高的解剖知识和开放手术经验,具有一定的学习曲线;PPSF手术全程需C型臂X线机反复透视,患者及手术人员所接受辐射较大。

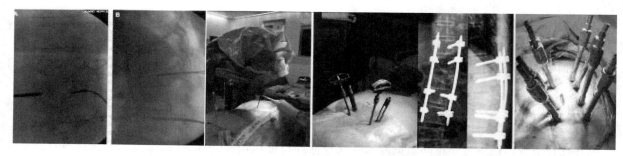

图 1-5-3 经皮椎弓根螺钉置入技术

七、手术机器人技术在微创脊柱外中的应用

机器人是可以自主编程并可以经过计算机程序控制的由传感器和执行器组成的一种机械设备。而随着机器人技术、计算机辅助的医疗技术、医用影像处理技术以及微创外科技术的协作发展,医用外科手术机器人的研究也得到了快速发展。

脊柱外科手术时间较长、费力,脊柱外科医生容易疲劳,双手颤抖,从而影响手术操作。术中为观察椎弓根螺钉及钢板置入的准确性,还要进行大量的X线透视。故传统脊柱外科手术存在三大主要困难:①手术精度不高;②手术医生经受大量辐射;③手术医生工作负荷过大。手术机器人不产生疲劳,重复操作性较好,操作精确度高并且稳定性强。近10年,脊柱外科手术机器人有了很大的发展,在临床手术中取得了初步成功,对脊柱外科手术的精确性、稳定性等各方面都有一定的提高,但现在的脊柱外科手术机器人还只是一种引导系统,全自动化的机器人还需要进一步研究。

八、PKP/PVP 在微创脊柱外科中的应用

随着年龄的增加,骨质疏松的发病风险不断提高,该病的主要并发症之一是骨质疏松性椎体压缩骨折导致的持续性胸背痛,严重影响患者的生活质量。传统的开放性手术存在手术创伤大、出血多、风险高等不利因素,使得老年人无法耐受手术。而保守治疗由于卧床时间较长,对于老年人来说,常伴有卧床并发症,使得患者生活质量进一步下降。经皮椎体成形术(percutaneous vertebroplasty,PVP)和经皮椎体后凸成形术(percutaneous kyphoplasty,PKP)是目前治疗骨质疏松性椎体压缩骨折较为理想的微创手术方式,通过向椎体内注入填充材料以强化椎体,达到缓解疼痛、恢复椎体高度、矫正后凸畸形,从而提高生活质量的目的(图1-5-4)。在椎体强化术后,有部分患者手术椎体仍有可能出现再发骨折,表现为患者术后可有反复腰背痛或疼痛缓解后复发等,PKP/PVP手术联合经皮椎弓根螺钉内固定,能够明显减少椎体再骨折的发生率(图1-5-5)。

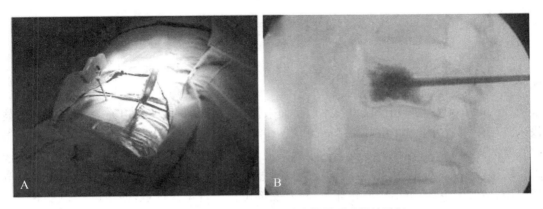

图 1-5-4 PKP/PVP 技术治疗脊柱骨质疏松性骨折

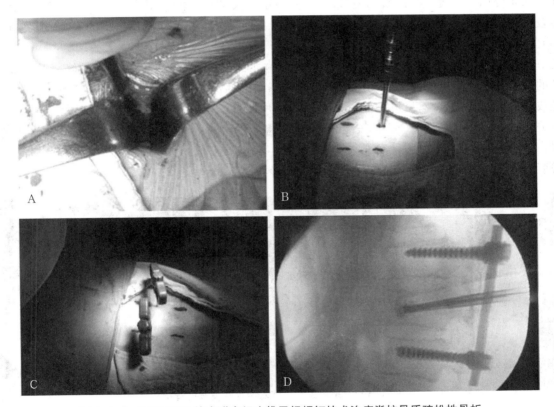

图 1-5-5 PKP/PVP 技术联合经皮椎弓根螺钉技术治疗脊柱骨质疏松性骨折

九、微创腰椎融合术在微创脊柱外科中的应用

微创脊柱外科经过多年的发展,已经从微创操作的理念阶段、单纯的椎间盘切除减压阶段过渡到了微创脊柱外科融合术的阶段。常规腰椎融合术包括腰椎后外侧融合术、腰椎后方椎体间融合术及经椎间孔腰椎椎体间融合术。因对腰椎后结构破坏较大,使得减压后腰椎稳定性下降,因此,常规腰椎融合术均需辅助椎弓根螺钉固定,以提高减压后的脊柱稳定性。但是,常规腰椎椎弓根螺钉置入需要广泛暴露腰椎后方结构,会进一步加重后方结构损伤。微创腰椎融合术是采用经皮椎弓根螺钉固定技术,并结合各种减压及融合方式,采用通道技术,所有的手术操作在经肌肉间隙扩张建立的通道内完成,能够更加安全、更加方便地进行。

第二节 关节微创技术

一、关节镜在微创骨科中的应用

关节镜(arthroscopy)最早由膀胱镜技术改良而来,20 世纪 30 年代即有相关文献报道,后因技术的落后并未投入临床使用。由于日本医师 Takagi 和继承者 Watanabe 的努力,到 20 世纪 60 年代关节镜技术再次引起大家的兴趣。随着现代科学技术的迅猛发展,关节镜技术得到了快速的完善,已广泛运用于日常临床工作之中,成为微创外科不可或缺的一项关键技术,也使关节外科得到了长足发展。关节镜下手术具有切口小、出血少、对关节结构的破坏少、对病变部位精确定位的优点,使得以往许多不能开展的关节内手术变为可能,同时能让患者术后关节功能得到良好的恢复,大大提高了患者的生活质量。早期关节镜在临床主要用于相关疾病诊断及关节清理等,后由于关节镜性能的提高,B 超、X 线、MRI 等辅助检查的普及,3D 打印、计算机导航等新技术投入使用,以及外科医生关节镜操作技术的提高,现关节镜下组织结构修复及重建手术已较为成熟。

关节镜技术最早运用于膝关节运动性疾病的诊治,尤其是关节镜下半月板损伤的修复及关节镜下交叉韧带的重建开展最为广泛。关节镜手术具有微创和精准的优点,可到达关节腔内各个部位进行操作,可切除或缝合损伤的半月板,尽可能保留未损伤的半月板组织,极大程度上避免了传统手术中半月板全切除后关节软骨的磨损及骨关节炎的发生,从而提高患者术后的生活质量。关节腔内骨折多合并软骨及韧带损伤,传统开放式手术时不易发现并且难以治疗,容易造成漏诊,而关节镜下治疗关节内骨折则可以明确关节内软骨及韧带的损伤情况并及时予以治疗(图 1-5-6)。

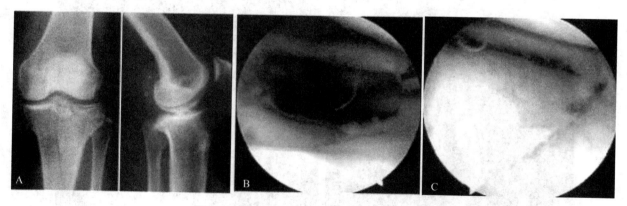

图 1-5-6 采用关节镜技术治疗膝关节内骨折

关节镜技术除应用于膝关节创伤外,也可运用于肩、髋、踝、腕关节及其他小关节创伤性疾病的诊治,如关节镜下肩关节不稳、肩峰撞击综合征、肩袖损伤、腕管综合征、踝关节软组织撞击综合征以及韧带损伤等疾病的修复重建术,近年来都取得迅猛的进展。

当然,关节镜技术是有创性操作,因此要严格掌握适应证,不可扩大关节镜技术指征。关节镜下手术具有微创等优势,但对手术者的关节镜操作技术及对关节内解剖结构的掌握要求较高。

二、微创技术在关节置换中的应用

关节置换术(joint replacement)是关节外科中较为成熟且有效的手术方式,主要运用于治疗股骨头坏死、骨关节炎、各大关节创伤性骨折、骨肿瘤以及结核等疾病导致的关节疼痛及严重的关节功能受限。但传统关节置换手术往往切口较大,会给患者带来较大的创伤,术后恢复时间较长。近些年来随着外科微创化理念及快速康复外科技术的进展,关节置换也逐步向微创化发展,现代计算机导航技术及 3D 打印技术的临床运用,为微创关节置换技术带来了实质性的发展。

传统髋关节置换术需要 10～20 cm 的切口,创伤较大,需切断部分肌肉的附着点,术后疼痛明显,恢复较慢。微创髋关节置换改变传统手术入路采用单切口或双切口等方式,将切口控制在 10 cm 以内,以减小手术切口,尽量避免切断肌肉,使患者术后疼痛减轻,可早期参与功能康复训练。常见微创髋关节置换入路有直接前侧入路、前外侧入路及后外侧入路。微创膝关节置换包括手术方案的优化(部分病变间室置换)、手术入路(股内侧肌下入路)、手术工具(微创工具)以及全程微创操作(尽可能减少软组织的损伤)的系列程序化方案。

需要强调的是,微创髋关节置换不能只关注减小手术切口,应在减小手术切口的同时,最大限度地减少对正常生理结构的干扰,通过肌间隙入路,保留髋关节周围所有的肌肉等软组织功能。

微创关节置换手术需严格掌握适应证,对手术医生的操作技巧要求较高,如因手术视野较小,容易造成关节假体位置安装不佳,增加假体早期失败及关节翻修的风险。计算机导航技术与关节置换相结合使得术中截骨量更加精确,同时弥补视野小等问题,使假体安放更加符合原解剖结构。微创关节置换的发展趋势是与计算机导航系统、3D 打印技术等相结合,进一步提高手术效果、减少手术损伤。

(谭　军)

❓【思考题】

1. 微创技术相对传统开放技术的优势有哪些?
2. 简述脊柱、关节疾病微创技术的应用范围和前景。

第六章　再　生　技　术

　　骨创伤、感染、肿瘤等疾病及各种矫形手术往往会造成相应部位的骨缺损(bone defect)，导致缺损部位的功能障碍。而骨缺损的再生修复一直是骨科领域中的一个难题。随着科技水平的不断进步，骨科医师有许多可以用来进行骨再生修复的手段，如自体骨、异体骨移植，生物陶瓷等生物材料的移植，以及干细胞移植等。

第一节　再生技术在骨损伤中的应用

一、骨移植

　　移植骨从同一个个体的一个部位移植到另一个部位称为自体骨移植(bone transplantation)；当移植骨从一个个体移植到同种的不同个体称为同种异体骨移植；而移植骨从一种生物移植到另一种生物则称为异种骨移植。各种骨移植方法各有利弊。

　　(一)自体骨移植

　　游离自体骨移植是较早运用于骨再生修复的一种方法。游离自体骨本身不带血供，移植后在受区通过"爬行替代"，即骨诱导和骨引导实现骨再生。当游离自体松质骨移植后，松质骨来源的骨形成蛋白(bone morphogenetic protein，BMP)在骨诱导中起到重要作用，诱导宿主的间充质干细胞向移植区域的迁移及向成骨细胞分化；并且移植的松质骨很快出现再血管化，大量毛细血管长入，骨引导迅速进行，新生的成骨细胞围绕移植的松质骨分布，并不断在其表面形成新骨。大约在移植后的 1 年内，移植骨的吸收与新骨的形成持续进行，直到移植骨被完全吸收，新的活骨形成。由于游离自体皮质骨移植后的密度较高，再血管化的速度和骨再生的速度有所减慢，只有当破骨细胞吸收了致密的骨皮质之后，再血管化的过程才开始进行，故其骨诱导及骨引导能力可能较松质骨差。并且破骨细胞对皮质骨的吸收和成骨细胞骨形成的速度并不匹配，将影响皮质骨移植的效果。但是，皮质骨移植骨块能够提供松质骨所不具有的结构支撑功能，因此在大型骨缺损的再生方面有一定优势。

　　(二)带血管自体骨移植

　　显微外科技术的不断进展，使得带血管自体骨移植技术不断发展。带血管自体骨移植仅在取材过程中短暂的缺血，移植后与受区的血管吻合后可迅速恢复血运，保证植骨块中90%以上的骨细胞、成骨细胞能够存活，而这些存活的细胞则促进骨再生，故适用于大范围骨缺损的再生修复，大量研究也证明了这种移植方法的种种优势。带血管自体骨移植后的骨再生过程不同于上述游离骨植骨后爬行替代的漫长过程，是一个类似于骨折修复的过程，不伴有大量的骨皮质吸收，因而可以很好地保持植骨块的架构完整性以及结构支撑作用，故可以用于较大的皮质骨缺损的再生修复。

　　(三)异体骨移植

　　异体骨移植能够很好地解决自体骨量不足的问题，因此已经被广泛应用于大型骨缺损的再生修复中。但是，由于具有更强的免疫原性，异体骨移植后发生的免疫反应会导致移植骨中的血管破坏及成骨细胞的大量坏死，故其移植的失败率很高，并且异体移植存在某些感染性疾病如病毒性肝炎、艾滋病等的风险。因此，对异体骨进行冰冻、冻干、脱钙、脱矿质以及灭菌等处理，可显著减少上述的问题。经处理的异体骨仍保留一定的骨诱导和骨传导功能,可以增加移植部位的骨融合,但移植后再血管化速度较慢,骨融合较新鲜自体骨移植慢。但伴随着内固定技术的进步,临床骨融合情况得到了较大的改善。经不同方式处理的异体骨具有不同的特性。冻干处理可减少异体骨移植后的免疫反应,但显著降低了移植骨的机械强度,BMP 也遭到破坏;冰冻骨与冻干骨相比有更强的免疫原性,但机械强度更大;脱钙的异体骨降低了免疫原性,保留了 BMP,但也丧失了其机械强度。因此,应当根据不同的需要进行选择,用于非结构性部位如关节翻修术后骨溶解部位的填充、脊柱骨折的椎板融合等。

二、骨传导基质

骨传导指纤维血管组织和骨原细胞长入空隙性结构,形成暂时性支架,最终被新骨所替代的过程,骨传导基质则为骨传导提供了长入的物理结构和必要的条件,同时也能作为加载骨再生诱导物质的载体。骨移植如自体骨移植后供骨区的并发症,异体骨的感染性疾病传播等问题,都制约了骨移植的应用,而骨传导基质作为合成材料不具有免疫原性,也避免了感染性疾病传播的问题,在骨再生领域有广阔的应用前景。

陶瓷类骨传导基质可分为可吸收生物陶瓷、生物活性陶瓷、生物惰性陶瓷。可吸收生物陶瓷以硫酸钙陶瓷、磷酸钙陶瓷为代表。硫酸钙陶瓷不影响骨的生长,移植后可快速吸收,并且可以作为各种骨诱导物质的载体。磷酸钙陶瓷主要由羟磷灰石、磷酸三钙或者两者混合而成,不同组成的磷酸钙陶瓷有不同的降解速度、降解方式和孔隙率。但是,磷酸钙陶瓷质脆,难以对抗强大的扭力和剪力。生物活性陶瓷主要由二氧化硅、氧化钙、超氧化钠、五氧化二磷等构成。这类材料的价值在于其能与受区骨床紧密结合,并且通过材料的混合可以显著提高抗扭力和剪力的能力,可用于中等和较大的骨缺损。生物惰性物质主要由金属氧化物如氧化铝、二氧化锆等构成,具备强大的机械强度,但移植后不与宿主发生生物反应,不能与骨结合,故只能用于不承受扭力和剪力的缺损部位。

脱钙骨基质由骨进行脱水、脱脂、脱钙、冻干等处理后获得,是一种胶原蛋白、非胶原蛋白、钙盐、磷酸盐及骨生长因子组成的混合物。由于 BMP 的存在,脱钙骨基质具有较好的骨诱导和骨传导作用,目前,脱钙骨基质主要有冻干粉剂、凝胶、粉末等产品,在 1991 年开始已经在临床上被用来加速骨再生。但是,经过前述的处理以及消毒后,脱钙骨基质的 BMP 的含量及活性远远低于人工合成的 BMP,因此,直到现在脱钙骨基质还只能作为骨再生的辅助材料。

脱蛋白骨材料(Pyrost 骨)主要由牛骨经煅烧等处理后获得。煅烧处理使得该类材料失去了抗原性,移植后与宿主发生排斥反应的可能性极低,但同时也丧失了移植后的骨诱导活性。因此,仅能作为单纯的支架材料进行使用。在煅烧过程中,其内部的碳酸钙晶体架构凝固,骨小梁结构轻度收缩,但仍保留70%的孔隙率,利于成骨细胞的生长。因此与骨髓等联合移植是比较合理的应用方法。由于机械强度有限,脱蛋白骨材料仅能用于生理状态下小缺损的骨再生,不能用于大范围以及存在感染的骨缺损。

以聚甲基丙烯酸甲酯为代表的聚合物水泥材料也被广泛用于骨缺损的填充,但该类物质不能被降解吸收,并会在局部产生炎症反应,甚至抑制新骨的生长及正常愈合,但可以与骨发生黏合。近年来逐渐出现如聚羟基乙酸、聚乳酸以及两者的混合物等可部分降解的聚合物,移植后局部可有新骨形成。聚合物水泥也可以作为加载骨诱导因子的载体用于骨再生修复。

三、骨诱导因子

转化生长因子-β(transforming growth factor-β, TGF-β)是一种蛋白多肽,在骨组织及血小板中的含量最为丰富。TGF-β 目前已被发现具有促进骨再生的作用。在骨折再生的局部,可在蛋白及基因层面观察到 TGF-β 存在。在损伤早期,TGF-β 主要源于血小板。随着修复过程的进行,在成骨细胞和细胞外基质中均可观察到 TGF-β 的存在。将 TGF-β 运用到骨缺损的局部,可观察到骨痂体积的增加和骨生物力学强度的增加。但是,采用了不同的模型、给药方式等进行的研究发现,骨折部位稳定与否与骨再生的结局密切相关,并且 TGF-β 对其他骨诱导因子如 BMP 等的表达和作用有调控作用,因此 TGF-β 用于骨再生修复的临床应用还需要进一步研究。

骨形态发生蛋白(BMP)属于 TGF-β 超家族成员。BMP 的家族成员达 40 多个,在骨再生过程中,BMP2、BMP3、BMP4、BMP7 内源性表达最多。研究表明,BMP 作用于未分化的间充质细胞表面受体,诱导其向骨和软骨的分化,并在成骨细胞和软骨细胞的增殖、分化过程中都发挥重要作用,是骨再生过程中的主要因子。在鼠、兔、狗、绵羊、非人灵长类动物实验中,BMP 的单纯应用或与不同载体联合应用都能观察到缺损局部骨量的增加以及骨再生的加速。在人的骨再生临床研究中,也观察到了积极的效果:I 型胶原载体加载 BMP7 在胫骨骨不连的治疗上获得了和自体骨移植类似的临床和影像学结果。在内固定手术的基础上应用 BMP2 治疗胫骨开放性骨折的疗效也优于单纯内固定手术组。在前路腰椎融合术中,BMP2 的应用极大提高了融合的成功率。然而,类似临床研究目前还较少,并且对人类骨再生的研究还局限在 BMP2 和 BMP7。同时,BMP 疗效的优劣也和应用方法密切相关。进一步探索 BMP 的其他家族成员在临床骨再生方面的潜能,开发最佳的 BMP 临床应用体系,将促进骨再生技术的发展。

四、非骨诱导性生长因子

成纤维细胞生长因子(fibroblast growth factor,FGF)家族中的 FGF1 和 FGF2 均在动物实验中被观察到促进骨再生的作用:FGF1 促进成骨细胞增殖并抑制胶原合成,FGF2 则可促进间充质细胞的分化以及骨重塑,从而加速骨再生。但是,也有学者报道 FGF 的应用并未观察到预想的结果。因此还需要进一步的研究来更好地认识 FGF 在骨再生中的作用。

血小板源性生长因子(platelet-derived growth factor,PDGF)在胫骨截骨局部应用后,观察到了较好的骨痂密度、体积。类似的研究也在细胞层面发现 PDGF 组具有更活跃的膜内成骨。在骨折愈合的很长一段时间内,在成骨细胞、破骨细胞中都发现了 PDGF 的表达,也能间接反映 PDGF 在骨再生中的重要作用。但也有人认为 PDGF 能够抑制骨诱导性生长因子所诱导的骨再生。故其有效性还需要更多的实验来明确。

五、以细胞为基础的骨再生

以细胞为基础的骨再生与其他再生方法相比,优势在于能直接提供骨再生所需要的细胞。间充质干细胞(mesenchymal stem cells,MSC)源于胚胎发育早期的中胚层,具有自我更新和多向分化潜力,在体内及体外特定条件下能分化为成骨。目前,MSC 已被认为是人类骨再生修复过程中成骨细胞的来源,MSC 的培养扩增能够为骨再生提供大量的成骨细胞。通过许多的动物实验及临床研究已经观察到 MSC 在骨再生修复过程中的促进作用。国外学者描述了以 MSC 为基础的临床骨再生的三种可能的途径:①新鲜自体骨髓移植;②培养扩增的自体 MSC 移植;③低温保存的培养扩增后的自体 MSC 移植。正常人骨髓细胞中的 MSC 比例很小,为了达到更好的自体骨髓移植效果,需要开发在手术过程中提高移植物中 MSC 浓度的标准方法。而对于体外扩增的自体 MSC,根据不同部位骨再生的生物学特点,采用扩增的 MSC 联合不同的生物材料进行移植,并开发最佳的临床应用体系,有望使以细胞为基础的骨再生技术成为临床应用的常规标准技术。

第二节 再生技术在退变性慢性损伤中的应用

退变性慢性损伤的治疗随着再生技术的研究进展获得了充分发展。再生(regeneration)是指损伤或疾病后机体恢复正常组织和器官结构及功能的能力。虽然许多高级生物在个体成年后仍具有四肢和器官修复的再生能力,但成年人类却不具备此类再生能力。研究开发组织再生技术有望提高慢性损伤的治疗效果,同时再生技术在促进组织愈合方面也得到了充分发展,可以减少组织愈合过程中的过度增生。

虽然目前我们已经充分了解伤口愈合及在此过程中组织再生的机制,但对退变性损伤后组织和器官的再生能力所知仍十分有限。目前该领域的研究主要在于通过结合不同学科,从细胞和分子生物学到组织工程和生物材料学,不断寻求有效的再生技术。目前研究的重点主要是干细胞———一种未分化细胞,其具有自我更新和多向分化产生多种细胞类型的特性。随着干细胞基础研究不断发展,干细胞生物学的机制被逐步阐明,基于干细胞治疗的临床转化研究越来越成为可能。本小节全面回顾退变性损伤的再生技术发展,介绍干细胞生物学、组织工程学的临床应用现状。

一、自体生物疗法

(一)富血小板血浆

血小板是由能够储存和释放蛋白质的 α 颗粒组成的血液成分。通过激活 α 颗粒特异性生长因子和其他蛋白质,血小板有凝血、促炎和抗炎作用。富血小板血浆(platelet-rich plasma,PRP)由具有细胞黏附和再生能力的生物活性物质组成。同时还含有蛋白质类生物活性物质如纤维连接蛋白、玻璃粘连蛋白、纤维蛋白原、凝血酶原、胰岛素样生长因子(IGF-1)和肝细胞生长因子(HGF)等,这些因子在血小板激活时从 α 颗粒中释放出来。这些因子的释放受到激活或抑制生长因子的颗粒蛋白质选择性调节。

此外,PRP 可以通过分泌趋化因子和特异性白细胞介素来产生促炎或抗炎的微环境。促炎因子是诱导细胞反应的重要信号和激活因子。高浓度的促炎因子可以导致其在周围微环境和信号通路之间产生不平衡。而 PRP 通过抑制促炎因子并减少随后的炎症反应发挥抗炎作用。但目前对于 PRP 抑制促炎因子以实现周围组织愈合的机制仍存有争议。据报道,富含白细胞的 PRP 在肌腱炎病例的急性炎症环境中可以促进血管增生。另一方面,有报道指出缺乏白细胞的 PRP 也是关节内退变性损伤的一种治疗方式,因为有研究指出 PRP 通过刺激软骨细胞合成代谢来诱导更多的软骨细胞生长,而富含白细胞的 PRP 因为促进多种细胞活性因子的分解从而产生副作用。研究表明,PRP 能够减轻疼痛和改善关节炎患者的功能状态,特别是在轻到中度关节炎(OA)患者中更为明显。

(二)富集骨髓

促进骨愈合的富集骨髓(bone marrow concentrate,BMC)可促进骨诱导并增强骨表面桥接。近期有文献表明,BMC 联合外科手术治疗软骨和骨软骨损伤可以提高软骨再生潜力并再生透明样软骨。Kim 等人证明了 BMC 在膝关节关节炎(osteoarthrosis,OA)中的治疗效果,并报告了利用视觉模拟疼痛评分系统评估膝关节炎患者,可以观察到每个利用 BMC 治疗后的患者与治疗前相比,评分有改善(平均有三分的改善)。该研究还报告了按照手术后 12 个月国际膝关节文献委员会评分系统对患者进行评估,可发现患者治疗前后膝关节炎症状平均改善 31.6%。有许多关于 BMC 治疗的临床试验正用于治疗膝关节炎,其中大多数临床试验中患者的膝关节炎性症状得到改善。像许多基于细胞治疗的方法一样,BMC 治疗的实验结果和临床疗效也有不一致之处,这可能是血小板的抗炎因子的抑制作用导致的。此外,BMC 中骨髓间充质干细胞的数量由于 BMC 提取位置、患者性别和年龄不同也有所差别,但总体来说,间充质干细胞的数量只占 BMC 的小部分。并且目前在优化细胞治疗方面,间充质干细胞和软骨细胞经常用于促进软骨和骨组织再生。BMC 不仅由多种类型的前体干细胞组成,还由白细胞、红细胞和血小板组成。BMC 中的血小板能够激活并释放数百种生物活性因子,如生长因子、白介素、细胞因子和趋化因子。Fortier 及其同事检测了 BMC 中的血小板成分并测量 BMC 中骨髓间充质干细胞标记物,比较了两种独立的采集方法收集的 BMC 和 PRP。据报道,与 PRP 相比,BMC 中的生长因子浓度和白细胞介素-1 受体拮抗剂(IL-1RA)浓度更高。IL-1RA(抑制 IL-1 分解代谢)被认为可以减少细胞因子的促炎反应。有文献表明,间充质干细胞的治疗作用可能由其分泌的因子介导。而生长因子由存在于外周血和骨髓中的血小板 α 颗粒分泌,生长因子能够延缓间充质干细胞向各种类型的细胞分化,同时可以纠正炎性微环境,使其恢复正常。

多项研究已经证明,将骨髓中分离的干细胞用于治疗退变性损伤(如肌肉骨骼组织的慢性损伤),具有促进组织修复和再生的效果,在这些实验中可以观察到干细胞增殖和分化修复损伤组织。骨髓间充质干细胞是从骨髓中获取和分离的多能干细胞。虽然骨髓是分泌因子的储存库,但是从自体或同种异体骨髓中提取的骨髓间充质干细胞的数量对于促进损伤组织再生仍是不够的。对于患者因素(例如性别,年龄和其他方面的特征)是否影响骨髓来源的间充质干细胞的产生,目前仍存有争议。因此,有必要进一步分析研究,优化 BMC 的临床应用并提高其治疗效果。

二、基因治疗

基因治疗(gene therapy)是将生物因子和(或)细胞(例如肌肉来源的干细胞、间充质干细胞,造血干细胞)递送到组织的细胞内以改变损伤的肌肉、骨骼组织基因表达的治疗方法。该疗法可以通过基因表达产生治疗性的生长因子和抗炎因子实现治疗效果。这种治疗方法旨在增强基因表达以促进退变性损伤组织的愈合和恢复。

目前基因治疗有两种方法:①通过外周血进行的体内治疗,这种基于基因的治疗方法需要构建转基因载体;②离体治疗,直接将分离的干细胞进行体外增殖、传代后应用到病变部位,这种方法通过转染进行。

已经在韧带、肌腱、肌肉、纤维软骨、局灶性软骨和骨软骨缺损中,观察到基因治疗可以促进组织再生和愈合。但通过基因疗法治疗较大的软骨和骨软骨缺损以及 OA,仍然具有一定的难度。目前将基因疗法和基于生物活性物质的疗法进行联合应用是治疗较大组织缺损的新兴替代方法。

虽然 pH 值、药物载体、机械刺激和血清等微环境因素可能影响生物活性物质的递送和体内循环过程,但是由于生物活性物质(例如 VEGF,PDGF,TGF-β,FGF 和 IGF)的主要作用是促进和(或)抑制细胞间的信号传导,应用该类生物活性物质结合基因疗法促进组织再生(例如 VEGF,PDGF,TGF-β,FGF 和 IGF)仍具有较好的临床效果。

基因疗法实施途径可总结为增加局部生物活性物质浓度、启动细胞内信号传导,然后促进组织再生。尽管近年来基因治疗方法取得了进步,但将该技术应用于临床仍需时日。

三、干细胞

成体干细胞(adult stem cell,ASC)在促进损伤组织愈合方面具有优势。干细胞因其具有自我更新和可以分化成为多种不同功能细胞类型的特性而得名。一般来说,干细胞由于潜在的分化能力不同可分成两种类型,多潜能干细胞(来源于胚胎)能够分化成机体各种类型的细胞,而多功能干细胞(来源于成年)仅能够分化成多种细胞,并非所有细胞类型。近年来,随着干细胞基础研究的发展,一种新型干细胞类型即诱导性多能干细胞(induced pluripotent stem cell,iPS cell)被应用于疾病治疗研究,此类细胞来源于机体的成熟细胞。多种类型的干细胞可以为基础研究人员和临床医师提供多种选择,将其应用于临床治疗患者受损的组织器官。

成年干细胞具有静止、细胞分裂、分化和复制等状态。其中间充质干细胞具有多能性,可以分化成各种肌肉、骨骼组织等,如骨、肌腱、韧带和纤维软骨。与体外的成体间充质干细胞相比,间充质干细胞在体内移植后存活率较低。胚胎干细胞具有良好的多向分化特性,具有分化成多种组织的能力。然而,伦理问题、潜在的免疫排斥风险和成瘤性,阻碍了胚胎干细胞的使用。自体间充质干细胞移植不仅避免了与使用异体胚胎干细胞相关的伦理问题,而且降低了同种异体免疫反应的风险。另外,间充质干细胞来源方便,可以从各种组织分离,包括骨髓、肌肉、滑膜组织和脂肪。间充质干细胞在再生修复治疗中发挥重大作用,主要原因就是此类细胞可以分化形成多种成熟细胞。间充质干细胞已经广泛用于软骨缺陷和骨骼缺陷疾病的再生修复治疗。从动物模型试验的结果来看,间充质干细胞在骨骼代谢疾病和创伤疾病的治疗方面具有广阔的应用前景。在动物模型上,间充质干细胞显示出可以促进心梗后心肌细胞的再生修复。但目前需要解决的难点是在受损的心肌组织和其他组织中,如何延长间充质干细胞的存活时间。因为损伤组织周围微环境排斥外源性间充质干细胞,并且排斥间充质干细胞的增殖和分化。有研究认为可通过利用间充质干细胞在组织再生修复过程中发挥的支持作用,从而促进组织的修复。但是这个过程需要局部有利的微环境,促进间充质干细胞分泌生长因子和血管再生的刺激因子。例如,间充质干细胞虽然不能持续在伤口中存留,但是已经发现其可以促进长期不愈的伤口愈合。

有临床研究报道了自体间充质干细胞移植联合外科手术治疗显著改善了患者的临床治疗效果,然而,自体间充质干细胞的性质在不同供体之间有着显著的不同。在临床上应用间充质干细胞治疗肌肉骨骼退变性损伤前,必须完成足够的临床试验并且观察到持续改善的临床效果。

四、组织工程

基于细胞的疗法通常需联合组织工程化支架或合成装置来进行应用,以保证细胞或细胞因子充分运输到局部损伤组织处并和周围组织整合。组织工程材料可提供耐用、可生物降解的骨架,经过设计以承受生物相互作用和宿主组织形成的机械应力。

内源性和外源性支架已经证明与干细胞和细胞生长因子(例如 TGF-β,BMPs,VEGF,FGF,IGF,PDGF)具有良好的生物相容性。目前,自体软骨细胞和由基质诱导的自体软骨细胞已被用于软骨和骨软骨修复。组织工程应用于损伤修复主要是提取自体或同种异体细胞,例如间充质干细胞、肌肉干细胞、软骨细胞和造血干细胞,种植到生物活性物质中构建生物载体以促进细胞增殖。为了提高生物工程材料的使用效果,必须有一个稳定的可分离和传代的细胞来源,同时,可生物降解的支架材料必须能够进行构象变化以在生物材料周围形成框架状网络,最后,生物材料和载体必须包含相关生物活性物质(例如细胞因子或趋化因子)以激活细胞信号通路从而启动组织愈合过程。

在未来的研究中,提高生物活性物质的作用时间、形成血管网、提高细胞存活率和组织工程载体促进细胞的增殖能力将显著影响基因疗法的临床转化应用。

五、抗纤维化治疗

组织纤维化(tissue fibrosis)在骨科手术中是一个较难处理的并发症,同时,它还会在非手术治疗退变性损伤(肌肉劳损)后影响肌肉愈合过程。对于那些希望早点回归运动的运动员来说,短时间内促进肌肉愈合极其重要,他们希望可以尽快恢复到伤病前的水平,回归比赛。

氯沙坦是经肝脏细胞色素 P450 酶(P450 2C9 和 3A4)进行首次代谢的活性物质,是血管紧张素 Ⅱ 的 1 型受体(AT1R)的非竞争性抑制剂。氯沙坦钾是血管紧张素 Ⅱ 1 型受体(AT1R)的竞争性可逆(体外研究)拮抗剂,因此它们都具有拮抗血管紧张素 Ⅱ(血管紧张素 Ⅱ 可引起血管收缩,醛固酮分泌,纤维化,炎症,组织肥大)的作用。目前,它们作为抗高血压药物,被广泛用于心脏病的治疗中,通过预防组织重塑来延缓心脏充血性心力衰竭的发展。上述药物由于抗纤维化作用,目前在骨科手术中也得到了一定应用。

氯沙坦是经 FDA 批准的药物,是一种"非标记用途(off-label use)"抗纤维化剂,已被证明可以减少手术治疗后的瘢痕组织增生。氯沙坦也可与自体生物治疗或基因治疗同时使用,增强退变性损伤后组织修复的效果。当然,仍需要进一步的证据支持,以促进其用于骨科手术后的抗纤维化治疗。

六、结论

生物和基因治疗可用于改善肌肉骨骼系统等各种退变性损伤和疾病后的组织修复和再生。正在开发的各种生物和组织工程方法中,细胞因子和生物活性物质治疗有效的证据最多,因为它们可以更好地渗透和扩散到损伤组织中。此外,加载或不加载干细胞的生物治疗和组织工程技术为涉及膝、髋和肩部的肌肉骨骼疾病等慢性损伤提供了有应用前景的治疗方法。随着生物和基因治疗技术不断发展,这些技术的临床转化应用前景一片光明。然而,这些新的生物学方法的临床转化需要科学家和外科医生之间的密切协作,以确保治疗的安全性和有效性,同时将这些治疗方法的副作用降至最低。

(程黎明)

【思考题】

1. 简述再生技术在骨损伤中的应用。
2. 简述再生技术在慢性退变性骨关节疾病中的应用。

第二篇　损伤性疾病

第七章 骨关节创伤概论

骨关节创伤将导致骨结构或关节周围组织正常结构的破坏,往往会造成运动系统功能障碍,甚至完全丧失运动功能。本章将对骨折和关节创伤的基本理论进行概要性介绍。

第一节 骨 折 概 论

一、骨折的定义及基本概念

（一）骨折的定义及成因

骨的完整性和连续性中断称为骨折。骨折可由暴力和骨骼疾病所致,后者如骨髓炎、骨肿瘤所致骨质破坏,受轻微外力即发生的骨折,称为病理性骨折。

暴力分3类:①直接暴力,暴力直接作用使受伤部位发生骨折,常伴有不同程度的软组织损伤;②间接暴力,暴力通过传导、杠杆、旋转和肌收缩使肢体远处发生骨折;③积累性劳损,长期、反复、轻微的直接或间接损伤可致使肢体某一特定部位骨折,称为疲劳性骨折或应力性骨折。

（二）骨折的分类

1. 按骨折处皮肤、黏膜的完整性分类

（1）闭合性骨折:骨折处皮肤或黏膜完整,骨折端不与外界相通。

（2）开放性骨折:骨折处皮肤或黏膜破裂,骨折端与外界相通。

2. 按骨折的程度和形态分类

（1）不完全骨折:骨的连续性没有完全中断,包括裂缝骨折和青枝骨折。

裂缝骨折:多见于颅骨和肩胛骨,一般由直接暴力所致。

青枝骨折:儿童的骨骼中含有较多的有机物,外面包裹的骨外膜层特别厚,因此在力学上就具有很好的弹性和韧性,不容易折断,遭受暴力发生骨折就会出现与植物青枝一样折而不断的情况,这种特殊的骨折被称为青枝骨折。

（2）完全骨折:骨的连续性完全中断,根据骨折形态可分为以下几种。

横形骨折:骨折线与骨干纵轴接近垂直。

斜形骨折:骨折线与骨干纵轴呈一定角度(图2-7-1)。

螺旋形骨折:骨折线呈螺旋状,多由扭转性暴力引起。

粉碎性骨折:骨折碎裂成三块及以上者,多因受较强大的直接外力撞击而引起。

嵌插骨折:多发生于长管状骨干骺端皮质与松质骨交界处,骨折后皮质骨端嵌插入松质骨内。

骨骺骨折:骨骺的骨折断面可带有部分骨组织,多发生于骨骺未闭的青少年和儿童(图2-7-2)。骨骺后骨折分为5型,Ⅰ型,骨骺分离,可有或没有移位;Ⅱ型,骨骺分离伴干骺端骨折;Ⅲ型,骨骺骨折;Ⅳ型,骨骺和干骺端骨折;Ⅴ型,骺板挤压型损伤。

压缩骨折:外力作用于松质骨,导致其压缩而变形,如椎骨、跟骨受到垂直压迫的间接外力所致(图2-7-3)。

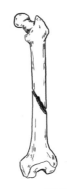

图 2-7-1 斜形骨折

凹陷骨折:受直接外力打击而致骨折块下陷,如颅骨、颜面骨骨折,凹陷骨折多为粉碎性骨折。

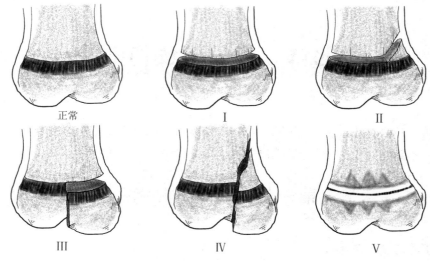

正常　　　　　　　　Ⅰ　　　　　　　　Ⅱ

Ⅲ　　　　　　　　Ⅳ　　　　　　　　Ⅴ

图 2-7-2　骨骺骨折分类

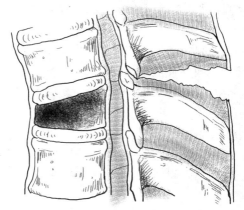

图 2-7-3　椎体压缩骨折

（三）骨折的移位

大多数骨折均会发生不同程度的移位,影响其发生的因素包括:①暴力强度、作用方向及性质;②骨折远端的肢体重量;③肌肉牵拉力,尤其是因疼痛刺激使肌肉痉挛,骨折端受肌肉牵拉,移位更为明显;④搬运及治疗不当。完全性骨折时常见的移位有成角、短缩、分离、旋转、侧方移位五种形态(图 2-7-4),临床上常合并发生,同时出现。

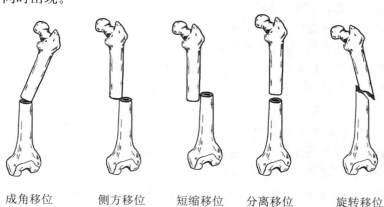

成角移位　　　侧方移位　　　短缩移位　　　分离移位　　　旋转移位

图 2-7-4　骨折的移位

二、骨折的临床表现和影像学检查

（一）骨折的临床表现

1. 病史

详细的病史采集能够指导骨折的诊断和治疗。因此对外伤的原因（如车祸、打击、扭转、挤压、高处坠落等）；外界暴力的性质（如直接或间接暴力，肌肉牵拉等）；外力强度的大小；受伤的部位；伤后全身状况，生命体征的变化及受伤初期救治措施等，均需要全面了解和掌握。

2. 全身症状

严重骨折及骨折合并重要组织器官损伤时，会导致全身性病理改变，患者出现全身症状。脊柱骨折时常伴有脊髓损伤，高能量损伤导致全身多发骨折时往往伴有内脏、血管及神经的不同程度损伤。骨盆骨折、股骨骨折或多发性骨折后可能会出现休克症状。骨折后一般体温正常，出血量较大的骨折可出现低热，开放性骨折感染患者可出现高热。因此要注意观察患者的全身情况，如神志是否清晰，血压、脉搏、呼吸、尿量是否正常。要警惕有些合并损伤的性质和程度，许多合并伤的处理往往比骨折更严重。对那些短时间内威胁到患者生命的合并伤，应先于骨折治疗紧急处理，把抢救患者生命放在第一位。

3. 骨折的局部表现

1）骨折的特殊体征

包括畸形（骨折移位导致的肢体形态异常）、反常活动（在肢体非关节部位出现假关节活动）、骨擦音或骨擦感（骨折断端之间互相摩擦时所产生的轻微声音及感觉）。以上三体征只要发现其中之一，即可确定骨折诊断，但临床上做骨擦音或骨擦感检查将加重损伤。裂缝骨折、青枝骨折、嵌插骨折等几种类型的骨折时，可以不表现出这些体征，须加以注意。

2）骨折的一般表现

（1）疼痛与压痛：骨折处均感到明显疼痛，尤其在移动受伤肢体时疼痛明显加剧。触诊时骨折处有局限性压痛。在单纯软组织损伤时也可以同样存在疼痛与压痛，因而检查时采用间接压痛有重要意义，如骨盆骨折时用两手轻轻挤压髂骨翼，可在骨折部位引出疼痛，对受伤肢体远端的纵轴叩击或扭转，也可引起骨折部位疼痛。

（2）局部肿胀和瘀斑：骨折时由于软组织同时受到损伤而导致受伤部位发生肿胀。表现为受伤部位肿胀（肢体呈环形肿胀），皮肤紧张发亮，重者可出现张力性水疱，严重时可阻碍肢体血液循环，导致骨筋膜室综合征。骨与软组织内的小血管破裂出血，在闭合性骨折周围形成血肿。骨折位置浅表或出血较多时，血肿可透过撕裂的肌肉膜及深筋膜渗透到皮下，使骨折周围皮肤出现青紫色瘀斑。

（3）功能障碍：骨折后由于肢体内部支架结构断裂，肌肉失去附着或失去应有的杠杆作用，加之疼痛、肌肉痉挛或神经损伤，使肢体部分或全部丧失活动功能。嵌插骨折、裂缝骨折等特殊骨折对活动功能影响较小。

以上三项体征可见于骨折，也见于急性软组织损伤或炎症，因此在怀疑骨折时，必须进一步检查才能明确诊断。

4. 骨折的并发症

1）早期并发症

（1）休克：严重创伤、骨折引起大出血或重要器官损伤会导致低血容量性休克。

（2）脂肪栓塞综合征：发生于成人，是由于股骨骨折处髓腔内血肿张力过大，骨髓被破坏，脂肪颗粒进入破裂的静脉窦内，可引起肺、脑脂肪栓塞。临床上出现呼吸功能不全、发绀，胸部 X 线检查提示有广泛性肺实变。动脉低血氧可致烦躁不安、嗜睡，甚至昏迷和死亡。

（3）重要内脏器官损伤：如肝脾破裂、肺损伤、膀胱和尿道损伤、直肠损伤。

（4）重要周围组织损伤：重要血管损伤、周围神经损伤、脊髓损伤。

（5）骨筋膜室综合征：由骨、骨间膜、肌间隔和深筋膜形成的骨筋膜室内肌肉和神经因急性缺血而产生的一系列早期症候群。根据其缺血的不同程度可分为3种类型：①濒临缺血性肌挛缩，及时处理恢复血液供应后，可不发生或仅发生极少量肌肉坏死，可不影响肢体功能；②缺血性肌挛缩，较短时间或程度严重的不完全缺血，恢复血液供应后大部分肌肉坏死，形成挛缩畸形，严重影响患肢功能；③坏疽，广泛、长时间完全缺血，大面积坏疽常需截肢，如有大量毒素进入血循环，还可致休克、心律不齐和急性肾衰竭。

2）晚期并发症

（1）坠积性肺炎：主要发生于因骨折长期卧床不起的患者，特别是老年、体弱和伴有慢性病的患者。

（2）压疮：严重创伤骨折，长期卧床不起，身体骨突起处受压，局部血循环障碍，易形成压疮。常见部位有骶骨部、髋部、足跟部。

（3）下肢深静脉血栓形成：多见于骨盆骨折或下肢骨折，下肢长时间制动，静脉血回流缓慢，加之创伤所致血液高凝状态，易导致血栓形成。

（4）感染：开放性骨折，特别是污染较重或伴有较严重的软组织损伤者，若清创不彻底，坏死组织残留或软组织覆盖不佳，可能发生感染。

（5）创伤性骨化：又称骨化性肌炎。因骨折后骨膜下血肿机化并在关节附近软组织内广泛骨化，造成严重关节活动功能障碍。

（6）创伤性关节炎：关节内骨折，关节面遭到破坏，又未能准确复位，骨愈合后关节面不平整，长期磨损易引起创伤性关节炎，致使关节活动时出现疼痛。

（7）关节僵硬：即指患肢长时间固定，静脉和淋巴回流不畅，关节周围组织中浆液纤维性渗出和纤维蛋白沉积，发生纤维粘连。并伴有关节囊和周围肌挛缩，致使关节活动障碍。

（8）急性骨萎缩：即损伤所致关节附近的痛性骨质疏松，亦称反射性交感神经性骨营养不良。

（9）缺血性骨坏死：骨折使某一骨折段的血液供应被破坏，而发生该骨折段缺血性坏死。

（10）缺血性肌挛缩：是骨筋膜室综合征处理不当的严重后果。它可由骨折和软组织损伤直接导致，更常见于外固定过紧。

（二）骨折的影像学检查

1. X线

对怀疑骨折的患者，X线是简单、便宜而有效的检查手段，对骨折的诊断和治疗具有重要价值。X线检查可以明确大部分骨折及脱位的诊断，并了解骨折的类型、性质及移位情况。摄片时要包括正、侧位，并包括临近关节（图2-7-5）。特殊部位骨折须加照特殊位置X线片，如跟骨骨折、髌骨纵形骨折时加拍轴位片。X线检查可以发现骨皮质的中断，骨折线呈锐利线样透亮影；不完全骨折时可见骨皮质皱褶、成角、凹陷、裂痕，松质骨小梁中断；嵌插骨折或压缩骨折时可见骨小梁紊乱，甚至骨密度增高。

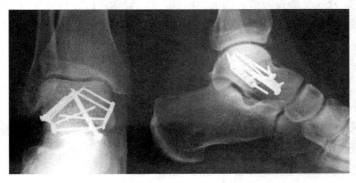

图2-7-5 距骨骨折内固定后正、侧位X线摄片

2. CT 和 MRI

CT 扫描可以详细显示结构复杂的骨关节结构,同时对不完全骨折、嵌插骨折等 X 线不易发现的特殊骨折有更加明确的显示。目前 CT 检查已经成为复杂骨折、关节周围骨折、手足部位骨折的常规检查手段。MRI 检查可以显示急性骨折后骨折端出血、水肿及周围软组织损伤,还可以发现 X 线及 CT 检查难以发现的软骨、韧带、髌板、血管神经损伤及隐匿性骨折。

三、骨折的愈合

(一)骨折愈合的时间

骨折愈合指骨折断端间的组织修复反应,其最终结果是恢复骨的正常结构和功能。从组织学和生物学的变化,可以将愈合过程分为三个阶段(三者之间不是截然分开,而是互相交织演进)。①血肿机化演进期:骨折断端形成的血肿与局部坏死组织引起无菌性炎性反应,纤维蛋白渗出,毛细血管增生,成纤维细胞、吞噬细胞侵入,逐步清除机化的血肿,形成肉芽组织,进而演变转化为纤维结缔组织,使骨折两端连接在一起,约 2 周完成。②原始骨痂形成期:膜内成骨形成内、外骨痂,软骨内成骨形成环状、髓腔内骨痂,一般需 2～6 个月。两种成骨方式并存,但膜内成骨较软骨内成骨快。骨性骨痂主要是经膜内成骨形成,并以骨外膜为主。③骨痂改造塑形期:随着肢体的活动和负重,应力轴线上的骨痂不断得到增强,应力轴线外的骨痂逐渐被清除,并且骨髓腔重新沟通,骨的形态逐渐恢复到正常,这一过程需要 1～2 年。

(二)骨折愈合的标准

①局部无压痛及纵向叩击痛;②局部无异常活动;③X 线片显示骨折处有连续性骨痂,骨折线已模糊;④拆除外固定后,上肢能向前平举 1 kg 重物持续达 1 分钟,下肢不扶拐在平地能连续步行 3 分钟,并不少于 30 步;⑤连续观察 2 周,骨折处不变形。

(三)影响骨折愈合的因素

1. 全身因素

(1)年龄:不同年龄的患者骨折愈合速度差异巨大,儿童骨折的愈合速度远快于老年骨折,新生儿骨折愈合只需要 2 周,而老年人需要 3 个月以上。

(2)健康状况:慢性消耗性疾病的患者,如糖尿病、营养不良症、恶性肿瘤或钙磷代谢紊乱等,骨折的愈合时间会明显延长。

2. 局部因素

(1)骨折的类型和数量:螺旋形和斜形骨折,骨折端接触面大,愈合较快。横形骨折断面接触小,愈合较慢。多发性骨折或多段骨折,愈合较慢。

(2)骨折部位的血液供应:这是影响骨折愈合的重要因素,骨折的部位不同,骨折端的血液供应状况也不同。

(3)软组织损伤程度:严重的软组织损伤,特别是开放性损伤,可直接损伤骨折端附近的肌肉、血管和骨膜,破坏血液供应,影响骨折的愈合。

(4)软组织嵌入:若有肌、肌腱等组织嵌入两骨折端之间,不仅会影响骨折的复位,还会阻碍两骨折端的对合及接触,导致骨折难以愈合甚至不愈合。

(5)感染:开放性骨折,局部感染可导致化脓性骨髓炎,出现软组织坏死和死骨形成,严重影响骨折愈合。

3. 治疗方法的影响

(1)反复多次的手法复位,可损伤局部软组织和骨外膜,不利于骨折愈合。

(2)切开复位时,软组织和骨膜剥离过多,影响骨折断端血供,可能导致骨折延迟愈合或不愈合。

(3)开放性骨折清创时,过多地摘除碎骨片,造成骨质缺损,影响骨折愈合。

（4）持续行骨牵引，力量过大，骨折端分离，影响骨折愈合。

（5）骨折固定不牢固，仍受剪力和旋转力的影响，干扰骨痂生长。

（6）过早和不恰当的功能锻炼，可能妨碍骨折部位的固定，影响骨折愈合。

四、骨折的治疗

骨折治疗的三大原则：复位、固定和功能锻炼。

（一）骨折的复位

骨折的复位是骨折治疗的基础，是将移位的骨折端恢复正常或近乎正常的解剖关系，重建骨的支架作用。良好的复位可以恢复肢体的长度和外形，增加固定的稳定性，有利于功能活动和骨折愈合。

解剖复位，指骨折端通过复位，恢复了正常的解剖关系，对位（两骨折端的接触面）和对线（两骨折段在纵轴上的关系）完全良好。

功能复位，指经复位后，两骨折端虽未恢复至正常的解剖关系，但在骨折愈合后对肢体功能无明显影响。功能复位的标准包括：①骨折部位的旋转移位、分离移位必须完全矫正；②成人下肢骨折的缩短移位不超过 1 cm，儿童若无骨骺损伤，下肢缩短移位在 2 cm 以内，在生长发育过程中可自行矫正；③成角移位，下肢骨折轻微地向前或向后成角，与关节活动方向一致，日后可在骨痂改造期内自行矫正；向侧方成角移位，与关节活动方向垂直，日后不能矫正，必须完全复位，否则关节内、外侧负重不平衡，易引起创伤性关节炎；上肢不同部位骨折要求也不一致，肱骨干稍有畸形，对功能影响不大，前臂尺、桡骨双骨折则要求对位、对线均好，否则影响前臂旋转功能；④长骨干横形骨折，骨折端对位至少达 1/3，干骺端骨折对位至少达 3/4。对于关节内骨折，复位的要求是达到解剖复位，而对于骨干的骨折，达到功能复位的标准即可。

复位的方式包括手法复位和切开复位。

手法复位步骤为：①解除疼痛，使用麻醉解除肌肉痉挛和消除疼痛；②肌松弛位，麻醉后，将患肢各关节置于肌肉松弛位，以减少肌肉对骨折段的牵拉力；③对准方向，骨折后，近侧骨折端位置不易改变，而远侧骨折断端失去连续性，骨折复位时，是将远侧骨折端对准近侧骨折端所指的方向；④拔伸牵引，在对抗牵引下，于患肢远端，沿其纵轴以各种方法施行牵引，矫正骨折移位。

切开复位指手术时切开骨折断端周围的软组织，直视下复位。其指征包括：①骨折端之间有肌或肌腱等软组织嵌入，手法复位失败者；②关节内骨折，手法复位后对位不良，将影响关节功能者；③手法复位未能达到功能复位标准，将严重影响患肢功能者；④骨折并发主要血管、神经损伤，修复血管、神经的同时，宜行骨折切开复位；⑤多处骨折，为便于护理和治疗，防止并发症，可选择适当的部位行切开复位。

切开复位的最大优点是可达到解剖复位，另外有效的内固定可使患者提前下床活动，减少肌萎缩和关节僵硬，还能方便护理，减少并发症。缺点：①影响骨折部位的血液供应，可能引起延迟愈合或不愈合；②增加局部软组织损伤的程度，降低局部抵抗力，若无菌操作不严，易发生感染，导致化脓性骨髓炎；③内固定器材如选择不当，术中可能操作困难或影响固定效果；④内固定器材质量不佳时会发生氧化和电解作用，发生无菌性炎症，使骨折延迟愈合或不愈合；⑤内固定器材的拔除大多需再次手术。

（二）骨折的固定

骨折的固定是指骨折维持在复位后的位置，使其在良好对位情况下达到牢固愈合。固定的方式包括两种：①外固定，主要用于骨折经手法复位后的患者，也有些骨折经切开复位内固定术后需加用外固定，目前常用的外固定方法有小夹板、石膏绷带、外展架、持续牵引和外固定器等；②内固定，主要用于切开复位后，采用金属内固定物，如接骨板、螺钉、髓内钉、克氏针等，将骨折端固定。

（三）骨折的功能锻炼

功能锻炼是在不影响固定的情况下，尽快地恢复患肢肌肉、肌腱、韧带、关节囊等软组织的舒缩活动，主要分为三个阶段：①早期阶段，骨折后 1～2 周内，目的是促进患肢血液循环、消除肿胀、防止肌萎缩，应以患肢肌肉主动舒缩活动为主,原则上骨折上、下关节暂不活动;②中期阶段,即骨折2周以后,开始进行骨折上、下关节活动,强度和范围逐渐增加,应在医务人员指导和健侧肢体帮助下进行,预防肌萎缩和关节僵硬;③晚期阶段,骨折已达临床愈合标准,外固定已拆除,应鼓励患者积极进行主动和被动活动,以恢复受伤前的活动能力。

第二节 关节创伤概论

关节是指骨与骨之间能够活动的连接,由关节面、关节囊和关节腔3部分组成。另外,关节还有一些辅助结构,包括:韧带、关节盘、关节唇、滑膜襞和滑膜囊。这些结构的有机组合,使关节能够进行多个方向的运动,并完成各种功能。关节创伤主要依据病史、临床表现以及影像学检查鉴别诊断,在明确诊断后,患者通常需经过复位、固定、功能锻炼3个阶段的治疗。

一、关节创伤的分类

关节结构复杂,形态各异,致伤因素不同,导致关节损伤的程度差别很大,临床上一般将关节损伤按以下原则分类。

(一)根据关节腔是否与外界相通分类

可分为开放性损伤和闭合性损伤。开放性损伤一般是指暴力因素直接穿过关节囊,使关节腔与外界相通,易导致关节感染。闭合性损伤是致伤物直接或间接作用于关节,并未导致关节囊破裂,可能在关节囊表面皮肤有伤口,但其深度未达关节腔。

(二)根据损伤程度分类

可分为关节挫伤、关节扭伤、关节内骨折、关节脱位及关节骨折脱位。

1. 关节挫伤

一般是关节遭受直接暴力,损伤因素经皮肤传导到关节内,引起关节囊及滑膜损伤,关节韧带及关节盘等无明显损伤。表现为出血、关节肿胀、疼痛及活动障碍,可出现皮下瘀斑。若损伤程度较重,关节滑液分泌增多,关节持续肿胀、疼痛及功能障碍,称为创伤性滑膜炎。经过积极正确的治疗,仍可痊愈。

2. 关节扭伤

一般是暴力并不直接作用于关节,而是由远离关节部位的损伤通过力的传导或通过杠杆作用,间接作用于关节,导致关节韧带损伤。可引起韧带撕裂、松弛(但连续性存在)以及韧带附着部位的撕脱骨折等。

3. 关节内骨折

无论是直接暴力或间接暴力作用于关节,均可引起关节内骨折。一般这种暴力常较大,如高处坠落伤,足跟着地,暴力向近端传导,导致跟骨关节内骨折、胫骨平台骨折或股骨颈骨折等。

4. 关节脱位

可为直接暴力或间接暴力引起。暴力作用使构成关节的骨端突破了关节囊的薄弱处而发生两骨端的位置改变。常见的关节脱位有肩关节前脱位、肘关节后脱位、髋关节后脱位等。关节脱位不只是关节囊的损伤,常合并不同程度的关节软骨、韧带损伤甚至关节周缘的骨折。

5. 关节骨折脱位

关节脱位的同时合并关节内骨折,称为关节骨折脱位。这类损伤遭受的暴力较强,在导致骨折时并未使暴力衰减,力量继续作用发生关节脱位。最常见的是肘关节后脱位合并骨折,肩关节前脱位合并肱骨大结节骨折,髋关节脱位合并股骨头骨折等。有时常规X线检查不能发现骨折,应进行CT或MRI检查以协助确诊。

临床上有时会在发生关节脱位同侧肢体的骨干同时发生骨折,常只注意了骨折而忽略了关节脱位,或注意了关节脱位而忽略了骨干骨折,如股骨干骨折合并髋关节脱位。临床医生应有整体观念,仔细查体,并进行必要的特殊检查,完全可以避免这样的失误。

(三)根据损伤的组织分类可分为关节软骨损伤、关节软骨盘损伤和关节韧带损伤。

1. 关节软骨损伤

只要有关节骨端的碰撞均会发生关节软骨损伤,尤其在运动过程中,这种损伤十分常见,但并不一定被重视。可发生关节软骨面损伤、软骨下骨损伤、关节软骨骨折、关节内游离体等。常在关节镜检查时才得以确诊。常见的如髌骨脱位合并骨软骨骨折。

2. 关节软骨盘损伤

软骨盘损伤常为关节遭受扭转暴力引起,如膝关节半月板损伤、腕关节纤维软骨复合体损伤、肩锁关节盘软骨损伤等。常需要 MRI 或关节镜检查才能确诊。

3. 关节韧带损伤

如膝关节内交叉韧带损伤和关节外的侧副韧带损伤。关节韧带是维持膝关节稳定性的重要结构,韧带损伤后,关节的稳定机制都有不同程度损伤,如股骨髁的运动轨迹发生改变,膝关节的运动轴及负重轴线发生偏移,均可导致膝关节不稳定,后期继发骨关节炎。

(四)根据致伤暴力作用时间分类

可分为急性损伤和慢性损伤。急性损伤是指瞬间暴力作用发生的关节损伤,如交通事故伤、跌倒等。由于慢性累积性暴力,如长期从事登山、攀岩、长跑职业者,易致关节慢性损伤。急性损伤延迟诊断或未进行早期有效治疗,也可迁延成为慢性损伤。

二、关节损伤的病理改变

(一)关节囊的病理改变

轻微暴力可致关节囊挫伤,重者可使关节囊破裂,发生关节脱位。损伤的关节囊滑膜层及纤维层均表现为明显的创伤反应,如微血管破裂出血、体液渗出、修复细胞增生、细胞分泌基质增加及胶原纤维增生,最终达到组织愈合。如果暴力强大,损伤严重,处理不当,这一修复过程可能延长。

(二)滑液的病理改变

滑膜遭受创伤后,滑膜细胞增生活跃,分泌滑液量增加;血管通透性增加,使血浆渗出,纤维蛋白进入关节内;炎性细胞增多、集聚;关节液糖消耗增加,使糖含量减少;细胞分泌的蛋白溶解酶,使软骨表面胶原成分破坏。由于滑液的质和量均发生改变,滑液对软骨的营养作用、润滑机制及保护作用均受到影响,加重了软骨的损害。

(三)关节面软骨的病理改变

软骨遭受创伤后,细胞肿胀、崩解、坏死、碎裂、脱落,软骨组织间出现裂隙,或称为软骨微骨折;软骨细胞损伤后,释放溶酶体酶、胶原蛋白酶及金属蛋白酶等蛋白溶解酶,使软骨基质遭受破坏,蛋白聚糖降解,胶原纤维暴露,导致软骨进一步损害;严重软骨面损伤可致软骨下骨外露,甚至软骨下骨骨折,形成新骨,使骨的硬度增加,呈象牙样改变,导致软骨的弹性下降,吸收震荡、缓冲应力的生物力学功能降低;软骨微骨折间隙被肉芽组织充填,逐渐形成纤维软骨,部分软骨钙化,形成骨赘,骨赘碎裂成片,成为游离体。

三、关节损伤的诊断

(一)病史采集与分析

对于关节损伤的诊断与其他骨关节疾病一样,需要详细收集病史,并对其进行综合分析,提出进一步检查的方案。病史采集,尤其对损伤机制及损伤特点了解得越详细,对诊断治疗的帮助越大。根据有针对性的物理检查结果,结合病史,制定出特殊检查的项目。对关节的损伤程度评估,需要采取从简单到复杂、从无创到有创的检查方法,如常规行 X 线检查,必要时再进行 CT、MRI 或关节镜检查。

（二）关节的理学检查

在第一篇已对关节理学检查的基本原则及各关节损伤的检查方法进行了详细介绍,需要强调的是遵循运动系统理学检查的基本原则,如:充分暴露,避免遗漏合并损伤;全身与局部相结合,以判断是否有合并危及生命的严重损伤,同时应重点检查损伤局部,判断损伤的性质和程度;注意双侧对比检查,可发现较微小的关节损伤。

急性关节损伤的症状和体征需要动态观察,如严重的胫骨平台骨折、肘关节周围骨折,早期肢体肿胀不明显,应动态观察,及早发现并处理骨筋膜室综合征等并发症。早期诊断不明确的关节损伤,需要 2～3 周后再检查,有可能发现微小骨折、脱位或关节不稳定。

要重视运动功能检查,关节运动需要神经、肌肉的参与。关节运动障碍不一定是关节疾病引起,应检查关节主动活动和被动活动能力。若被动活动正常而主动活动不能,则应仔细检查与关节活动相关的肌肉及神经支配,如高位神经损伤引起的肌肉麻痹。

（三）关节的辅助检查

1. X 线检查

关节损伤应常规进行 X 线检查。一般应包括正位、侧位,若有需要,还应包括斜位等。如腕、手各关节的 X 线摄片,由于侧位重叠影像太多,很难准确判断损伤部位及性质,一般都应加摄斜位片。为了确定关节的稳定性,有时还需要在过伸、过屈、负重位、侧方应力位等摄片,了解关节周围韧带损伤情况。

2. CT 检查及三维重建

关节部位的 CT 检查能准确地判断出微小骨折、损伤部位及骨折移位情况,可以根据需要重建三维图像,更直观地观察到病损的部位、损伤程度、移位情况。

3. MRI 检查

MRI 检查具有高对比度、无骨伪影、无损伤、可任意方位断层、空间分辨力强等优点。MRI 检查对关节内软组织及软骨病变等具有较高的应用价值,在患者条件允许的情况下,关节损伤应进行 MRI 检查。

4. 关节镜检查

关节镜是将光学系统与手术器械、电视摄像系统联合应用,进行关节内检查诊断、治疗的一套特殊装置,能在直视下诊断关节内病损,并对损伤、病变组织进行切除、成形、修复,或植入修复材料,重建关节内组织结构。由于关节镜系统创伤小、操作不复杂,并发症少,已广泛用于关节损伤的诊断和治疗。

四、关节损伤的治疗

根据关节腔是否与外界相通,闭合性和开放性损伤的治疗方式有所不同。

（一）开放性关节损伤的治疗

开放性关节损伤的治疗原则是:①变开放伤为闭合伤;②防止感染;③尽可能 I 期修复各组织结构;④适时进行功能锻炼,尽可能恢复关节功能。

在开放性损伤的治疗中,清创术是关键。开放性关节损伤的清创术有以下几点需特别注意:

（1）避免伤口刷洗、冲洗过程中,将外界污染物带入关节腔。比较简单有效的方法是先用无菌纱布填塞伤口,在伤口周围刷洗。取出纱布后,边冲洗边吸引,采用大量无菌生理盐水冲洗,可使外来污染降低到最低程度。

（2）伤口扩创要彻底,但不能矫枉过正,清除过多有活力的组织,会为闭合创面带来困难。

（3）采用直接缝合,自体带蒂组织移植等方法尽可能修复损伤组织,恢复组织结构的完整性,I 期闭合创面,为早期功能恢复创造条件。当难以判断伤口是否感染时(如伤口暴露时间太长、创面污染已经十分严重),则不能 I 期修复及闭合创面,应待感染基本控制后 II 期处理。

（4）怀疑有感染可能时,可在清创术的同时,在关节内置入冲洗引流装置,尽可能控制感染的发生。

（二）闭合性关节损伤的治疗

对于关节扭伤、挫伤、韧带不完全性损伤等闭合性损伤，早期采用休息、冷敷、外固定制动、抬高肢体等保守治疗措施，大多数可以治愈而不遗留功能障碍。关节内血肿若张力不大，可自行缓慢吸收，若张力较大，疼痛严重，在严密消毒条件下穿刺抽液后加压包扎。2~3周后软组织损伤可得到良好修复，即可开始逐渐增加活动。闭合性关节损伤的早期正确处理常不被患者重视，尽管损伤较轻，若软组织未能有效修复，会导致关节稳定性减弱，再次遭受轻微外力即可发生再损伤，组织修复更加困难。如踝关节扭伤，由于早期未能有效修复，以后反复扭伤，最终可致关节囊、侧副韧带松弛、关节慢性不稳定甚至骨关节炎。

1. 关节软骨损伤的治疗

由于关节软骨无血运、无神经支配、无淋巴管，软骨细胞为终末分化细胞，且被包裹在软骨陷窝内限制了软骨细胞的迁移，同时滑膜细胞数量少、生物活性有限，因此，软骨一旦损伤后修复能力极低，至今关节软骨损伤的修复仍是临床治疗的难题。关节软骨损伤修复的方法很多，但其临床效果均有待提高。应根据伤者的具体情况，选择合适的治疗方法。

2. 韧带损伤的治疗

（1）关节外韧带损伤：关节外韧带常在直接或间接暴力作用下损伤。根据损伤程度不同，可分为不完全损伤和完全断裂。若为不完全损伤，表现为韧带的拉长、松弛，或起止点的撕脱（可伴有撕脱骨折），使韧带回缩变短，最终导致关节不稳定。治疗原则是恢复韧带的长度及张力，或重建起止点，早期可采用外固定方法使韧带自行修复，如踝关节外侧韧带损伤，在外翻位固定2~3周，可自行愈合。若伴有较大的撕裂骨折块，需及时切开复位，行松质骨螺钉内固定或可吸收螺钉内固定。若为韧带完全断裂，自行愈合的可能性较小，大多数应采用手术探查，明确损伤情况后采用直接缝合或韧带重建方法，术后外固定辅助并加强关节周围功能锻炼等，促进关节损伤愈合及稳定性恢复。

（2）关节内韧带损伤：关节内韧带损伤常见的有肩关节的肱二头肌长头肌腱、髋关节的股骨头圆韧带、膝关节的交叉韧带等损伤。由于交叉韧带在膝关节稳定性中的重要作用，是研究最多，也是修复重建方法最多的关节内韧带。

3. 关节内骨折治疗

关节内骨折是指骨折位于关节囊内。可能有两种情况，一种是累及关节软骨面的骨折，如尺骨鹰嘴骨折、股骨头骨折、胫骨平台骨折及内外踝骨折等；另一种是骨折线不累及关节软骨面的骨折，如股骨颈骨折等。关节软骨面的关节内骨折的治疗原则如下。

无移位的关节内骨折只需功能位固定4~6周，即可开始功能锻炼。

有移位的关节内骨折应争取达到解剖复位，恢复关节软骨面的形态。在多数情况下，闭合复位难以成功，以切开复位坚强内固定为主要方法。较小的骨折块采用缝合法固定或克氏针固定，较大的骨折块可采用接骨板螺钉固定。关节内骨折复位后常会遗留骨缺损，根据缺损大小可采用移植骨块（自体、异体或人工合成骨）充填缺损，一方面有利于骨的愈合，另一方面也有利于维持复位骨块的稳定性。

五、关节损伤的并发症及防治

（一）早期并发症

1. 关节内出血

出血是关节损伤最常见的并发症。出血主要来自关节囊内的血管破裂，少量出血可自行吸收，大量出血可致关节严重肿胀，疼痛剧烈，功能障碍明显，甚至导致关节外软组织肿胀，如膝关节、踝关节的出血，肿胀可导致肢体的循环障碍。最主要的防治措施是及时进行关节复位，外固定，抬高患肢。对于闭合性损伤立即使用冰敷，减少出血及渗出。关节肿胀严重，疼痛剧烈时，可在严格无菌条件下穿刺抽血，加压包扎。合并严重软组织肿胀伴肢端血循环障碍者,可行筋膜切开减压。

2. 合并神经血管损伤

肩关节脱位易合并臂丛神经损伤,肘关节脱位易合并肱动脉及正中神经损伤,膝关节脱位易合并腘动脉及胫神经或腓总神经损伤,腕关节骨折脱位易合并正中神经损伤。一旦发生神经血管损伤,根据相应的临床表现,只要认真检查,一般不难诊断。但在诊断中,应特别注意判断神经血管损伤的程度,是压迫损伤还是断裂伤。在治疗上,首先进行关节复位,若症状逐渐缓解,多为压迫或挫伤;若局部出现进行性肿胀,肢端血液循环不良,应考虑主干血管破裂,宜及时进行手术探查,对损伤的血管神经进行修复。

3. 感染

开放性关节损伤有发生感染的风险,伴有软组织缺损的关节损伤感染发生率较高。应进行彻底清创,采用直接缝合、自体组织移植或游离移植等方法,争取Ⅰ期闭合创面。同时在关节囊外放置引流物,合理使用抗生素等。当感染已不可避免时,应及时引流,控制感染后再进一步处理。

（二）后期并发症

1. 关节僵硬（ankylosis）

关节僵硬在临床上十分常见,大多数由关节内、外组织粘连,关节囊、韧带挛缩引起。其病因包括关节内损伤血肿机化,导致关节纤维囊粘连;关节周围组织水肿、纤维素渗出,导致关节外韧带粘连;外固定时间太长;关节附近异位骨化以及未及时行有效的康复治疗等。预防时,应尽可能减少出血,立即复位,在关节功能位固定,早期康复,将关节僵硬的发生率降到最低。

2. 创伤性滑膜炎（traumatic synovitis）

关节内积血及存在未修复、未愈合的损伤使滑膜受到炎性介质刺激,产生滑膜反应性增生肥厚、渗出,关节液大量增加,引起关节肿胀、疼痛、功能障碍。应早期重视并积极有效地处理,如合理制动、关节穿刺抽液,加压包扎等;当病变持续时间长、保守治疗无效时,可行关节镜下滑膜部分切除。

3. 关节不稳定（joint instability）与复发性关节脱位（recurrent joint dislocation）

是指创伤后关节脱位复位以后,在轻微外力或姿势不当时,发生再移位或再脱位。常见于肩关节和髋股关节。主要原因是初次外伤性脱位后,关节囊、韧带修复不良,变得松弛,成为薄弱部位;合并骨结构缺损或发育性异常等关节稳定性更差。关节不稳定和复发性关节脱位重在预防,对于初次关节脱位,复位后应妥善固定,使损伤的关节囊及韧带有足够的修复时间。严重的关节囊、韧带损伤应及时进行手术修复或韧带重建,必要时对发育异常的骨结构矫形,以重塑正常的关节匹配度。

4. 关节内游离体（loose bodies）

关节损伤时关节面软骨撞击,可使软骨脱落,逐渐形成关节内游离体。常见于膝、肘和肩关节。若经X线或CT检查,证实关节内存在游离体,可在关节镜监视下取出。

5. 骨关节炎（osteoarthritis）与骨坏死（osteonecrosis）

关节损伤时,软骨面撞击导致胶原纤维断裂、细胞死亡、滑膜充血水肿、软骨下骨挫伤,这些都是创伤后骨关节炎及骨坏死的诱发因素。单纯关节脱位时骨关节炎及骨坏死的发生率较低,合并关节内骨折时则发生率显著增加。及时正确地早期处理可预防大部分骨关节炎及骨坏死的发生,如采取减少负重、支具保护关节、服用抗炎镇痛药、关节内注射玻璃酸钠等措施。对损伤时间较长,症状较重的骨关节炎,可考虑行关节镜下关节清理,切除骨赘、增生肥厚的滑膜及软骨盘等。若发展到关节退变终末期,症状严重影响日常生活和工作时,可行人工关节置换术或截骨术。

（饶志涛）

【思考题】

1. 简述骨折定义及其分类。
2. 骨折的临床表现是什么?
3. 骨折的治疗原则及骨折后并发症有哪些?
4. 简述关节创伤的分类。
5. 简述关节开放性损伤的治疗原则。

第八章　上肢骨折与损伤

上肢功能以灵活性高、稳定性好、活动自如为特点,对上肢骨折多以功能性复位为主,能达到解剖复位更好,对肢体的长短无太严格的要求。本章主要讲述上肢各部位的常见骨折、脱位及软组织损伤。

第一节　锁骨骨折

一、解剖概要

锁骨(clavicle)是上肢与躯干的连接和支撑装置,呈"S"形。外 1/3 呈扁平状;中段呈圆柱状,骨直径较细,且少有肌肉、韧带附着,是锁骨的力学薄弱部;内 1/3 呈棱柱状。锁骨近端与胸骨柄形成胸锁关节,远端与肩峰形成肩锁关节,有肩锁韧带、喙锁韧带及三角肌、斜方肌固定锁骨。锁骨下方有锁骨下血管、臂丛神经,位于第 1 肋骨与锁骨之间,骨折可导致神经血管损伤。

二、病因与分类

锁骨骨折(fracture of clavicle)好发于青少年,多为间接暴力引起。常见的受伤机制是侧方摔倒,肩部着地,力传导至锁骨,以第 1 肋骨为支点,发生斜形骨折。也可因手或肘部着地,暴力经肩部传导至锁骨,发生斜形或横形骨折。更多的骨折发生于高能交通事故或竞技运动中。直接暴力常由胸上方撞击锁骨,导致粉碎性骨折,但较少见,若移位明显,可引起臂丛神经及锁骨下血管损伤。根据暴力作用的大小、方向等,骨折可发生在外侧、中段和内侧,以锁骨中段最常见。

锁骨中段骨折根据骨折的形状可分为横形骨折、斜形骨折和粉碎性骨折。骨折后,由于胸锁乳突肌的牵拉,近折端向上、后移位,远折端则由于上肢的重力作用及三角肌的牵拉,使骨折端向前、下移位,并有重叠移位(图 2-8-1)。锁骨远端骨折常因肩部的重力作用,使骨折远端向下移位,近端则向上移位,移位程度较大者,应怀疑喙锁韧带损伤。锁骨远端骨折根据喙锁韧带损伤情况与骨折部位可分为三型:I 型,常因直接暴力引起,骨折位于喙锁韧带与肩锁韧带之间,多为移位不显著的骨折,常规前后位 X 线片有时不能发现骨折;II型,常合并喙锁韧带损伤,骨折近端因胸锁乳突肌牵拉而向上移位,使复位、固定均较困难;III型,主要表现为锁骨远端粉碎骨折,可有关节面骨折及合并肩锁关节脱位,喙锁韧带完整(图 2-8-2)。

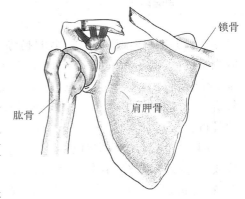

图 2-8-1　锁骨骨折

三、临床表现和诊断

锁骨位于皮下,位置表浅,其骨折后会出现肿胀、瘀斑,肩关节活动会使疼痛加重。患者常用健手托住肘部,以避免肩部活动,减少骨折端移动导致的疼痛;头部向患侧偏斜,以减轻因胸锁乳突肌牵拉骨折端而导致的疼痛。检查时,可扪及骨折端,有局限性压痛,有骨摩擦感。根据体格检查和症状,可对锁骨骨折正确诊断。在无移位或儿童的青枝骨折时,单靠体格检查有时难以正确诊断,上胸部的正位和45°斜

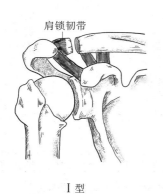
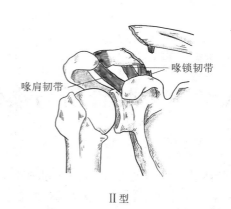
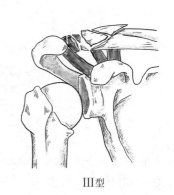

肩锁韧带　　喙锁韧带　　喙肩韧带

Ⅰ型　　　　　　　Ⅱ型　　　　　　　Ⅲ型

图 2-8-2　锁骨远端骨折的分类

位 X 线片是不可缺少的辅助检查,可发现骨折的前后移位情况。锁骨外端骨折除常规 X 线检查外,应加照向头侧倾斜 40°位的 X 线片,必要时加照双肩负重时的正位片,以判断喙锁韧带损伤情况。锁骨外端关节面的骨折需行 CT 检查才能明确诊断。若暴力作用强大,骨折移位明显,局部肿胀严重,还应仔细检查上肢的神经功能及血供情况,以便对是否合并神经、血管损伤做出正确诊断。

四、治疗

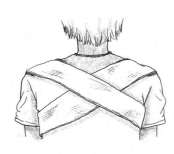

图 2-8-3　锁骨骨折后横"8"字绷带固定

儿童的青枝骨折及成人的无移位骨折可不做特殊治疗。仅用三角巾悬吊患肢 3~6 周即可开始活动。成人有移位的中段骨折,采用手法复位,横"8"字绷带固定(图 2-8-3)。

固定后严密观察双侧上肢血液循环及感觉运动功能,若出现肢体肿胀、麻木,表示固定过紧,应及时放松固定。固定后 1 周左右,由于骨折部位肿胀消失,或因绷带张力降低,常使固定的绷带松弛而导致再移位,因此复位后 2 周内应经常检查固定是否可靠,及时调整固定的松紧度。由于锁骨的功能主要是支撑上肢,若复位不良,不宜反复手法复位,只要骨折愈合,多不影响功能。

近几年来,由于手法复位及绷带固定的不可靠性,切开复位内固定有增多的趋势。有以下情况时可考虑行切开复位内固定(open reduction and internal fixation, ORIF):①有穿破皮肤危险的难复位骨折;②复位后再移位,影响外观;③合并神经、血管损伤;④开放性骨折;⑤陈旧骨折不愈合;⑥锁骨远端骨折,合并喙锁韧带断裂,或合并肩胛颈骨折。

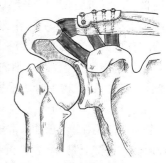

图 2-8-4　锁骨远端骨折"T"形接骨板固定

切开复位时,应根据骨折部位、骨折类型及移位情况选择动力加压接骨板或重建接骨板放置在锁骨上方内固定。锁骨远端骨折合并喙锁韧带损伤,在骨折切开复位,张力带钢丝固定或"T"形接骨板固定的同时,采用自体或异体肌腱重建喙锁韧带(图 2-8-4)。也可以采用锁骨钩接骨板固定。

第二节　肩锁关节脱位

一、解剖概要

肩锁关节由肩峰端和锁骨端关节面、关节滑膜及纤维关节囊构成。在两个相邻的略呈扁平的关节面之间有关节软骨盘结构。肩锁关节前后方向上的稳定性是通过关节囊增厚部分形成的肩锁韧带来维持，垂直上下方向的稳定性则是由喙锁韧带的锥状韧带和斜方韧带来提供。肩锁关节是位于肩胛和锁骨之间的微动关节，参与肩关节的联合运动。当上肢前屈举超过 120°时，肩锁关节除了有外展、关节面相互靠拢等运动外，锁骨端关节面随锁骨旋后发生旋转运动。

二、病因与分类

肩锁关节脱位（acromioclavicular dislocation）或称肩锁关节分离（acromioclavicular dissociation）约占肩部损伤的 12%。典型的肩锁关节损伤是跌倒或进行接触性体育运动时，肩关节内收位时受到直接暴力所致。损伤力量使肩峰向下塌陷移位，而锁骨维持在原位，因此造成不同程度的肩锁韧带和喙锁韧带损伤。

肩锁关节的损伤情况包括轻微的扭伤、半脱位以及完全的脱位。Rockwood 对肩锁关节损伤提出了一个分类系统：Ⅰ型损伤为肩锁韧带扭伤，但肩锁韧带和喙锁韧带完整无撕裂；Ⅱ型损伤为肩锁韧带断裂，喙锁韧带完整；Ⅲ型损伤为肩锁韧带和喙锁韧带均撕裂，喙锁间隙和对侧肩锁关节相比增加 25%～100%；Ⅳ型损伤为Ⅲ级损伤伴喙锁韧带从锁骨上撕脱，同时伴有锁骨远端向后移位进入或穿出斜方肌；Ⅴ型损伤为肩锁韧带和喙锁韧带完全撕裂，肩锁关节间隙较对侧移位超过 100%；Ⅵ型损伤非常少见，为锁骨远端向下脱位，位于喙突下方（图 2-8-5）。

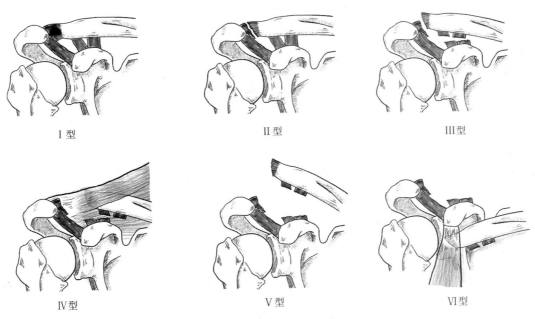

Ⅰ型　　　Ⅱ型　　　Ⅲ型

Ⅳ型　　　Ⅴ型　　　Ⅵ型

图 2-8-5　肩锁关节脱位 Rockwood 分类法

三、临床表现和诊断

依据损伤和脱位程度的不同，可表现为肩部疼痛，患侧上肢上举或外展时疼痛加重。肩锁关节局部压痛或出现畸形，肩峰外侧端隆起，往下推压出现反弹性的琴键征（piano sign）。琴键征阳性意味着肩锁关节的完全性脱位。部分患者出现斜方肌前缘的肿胀和压痛。

影像学评估：X 线检查做前后位水平投照，双侧对比有助于做出正确诊断，完全脱位者可明显见到锁骨外端向上移位，肩锁关节脱位（图 2-8-6）。对于部分脱位病例，其向上移位轻及肿胀不明显，诊断较困难，有时需对照双上肢下垂负重位，如同时向下牵引两上肢，摄两侧肩锁关节 X 线片，或使患者站位两手提重物拍摄两肩锁关节正位 X 线片对比检查，方可明确诊断。MRI 检查有助于进一步评估肩锁关节稳定性以及伴随的盂肱关节关节内损伤。

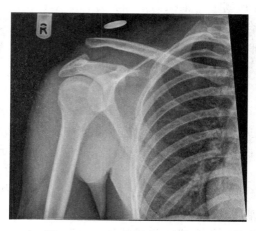

图 2-8-6　右侧肩锁关节脱位

四、治疗原则

大多数的患者通过非手术治疗可以取得良好疗效,但是应根据个体对功能的要求进行个体化评估并选择最佳的治疗方法。

(一) 非手术治疗

Ⅰ型肩锁关节脱位者,休息并用三角巾悬吊 1～2 周即可;Ⅱ型脱位者,可采用背带固定 4～6 周,行肩关节功能锻炼。但是如果患者存在持续的肩关节疼痛,则需要进行手术治疗。

(二) 手术治疗

修复或重建手术适用于非手术治疗失败的Ⅲ型损伤和Ⅳ型、Ⅴ型、Ⅵ型肩锁关节损伤。因肩锁关节完全失去稳定,存在明显肩锁关节畸形、皮肤受顶压、非手术治疗后关节持续疼痛以及对功能(工作或运动)要求高的Ⅲ型损伤患者应手术修复。常用的手术方法有肩锁关节切开复位内固定术、喙锁韧带重建或固定术、锁骨外端切除术、肌肉动力重建术等。

五、预后

视损伤类型、就诊时间及治疗方法选择不同,疗效差别较大。Ⅰ、Ⅱ型患者大多疗效佳;Ⅲ型中部分患者留有局部后遗症,以疼痛及活动受限为多见;Ⅳ、Ⅴ、Ⅵ型患者预后与手术方式及术后康复锻炼情况有关。

第三节　肩关节脱位

肩关节脱位(dislocation of shoulder)占全身关节脱位的 50%,患者以青壮年男性居多。肩关节是人体活动范围最大的球窝关节。从解剖结构看,软组织连接复杂,骨性连接相对不稳定。肩关节周围的稳定结构主要包括组成肩袖的多条肌肉及关节囊。而骨性结构中,肱骨头较大而关节盂相对较浅。这样的结构满足了肩关节灵活的活动需求,也是脱位发生率较高的解剖基础。

一、病因

肩关节脱位按脱位方向可分为前脱位及后脱位。其中前脱位约占 90%,其主要机制为患者摔倒时,上肢外展外旋且腕、肘着地,间接暴力沿肱骨纵轴向上冲击。肱骨头自肩胛下肌及大圆肌之间撕裂关节囊,向前下脱出。后脱位约占 10%,多由于肩关节内收、内旋摔倒所致(图 2-8-7)。

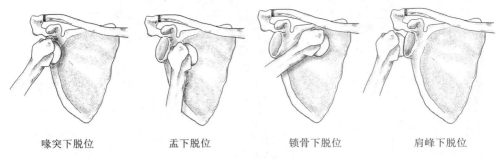

| 喙突下脱位 | 盂下脱位 | 锁骨下脱位 | 肩峰下脱位 |

图 2-8-7　不同类型的肩关节脱位

二、症状和体征

外伤性肩关节脱位有明确外伤史,伴随肩部疼痛、肿胀及活动障碍。为减轻疼痛,患者常以健侧手托住患侧。肩关节外形呈"方肩"畸形,肩峰下空虚。在腋下、喙突下可摸到肱骨头。伤肢轻度外展,不能贴紧胸壁,如肘部贴于胸前时,手掌不能同时接触对侧肩部[即搭肩试验(Dugas 征)阳性](图 2-8-8)。上臂外侧贴放直尺可同时接触到肩峰与肱骨外上髁(直尺试验)。X 线检查可明确脱位类型和确定有无骨折。

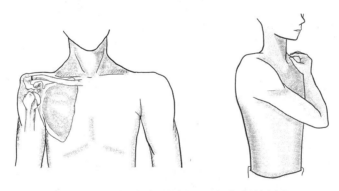

图 2-8-8　方肩畸形(左),Dugas 征阳性(右)

后脱位临床症状不如前脱位明显,主要表现为喙突明显突出,肩前部平坦,在肩胛下部可以摸到突出肱骨头。上臂略呈外展及明显内旋的姿势。肩部轴位 X 线片可明确显示肱骨头向后脱位。

应注意检查有无合并症,30%～40%的肩关节脱位病例合并有大结节骨折,也可发生肱骨外科颈骨折,或肱骨头压缩骨折,有时合并关节囊自肩胛盂缘前面附着处撕脱,愈合不佳可引起习惯性脱位。肱二头肌长头肌腱可向后滑脱,造成关节复位障碍。腋神经或臂丛神经内侧束可被肱骨头压迫或牵拉,引起神经功能障碍,也可以损伤腋动脉。

三、影像学表现

(一) 肩关节前脱位

肩关节前脱位最多见,其中以喙突下脱位最为常见。正位片可见肱骨头与肩盂和肩胛颈重叠,位于喙突下 0.5～1.0 cm 处,肱骨头呈外旋位,肱骨干轻度外展。肱骨头锁骨下脱位和盂下脱位较少见。

(二) 肩关节后脱位

肩关节后脱位少见。值得注意的是正位片肱骨头与肩盂的对位关系尚好,关节间隙存在,极易漏诊。只有在肩胛骨轴位片或肩关节腋位片才能显示肱骨头向后脱出,位于肩盂后方(图 2-8-9)。

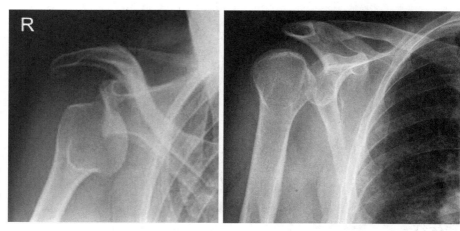

图 2-8-9 肩关节前脱位(左),肩关节后脱位(可见肱骨头灯泡征,右)

四、鉴别诊断

本病需与粘连性肩关节囊炎进行鉴别,粘连性肩关节囊炎与肩关节脱位均有肩部的剧烈疼痛和肩关节功能明显受限。但粘连性肩关节囊炎是一种慢性的肩部软组织炎症,早期以剧烈疼痛为主,中晚期以功能障碍为主。而肩关节脱位则多有急性损伤史,如突发暴力的牵拉及冲撞,跌倒时手掌和肘部着地,由于突然的暴力沿肱骨向上冲击,使肱骨头脱离关节盂。

五、治疗

创伤性肩关节脱位的治疗重点是关节复位,恢复正常关节面对合关系。一般采用闭合复位,当闭合复位无效或合并其他需要手术治疗的情况可选择手术下复位。

(一) 手法复位

1. 足蹬法(Hippocrate 法)

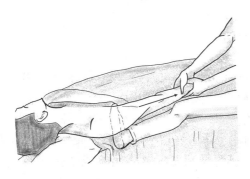

图 2-8-10 手牵足蹬法复位肩关节脱位

患者仰卧,术者位于患侧,双手握住患肢腕部,足跟置于患侧腋窝,两手用稳定持续的力量牵引,牵引中足跟向外推挤肱骨头,同时旋转,内收上臂即可复位。复位时可听到响声(图 2-8-10)。

2. 回旋法(Kocher 法)

此法在肌肉松弛下进行容易成功,切勿用力过猛,防止肱骨颈受到过大的扭转力而发生骨折。手法步骤:一手握腕部,屈肘到 90°,使肱二头肌松弛,另一手握肘部,持续牵引,轻度外展,逐渐将上臂外旋,然后内收,使肘部沿胸壁近中线,再内旋上臂,此时即可复位。并可听到响声(图 2-8-11)。

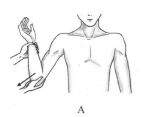

A

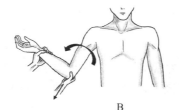

B

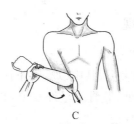

C

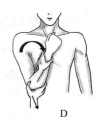

D

图 2-8-11 回旋法(Kocher 法)复位肩关节脱位

3. 外旋上牵法(Milch 法)

患者仰卧,先屈曲肘关节至 90°,再外展肩关节至 90°,在此位置停留使患者放松肌肉。然后外旋肩关节并向上牵引,当上肢完全伸直后,可感觉肩关节复位,必要时可通过手术操作者的拇指向肱骨头施加一些压力辅助复位。该方法操作过程中肱二头肌、三角肌等均处于松弛状态,患者疼痛感较小(图 2-8-12)。

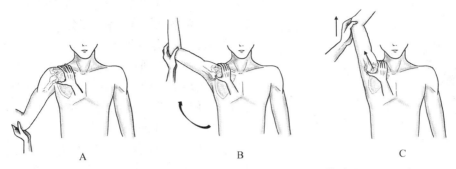

A　　　　　　　　　　B　　　　　　　　　　C

图 2-8-12　外旋上牵法(Milch 法)复位肩关节脱位

(二) 手术治疗

肩关节脱位可伴有骨折、关节盂损伤、二头肌腱损伤及肩袖损伤。对于功能要求较高的年轻患者,当出现功能障碍时,可通过手术干预改善预后。手术包括开放手术及关节镜下手术。

六、康复及预后

复位后肩部即恢复丰满的正常外形,腋窝、喙突下或锁骨下摸不到脱位的肱骨头,搭肩试验变为阴性,X 线检查示肱骨头在正常位置上。如合并肱骨大结节撕脱骨折,因骨折片与肱骨干间多有骨膜相连,在多数情况下,肩关节脱位复位后撕脱的大结节骨片也随之复位。

复位后处理:肩关节前脱位复位后应将患肢保持在内收、内旋位置,腋部放棉垫,再用三角巾、绷带或石膏固定于胸前,3 周后开始逐渐做肩部摆动和旋转活动,但要防止过度外展、外旋,以防再脱位。后脱位复位后则固定于相反的位置(即外展、外旋和后伸位)。

第四节　肱骨近端骨折

一、解剖概要

肱骨近端(proximal humerus)包括肱骨头、大结节、小结节,与肩胛盂、肩峰形成肩关节。肱骨头与肱骨干有 130°～135°夹角,是易致骨折的解剖因素。在大、小结节间,有一相对狭窄的斜形部分为解剖颈(anatomical neck of humerus)。若解剖颈发生骨折移位,易导致肱骨头血液循环障碍。在解剖颈下 2～3 cm 处,是骨松质和骨皮质交界处,为外科颈(surgical neck of humerus),也是易致骨折的部位。

肱骨头的血液供应来自腋动脉发出的旋肱前动脉和旋肱后动脉。旋肱前动脉发出升支,在大结节平面入骨,供应肱骨头大部分血液。旋肱后动脉发出后内侧血管供应肱骨头部分血液。严重肱骨近端骨折可破坏其血供,发生肱骨头缺血坏死。

二、病因与分类

高能量交通意外或运动损伤是肱骨近端骨折的主要原因。最常见的是上肢在伸展位摔伤,手掌着地,或上肢外展及过度旋转位摔伤,肱骨上端与肩峰撞击而发生骨折。肩部侧方遭受直接暴力也可致外科颈及大结节骨折。中老年人骨质疏松致骨质量下降,在遭受中小暴力作用时,易引起肱骨近端骨折。由于暴力作用的大小、方向、肢体的位置及患者原来的骨质量等因素不同,伤后可致不同类型的骨折,在临床上有多种分类方法。

Neer 分型为肱骨近端最常用的分型方法,该分型根据肱骨近端 4 个解剖部位:肱骨头、小结节、大结节和肱骨干近端(图 2-8-13),依据断端分离>1 cm 或成角>45°作为移位标准,将 4 部分的相互移位情况分成 6 个基本类型。2 部分骨折中,以移位的骨块命名,其中外科颈骨折又分为:①嵌插;②无嵌插;③粉碎型。所有的骨干移位和大、小结节移位为 3 部分骨折;4 部分骨折中所有骨折块均有移位,以关节前后脱位情况命名,大的关节面骨折需要单独确定(图 2-8-14)。

按 AO 组织推荐的分类方法,肱骨近端骨折分为:A型,关节外单一骨折;B 型,关节外双处骨折;C 型,关节内骨折。每一型又根据骨折块的数量、移位情况及是否合并脱位等各分为三个亚型。

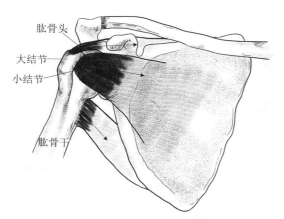

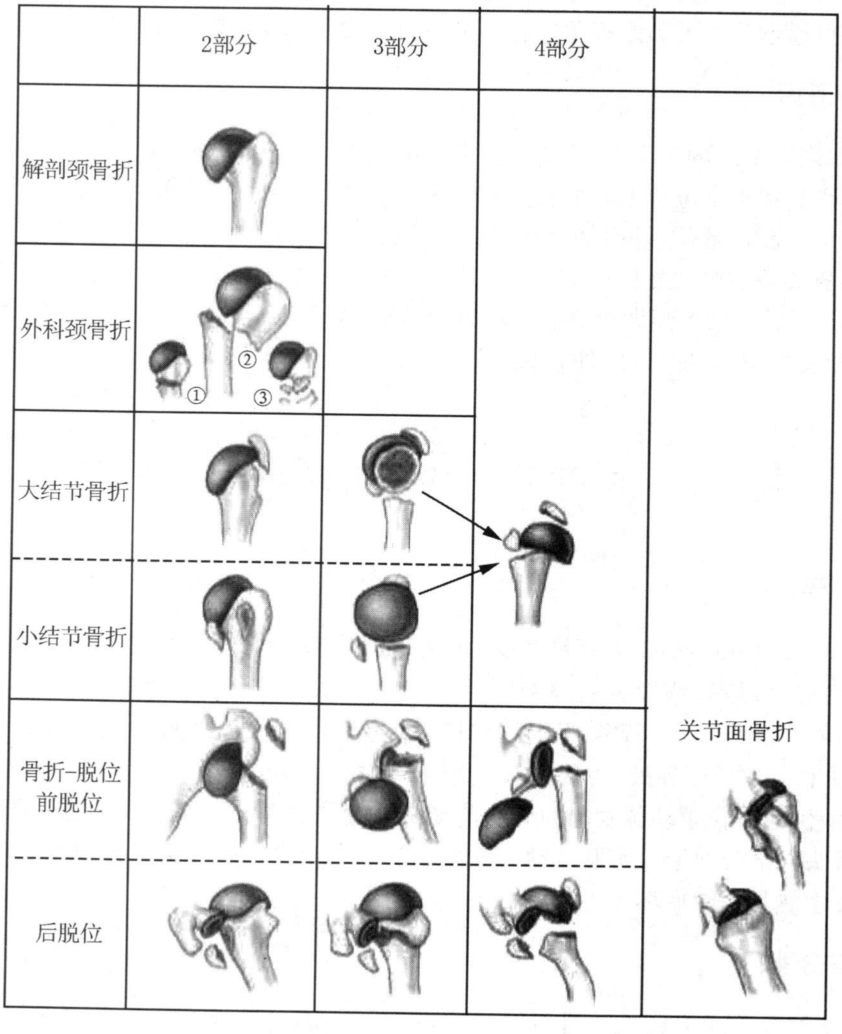

图 2-8-13　Neer 分型的四个部分

	2部分	3部分	4部分	
解剖颈骨折				
外科颈骨折	① ② ③			
大结节骨折				
小结节骨折				
骨折-脱位 前脱位				关节面骨折
后脱位				

图 2-8-14　肱骨近端骨折的 Neer 分型

按骨折移位的形态可分为：①无移位骨折；②外展型骨折；③内收型骨折(图 2-8-15)。部分骨折端合并有粉碎性骨折。

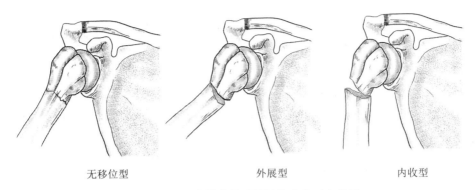

无移位型　　　　　　　　外展型　　　　　　　　内收型

图 2-8-15　肱骨外科颈骨折的移位形态分型

三、诊断和治疗

(一) 无移位骨折

无移位的肱骨外科颈骨折有两种情况：一是裂纹骨折，二是嵌插骨折。一般情况下，直接暴力常导致裂纹骨折，间接暴力由手掌向上传递，常导致嵌插骨折。

1. 临床表现和诊断

受伤后肩部疼痛、肿胀、瘀斑，肩关节活动障碍，肱骨近端明显压痛，叩击肘部在肱骨近端引起疼痛，应怀疑骨折的存在。在肩部摄正位、腋位 X 线片，必要时应在上臂旋前、旋后位摄片，可明确诊断。

2. 治疗

不需要手法复位，用三角巾悬吊上肢 3～4 周即可开始功能锻炼。

(二) 外展型骨折

为间接暴力引起，如跌倒时用手掌着地，暴力自下向上传递，身体前倾或侧方倒地，若患肢处于外展位，即发生外展型骨折。

1. 临床表现和诊断

伤后肩部疼痛、肿胀、畸形、上肢活动障碍。检查可发现局部明显压痛及轴向叩击痛。主动和被动活动均可使疼痛加重。伤后 24 小时左右可在肩、胸背部发现皮下瘀斑。正位及侧位 X 线片可显示骨折的存在及移位情况。常见到骨折近端呈内收位，肱骨大结节与肩峰的间隙增宽，肱骨头旋转；远折端肱骨的外侧骨皮质插入近端髓腔，呈外展位成角畸形；也可有远折端向内、上移位而呈重叠畸形。无论哪种移位，均可能合并向内、向前的侧方移位和成角畸形。

2. 治疗

肱骨外科颈外展型骨折可采用手法复位、外固定方法治疗。

(1) 复位方法：局部麻醉或经肌间沟入路臂丛神经阻滞麻醉。患者仰卧于骨科牵引床上，助手在伤侧肩关节外展 45°、前屈 30°、上臂中立位、屈肘 90°位，沿肱骨纵轴向下牵引，待牵引矫正重叠、成角畸形之后，沿着骨折移位方向的反方向进行手法复位，将骨折远端与近端相接，注意矫正成角畸形及侧方移位。X 线证实骨折复位良好后，缓慢放松牵引，沿肱骨纵轴轻轻叩击尺骨鹰嘴，使骨折两端嵌入，即可进行外固定。

(2) 固定：①超肩小夹板固定：根据肱骨长度选择相适应的小夹板固定，超肩小夹板共四块，分别置于上臂前、后、内和外侧，3～4 道绷带捆扎固定，注意松紧度适当，避免腋窝及肘部神经血管压迫；②U 形石膏固定：在肘关节屈曲 90°位，用有棉垫作衬垫的石膏板由腋窝绕过肘关节、上臂外侧达肩部，再用绷带环形缠绕,使石膏板紧贴肩及上臂。过去常用此方法固定,但因肩部固定常不牢固,容易松动,同时患者有不适感,现在很少应用。

(三)内收型骨折

内收型骨折常为间接暴力所致。当跌倒时手掌或肘部着地,力沿上肢向上传导,撞击肩部同时身体向前侧方倾倒,引起内收型骨折。

1. 临床表现和诊断

受伤后肩部肿胀、疼痛、出现皮下瘀斑、上臂内收位畸形、活动障碍。检查可发现肱骨上端明显压痛,常可触摸到骨折断端。正位及侧位X线可见骨折远折端位于肱骨头的外侧,大结节与肩峰的间隙变小,肱骨头有旋转,可产生向前、外方的成角畸形或侧方移位。

2. 治疗

内收型骨折可采用手法复位、外固定方法治疗。

1) 复位方法:麻醉、体位和牵引方法与外展型骨折复位方法相同。在牵引情况下矫正成角、重叠、旋转移位后,术者用手挤压远、近骨折端,同时助手将患肢外展超过90°,上举120°,矫正侧方移位及向外侧成角畸形。若为向前成角及侧前方移位,则先固定近端,由前向后推压远折端,助手使患肢逐渐前屈90°,即可复位。轻轻叩击鹰嘴,使骨折端嵌入紧密。X线证实复位成功后,进行外固定。

2) 外固定:小夹板固定基本方法与外展型相同。妥善固定后,上肢在肩外展70°位用外展支架固定,避免再发生移位。

3) 肱骨外科颈骨折切开复位内固定术

(1) 手术适应证:①不稳定骨折手法复位失败;②陈旧骨折有明显移位;③合并肩袖损伤;④合并神经血管损伤;⑤合并肩胛颈骨折。

(2) 手术方法:高位硬膜外麻醉,仰卧位,患肩垫高。做肩前外侧切口,暴露关节囊。切开关节囊,充分暴露骨折端。将骨折块复位,用克氏针、拉力螺钉固定;或用张力带钢丝、接骨板螺钉固定(图2-8-16)。若术中发现骨折合并肩袖、神经血管损伤,应同时予以修复。

3. 康复治疗

若固定可靠,术后可不用外固定。由于外科颈骨折多为中老年损伤,术后早期活动是防止关节僵硬最重要的方法,术后第2天即可进行肘、腕、手指的屈伸活动。2周后可开始进行肩关节被动活动,3~4周开始主动活动。可配合理疗、按摩等,促进局部血液循环,加速肿胀消退及功能恢复。

(四)粉碎性骨折

这类骨折常发生于中老年人,或骨质疏松患者。当摔倒时,肩部或上肢着地,暴力由手掌、前臂、肘、肱骨传达到关节盂及肩峰下时,由于肩峰的阻挡和身体的重力作用,使肱骨近端发生粉碎性骨折。年轻人的这类骨折常由高能量交通事故或运动所致(图2-8-17)。

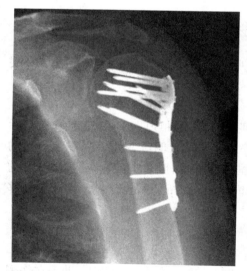

图2-8-16 肱骨近端骨折接骨板螺钉固定

1. 临床表现和诊断

与内收型和外展型骨折一样,粉碎性骨折也表现为局部疼痛、肿胀、瘀斑,但损伤症状更重,肢体不能活动。X线片可发现骨折块的数量、大小、位置等。为了更准确判断关节内骨折移位情况,有时需行CT检查或进行三维图像重建。骨折可有以下几种情况:①大结节或小结节骨折或伴有肩关节脱位;②解剖颈骨折伴肱骨头碎裂骨折或合并肱骨头脱位,或合并内翻或外翻畸形(图2-8-18)。骨折的预后取决于骨折端移位的程度和肱骨头血供损害的程度。

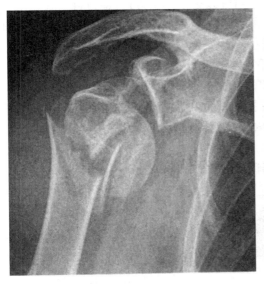
图 2-8-17　肱骨近端粉碎性骨折

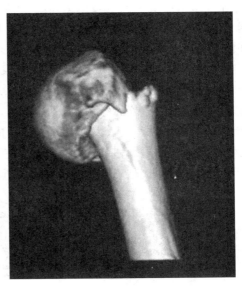
图 2-8-18　肱骨解剖颈骨折伴内翻畸形

2. 治疗

除了按 Neer 的分类方法选择合适的治疗方法以外,还应注意以下原则。

（1）对无移位骨折或严重粉碎性骨折,若患者年龄过大,全身情况很差,尽管有移位,可不要求复位,用三角巾悬吊,任其自然愈合。

（2）对于不稳定骨折,手法复位难以成功,即便复位也不容易使骨折端稳定,可采用手术方法治疗。

（3）术中注意修复肩袖,术后 4～6 周开始肩关节活动。

（4）对青壮年的严重粉碎性骨折,估计切开复位难以内固定时,可做尺骨鹰嘴外展位牵引,辅以手法复位,小夹板固定。注意牵引重量不宜过大,避免过度牵引。术后 6～8 周后去除牵引,继续用小夹板固定,并开始肩关节活动。

（5）对于粉碎性骨折合并关节软骨严重损伤,健康状况较好的老年患者,可考虑行人工肱骨头置换术或肩关节置换术治疗。

第五节　肱骨干骨折

一、解剖概要

肱骨外科颈下 1～2 cm 至肱骨髁上 2 cm 内的骨折称为肱骨干骨折（fracture of shaft of humerus）。肱骨干上 1/3 段呈圆柱形,下 1/2 段呈棱柱形,有多块肌肉分别附着在肱骨的缘或面上,致使骨折容易发生移位。在肱骨干中下部,有肱骨主要营养动脉经滋养孔入骨,下 1/3 段骨折损伤该血管,致使骨折端血供不良,是发生骨愈合不良或不愈合的原因之一。在肱骨干中下 1/3 段后外侧有桡神经沟,有由臂丛神经后束发出的桡神经经内后方紧贴骨面斜向外前方进入前臂,此处骨折容易发生桡神经损伤。致伤因素可能是骨折端直接撞击,也可能由外侧肌间隔的卡压所致。

二、病因与分类

肱骨干骨折可由直接暴力或间接暴力引起。直接暴力常由外侧打击肱骨干中段,导致横形或粉碎性骨折,多为开放骨折。间接暴力常由于手部着地或肘部着地,力向上传导,加上身体倾倒所产生的剪式应力,导致中下 1/3 骨折。有时因投掷运动或"掰腕",也可导致中下 1/3 骨折,多为斜形或螺旋形骨折。

根据 AO 组织推荐的分类方法,肱骨干骨折可分为三种类型:A 型,简单骨折,包括发生在近、中、远侧 1/3 部位的螺旋形、斜形、横形骨折;B 型,楔形骨折,为 A 型基础上有楔形骨折块;C 型,复杂骨折,有两个以上粉碎骨折块或多段骨折。每一型骨折又可分为 1、2、3 亚型,每一亚型又分为近、中、远三组,因此肱骨干骨折可分为 3 型、9 个亚型和 27 个组。A1 表示骨折预后较好,C3 预后最差。

骨折端的移位取决于外力作用的大小、方向,骨折的部位和肌肉牵拉方向等。在三角肌止点以上的骨折,近折端受胸大肌、背阔肌、大圆肌的牵拉而向内、向前移位,远折端因三角肌、喙肱肌、肱二头肌、肱三头肌的牵拉而向外向近端移位。骨折线位于三角肌止点以下时,近折端由于三角肌的牵拉而向前、外移位;远折端因肱二头肌、肱三头肌的牵拉而向近端移位(图 2-8-19)。

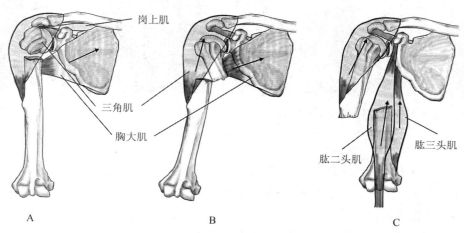

图 2-8-19 肱骨干骨折的移位
A. 胸大肌止点以上的骨折引起近端骨折块的外展和外旋;B. 胸大肌和三角肌止点之间的骨折移位;C. 三角肌止点以下的骨折移位

无论骨折发生在哪一段,体弱患者会由于肢体的重力作用或不恰当外固定物的重量,引起骨折端分离移位或旋转畸形。肱骨干下 1/3 骨折的移位方向与暴力作用的方向、前臂和肘关节所处的位置有关,大多数有成角、短缩及旋转畸形。

三、临床表现与诊断

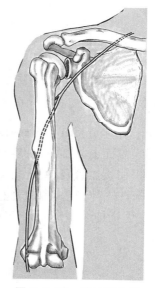

图 2-8-20 桡神经走行
桡神经在桡神经沟(虚线部分)和远端三分之一的区域易受损伤

受伤后,上臂出现疼痛、肿胀、畸形、皮下瘀斑,上肢活动障碍。检查可发现假关节活动、骨摩擦感、骨传导音减弱或消失。在大多数情况下,检查时不宜专门进行骨摩擦感及假关节活动的试验,以避免加重骨折端的损伤及给患者增加痛苦。常规的正、侧位 X 线检查可确定骨折的类型、移位方向。X 线检查应包括肱骨的近端及肩关节,或远端及肘关节。若合并桡神经损伤,可出现垂腕,各手指掌指关节不能背伸,拇指不能伸,手背桡侧 3 个半指皮肤感觉减退或消失。

四、治疗

大多数肱骨干横形或短斜形骨折,如 AO 分类的 A 型及部分 B 型骨折,可采用非手术方法治疗。

(一)手法复位外固定

行局部麻醉或臂丛神经阻滞麻醉。由助手握住前臂,在屈肘 90°位,沿肱骨干纵轴持续牵引,矫正重叠、成角畸形。术者用双手握住骨折端,按骨折移位的相反方向,进行手法复位,并经X线确认骨折的对位、对线情况。复位成功后,减少牵引力,维持复位,可选择小夹板固定。用四块长度合适的小夹板分别置于上臂前、内、外、后侧捆扎固定。成人固定6~8周,儿童固定4~6周,在屈肘90°位用三角巾悬吊。小夹板固定后,要经常观察调整其松紧度,过松则固定不牢,发生骨折再移位;过紧有可能导致皮肤软组织及神经血管压迫,发生肢体远端肿胀、缺血甚至坏死等并发症。

（二）石膏固定

对于复位后比较稳定的骨折,可用U形石膏固定。若为中、下段长斜形或长螺旋形骨折,手法复位后不稳定,可采用上肢悬垂石膏固定,但有可能因重量太大,导致骨折端分离,宜采用轻质石膏,并在固定期间严密观察骨折对位对线情况。

（三）切开复位内固定

有以下情况可考虑手术治疗:①反复手法复位失败,骨折端对位对线不良,估计愈合后影响功能;②骨折有分离移位,或骨折端有软组织嵌入;③合并神经血管损伤;④陈旧骨折不愈合;⑤影响功能及外形的畸形愈合;⑥同一肢体或其他部位有多发性骨折;⑦病理性骨折;⑧8~12小时内污染不重的开放性骨折;⑨不稳定骨折如AO分类的B3型及C型。

（四）手术麻醉和加压固定

手术在臂丛阻滞麻醉或高位硬膜外麻醉下进行。肱骨干上1/3骨折从肱二头肌与三角肌、肱三头肌之间做纵行切口,沿肌间隙暴露骨折端。在直视下尽可能达到解剖对位。用足够长的宽型动力加压接骨板螺钉内固定。肱骨干中下2/3段的骨折多采用后方入路,显露并保护桡神经,切开外侧肌间隔,将接骨板放在后侧,起张力带固定作用。对于粉碎骨折块,可先用螺钉固定,然后再用接骨板固定,并在骨折处植骨。近年来,根据骨折生物学固定原理,发展了骨折的微创接骨板技术（minimally invasive plate osteosynthesis,MIPO）,采用锁定加压接骨板（locking compression plate,LCP）固定(图2-8-21),有效地保护了骨折端的血液循环,提高了骨折的治疗效果。也可用带锁髓内钉固定。术后不用外固定,可早期进行功能锻炼。

（五）支架外固定

对于肱骨干骨折合并局部软组织条件较差者,可采用外固定支架固定,待骨折愈合后拆除外固定架。

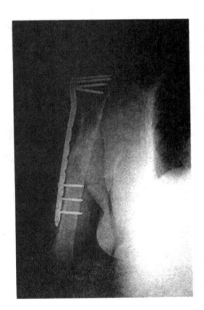

图2-8-21　肱骨干骨折的微创锁定加压接骨板固定

（六）血管、桡神经保护

肱骨干下1/3骨折对骨的血液循环破坏较重,若再加上手术操作,易导致骨折不愈合。对于有桡神经损伤的患者,术中应探查神经,若完全断裂,可一期修复桡神经。若为挫伤,神经连续性存在,则切开神经外膜,减轻桡神经继发性病理改变。在放置内固定物时,亦应注意保护桡神经,避免损伤。

（七）康复治疗

无论是手法复位外固定,还是切开复位内固定,术后均应早期进行功能锻炼。复位术后抬高患肢,主动练习手指屈伸活动。2~3周后,开始主动的腕、肘关节屈伸活动和肩关节的外展、内收活动。但活动度不宜过大,逐渐增加活动量和活动频率。6~8周后加大活动量,并做肩关节旋转活动。在锻炼过程中,要随时检查骨折对位、对线及愈合情况。骨折完全愈合后去除外固定。内固定物若无不适也可不必取出。在锻炼过程中,可配合理疗、体疗、中医治疗等。

第六节　肱骨髁上骨折

一、解剖概要

肱骨髁上骨折（supracondylar fracture of humerus）是指肱骨干与肱骨髁的交界处发生的骨折。肱骨干轴线与肱骨髁轴线之间有 30°～50° 的前倾角（图 2-8-12），为骨皮质与骨松质交界处，是较薄弱处，这是容易发生肱骨髁上骨折的解剖因素。在肱骨髁内、前方，有肱动脉、正中神经经过。在神经血管束的浅面有坚韧的肱二头肌腱膜，后方为肱骨，一旦发生骨折，神经血管容易受到损伤。在肱骨髁的内侧有尺神经，外侧有桡神经，均可因肱骨髁上骨折的侧方移位而受到损伤。在儿童期，肱骨下端有骨骺，若骨折线穿过骺板，或合并肱骨远端骨折，有可能影响骨骺的发育，易出现肘内翻或外翻畸形。

二、分类和治疗

肱骨髁上骨折属于 AO 分型中肱骨远端骨折 A 型中的 A2 型。若合并干骺端关节内骨折则分属于 B 型，若合并复杂关节内骨折则分属于 C 型。成人的肱骨髁上骨折较少见，常因较大暴力引起。易发生血液循环障碍，致骨折延迟愈合或不愈合。肱骨髁上骨折多发生于 10 岁以下儿童，根据受伤机制和骨折移位的方向，临床上常将其分为屈曲型和伸直型（图 2-8-22）。

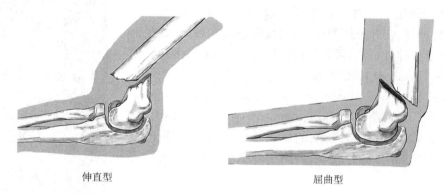

伸直型　　　　　　　　　　　屈曲型

图 2-8-22　肱骨髁上骨折

（一）伸直型肱骨髁上骨折

1. 病因与分类

伸直型肱骨髁上骨折多为间接暴力引起。当肘关节处于过伸位跌倒时，手掌着地，暴力经前臂向上传递，身体向前倾，由上向下产生剪式应力，再加上尺骨鹰嘴向前施加的杠杆力，使肱骨干与肱骨髁交界处发生骨折。通常是近折端向前下移位，远折端向后上移位。如果在跌倒时，同时遭受侧方暴力，可发生尺侧或桡侧移位。

根据骨折移位的程度，伸直型肱骨髁上骨折可分为三种类型：Ⅰ型，骨折无移位；Ⅱ型，骨折远端后倾，或有横向移位，后侧骨皮质完整；Ⅲ型，骨折断端完全移位。

2. 临床表现和诊断

儿童有手着地受伤史，肘部出现疼痛、肿胀、皮下瘀斑，肘部向后突出并处于半屈位，应想到肱骨髁上骨折的可能。检查可发现局部明显压痛，有骨摩擦音及假关节活动，肘前方可扪及骨折断端，肘后三角关系正常（图 2-8-23）。在诊断中，应注意有无神经血管损伤，因为向前下方移位的骨折近端可能压迫、挫伤或刺破肱动脉而致血液循环障碍，应特别注意观察前臂肿胀程度，腕部有无桡动脉搏动，手的感觉及运动功能等。必须进行肘部正、侧位 X 线片,不仅可以确定骨折的存在,更主要的是准确判断骨折移位的情况,确定有无骨折线由后上斜向前下的斜形骨折,为选择治疗方法提供依据。

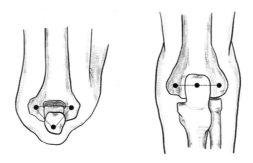

图 2-8-23 肘后三角

正常肘关节在屈肘呈直角时,肱骨内、外上髁与尺骨鹰嘴尖端,三点成一尖向远侧的等腰三角形,肘关节伸直时,三点成一直线

3. 治疗

1)手法复位外固定

受伤时间短,局部肿胀轻,没有血液循环障碍者,可进行手法复位外固定。

具体操作过程如下:行局部麻醉或臂丛神经阻滞麻醉,在屈肘约 50°前臂中立位,沿前臂纵轴牵引,经同侧腋窝部向上行反牵引,在持续牵引下,克服重叠畸形,要首先矫正尺侧或桡侧移位。术者在前方,用双手二至五指顶住骨折远折端,拇指在近折端用力推挤,同时缓慢使肘关节屈曲 90°或 100°,即可达到复位;术者在后方进行复位时用拇指顶住骨折远端,向远侧推挤,同时用二至五指挤压近折端并缓慢屈肘,达到复位(图 2-8-24)。经 X 线证实骨折对位对线良好,即可用外固定维持复位位置。

复位时应注意恢复肱骨下端的前倾角和肘部提携角。屈肘的角度,以能使复位稳定并能清晰地摸到桡动脉搏动、无感觉运动障碍来决定。一般情况下,在超过 100°位时,复位后骨折端较稳定,但要注意远端肢体的血液循环情况。因为骨折后肢体水肿,若屈肘太多,肘前方皮肤凹陷,会压迫肱动脉。复位后用后侧石膏托在屈肘位固定 4~5 周,X 线证实骨折愈合良好,即可拆除石膏,开始功能锻炼。

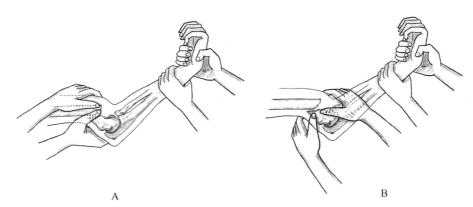

图 2-8-24 伸直型肱骨髁上骨折手法复位

A. 矫正远侧骨折段向尺侧侧方移位和旋前移位;B. 矫正远侧骨折段向后侧方移位

伤后时间较长,局部组织损伤严重,出现骨折部严重肿胀时,不能立即进行手法复位。应卧床休息,抬高患肢,采用尺骨鹰嘴悬吊牵引(图 2-8-25)或 Dunlop 牵引,同时加强手指活动,待肿胀消退后进行手法复位。手法复位以后,可继续牵引维持复位位置,或加用过肘关节的小夹板固定 4~6 周,X 线证实已有骨愈合,可取消牵引,继续小夹板固定,逐渐开始肘关节主动活动。

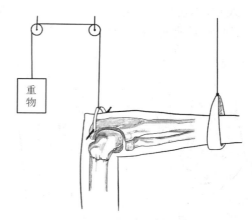

图 2-8-25　肱骨髁上骨折的尺骨鹰嘴悬吊牵引

2）手术治疗

（1）手术适应证：①Ⅲ型骨折，手法复位失败，估计骨折难以愈合，或愈合后会产生严重畸形；②有神经血管损伤的骨折；③成人肱骨髁上骨折。

（2）手术方法：在臂丛神经阻滞或高位硬膜外麻醉下行肱骨外下方切口，骨折准确对位后用动力加压接骨板固定。应根据骨折部位及外形，将接骨板放在合适的位置，并应进行预弯，以使接骨板与骨有良好的接触。也可用交叉钢针内固定。若有肱动脉、正中神经、尺神经或桡神经损伤，应仔细探查神经血管，进行修复手术。若合并内侧髁或外侧髁骨折，可选用拉力螺钉固定。

3）康复治疗

无论手法复位外固定，还是切开复位内固定，术后应严密观察肢体血液循环及手的感觉、运动功能。抬高患肢，早期进行手指及腕关节屈伸活动，有利于减轻水肿。术后 4～6 周可进行肘关节屈伸活动。手术切开复位内固定的患者，术后 2 周即可开始肘关节活动。

伸直型肱骨髁上骨折由于骨折近端向前下移位，极易压迫肱动脉或刺破肱动脉，加上损伤后的组织反应，局部肿胀严重，均会影响远端肢体血液循环，导致前臂骨筋膜室综合征，如果早期未能正确诊断及治疗，可导致前臂缺血性肌挛缩，严重影响手的功能及肢体的发育。在对肱骨髁上骨折的诊治中，应严密观察前臂肿胀程度及手的感觉运动功能，如果出现前臂肿胀严重，牵拉手指疼痛加重，桡动脉搏动减弱或消失，即确定骨筋膜室高压存在，应紧急手术，探查肘部肱动脉。若为血管痉挛，做血管外膜剥离术、液压血管扩张术；若为血管破裂，则做血管修补术或血管吻合术，同时切开前臂掌、背侧深筋膜，充分减压，辅以脱水剂、扩张血管药物等治疗，则可能预防前臂缺血性肌挛缩的发生。

（二）屈曲型肱骨髁上骨折

1. 病因

多为间接暴力引起。跌倒时，肘关节处于屈曲位，肘后方着地，暴力经肱尺关节向上传导至肱骨下端导致骨折。

2. 临床表现和诊断

受伤后，局部肿胀、疼痛，肘后凸起，皮下瘀斑。检查可发现肘上方压痛，后方可扪及骨折端。X 线片可发现骨折的存在及典型的骨折移位，即近折端向后移位，远折端向前移位，骨折线呈由前上斜向后下的斜形骨折。由于肘后方软组织较少，折端锐利，可刺破肱三头肌和皮肤形成开放骨折。由于暴力作用的方向及跌倒时的体位改变，骨折可向尺侧或桡侧移位。少有合并神经血管损伤。

3. 治疗

基本原则与伸直型肱骨髁上骨折相同。对于无移位或移位程度很小的骨折，部分骨皮质连续性存在，或虽为完全骨折，骨折断面仍有部分接触者，可采用伸肘位缓慢牵引，手法复位；伸肘位石膏固定7～10天后，改为肘关节屈曲40°左右外固定，4～6周后开始主动练习肘关节屈伸活动。对于完全骨折，移位明显，手法复位不成功或复位后难以稳定者，或骨折端插入肱三头肌内，手法复位不能取消肌肉嵌入者，可行切开复位接骨板或钢针内固定。

儿童期肱骨髁上骨折复位时，桡侧或尺侧移位未得到纠正，或合并骨骺损伤者，骨折愈合后可出现肘内翻、外翻畸形。不严重的畸形可在儿童生长发育过程中逐渐得到纠正。经随访观察，畸形有加重趋势、合并有功能障碍者，在12～14岁时，可做肱骨下端截骨矫正术。术中应注意桡神经和尺神经的牵拉损伤，可先解剖神经，再行截骨矫正术。

第七节　肘关节脱位

肘关节脱位主要指肱尺关节对合关系丢失。约占全身关节脱位的1/4，在成人群体中仅次于肩关节脱位，同时也是儿童最常见的关节脱位。从解剖结构来看，肘关节属于屈戊关节。尺骨鹰嘴和肱骨远端关节面对合紧密，关节稳定性主要由骨性结构及关节周围软组织共同维持。

肘关节脱位按方向可分为后脱位、前脱位、侧方脱位，按损伤程度可分为单纯性脱位和复杂性脱位[伴有桡骨头和（或）尺骨冠突骨折]。同时伴有桡骨头骨折和尺骨冠突骨折的肘关节后脱位，因其常合并严重的关节周围软组织损伤，大多预后差，被称为肘关节恐怖三联征（terrible triad injury of the elbow）。

一、病因机制

肘关节脱位可分为前脱位和后脱位，其中后脱位占比超过90%。通常是由于人体摔倒时，伸直肘关节着地，轴向冲击力沿尺骨向上导致尺骨从肱骨后方脱出。前脱位通常是由于直接暴力作用于肘部导致尺骨向前移位（图2-8-26）。

肘关节本身稳定性较强，如因较大暴力发生脱位可伴随骨折或严重的韧带损伤。在最严重的情况下，还可出现血管神经损伤。

二、症状体征

患者通常有明确外伤史，绝大多数为急诊患者。肘部肿胀疼痛，患者以健手托住患侧前臂，肘关节弹性固定于半伸位，被动运动时伸不直肘部。

肘关节脱位的特殊表现为肘部明显畸形，肘窝部饱满，前臂外观变短，尺骨鹰嘴后突，肘后部空虚和凹陷。关节弹性固定于120°～140°，只有微小的被动活动度。肘后骨性标志关系改变，在正常情况下肘伸直位时，尺骨鹰嘴和肱骨内、外上髁三点呈一直线；屈肘时则呈一等腰三角形。脱位时上述关系被破坏，肱骨髁上骨折时三角关系保持正常，此征是鉴别二者的要点。

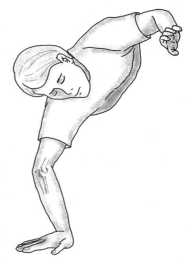

图2-8-26 肘关节后脱位机制
暴力沿尺骨向上传递

肘关节后脱位可合并尺神经伤及其他神经伤、尺骨冠突骨折，前脱位时多伴有尺骨鹰嘴骨折等。

三、影像学表现

X线检查：对损伤部位及时拍摄肘部创伤系列X线片（肘关节正位、肘关节侧位）以确诊脱位及了解脱位类型。必要时需行CT及MRI检查（图2-8-27）。

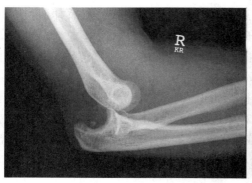
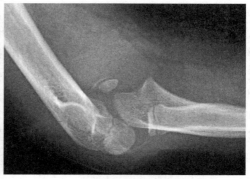

图 2-8-27　肘关节脱位 X 线表现

后脱位(左)表现为尺骨近端向后移位,肱骨远端向前移位;前脱位(右)表现为尺骨近端向前移位

四、鉴别诊断

需鉴别是否合并血管神经损伤,如合并外周神经损伤,则出现相应腕指关节运动障碍及远端区域感觉异常。

肘关节脱位应与肱骨远端全骺分离、肱骨髁上骨折鉴别。关节脱位时,肘关节弹性固定,肘后三角有变化,上臂正常,前臂短缩。肱骨骨骺分离、髁上骨折时,肘关节可部分活动,肘后三角无变化,上臂短缩,前臂正常。

合并尺骨鹰嘴骨折的肘关节前脱位,应与伸直型孟氏骨折相鉴别。前者的主要临床特征是尺骨近端发生骨折,肱骨远端穿过尺骨鹰嘴,使肘关节发生前脱位。由于多起因于高能量创伤,因此尺骨近端多为复杂的粉碎性骨折,少数也可发生于单纯的尺骨鹰嘴斜形骨折,肱桡关节大都同时伴有脱位,但上尺桡关节无分离。

五、治疗

(一) 手法复位

肘关节脱位或合并骨折的脱位主要治疗方法为手法复位,对某些陈旧性脱位,为期较短者亦可先试行手法复位。单纯肘关节脱位的复位:患者取坐位,局部或臂丛麻醉,如损伤时间短(30 分钟内)亦可不施麻醉。令助手双手紧握患肢上臂,术者双手紧握腕部,着力牵引将肘关节屈曲60°～90°,并可稍加旋前,常可听到复位响声或复位的振动感。复位后用上肢石膏将肘关节固定在功能位(图 2-8-28)。

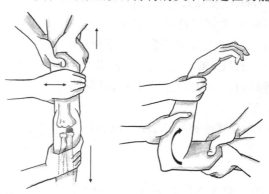

图 2-8-28　单纯肘关节脱位手法复位

先牵引(左),再屈曲复位(右)

（二）手术治疗

手术适应证：闭合复位失败者或不适合闭合复位者，多合并肘部严重损伤如尺骨鹰嘴骨折并有分离移位的；肘关节脱位合并肱骨内上髁撕脱骨折者，当肘关节脱位复位而肱骨内上髁仍未能复位时，应施行手术将内上髁加以复位或内固定；陈旧性肘关节脱位，不宜试行闭合复位者；某些习惯性肘关节脱位者。

肘关节脱位合并神经损伤多为牵拉伤，多能自行恢复，一般无早期手术探查的必要。

六、康复及预后

手法复位外固定者，固定后即可开始各手指及肩关节、腕关节功能锻炼，以恢复关节活动度和肌肉力量为目的，只要能耐受即可进行轻度活动，根据愈合情况逐渐加强力量和提高活动度。术后3～4周去除外固定后，开始做主动的肘关节屈伸功能锻炼，必要时辅以理疗，但不宜做强烈的被动活动。

手术治疗切开复位者，术后2～3天开始锻炼腕关节活动及手指活动锻炼，3～4周后去除石膏或小夹板固定，逐渐练习肘关节自动活动，要防止被动牵拉，以免引起骨化肌炎。

第八节　尺桡骨骨折

一、解剖概要

前臂骨由尺骨（ulna）及桡骨（radius）组成。尺骨近端的鹰嘴窝（olecranon fossa）与肱骨滑车构成肱尺关节。桡骨头与肱骨小头构成肱桡关节。尺桡骨近端相互构成上尺桡关节。尺骨下端为尺骨小头，借助三角软骨与近侧列腕骨形成关节。桡骨下端膨大，与尺骨小头一起，与近侧列腕骨形成桡腕关节。桡尺骨下端又相互构成下尺桡关节。

尺桡骨之间由坚韧的骨间膜相连。由于尺骨和桡骨均有一定的弯曲幅度，使尺、桡骨之间的宽度不一致，最宽处约为2.0 cm。前臂处于中立位时，骨间膜最紧张，在极度旋前或旋后位时最松弛。骨间膜的纤维方向由尺侧下方斜向桡侧上方，当单一尺骨或桡骨骨折时，暴力可由骨间膜传达到另一骨干，引起不同平面的双骨折；或发生一侧骨干骨折，另一侧骨的上端或下端脱位。骨间膜结构使前臂的旋转活动限制在一定范围内，避免过度旋转导致上或下尺、桡关节不稳定。若骨间膜发生挛缩，必然导致前臂旋转功能障碍。

尺、桡骨干有多个肌肉附着，起、止部位分布分散，当骨折时，由于肌肉牵拉，常导致复杂的移位，使复位时发生困难。

二、分类及治疗

（一）尺桡骨干骨折

1. 病因与分类

尺桡骨干骨折可由直接暴力、间接暴力、扭转暴力引起，有时导致骨折的暴力因素复杂，难以分析确切的暴力因素。

（1）直接暴力：多由于重物打击、机器或车轮的直接压榨、刀砍伤，导致同一平面的横形或粉碎性骨折（图2-8-29），由于暴力的直接作用，多伴有不同程度的软组织损伤，包括肌肉肌腱断裂、神经血管损伤等。

（2）间接暴力：跌倒时手掌着地，暴力通过腕关节向上传导，由于桡骨负重多于尺骨，暴力首先使桡骨骨折，若残余暴力比较强大，则通过骨间膜向内下方传导，引起低位尺骨斜形骨折。

（3）扭转暴力：跌倒时手掌着地，同时前臂发生旋转，或手被卷入机器内遭受扭转暴力，可同时发生软组织撕裂、神经血管损伤，或合并他处骨折，导致不同平面的尺桡骨螺旋形骨折或斜形骨折。多为高位尺骨骨折和低位桡骨骨折。

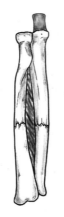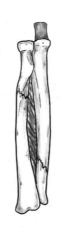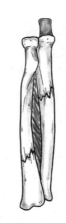

直接暴力引起
同一平面骨折

间接暴力引起
不同平面骨折

扭转暴力引起
不同平面斜形或螺旋形骨折

图 2-8-29 尺、桡骨双骨折的类型

按 AO 分类法,尺桡骨干骨折分为 A、B、C 型。A 型为简单骨折,其中 A1 型为单纯尺骨骨折,桡骨完整;A2 型为单纯桡骨骨折,尺骨完整;A3 型为尺桡骨干双骨折。每一亚型又根据不同情况分为 3 组,其中 A1 型合并桡骨头脱位(Monteggia 骨折)为 A1(3)组;A2 型合并下尺桡关节脱位(Galeazzi 骨折)为 A2(3)组。B 型为楔形骨折,其中 B1 型为尺骨楔形,桡骨完整;B2 型为桡骨楔形,尺骨完整;B3 型为尺骨或桡骨中一骨为楔形骨折,另一骨为简单骨折或楔形骨折。与 A 型一样,每一亚型又各分为 3 组。C 型为复杂骨折,其中 C1 型为尺骨复杂骨折,桡骨完整;C2 型为桡骨复杂骨折,尺骨完整;C3 型为尺、桡骨干均为复杂骨折。与 A、B 型一样,又各分为 3 组。

2. 临床表现和诊断

受伤后,前臂出现疼痛、肿胀、成角畸形及功能障碍。检查局部明显压痛,可扪及骨折端、骨摩擦感及假关节活动。在临床工作中,可不必检查骨折端的摩擦感及假关节活动以免增加创伤及患者痛苦。用听诊器可检查到骨传导音减弱或消失。正位及侧位 X 线片检查应包括肘关节或腕关节,可发现骨折的准确部位、骨折类型及移位方向,以及是否合并有桡骨头脱位或尺骨小头脱位。

严重尺、桡骨干骨折可合并神经血管损伤,或因严重肿胀发生骨筋膜室高压,应仔细观察临床症状及检查手的血液循环及神经功能。

3. 治疗

(1) 手法复位外固定

尺、桡骨骨干双骨折因暴力大小、作用方向、受伤姿势及急救方法不同,可发生多种移位,如重合、成角及侧方移位等。由于肌肉牵拉,可出现典型的旋转移位(图 2-8-30)。若治疗不当可发生尺、桡骨交叉愈合,影响旋转功能。因此,治疗的目标除了良好的对位、对线以外,要特别注意防止畸形和旋转。

可在局部麻醉或臂丛神经阻滞麻醉下进行。在肩外展 90°,屈肘 90°,沿前臂纵轴向远端作持续牵引,肘部向上行反牵引,待克服重叠、旋转畸形之后,用双手拇指与其余手指在尺桡骨间用力挤压,使骨间膜分开,紧张的骨间膜牵动骨折端复位。在操作中还应注意以下几点。

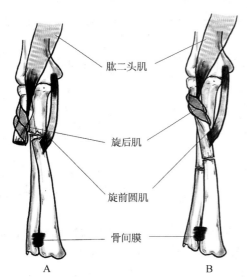

图 2-8-30 尺桡骨骨干骨折的典型移位

A. 桡骨上 1/3 骨折,附着在桡骨结节的肱二头肌及附着于桡骨上 1/3 的旋后肌,使骨近端向后旋转移位

B. 桡骨中 1/3 或下 1/3 骨折时,骨折线在旋前圆肌止点以下,骨折近段为中立位,远段旋前移位

肱二头肌

旋后肌

旋前圆肌

骨间膜

A　　　B

① 在双骨折中,若其中一侧骨干骨折线为横形稳定骨折,另一骨干为不稳定的斜形或螺旋形骨折时,应先复位稳定的骨折,通过骨间膜的联系,再复位不稳定侧的骨折较容易。

② 若尺桡骨骨折均为不稳定型,发生在上 1/3 的骨折,先复位尺骨;发生在下 1/3 的骨折先复位桡骨。发生在中段的骨折,一般先复位尺骨。这是因为尺骨位置表浅,肌肉附着较少,移位多不严重,手法复位相对较为容易。只要其中的一根骨折复位且稳定,复位另一骨折较容易成功。

③ 在 X 线片上发现斜形骨折的斜面呈背向靠拢,认为是骨折远端对位有旋转,可先逆旋转移位的方向使其纠正,再进行骨折端的复位。

④ X 线证实复位成功后选择小夹板或石膏固定。a.小夹板固定:维持复位位置,在前臂中立位用四块小夹板分别放置于前臂掌侧、背侧、尺侧和桡侧(图 2-8-31),用绷带捆扎后,将前臂放在防旋板上固定,再用三角巾悬吊患肢(图 2-8-32);b.石膏固定:手法复位成功后,也可用上肢前后石膏夹板固定,待肿胀消退后改为上肢管型石膏固定,一般 8～12 周可达到骨性愈合。

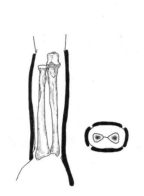
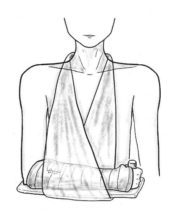

图 2-8-31 小夹板固定　　图 2-8-32 防旋板固定

(2)切开复位内固定

闭合复位外固定,可使部分尺、桡骨双骨折患者获得良好功能,随着对前臂功能解剖认识的不断深入,人们对治疗结果的要求更高,目前更倾向于采用切开复位内固定术治疗。在以下情况时考虑手术治疗:①不稳定骨折;②手法复位失败;③受伤时间较短、伤口污染不重的开放骨折;④合并神经、血管、肌肉损伤;⑤同侧肢体有多发性损伤;⑥陈旧骨折畸形愈合或交叉愈合,影响功能。

手术方法:在臂丛神经阻滞或高位硬膜外阻滞麻醉下手术。根据骨折的部位选择切口,一般均应在尺、桡骨上分别作切口,沿肌间隙暴露骨折端。在直视下准确对位。用动力加压接骨板螺钉固定,横形骨折用 8 孔接骨板,有多个骨折块时,用 9 或 10 孔接骨板固定。有楔形骨折块时,需先用拉力螺钉与主骨固定。近年来也采用微创内固定系统锁定加压接骨板固定,减少了对骨折端血液循环的干扰,有利于骨愈合。

(3)外固定架

在以下情况时,首选外固定架:①尺骨干骨折合并桡骨远端粉碎骨折;②Ⅱ度和Ⅲ度开放骨折及复杂骨折,外固定架一般在桡骨干和第二掌骨干上穿针,针尖以恰好穿过对侧骨皮质为度,然后安放固定架。尺骨干骨折用接骨板固定。

(4)康复治疗

无论手法复位外固定或切开复位内固定,术后均应抬高患肢,密切观察肢体肿胀程度、感觉、运动功能及血液循环情况,警惕骨筋膜室综合征的发生。

术后 2 周即开始练习手指屈伸活动和腕关节活动。4 周以后开始练习肘、肩关节活动。8～10 周后 X 线片证实骨折已愈合,才可进行前臂旋转活动。

前臂有掌侧及背侧两个骨筋膜室,当尺、桡骨因暴力作用发生骨折时,易出现前臂骨筋膜室高压,引起肌肉缺血、坏死、手指感觉运动障碍。主要原因为：严重创伤，前臂肌肉、软组织挫伤出血，组织创伤反应严重；骨折端出血；反复多次手法复位，加重软组织损伤；切开复位内固定操作粗暴，组织挫伤重，止血不仔细；外固定过紧等。应密切观察肿胀程度、手指血液循环及感觉功能。一旦高度怀疑骨筋膜室高压存在，即应紧急做两个骨筋膜室切开减压术，抬高患肢，应用脱水剂等。

（二）Monteggia 骨折

Monteggia 骨折是指尺骨近端 1/3 骨折合并桡骨头脱位。由于这种特殊类型的骨折为 Monteggia 在 1914 年首先报道，故以他的名字命名，并沿用至今（图 2-8-33）。

1. 病因与分型

骨折可由直接暴力、间接暴力引起。在肘部伸直、旋前位跌倒着地时，力沿桡骨干传达至桡骨头，撞击肱骨小头，使桡骨头脱位。若暴力未衰减，使尺骨遭受暴力，则发生尺骨上段骨折。当前臂近侧 1/3 段背侧受到直接暴力打击时，则可发生尺骨骨折，并向前移位，其残余暴力可导致桡骨头向前方脱位。由于导致骨折暴力的大小、作用方向、年龄等因素的影响，骨折有不同的移位类型。

（1）伸直型：典型移位是尺骨近端 1/3 骨折，并向掌侧成角，桡骨头向掌侧脱位。多见于青少年，在前臂旋前位跌倒，手掌着地，力传导至尺骨和桡骨头而发生骨折与脱位。也有暴力从前臂近端直接撞击引起。

（2）屈曲型：典型移位是桡骨头向后脱位，尺骨近端 1/3 骨折向背侧成角。多见于成年人，在肘关节屈曲位，前臂处于旋前位，手掌着地受伤所致。

（3）内收型：多见于儿童，桡骨头向前外侧脱位，尺骨干骺端骨折，可表现为横形、纵形骨折，并向桡侧成角。这种类型的骨折多见于上肢处于内收位跌倒受伤，有时肘内侧遭受直接暴力也可发生。

（4）特殊型：此型的特点是尺、桡骨近端发生双骨折，同时合并桡骨头向前、外侧脱位。多由肘后的直接暴力打击引起。临床上常只注意了尺、桡骨干骨折，桡骨头脱位常被忽视。

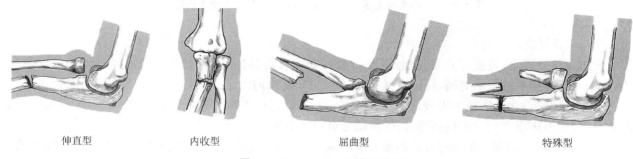

伸直型　　　　内收型　　　　屈曲型　　　　特殊型

图 2-8-33　Monteggia 骨折类型

2. 临床表现和诊断

肘部遭受直接暴力打击，或前臂伸直、旋前位跌倒，手掌着地受伤，前臂近端出现疼痛、肿胀、畸形，检查局部有压痛，假关节活动，在肘前方或肘后外方扪及桡骨头，前臂不能旋转，即应考虑有 Monteggia 骨折的存在。常规进行包括肘关节的前臂近端正、侧位 X 线片，即可明确骨折的类型、移位方向。有时在现场急救时牵拉前臂，已使脱位的桡骨头复位，X 线片仅见尺骨近端 1/3 骨折，仍应诊断为 Monteggia 骨折。

屈曲型骨折由于尺骨近端 1/3 向掌侧成角移位，有可能损伤正中神经；桡骨头向外、后方脱位时，可能损伤桡神经深支，在诊断时，需进行正中神经、桡神经功能检查，以免延误骨折合并神经损伤的治疗。

3. 治疗

（1）手法复位、外固定

多数儿童的 Monteggia 骨折可采用手法复位、外固定方法治疗。在臂丛麻醉下，持续对抗牵引。首先复位桡骨头，并屈肘，使复位的桡骨头稳定，依靠桡骨的支撑、牵引作用，克服尺骨的成角畸形，再用手法使尺骨复位。复位的桡骨头一般在旋后位时较稳定。若复位后试行前臂旋转,再次发生桡骨头脱位时,应怀疑桡骨头关节窝内有韧带或撕脱骨片嵌入,CT 或 MRI 检查可证实其存在,应行桡骨头切开复位、取消阻碍复位因素,重建环状韧带。在屈肘 90°位,石膏固定或超肘关节小夹板固定。儿童固定 4～6 周,成人固定 6～8 周,X 线片证实骨愈合后,即可进行功能训练。

（2）切开复位内固定

成人的 Monteggia 骨折手法复位困难,在以下情况应做切开复位内固定:手法复位失败;桡骨头复位后再脱位,表示有环状韧带嵌入关节窝,应手术切开复位,修复环状韧带;陈旧骨折畸形愈合,影响前臂功能;陈旧骨折不愈合。

手术方法:在臂丛神经阻滞麻醉或高位硬膜外麻醉下手术。在尺骨嵴上做纵形切口,骨膜下剥离,直接暴露骨折端。牵引、手法复位桡骨头,克服尺骨成角畸形,恢复长度,复位尺骨。用动力加压接骨板螺钉固定,也可选用髓内针固定。若尺骨在直视下复位困难,应怀疑桡骨头复位不良或桡骨头复位后十分不稳定,很容易再脱位,表示环状韧带嵌入关节窝,此时应在肘桡侧另做切口,以后外侧切口暴露桡骨头及关节窝,松解嵌入的环状韧带,将桡骨头复位,修复环状韧带,然后再做尺骨复位与内固定。

（3）术后处理

术后用石膏托板在屈肘 90°位固定 3 周,待环状韧带修复后,开始主动功能训练。对于陈旧性骨折畸形愈合者,可行截骨术矫正畸形;对于骨折不愈合者,可取自体髂骨植骨,重新内固定。

（三）Galeazzi 骨折

Galeazzi 骨折是指桡骨远端 1/3 骨折合并尺骨小头脱位。由 Galeazzi 于 1934 年首先报道,并以他的名字命名。

1. 病因与分型

Galeazzi 骨折可由桡骨下端遭受直接暴力或间接暴力引起。当前臂极度旋前位遭受暴力打击时,使桡骨远端 1/3 发生骨折,同时尺骨小头向背侧脱位。常合并三角纤维软骨损伤及尺骨茎突撕脱骨折。在前臂极度旋前位,手掌桡侧着地摔倒时,力从掌侧经桡骨向上传导,产生桡骨远端 1/3 骨折及尺骨小头脱位。无论直接暴力或间接暴力,可发生以下几种移位:①桡骨远折端向近侧移位;②尺骨小头向背、尺侧脱位;③下尺桡关节分离。

根据骨折移位方向及复位后骨折的稳定性,将 Galeazzi 骨折分为三型:Ⅰ型(稳定型),桡骨为横形骨折;Ⅱ型(不稳定型),桡骨为斜形或粉碎性骨折;Ⅲ型(特殊型),尺桡骨远侧 1/3 同时骨折。各型均合并尺骨小头脱位或下尺桡关节分离,或儿童尺骨下端骨骺分离(图 2-8-34)。

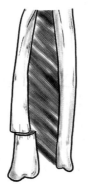 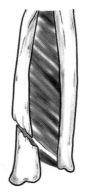 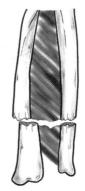

Ⅰ型:稳定型　　　　Ⅱ型:不稳定型　　　　Ⅲ型:特殊型

图 2-8-34　Galeazzi 骨折的分型

2.临床表现与诊断

在直接暴力或间接暴力损伤后,前臂远侧出现疼痛、肿胀,前臂远端成角或短缩畸形,尺骨小头突起,活动障碍;检查发现局部压痛,桡骨有假关节活动,即可做出 Galeazzi 骨折的临床诊断。腕关节的正侧位 X 线片可明确骨折的部位、类型、移位方向等。

3.治疗

对 I 型 Galeazzi 骨折可在臂丛麻醉下行手法复位,石膏或夹板固定。对 II、III 型骨折,手法复位不易成功,即使复位良好,因旋前方肌、肱桡肌的牵拉,易发生再移位,因此主张行切开复位,动力加压接骨板螺钉内固定术,并尽可能修复下尺桡关节的稳定性。

对尺骨小头脱位可采用手法复位治疗。复位后如何稳定下尺桡关节的关系十分重要,在前臂中立位超过腕关节的石膏固定,可使撕裂关节囊及韧带自行修复,如果复位后尺骨小头不稳定,可做尺骨下段背侧切口,暴露尺桡下关节,修复三角纤维软骨和背侧关节囊、韧带。可由尺骨下端穿入克氏针直到桡骨,暂时固定下尺桡关节,2～3 周后拆除克氏针。

陈旧性骨折畸形愈合会影响功能,应行截骨矫正术。陈旧性尺骨小头脱位,影响前臂旋转功能或症状严重者,可行尺骨小头切除术,或下尺桡关节融合、尺骨小头近端截骨、假关节成形术。

第九节　桡骨远端骨折

一、解剖概要

桡骨远端骨折(fracture of distal end of radius)是指距桡骨远端关节面 3 cm 以内的骨折。这个部位是骨松质与骨皮质的交界处,为解剖薄弱处,一旦遭受外力,容易骨折。桡骨远端关节面呈由桡侧向尺侧、由背侧向掌侧的倾斜,分别形成尺倾角(20°～25°)和掌倾角(10°～15°)(图 2-8-35)。桡骨远端尺侧与尺骨小头桡侧,构成下尺桡关节,与上尺桡关节一起,构成前臂旋转活动的解剖学基础。桡骨茎突位于尺骨茎突平面以远 1～1.5 cm,尺桡骨下端共同与腕骨近侧列形成腕关节。

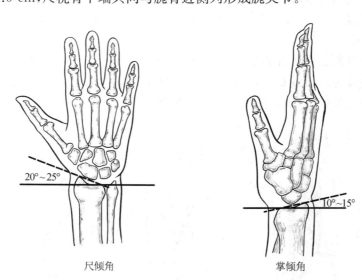

尺倾角　　　　　　　　掌倾角

图 2-8-35　桡骨远端关节面的尺倾角和掌倾角

二、病因与分类

桡骨远端骨折多为间接暴力引起,跌倒时手部着地,暴力向上传导,发生桡骨远端骨折。多发生于中、老年，与骨质量下降有关。直接暴力导致的骨折较少。

桡骨远端骨折有多种分类方法，AO 分类法是将尺桡骨远端均包含在内。A 型为关节外骨折，A1 型为尺骨骨折，桡骨完整；A2 型为桡骨简单骨折或嵌插骨折，若伴有向背侧移位，即伸直型骨折（Colles 骨折），伴有向掌侧移位即屈曲型骨折（Smith 骨折）；A3 型为桡骨简单骨折或粉碎骨折，可以是楔形、嵌插、复杂粉碎骨折。B 型为部分关节内骨折，B1 型为桡骨矢状面部分关节内骨折；B2 型为桡骨背侧缘部分关节内骨折，即巴顿骨折（Barton 骨折），伴腕关节向背侧脱位；B3 型为桡骨掌侧缘部分关节内骨折，即反Barton 骨折，伴有腕关节向掌侧脱位。C 型为完全关节内骨折，C1 型为桡骨干骺端及关节内简单骨折；C2 型为桡骨干骺端粉碎骨折，关节内简单骨折；C3 型为桡骨关节面粉碎骨折，伴有干骺端简单骨折或粉碎骨折。临床上习惯于依据受伤机制的不同，将桡骨远端骨折分为伸直型、屈曲型及粉碎性骨折。

（一）伸直型骨折

由 Abraham Colles 于 1814 年详细描述了这种骨折，因此以他的名字命名，又称为伸直型骨折（Colles fracture）。多由间接暴力引起，通常的受伤机制是腕关节处于背伸位、手掌着地、前臂旋前时受伤，应力通过手掌传导到桡骨下端发生骨折。在骨质疏松者多见。

1. 临床表现和诊断

伤后局部疼痛、肿胀，可出现典型畸形姿势，即侧面看呈"银叉"畸形，正面看呈"枪刺样"畸形（图 2-8-36）。检查局部压痛明显，腕关节活动障碍，皮下出现瘀斑。X 线片可见骨折端有以下几种移位表现：桡骨远骨折端向背侧移位；远端向桡侧移位（图 2-8-37）；骨折端向掌侧成角；近端嵌入远端，桡骨短缩，或远端呈粉碎骨折；桡骨远端旋转。因此表现出典型的畸形体征。可同时伴有下尺桡关节脱位及尺骨茎突撕脱骨折，可合并三角纤维软骨损伤。

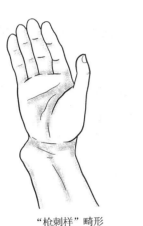
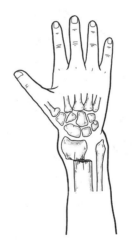
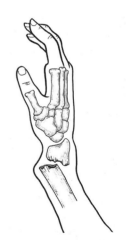

"枪刺样"畸形　　　　　"银叉"畸形

图 2-8-36　伸直型桡骨下端骨折后手的畸形　　　　图 2-8-37　伸直型桡骨下端骨折的典型移位

2. 治疗

1）保守治疗

以手法复位外固定为主要治疗方法。局部麻醉，肩外展 90°，一名助手一手握住拇指，另一手握住其余手指，沿前臂纵轴，向远端持续牵引，另一助手握住肘上方行反牵引。待克服重叠畸形后，术者双手握住腕部，拇指压住骨折远端向远侧推挤，用二至五指顶住骨折近端，加大屈腕角度，取消成角，然后向尺侧挤压，缓慢放松牵引，在屈腕、尺偏位检查骨折对位对线情况及稳定情况。在屈腕、尺偏位用超腕关节小夹板固定或石膏夹板固定 2 周，水肿消退后，在腕关中立位继续用小夹板或改用前臂管型石膏固定。

2）切开复位内固定

手术治疗的目的是恢复下尺桡关节的正常解剖关系，恢复桡骨远端关节面的完整性。

（1）手术适应证：严重粉碎骨折，桡骨远端关节面破坏；手法复位失败，或复位成功，外固定不能维持复位以及嵌插骨折，导致尺、桡骨远端关节面显著不平衡为手术适应证。

（2）手术方法：经桡掌侧切口，于桡侧腕屈肌腱和桡动脉之间暴露骨折端，用"T"形接骨板固定（图 2-8-38），若骨折块碎裂、塌陷，有骨缺损，经牵引复位后，分别于桡骨及第二掌骨穿针，用外固定支架维持复位，取髂骨植骨，充填缺损，用螺钉或钢针固定。6～8 周后可取消外固定支架。

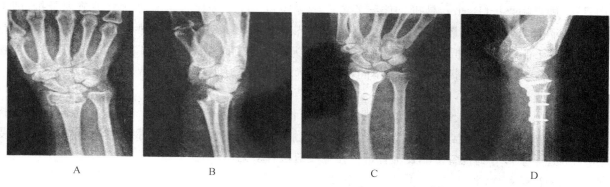

图 2-8-38　伸直型骨折的"T"形接骨板内固定
A、B. 术前正侧位；C、D. 术后正侧位

3）康复治疗

无论手法复位或切开复位，术后均应早期进行手指屈伸活动。4～6 周后可去除外固定，逐渐开始腕关节活动。骨折愈合后，桡骨下端因骨痂生长，或由于骨折对位不良，使桡骨背侧面变得不平滑，拇长伸肌腱在不平滑的骨面反复摩擦，导致慢性损伤，可发生自发性肌腱断裂，此时可行肌腱转移术修复。若骨折短缩畸形未能纠正，使尺骨长度相对增加，尺、桡远端关节面不平衡，常是后期腕关节疼痛及旋转障碍的原因，可行尺骨短缩术。

（二）屈曲型骨折

1847 年，Smith 首先详细描述了与 Colles 骨折不同特点的桡骨远端屈曲型骨折，并以他的名字命名。屈曲型骨折（Smith fracture）常由于跌倒时，腕关节屈曲、手背着地受伤引起，或手掌着地，前臂处于旋后位受伤引起；也可因腕背部受到直接暴力打击发生。屈曲型骨折发生率小于伸直型骨折。

Thomas 将此类骨折分为三型：Ⅰ型为关节外骨折，骨折线为横形，远折端向掌侧移位，向背侧成角；Ⅱ型骨折线为斜形，由远背侧斜向近掌侧；Ⅲ型为关节内骨折，骨折线穿过关节，并向近侧、掌侧移位。在 AO 分类中可属于 A 型或 B 型。

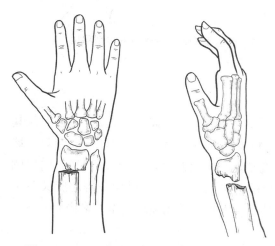

图 2-8-39　屈曲型桡骨下端骨折的典型移位

1. 临床表现与诊断

受伤后，腕部下垂，局部肿胀，腕背侧有皮下瘀斑，腕部活动受限。体格检查示局部有明显压痛，尺桡骨茎突关系异常。X 线片可发现典型移位，近折端向背侧移位，远折端向掌侧、尺侧移位，与伸直型骨折移位方向相反，称为反 Colles 骨折或 Smith 骨折（图 2-8-39）。可伴有尺骨茎突骨折，很少出现嵌入骨折。

2. 治疗

主要采用手法复位，夹板或石膏固定。复位手法与伸直型骨折相反，基本原则相同。由于复位后维持复位位置较困难，因此有学者主张在前臂旋后位用长臂石膏屈肘 90°位固定 5～6 周。复位后若极不稳定，外固定不能维持复位者,行切开复位,用接骨板或钢针内固定。

（三）巴顿骨折

这是桡骨远端骨折的一种特殊类型,仅累及桡骨远端的掌侧或背侧部分关节面。由 Barton 于 1938 年首先描述,并用他的名字命名,沿用至今,称为 Barton 骨折。患者在腕背伸、前臂旋前位跌倒,手掌着地,暴力通过腕骨传导,撞击桡骨远端关节面背侧发生骨折,腕关节也随之向背侧移位。临床上表现为与 Colles 骨折相似的"银叉"畸形及相应的体征。X 线片可发现桡骨远端背侧缘关节面骨折,骨折块呈楔形,腕关节随骨折块一起向背侧、近侧移位。当跌倒时,腕关节屈曲、手背着地受伤,应力由腕背传导至桡骨远端掌侧,导致掌侧关节面骨折,腕关节随骨折块一起向掌侧、近侧移位,称为反 Barton 骨折,较少见,临床上常漏诊或错误诊断为腕关节脱位,或诊断为 Colles 骨折。只要仔细阅读 X 线片,诊断并不困难。为了更清楚地了解骨折情况,可做 CT 扫描及三维重建(图 2-8-40)。

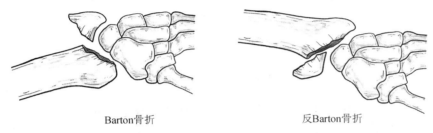

Barton骨折 　　　　　　　　　　　　反Barton骨折

图 2-8-40　Barton 骨折的典型移位

无论是掌侧或背侧桡骨远端关节面骨折,均提倡首先采用手法复位、夹板或石膏外固定方法治疗。复位后很不稳定者,可切开复位、钢针内固定。有学者主张用掌侧托状接骨板固定治疗反 Barton 骨折获得了较好的功能恢复(图 2-8-41)。

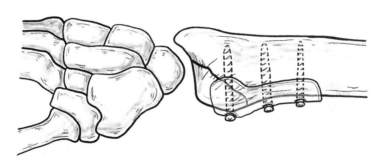

图 2-8-41　Barton 骨折的掌侧接骨板固定

第十节　手　外　伤

手是人区别于动物的重要器官之一,上肢的功能集中表现在手部。手部创伤、疾病的诊治涉及范围广、十分复杂,手外科已经成为一门独立的学科。

手部解剖复杂,组织结构精细,解剖学中已有详细论述,这里仅就与手外伤诊断与治疗有关的手的姿势加以描述。手的姿势有休息位和功能位,这是两个根本不同的概念。

手的休息位,是手处于自然静止状态的姿势。此时,手内在肌和外在肌、关节囊、韧带的张力处于相对平衡状态。表现为腕关节背伸 10°～15°,轻度尺偏。掌指关节和指间关节半屈曲位,从示指到小拇指,越向尺侧,屈曲程度越大,当腕关节被动背伸则手指屈曲程度增加,腕关节掌屈时手指屈曲程度减少。各指尖指向腕舟骨结节,拇指轻度向掌侧外展,其指腹接近或触及示指远侧指间关节桡侧(图 2-8-42)。如屈指肌腱损伤,则该手指处于伸直位,手休息位发生改变。

手的功能位是手可以随时发挥最大功能的位置,如张手、握拳、捏物等。表现为腕关节背伸 20°～25°,轻度尺偏。拇指处于对掌位,其掌指关节和指间关节微屈。其他手指略微分开,掌指关节及近侧指间关节半屈位,远侧指间关节轻微屈曲,各指的关节屈曲位置较一致(图 2-8-43)。手外伤后,特别是估计日后关节功能难以恢复正常,甚至会发生关节强直者,在此位置固定,可使伤手恢复最大的功能。

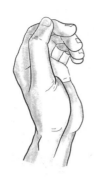 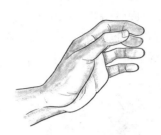

图 2-8-42　手的休息位　　　　图 2-8-43　手的功能位

手是人体在工作中最易受伤的部位。手外伤发生后,医生应通过病史和详细的体格检查了解伤情,以确定初期和后期需要进行的处理。

病史应准确、简明地提供下列信息:①损伤的确切时间(以确定损伤至治疗之间的时间);②已采取的急救措施;③使用的药物及其数量和时间;④损伤的确切机制(以评估挤压、污染的程度和失血量);⑤患者的年龄、职业、用手状况和全身健康情况。

开放性伤口应立即用无菌或洁净敷料覆盖,以防止进一步污染。如果伤口有出血,应对伤口加压,并抬高患手。若仍不能控制出血,用气囊止血带控制出血可奏效,但应记录止血带应用时间并及时放松,防止造成组织缺血性损伤。不应使用止血钳和结扎来控制出血,因为可能损伤完好的血管和神经,以致影响后期的修复。

一、检查与诊断

对患者的检查应包括全身情况及其他可能危及患者生命的损伤。

对伤手应常规进行放射学检查以确定是否有骨折、脱位或异物;评估伤口的尺寸、确定皮肤缺损的范围和深层结构损伤的情况;评估血管神经的功能;检查手的运动功能,发现可能的肌腱损伤。这些检查可以提供做出恰当的诊断和治疗所需要的大部分信息,但疼痛常常会影响检查结果。

(一)皮肤损伤的检查

由于伤口一期缝合依赖皮肤的活性,因此,估计皮肤损伤的情况十分重要。可通过观察皮肤边缘出血的范围,皮肤颜色的变化和受损皮缘潜行剥离的范围判断皮肤活性。皮肤有活性的一个重要征象是在放开止血带后快速充血,一般在 6 秒左右。

(二)血管损伤的检查

手部血管损伤和血供状况,可通过手指的颜色、温度、毛细血管回流试验和血管搏动来判断。如皮色苍白、皮温降低、指腹瘪陷、毛细血管回流缓慢或消失、动脉搏动消失,表示动脉损伤。如皮色发绀、青紫、肢体肿胀,则可能为静脉回流障碍。

手部血运丰富,侧支循环多,主要靠尺动脉和桡动脉供血。尺、桡动脉在手掌部有掌浅弓和掌深弓相互沟通,手掌的两动脉弓完整时,尺、桡动脉的单独损伤,很少会引起手部血循环障碍。Allen 试验可检查尺、桡动脉是否通畅和两者间的吻合情况:让患者张开、握紧手 3 次,用力握拳,将手中血液驱至前臂,检查者用两手拇指分别用力按压前臂远端尺、桡动脉,不让血流通过,再让患者伸展手指,此时手部苍白缺血,然后放开压迫的尺动脉,让血流通过,则全手迅速变红。重复上述试验,然后放开压迫的桡动脉,全手也迅速变红。若放开尺动脉或桡动脉压迫后,手部仍呈苍白,则表示该动脉断裂或栓塞。

（三）神经损伤的检查

手部的运动和感觉功能由来自臂丛神经根的正中神经、尺神经和桡神经支配,手外伤时所致的神经损伤主要表现为手部感觉功能和手内在肌功能障碍。

正中神经支配除拇内收肌外的大鱼际肌、第1、2蚓状肌,损伤后致拇指对掌功能障碍及拇、示指捏物功能障碍。尺神经深支支配除正中神经支配肌肉以外的手内肌,包括第3、4蚓状肌、全部骨间肌、小鱼际肌及拇内收肌。这些肌肉参与完成手指的快速、灵巧的运动。桡神经在腕部以下无运动支。

检查伤手部神经的感觉功能时,除了了解正中、尺、桡神经的典型感觉分布外(图2-8-44),还应该重点记住它们分别位于示指指腹、小指指腹及拇示指指蹼的自主感觉区。

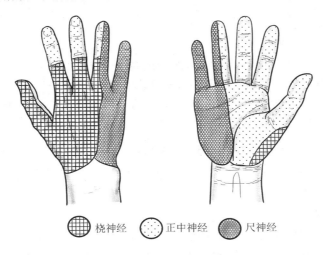

⊞ 桡神经　⊙ 正中神经　● 尺神经

图 2-8-44　支配手部感觉功能的主要神经分布

（四）肌腱损伤的检查

即使手部没有明显的畸形,手的姿势也常能提示是哪条屈肌腱损伤,当一个手指的深、浅屈肌腱都断裂时,手指处于非自然的过伸位置,与正常指比较将更加明显。指屈肌腱损伤时,可以试用以下几种被动的手法检查加以确定：如果在固定近侧指间关节的情况下,远侧指间关节不能主动屈曲,表示指深屈肌腱断裂(图2-8-45);将相邻手指固定于完全伸直位,如患者能主动屈曲伤指近侧指间关节,则表明指浅屈肌腱未断(图2-8-46)。检查拇长屈肌腱功能,固定拇指近节,如果患者不能主动屈曲指间关节,则表明拇长屈肌腱断裂。

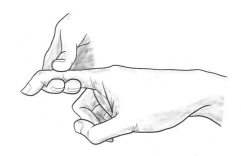

图 2-8-45　指深屈肌腱断裂

固定近侧指间关节,远侧指间关节不能主动屈曲

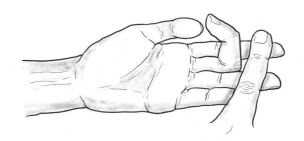

图 2-8-46　指浅屈肌腱断裂

将相邻手指固定于完全伸直位,如不能主动屈曲伤指近侧指间关节

对伸指肌腱损伤的正确判断,需要全面地掌握伸肌腱的相对复杂的解剖。不同部位伸指肌腱损伤造

成的典型畸形如图 2-8-47 所示。

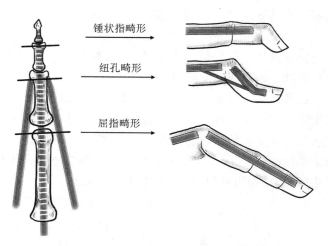

图 2-8-47 伸指肌腱在不同部位断裂后的典型表现

远侧指间关节处损伤,伸肌腱附着点处撕脱损伤,表现为锤状指畸形;近侧指间关节处损伤,伸肌腱中央束断裂,侧束就不能起伸指作用,反而使近侧指间关节屈曲,远侧指间关节过伸,形成典型的"纽孔"畸形;掌指关节处损伤,常伴中央束断裂,伸指受限

指伸肌腱在远、近指间关节之间断裂的早期,因关节囊及其他软组织尚未被强大的指深屈肌腱拉长,所以外观上可能没有明显的槌状指畸形,只有远侧指间关节主动伸直功能丧失。因为有近端联合腱的存在,可以防止伸肌腱向近端回缩。

（五）骨关节损伤的检查

手部骨折脱位的临床表现有肿胀、压痛、畸形、不稳、活动障碍等。如手指明显缩短、旋转、成角或侧偏畸形及异常活动者则可明确有骨折脱位的存在。评估骨折脱位,应该拍摄包括斜位片在内的多角度 X 线片,对于重叠的腕骨及复杂关节内骨折,CT 能够提供更多的信息以制订手术计划。

检查腕关节和手指各关节功能时,以关节完全伸直位为 0°,各关节活动范围存在个体差异,检查时应注意双侧对比。正常情况下,腕关节掌屈 50°～60°,背伸 50°～60°,桡偏 25°～30°,尺偏 30°～40°;手指掌指关节屈曲 80°～90°,过伸 0°～20°;近侧指间关节屈曲 90°～10°,伸 0°;远侧指间关节屈曲 70°～90°,伸 0°。手指以中指为中心,远离中指为外展,靠拢中指为内收,内收外展的活动度为 30°～40°。拇指的活动与其他手指不同,掌指关节屈伸范围大者可达 90°,一般为 30°～40°,指间关节为 80°～90°。拇指外展即拇指与手掌垂直方向伸展为 90°,内收至示指近节桡侧为 0°,拇指对掌指拇指指腹与小指指腹对合（图 2-8-48）。

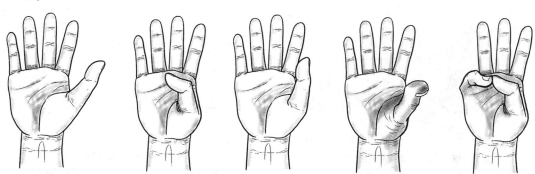

图 2-8-48 拇指的活动

自左向右依次为伸、屈、内收、外展、对掌

二、手外伤的治疗

急性手外伤的治疗目的是维持或恢复肢体远端血供,预防感染,挽救损伤部分和促进一期愈合,从而恢复手的功能。损伤的神经和肌腱可在初期处理时修复,但更重要的是彻底清创、骨折和脱位的正确复位固定以及闭合或覆盖伤口。

（一）早期彻底清创

清创的目的是清除异物,彻底切除污染和损伤严重失去活力的组织,使污染创口变成清洁创口并避免感染,达到一期愈合。一般应争取在伤后6～8小时内进行,时间较长的创口应根据污染程度而定。清创应在良好的麻醉和气囊止血带控制下进行,可以使术野清晰。

使污染伤口转变为清洁伤口后,应对伤口深处的组织,包括暴露的骨骼、肌腱、血管和神经按解剖结构有序地进行评估和修复。

（二）组织修复的顺序

确定损伤组织修复的先后顺序非常重要。伤口清洁后,应立即或在几天内重建骨骼架构。否则,软组织挛缩后会导致修复困难或需行移植术。即使伤口不能关闭,也应重建骨骼架构,最好是在5天内关闭伤口。若损伤和伤口情况允许,应在初期或二期缝合伤口时修复肌腱和神经。在等待修复期间,神经将回缩,这种情况尤其多见于手指和手掌。因此,应将神经断端用缝线标记,不必连在一起,而是缝在手掌的软组织上。若神经和肌腱的修复被延迟,可后期行修复或重建术。

1. 动脉损伤的处理

前臂和腕部桡、尺动脉的最佳处理方法仍有着争议。如果手掌动脉弓完好无损,那么一条动脉断裂后,手仍可能存活和行使功能。但后期可能出现疼痛、不能耐受寒冷和无力等。如果年轻人只有一条动脉损伤而无神经损伤,且未损伤动脉能够提供足够的循环,结扎损伤动脉仍是一个有效的方法。而在年幼或年老患者,未损伤动脉提供的循环不能满足需要,特别是伴有神经损伤时,则应修复损伤动脉。假如两条动脉都被切断,则应全部修复,对年老患者和伴有神经损伤的患者,更应修复两条动脉。掌动脉弓和指动脉损伤时,若循环障碍影响指的存活,则应探查和修复。此类损伤的修复通常需用显微血管技术。

2. 骨折与脱位的处理

治疗原则为早期复位和获得稳定的固定,闭合创口防止感染,早期功能锻炼防止关节僵直。移位的骨折、脱位需要尽早复位,以减轻对软组织的损伤及对血管神经的压迫。骨折的愈合需要骨折端良好的接触和稳定的固定。对于多数掌、指骨骨折来说,闭合复位、适当的夹板固定和在保护下活动会取得良好的疗效。在下列情况,需要行切开复位内固定或闭合复位经皮克氏针固定:①骨折移位累及较大的关节面;②骨折是一个大的韧带或肌腱撕脱的一部分;③骨折断端嵌插软组织,妨碍手法复位;④骨折不经内固定,不能维持复位;⑤开放性骨折,可通过克氏针、缝线、钢板、螺钉,甚至外固定架等方法来固定（图2-8-49）。通常不应该对严重的闭合粉碎性骨折进行切开复位,因为不可能将很多骨折碎片解剖复位内固定,有时可采用有限切开经皮穿针固定。

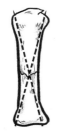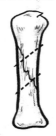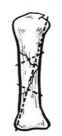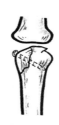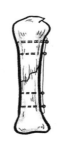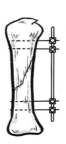

图 2-8-49　掌指骨骨折的固定方法

从左到右依次为横形骨折克氏针交叉固定,斜形骨折克氏针平行固定,楔形骨折克氏针交叉
固定,掌骨头骨折螺钉固定,骨干骨折钢板螺钉固定,骨干骨折外固定架固定

手部脱位多见于近指间关节,闭合性脱位可以通过闭合复位夹板固定来处理,如果关节脱位复位后仍旧不稳定,需要探查侧副韧带。

3. 肌腱损伤的处理

如果肌腱撕裂50%以上,处理方法与肌腱完全断裂相同,先进行腱芯缝合,然后用6-0尼龙线连续缝合肌腱表面。如有条件,应修复屈肌腱鞘。如果撕裂不足50%,特别是在30%以内者,应修剪撕裂处使之平滑并修复腱鞘,以免撕裂的肌腱瓣嵌顿或呈扳机状嵌于腱鞘缺损处。

对于洁净的锐器伤所致的肌腱损伤应一期修复,如果未进行一期修复,4周后由于肌腱韧带的牵拉会造成肌腱断端近端的回缩,通常不可能二期修复而需要进行肌腱移植。

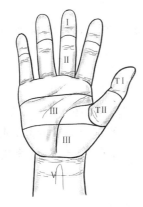

图 2-8-50 手的屈肌腱分区

手掌特定的解剖结构会影响肌腱修复的方法和效果。Verdan 根据各部位的特点将屈面分成5个区(图2-8-50):Ⅰ区从指浅屈肌腱止点以远至指深屈肌腱止点;Ⅱ区位于滑车关键区(Bunnell "无人区"),指从远侧掌横纹到指浅屈肌腱止点之间的区域;Ⅲ区由蚓状肌的起始部组成,指自腕横韧带远侧缘至滑车关键区起始处或第一环状韧带起始处之间的区域;Ⅳ区为腕横韧带覆盖的区域;Ⅴ区指腕横韧带近端包括前臂。Ⅱ区为屈指深、浅肌腱交汇分离处,且与滑车粘连的风险较高,修复时尤应注意。

肌腱缝合的方法很多,如双套圈编织缝合法、Bunnell 缝合法、双环缝合法、Kessler-Tajima 缝合法、Bevel 缝合法等(图2-8-51)。缝合方法的选择可根据肌腱损伤的情况以及术者的技术和条件来决定。近年来有采用显微外科缝合法,其目的是尽量减少对肌腱血供的影响,利于肌腱愈合和减少粘连。

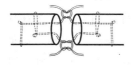 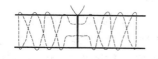 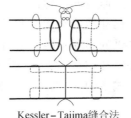 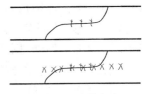

双套圈编织缝合法　　　　Bunnell缝合法　　　　Kessler-Tajima缝合法　　　　Bevel缝合法

图 2-8-51 不同的肌腱缝合方法

4. 神经损伤的处理

清洁的锐器伤所致神经损伤应该一期修复,以排除因为神经断端回缩而进行神经移植的风险。但在枪伤、钝器压榨等造成神经挫伤的情况下,不能立刻判断出轴突损伤的程度范围,不宜一期修复神经。

神经断端外膜的显微缝合是最常用的修复技术,神经需要在无张力下修复,如果神经拉伸超过10%就会影响外膜的血运而影响愈合。神经节段性损伤或挫伤后,清除不适合直接修复的神经会造成神经缺失,小节段缺失可以通过神经两端的游离来解决,如果缺失较多造成断端张力较大,则需要采用神经移植或神经导管桥接。尽管能够成功桥接人类周围神经,但缺损的长度范围还无统一标准,许多外科医生认为用可吸收神经导管能够修复缺损在2 cm以内的周围神经。神经移植是修复大的混合神经和臂丛的"金标准"。

5. 闭合伤口

一期闭合伤口的目的是获得早期愈合,防止感染,减少肉芽组织、水肿和广泛瘢痕形成。

锐器所致的"清洁"伤口应一期闭合。但农用机械伤、人和动物咬伤、高速枪弹伤等伤口因软组织污染严重,不建议一期闭合。

大多数切割伤口可通过简单的皮肤直接缝合关闭。如果皮肤有缺损而无深层组织(神经、肌腱、关节或皮质骨）外露，应立即用断层皮片覆盖缺损，偶尔也用全厚皮片覆盖。当皮肤缺损使深层组织显露时，需行皮瓣移植，其可覆盖软组织缺损并供给充足的营养。皮瓣可以用局部皮瓣，也可以用取自远处的带蒂皮瓣或游离组织瓣。

（三）正确的术后处理

包扎伤口时用柔软敷料垫于指蹼间，注意不可环形压迫，以免影响远端血供。同时抬高患肢，防止肿胀，应用抗生素预防感染，用石膏托将患肢固定，以便组织修复愈合。患手一般应固定于功能位，血管神经和肌腱修复后固定的位置应确保修复的组织无张力。固定时间依修复组织的性质而定，如血管吻合后固定 2 周，肌腱缝合后固定 3～4 周，神经修复后根据有无张力固定 4～6 周，关节脱位固定 3 周。根据组织损伤和修复的不同，尽早开始功能锻炼。

三、断肢（指）再植

断肢（指）是指外伤所致的肢体离断，按损伤程度分为完全性离断和不完全性离断。没有任何组织相连或虽有残存的损伤组织相连，但在清创时必须切除的，称为完全性离断；肢体骨折或脱位伴 2/3 以上软组织断离、主要血管断裂，不修复血管远端肢体将发生坏死的称为不完全性离断。

1962 年，美国波士顿的 Malt 和 McKhann 首次成功地再植一个完全离断的儿童上臂，1963 年中国上海的陈中伟首次报道了吻合血管的前臂断肢再植成功，1965 年又完成了手指离断再植。在这些先驱们的努力下，世界各地的显微外科医生已成功进行了手指、手、足和肢体的再植。文献显示，肢体再植的存活率为 40%～80%，腕部或紧邻腕部的近侧再植具有稳定而满意的存活率（80%～90%）。现在，断肢（指）再植不仅应注重成活率的提高，更应注重再植肢体的有效功能的恢复。

（一）适应证

断肢（指）再植的成功与否取决于患者和外科医生两个方面，再植没有绝对的适应证，以下是多数学者认同的观点，作为相对的指南。

1. 年龄

迄今报告的再植患者有几周大的婴儿，也有年过 70 的老人。年幼患者的手指血管细小，微血管吻合的技术难度大，但预后良好，大多数学者对儿童的离断损伤（包括下肢部分）都考虑再植。再植的年龄上限（超过此限就不应考虑再植）至今尚不十分清楚，神经再生能力差和关节僵硬是限制功能恢复的因素。

2. 损伤的严重程度

就再植后成活和功能恢复而言，预后最好的损伤类型包括：①清洁、锐利的离断伤；②极局限的挤压离断；③近远侧血管损伤很轻的撕脱性离断。理想的情况是肢体没有明显的其他损伤，尤其是近侧和远侧的血管损伤。

3. 损伤平面和离断部位

几乎任何平面的拇指离断都应当考虑再植（拇指提供 40% 以上的手部功能）。如有多指离断，至少在中指和环指位置再植两个手指，可使手指与拇指能良好地配合，完成抓捏动作。许多单指离断的患者没有再植仍能良好地生活，但对某些特种职业者、儿童以及从美学或社会因素方面考虑，就值得再植。

4. 热缺血（缺氧）时间

肌肉在未冷藏情况下（20℃～25℃）缺血 6 小时后会出现不可逆性坏死，因此手掌近端的离断应在此时限内再植。在冷藏的情况下（至 4℃），该时限可延长至 12 小时。对缺乏肌肉的部位（手指），可允许的热缺血时间为 8 小时或更长，在冷藏的情况下，该时限可延长至 30 小时以上。

（二）禁忌证

1. 离断肢体毁损严重、多节段损伤

2. 明显的周围血管病变

糖尿病、类风湿性关节炎、红斑狼疮、其他胶原性血管病以及严重动脉粥样硬化均属于此种情况。

3. 损伤平面高

由于神经再生缓慢且不可预测,以及随之发生的肌肉萎缩和关节僵直,就手功能而言,肩关节附近的再植常常预后不良。经指浅屈肌腱止点近侧,特别是经近侧指间关节的单指离断,不宜再植,因为再植手指常常僵硬,且会妨碍其他手指的活动,影响其他手指的整体功能,但拇指例外。

4. 热缺血(缺氧)时间过长和断离肢体保存不当

骨骼肌经大约 6 小时的完全热缺血后出现不可逆性坏死,较大肢体,如前臂和肘上臂部,断离后 6~8 小时不宜再植,肌肉少的肢(指)体,如手、指,时间可适当延长。如果断肢冷藏在 4℃ 左右,可延长其活力,现在已经成功再植断离 30 小时以上的冷藏手指。若断肢保存不当,如在 0℃ 以下低温冷冻保存、保存在非生理溶液(甲醛、乙醇溶液等),或过度干燥,则存活的可能性极小。

5. 伤前存在畸形或残疾

断肢因某些先天性或获得性疾病已有畸形或残疾。

6. 全身情况不允许

如患者遭受严重、复杂创伤危及生命,严重慢性疾病不能耐受手术,精神病患者故意自残肢体等。

(三) 离断肢体的处理和运输

应优先处理较大的损伤,稳定患者的全身情况,而不是离断的肢体。明显的残肢出血应加压止血,若

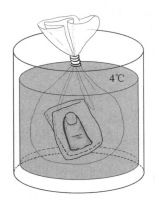

图 2-8-52 断肢的保存

持续出血,暂时应用气囊止血带或血压计的袖带止血。不应使用橡胶等弹力止血带,因随后可能被绷带覆盖而遗忘。离断肢体处理:可用无菌纱布或其他清洁材料包裹断肢,在 4℃ 左右冷藏以延长断肢的活力(图 2-8-52);断肢不与冰或化学消毒剂直接接触,以防加重损伤断肢;不应对断肢血管试行钳夹、解剖、结扎或者插管,这样可能会进一步损害血管。

四、再植

断肢(指)再植是创伤外科各种技术操作的综合,需要良好的外科基本功和娴熟的显微外科操作技术。

首先根据清创的原则,全面清创,在显微镜或放大镜下显露分离动脉、静脉、神经并标记,以便在神经修复和血管吻合时能容易找到。

(一) 缩短骨骼,进行内固定

适当缩短骨骼,无张力地吻合血管和修复神经,拇指离断的骨骼缩短应控制在最低程度。固定指骨和掌骨一般用平行或交叉克氏针,如有可能,穿入的克氏针应不妨碍关节运动(图 2-8-53)。损伤手指关节的离断一般进行一期关节融合术,也可植入硅胶假体保存关节的运动功能。

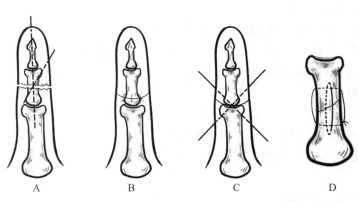

图 2-8-53 手指骨骼固定

A. 通常用两根平行的克氏针或单根克氏针辅以一根斜形的克氏针固定骨骼;B. 未损伤关节附近的离断适合用环形钢丝固定;C. 无法修复的关节处离断损伤,用交叉克氏针进行一期关节融合术;D. 骨块间钢丝

更近侧离断的骨骼处理,可使用髓内钉、接骨板和螺丝钉等,并遵循一般的内固定原则。

（二）修复肌腱

再植时,通常按由深层的骨骼到表浅组织的顺序修复损伤的结构,这样的顺序可能会延迟血管的修复,可以在不危及血管吻合的情况下修复深层肌腱。如果离断部分有挤压或撕裂,离断经过屈指浅肌肌腱止点的近侧,或者肌腱本身已经缺如,通常延迟肌腱移植。

（三）修复血管

修复动脉前,清除近侧动脉残端的血凝块,打开残端,让动脉血自由流出,假如动脉血流出不畅,则可能需要继续解剖、切除血管,也可能需要进行静脉移植。随后用肝素溶液轻轻扩张和冲洗血管断端,清除血栓。关于血管吻合的顺序,随离断的位置、时间等情况而变化。

针对手指,先修复动脉,可在继续再植前估计通过吻合口和流经手指的血流是否充足,还可使指背静脉充盈,这有助于寻找难以发现的静脉。如果离断在手掌、腕部、前臂或者更近侧,并且肢体的血运能够重建,在修复动脉前修复2～3根大静脉,可最大限度地减少失血。如果缺血时间达6小时或更长,先修复动脉可缩短缺血时间,最大限度地降低含有坏死肌肉的肢体再通血运的危险性。

吻合血管采用显微血管吻合方法(图2-8-54),进行无张力的吻合。在显微镜下,找到并用缝线标记动脉和静脉后,轻柔精细地解剖上述血管,使其从周围组织中游离出来,切除内膜损伤段血管;修剪外膜,采用间断缝合法以防血管缩窄,每针都要穿过血管壁的全层,最初两针在血管周径上大约相距120°。其线尾要留长些,作为牵引线,转动血管夹合拢器显露血管后壁,在距最初两针120°处再缝针。在剩余间隙添加缝针完成吻合。直径1 mm的动脉通常需要缝合5～8针,而静脉通常需要缝7～10针。术中不断用肝素化的乳酸盐林格溶液冲洗手术野。

如果遇到血管痉挛,使用温盐水、局部利多卡因、布比卡因、利血平和硫酸镁有助于缓解痉挛。有时动脉和静脉损伤严重,没有满意的近侧血管可与远侧血管吻合,可通过血管移植挽救手指。

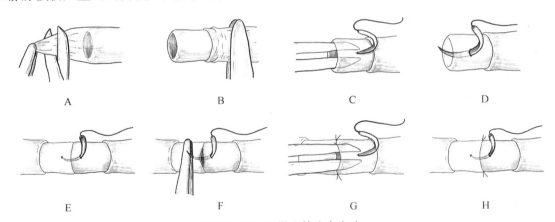

A B C D

E F G H

图2-8-54 显微血管吻合方法

A. 切除外膜,牵拉外膜,切除足够的外膜以免外膜突入血管腔;B. 修剪外膜后血管断端的外观;
C. 第一针的缝合,可用镊子插入血管内对抗支撑避免损伤血管内壁;D. 缝针穿过血管壁的全层,其边距略大于血管壁的厚度;
E. 缝针以同样的边距穿过对侧血管断端;F. 镊子起对抗支撑作用,协助缝针穿过对侧血管断端;G、H. 添加数针缝合完毕

（四）修复神经

如果损伤锐利整齐,通常采用外膜缝合术一期修复神经。手术过程如下:在手术显微镜或放大镜下,显露近侧和远侧神经,用精细的显微剪去除近、远断端神经外膜上多余的疏松组织。利用神经束的内部排列和神经外膜表面的小血管,确定每个神经断端正确的旋转排列,定位损伤神经近侧和远侧断端内位置相似的神经束和束组。用9-0单丝尼龙线缝合神经后面的神经外膜,沿断端周边缝合,尽力使相应的神经束恰当对合,确保神经外膜缝合达到无张力。如果神经损伤的范围广泛,行二期神经移植。

（五）闭合创口

修复全部结构后,如能无张力合拢皮缘,则一期关闭皮肤切口。如果因张力高、皮肤缺损等不能一期关闭皮肤切口,在不暴露神经、血管、骨骼、关节和肌腱的部位可开放创面二期愈合,或者用皮片、皮瓣覆盖。

五、术后处理

患肢用石膏托保护,并用松软的辅料充填在再植手指周围,固定绷带时要避免局部加压,显露手指尖和小块皮肤观察血液循环。

术后早期保暖、禁止患者和探视者吸烟以及适当应用止痛药,可以预防或减少血管痉挛的发生。常单一或联合应用肝素、低分子右旋糖酐、阿司匹林、双嘧达莫(潘生丁)和华法林(香豆定)等抗凝剂,预防血栓形成。

六、再植后循环危象的处理

如果再植肢体出现循环障碍,及时判断和处理可挽救再植肢体。

如果再植肢体发凉,出现苍白和干瘪等,表明动脉供血不足;再植肢体发紫、充血和肿胀,表示静脉回流受阻。在许多情况下,多普勒超声、皮肤温度、氧分压等物理监测相当敏感,足以在临床上发生明显的缺血改变前监测到明显的血流变化。

一旦监测到循环障碍,可采取以下措施:室内应温暖舒适,给予患者足够的止痛药和镇静药,最大限度地减轻其低落情绪;抬高再植部分,以促进静脉回流;医用水蛭(hirudo medicinalis)对缓解静脉瘀血非常有效;松开或去除石膏托和敷料,确保肢体无任何挤压;神经阻滞对血管痉挛有效。

如果再植部分对上述措施没有反应,医生必须根据伤情和经验,决定是否重返手术室探查血管。

七、康复

大多数再植患者可以采用骨骼、肌腱和神经复合伤相似的康复方案,具体康复计划取决于多种因素,特别是伤情和患者的需求。一般说来,最初3周内不进行骨骼、关节或肌腱的明显运动,3周后,鼓励患者进行包括主动、主动辅助、保护下被动伸展等分级康复计划,并以适当的动力和静力的支具和夹板辅助康复。

（袁　锋　李海丰）

？【思考题】

1. 简述 Dugas 征及临床意义。
2. 简述肱骨干骨折的移位特点。
3. 伸直型桡骨远端骨折的典型表现是什么?

第九章 下肢骨折及损伤

人类的下肢每侧有 31 块骨，即髋骨、股骨、髌骨、胫骨、腓骨各 1 块，足部跗骨 7 块（距骨、跟骨、舟骨、骰骨、第 1～3 楔骨），跖骨 5 块，趾骨 14 块。同时下肢有髋、膝、踝三大关节和众多足部的小关节。

下肢损伤累及的解剖结构，由浅入深可包括：皮肤筋膜、肌肉肌腱、血管神经、韧带关节囊以及骨关节等。下肢骨折发生率约为上肢的 2～3 倍。青壮年的下肢骨折多由高能量暴力引起，车祸、高处坠落为常见原因；而老年人则多为低能量损伤，如日常生活的跌倒。

第一节 髋部骨折

髋部骨折（hip fractures）即股骨近端骨折（proximal femoral fractures），包括股骨颈骨折（femoral neck fractures）、股骨转子间骨折（femoral intertrochanteric fractures）和股骨转子下骨折（femoral subtrochanteric fractures）。股骨颈骨折是指发生在股骨头关节面下方至股骨颈基底之间的骨折，因其位于髋关节囊内，又称囊内骨折（intra-capsular neck fracture）。股骨转子间骨折是指发生在股骨颈基底至小转子下缘平面之间的骨折，又称囊外骨折（extra-capsular trochanteric fracture）。股骨转子下骨折是指发生在小转子平面下 5 cm 范围内的骨折（图 2-9-1）。

在老年髋部骨折中，股骨颈骨折约占 50%，转子间骨折占 40%，转子下骨折占 10%。髋部骨折的发生率受年龄、性别、种族、生活习惯、骨质疏松程度、个体活动量等影响。其中女性发生髋部骨折的概率大于男性。我国社会已经处于高度的老龄化状态，2020 年 60 岁以上的老年人口达到 2.48 亿，占总人口的 17.5%。对日常生活中跌倒导致的老年人髋部骨折的诊治，已成为创伤骨科医生的重要工作内容。

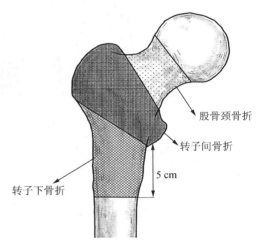

股骨颈骨折

转子间骨折

5 cm

转子下骨折

图 2-9-1 髋部骨折部位

老年髋部骨折有着自身特点。首先，老年人身体储备力下降，通常一个很小的损伤，就会给整个机体造成极大的影响。其次，30% 的骨折患者同时患有 3 种以上内科合并症，如冠心病、高血压、心律不齐、慢性阻塞性肺疾病、糖尿病、脑卒中后遗症、脑梗死、帕金森病、肝脏疾病、肾脏疾病等。也就是说，骨折仅仅是老年人身体的众多问题之一，而且也可能并非是最严重的问题。另外，老年人往往服用多种药物，药物对围手术期的影响也不容小视。因此，创伤骨科医生除了治疗骨折，必须关注患者的全身情况和内科合并症的处理。临床研究显示，骨科与老年内科医生二者结合，形成多学科合作的共同诊疗模式（ortho-geriatric multi-disciplinary co-management approach），发挥各自的专业特长，合作处理老年髋部骨折，能够取得良好的临床治疗效果。

一、股骨颈骨折

（一）解剖概要

股骨颈干角是指冠状面上，颈的长轴线与股骨干纵轴线之间形成的夹角，通常为 110°～140°，平均127°。儿童的颈干角大于成年人。在重力传导时，力线并不沿股骨颈中心线传导，而是沿股骨小转子、股骨颈下缘传导，因此形成骨皮质增厚部分。若颈干角大于 140° 为髋外翻，小于 120° 为髋内翻。

从矢状面上观察，股骨颈的长轴线与股骨干的纵轴线也不在同一平面上（图 2-9-2），股骨颈有向前的12°～15°角，称为前倾角。

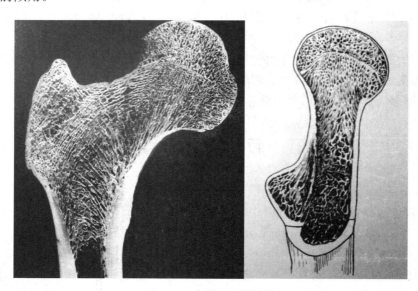

图 2-9-2　股骨近端结构

髋关节的关节囊较大，从各个方向包绕髋臼、股骨头和股骨颈。关节囊包绕的部分没有骨膜，髋关节的后、外、下方则没有关节囊包绕。关节囊的前上方有髂股韧带，在后、上、内方有坐股韧带，是髋关节的稳定结构。

股骨头直径与身高有关系，一般在 40～60 mm。股骨头关节软骨面的厚度在其上方约 4 mm，其他处约 3 mm。股骨头前方被滑膜完全覆盖，后方只有最上一半被覆盖。股骨颈的长短与形状可有较大变异。

在股骨近端髓腔内有一致密的、垂直方向的骨板，称为股骨矩。它起始于股骨干上端后内侧，向大转子方向延伸，与股骨颈后侧骨皮质融合为一体。股骨上部骨密度随年龄增大而降低。

成人股骨头的血液供应：①股骨头圆韧带内的小凹动脉，提供股骨头凹部的血液循环；②股骨干滋养动脉升支，沿股骨颈进入股骨头；③旋股内、外侧动脉的分支，是股骨头、颈的重要营养动脉。旋股内侧动脉发自股深动脉，在股骨颈基底部关节囊滑膜反折处，分为骺外侧动脉、干骺端上侧动脉和干骺端下侧动脉进入股骨头，骺外侧动脉供应股骨头 2/3～4/5 区域的血液循环，是股骨头最主要的供血来源，旋股内侧动脉损伤是导致股骨头缺血坏死的主要原因。旋股外侧动脉也发自股深动脉，其分支供应股骨头小部分血液循环。旋股内、外侧动脉的分支互相吻合，在股骨颈基底部形成动脉环，并发出分支营养股骨颈（图 2-9-3）。

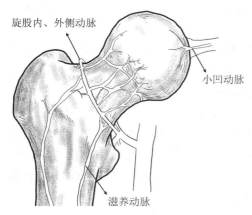

旋股内、外侧动脉

小凹动脉

滋养动脉

图 2-9-3　股骨头血供

（二）病因、病理及分类

发病年龄随人口老化逐年增高，90％以上的老年人股骨颈骨折为"低能量"型损伤。老年人发生骨折有两个基本因素，骨质疏松导致骨强度下降，加之股骨颈上区滋养血管孔密布，均可使股骨颈生物力学结构削弱，使股骨颈变得脆弱。另外，因老年人髋周肌群退变，反应迟钝，不能有效地抵消髋部有害应力，加之髋部受到应力较大（体重2～6倍），局部应力复杂多变，因此不需要多大的暴力（如平地滑倒、由床上跌下或下肢突然扭转），甚至在无明显外伤的情况下都可能发生骨折。而青壮年股骨颈骨折，往往由于严重损伤如车祸或高处跌落致伤。

股骨颈骨折分类方法有多种，概括起来可分为3类：根据骨折的解剖部位分类；根据骨折线的方向分类；根据骨折移位程度分类。

1. 按解剖部位分类

分为头下型、经颈型和基底型3型。其中头下型和经颈型属于关节囊内骨折，而基底型则属于关节囊外骨折。头下型是指位于股骨颈上部的骨折，基底型是指位于股骨颈基底部与粗隆间的骨折（图2-9-4）。

2. 按骨折线方向分类

1935年，Pauwels根据骨折线与两侧髂嵴连线的夹角，将股骨颈骨折分为3型：Ⅰ型夹角≤30°；Ⅱ型夹角≤50°；Ⅲ型夹角＞50°。Pauwels认为，夹角越大，说明骨折线越垂直，骨折端受到剪式应力越大，骨折越不稳定（图2-9-5）。

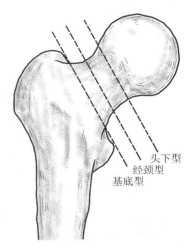

头下型
经颈型
基底型

图2-9-4 按解剖部位分类

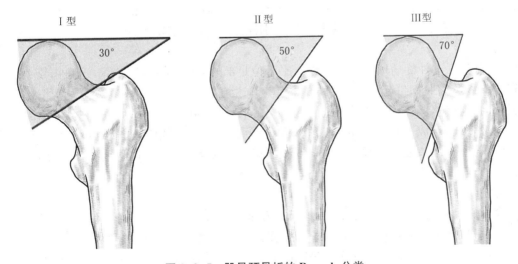

Ⅰ型　30°　　Ⅱ型　50°　　Ⅲ型　70°

图2-9-5 股骨颈骨折的Pauwels分类

3. 按骨折移位程度

1961年，Garden将其分为4型。Ⅰ型不完全骨折，即股骨颈尚有部分骨质未折断，股骨颈下方骨小梁完整，该型包括所谓"外展嵌插型骨折"；Ⅱ型完全骨折，但无移位；Ⅲ型完全骨折，部分移位，该型骨折X线片上可以看到骨折远端上移、外旋，股骨头常后倾，骨折端尚有部分接触；Ⅳ型完全骨折，完全移位，该型骨折X线片上表现为骨折端完全无接触，而股骨头与髋臼相对关系正常。Garden分型中自Ⅰ型至Ⅳ型，股骨颈骨折严重程度递增，而不愈合率与股骨头缺血坏死率也随之增加。Eliasson等人（1988）建议将股骨颈骨折简单地分为无移位型（Garden Ⅰ、Ⅱ型）及移位型（Garden Ⅲ、Ⅳ型）（图2-9-6）。

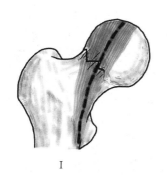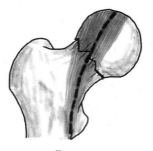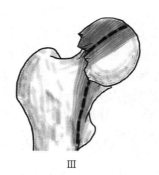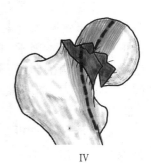

Ⅰ   Ⅱ   Ⅲ   Ⅳ

图 2-9-6　股骨颈骨折的 Garden 分型

（三）临床表现和诊断

典型的股骨颈骨折诊断并不困难，主要依据病史、体格检查、影像学检查等。

1. 症状

外伤后髋部疼痛，不敢站立和走路，应想到股骨颈骨折的可能。

2. 体征

（1）疼痛：除髋部疼痛外，移动患肢时疼痛更为明显。在患肢足跟部或大粗隆部叩击时，髋部也感疼痛，在腹股沟韧带中点下方常有压痛。

（2）肿胀：股骨颈骨折多系囊内骨折，骨折后出血不多，又有关节外丰厚肌群的包围，因此，伤后外观上少有出现髋部肿胀及瘀斑。

（3）功能障碍：移位骨折患者在伤后就不能坐起或站立，但也有一些无移位的线状骨折或嵌插骨折病例，在伤后仍能走路或骑自行车。对这些患者要特别注意，不要因遗漏诊断使无移位稳定骨折变成移位的不稳定骨折。

（4）畸形：患肢可有外旋畸形和下肢短缩。平卧位足部外旋畸形在 45°～60°，这是由于囊内骨折的骨折远端仍有关节囊及髂股韧带起稳定作用，若外旋畸形达到 90°，应怀疑转子间骨折；有移位骨折时，远端受肌群牵引而向上移位，肢体测量可发现患肢短缩，在平卧位，由髂前上棘画一垂线，再由大转子与髂前上棘的垂线画水平线，构成三角（Bryant 三角），股骨颈骨折时，此三角底边较健侧缩短。在侧卧位半屈髋，由髂前上棘与坐骨结节之间画线，为 Nelaton 线，正常情况下，大转子在此线上，若大转子超过此线之上，表明大转子有向上移位。

3. 影像学检查

影像学检查是明确骨折部位、类型、移位情况、选择治疗方法的重要依据。有髋部外伤疼痛者，均应行 X 线检查。标准的髋部创伤摄片包括 3 张：骨盆正位、伤侧髋关节正位、伤侧股骨近端侧位。如果骨折线显示不清，则在轴向牵引下内旋髋关节，拍摄正位片。如果普通 X 线片没有发现明显的异常，但患者的临床症状、体征（髋关节活动时腹股沟疼痛或轴向叩击痛）高度怀疑骨折，则可行 MRI 检查以明确有无隐匿的骨折。

（四）青壮年股骨颈骨折容易出现的问题

1. 股骨颈骨折不愈合

移位的股骨颈骨折，尤其是股骨颈后壁破裂有骨缺损者，骨不连发生率较高。应用牵引或石膏治疗者，骨不连发生率高达 50%～60%，使用内固定治疗者为 4%～33%。如果患者骨质密度正常，内固定牢固，则较少发生。多数研究认为，骨不连主要与患者年龄和骨折移位关系密切。

2. 股骨头缺血性坏死

无移位或嵌插型股骨颈骨折发生缺血性坏死的概率为 10%～15%，有移位的高达 30%～35%。年轻人的股骨头坏死发生率较高，这是因为造成年轻人骨折的暴力更大，骨折移位更严重，而摄片检查时，骨折可能已有自行回位,即影像学并不能反映受伤当时的骨折损伤和错位情况。

(五)治疗

应根据患者的年龄、全身状况和骨折类型,选择不同的治疗方法。

1. 无移位股骨颈骨折的治疗

对于无移位或外展嵌插骨折,可将患肢置于轻度外展位,牵引治疗。但保守治疗(卧床 7 周)效果差,发生骨折移位者达 10%~27%,临床上经常遇到骨折转变成移位者,而且长期卧床易发生并发症。现代医学多主张尽快内固定,有助于愈合的同时也便于护理,有利于患者早期离床活动以减少严重的全身并发症。内固定可选择多根钢针或螺钉,但对于 80 岁以上的老年患者,多数学者主张采用人工股骨头置换治疗。

2. 移位股骨颈骨折的治疗

青壮年股骨颈骨折首选内固定治疗,对头下型骨折,首选三枚空心钉固定,对基底型骨折,首选动力髋螺钉固定。对老年股骨颈骨折,选择关节置换术,年龄相对较轻(<75 岁),身体条件好者采用全髋置换,年龄较大(>80 岁),身体合并症多者,采用双极股骨头置换。

(1)空心加压螺钉内固定:借助术中 C 形臂 X 光机或加用导航设备,通过导向器准确经外侧壁向股骨头打入三枚空心螺钉,螺钉呈倒三角形排列,对股骨颈的固定作用最强,多用在头下型骨折。

(2)滑动式钉板系统:又称动力髋螺钉(dynamic hip screw,DHS),该装置借助加压螺钉和接骨板套筒衔接,其加压螺钉固定股骨颈骨折,接骨板与相应股骨干近侧固定,多用在股骨颈基底型骨折(图 2-9-7)。

3. 人工关节置换术

多用在移位型骨折的老年患者。手术有利于患者早期活动,避免长期卧床引起的严重全身并发症。

手术方式:①人工股骨头置换术,用于年龄大、活动量少的患者;②全髋关节置换术,活动量多的患者可用全髋关节置换代替半髋置换,现在临床使用的假体有骨水泥型与非骨水泥型(生物骨长入型)两种(图 2-9-8)。

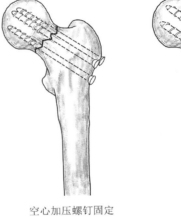
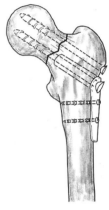

空心加压螺钉固定　　　　DHS固定

图 2-9-7　股骨颈骨折螺钉和 DHS 固定

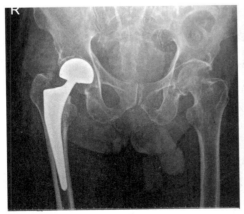
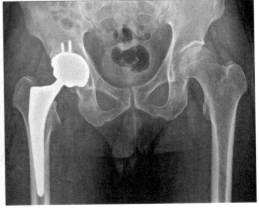

图 2-9-8　人工股骨头置换术(左)和人工全髋关节置换术(右)

4. 儿童股骨颈骨折的治疗

儿童股骨颈骨折少见,暴力相对大,移位明显,复位困难。儿童股骨颈的主要血供来自髓内动脉。一般采用手法复位,在 X 线透视引导下,用多枚克氏针或细螺钉内固定,以减小对骨骺的损伤。对于外展或无移位骨折可采用牵引或单侧髋人字石膏固定治疗,并密切观察有无股骨头坏死发生。

二、转子间骨折

随着中国社会逐步迈入老龄化,转子间骨折的发病率呈逐年上升趋势,目前每年发病人数约 100 万人,其中女性占大多数。统计发现,患者年龄较股骨颈骨折患者平均高出 5~10 岁,也意味着患者的全身状况更差,死亡率较股骨颈骨折患者更高。

（一）解剖概要

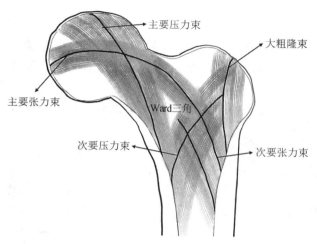

图 2-9-9　股骨近端骨小梁及 Ward 三角

转子间骨折是指从股骨颈囊外至小转子之间区域的骨折。股骨转子间为股骨干与股骨颈的移行区,也是松质骨与皮质骨的交界区,是下肢承受剪式应力最大的部位。

在股骨近端有 5 组骨小梁分布,在骨小梁之间有一相对薄弱区,称为 Ward 三角(图 2-9-9)。

Singh 根据正常髋关节正位 X 片,将骨质疏松程度分为 6 个等级(图 2-9-10)。VI 级为正常骨质,含有全部 5 组骨小梁结构;I 级为严重的骨质疏松,所有的骨小梁均消失,Singh 的骨质疏松分级方法对判断内固定的把持力有一定帮助。对严重骨质疏松者,骨质对内固定的把持力差,可考虑采用增强技术(如骨水泥、人工骨等)提高植入物的把持力。

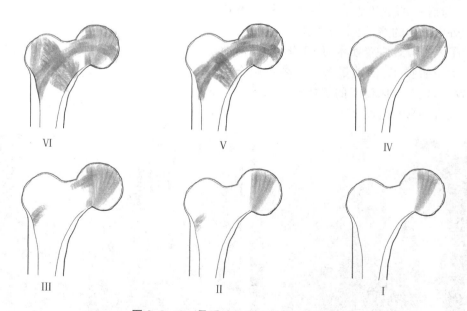

图 2-9-10　骨质疏松程度的 Singh 分级

I:即使一级压力骨小梁都显像不清;II:成像唯一突出的骨小梁是一级压力骨小梁组,其他的骨小梁部分吸收或完全吸收,而且在 X 线片上显像模糊;III:一级张力骨小梁组的连续性中断,张力骨小梁只见于股骨颈的上部,而且这些张力骨小梁依然与主要的一级压力骨小梁的密度相等;IV:张力骨小梁的数量显著减少,吸收好像是从骨的中央向外进行,一级骨小梁依然能显示出,二级骨小梁完全吸收;V:一级压力骨小梁和一级张力骨小梁的结构明显增强,二级压力骨小梁不再易于识别;VI:在 X 线片上可见所有正常的骨小梁组

（二）病因、病理及分类

转子间骨折好发于中老年骨质疏松患者，绝大部分为单纯的跌倒、臀部着地造成。骨折多为粉碎性。由于多合并小转子骨折，后内侧皮质支撑作用丧失，易发生髋内翻。车祸和高处坠落是造成年轻人股骨转子间骨折的主要原因。

转子间骨折的分类主要根据其稳定性进行：后内侧小转子的完整性未受到破坏，为稳定性骨折；小转子骨折分离者，为不稳定性骨折。

1. Evans 分型（1949）

Evans 分型将转子间骨折分为 5 型：Ⅰ型，顺转子间骨折，无移位，为稳定性骨折；Ⅱ型，小转子骨折轻度移位，可获得稳定的复位，为稳定性骨折；Ⅲ型，小转子粉碎性骨折，不能获得稳定的复位，为不稳定性骨折；Ⅳ型，不稳定性骨折，为Ⅲ型骨折加大转子骨折；Ⅴ型，逆转子间骨折，由于内收肌的牵引存在移位的倾向，为不稳定性骨折（图 2-9-11）。

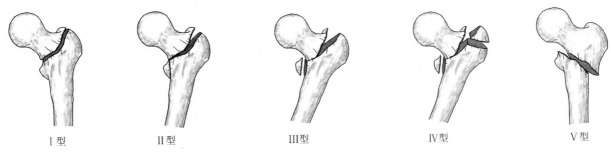

Ⅰ型　　　　Ⅱ型　　　　Ⅲ型　　　　Ⅳ型　　　　Ⅴ型

图 2-9-11　股骨转子间骨折 Evans 分型

2. AO 分型

AO 学会将转子间骨折分为 3 型，每一型又分为 3 个亚型（图 2-9-12）。

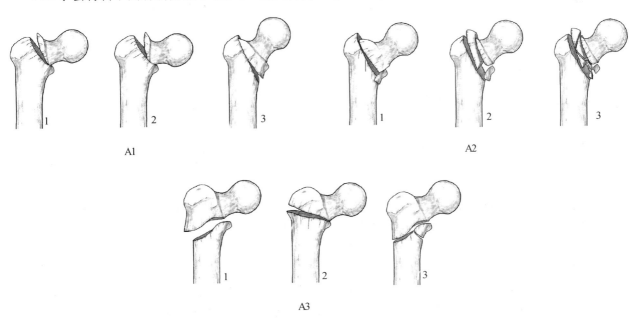

A1　　　　　　　　　　　　　A2

A3

图 2-9-12　股骨转子间骨折 AO 分型

A1 型：两部分骨折，大粗隆外侧皮质完整，内侧皮质仍有良好的支撑：① 骨折沿转子间线；② 骨折通过大转子；③ 骨折通过小转子。

A2 型:粉碎骨折,内侧和后方骨皮质在数个平面上断裂,小转子粉碎,但外侧皮质保持良好:① 有一内侧骨折块;② 有数块内侧骨折块;③ 骨折线在小转子下延伸超过 1 cm。

A3 型:骨折线经过外侧及内侧皮质,股骨转子间骨折外侧皮质断裂,逆向骨折:① 斜形;② 横形;③ 粉碎。

(三) 临床表现和诊断

股骨转子间骨折多发生于老年人。大多数患者诉说有轻微创伤史,如跌倒。应注意询问有无其他部位受伤,并进行全面检查,避免漏诊。

受伤后,转子区出现疼痛、肿胀、瘀血(斑)。在大转子后外侧可出现局部血肿或皮肤青紫。检查发现转子间压痛,有轴向叩击痛,下肢活动受限。典型的转子间骨折可出现下肢短缩及外旋畸形,可达 90°。

大多数患者经治疗,行走功能或多或少会有某种程度的降低,应对患者及其家属讲清楚,以获得他们良好的配合。

在给予转子间骨折患者手术治疗之前,应首先确定其存在的各种基础疾病,主要是肺部、心脏、消化系统及脑部的疾病以及这些重要脏器的功能状况,对引起患者跌倒的原因也应予以确定。

行放射学检查应注意:拍摄前后位 X 片时最好将患肢轻轻牵引并使其内旋,前后位 X 片可明确显示骨折线走行、位置以及内侧股骨矩是否完整;髋关节侧位 X 片有助于了解后侧骨折块位置及移位情况。

有时转子间骨折在 X 片上显示不清晰。但如果患者的病史、症状、体征均与转子间骨折相符,则可考虑做 CT 扫描或磁共振检查。在隐匿型骨折的诊断方面,磁共振优于 CT。磁共振可以在骨折后 24 h 内明确诊断,还可以同时发现其他病理改变,包括缺血性坏死、转移癌等(表 2-9-1)。

表 2-9-1 股骨颈骨折和股骨转子间骨折区别

	股骨颈骨折	转子间骨折
年龄	相对年轻的老人	高龄老人(较股骨颈骨折患者平均年长 5~10 岁)
关节囊	囊内骨折	囊外骨折
疼痛	相对较轻	较剧烈
压痛部位	腹股沟韧带中点外下方	大粗隆部
瘀斑	少见瘀斑	常见瘀斑
局部肿胀	常无明显肿胀	肿胀明显
畸形	中度外旋,约 45°~60°	明显外旋,约 90°
治疗方面	力学及生物学因素	力学因素
并发症	骨不连、股骨头缺血坏死	髋内翻畸形

(四) 治疗

老年患者因采用持续骨牵引治疗而需长期卧床,其死亡率较高,三月内可达 20%,另外髋内翻发生率较高。除老年患者合并严重合并症不能耐受手术的,均应手术治疗。手术内固定有利于患者早期活动和负重,可减少死亡率和髋内翻畸形发生率。

1. 预防

对此类骨折的预防目前集中在骨质疏松症的治疗,钙剂和维生素 D 也有一定的预防骨折的效果。其他治疗骨质疏松症的药物包括氟制剂、降钙素、双磷酸盐类等。除预防及治疗骨质疏松以外,防止跌倒是第 2 重要的预防髋部骨折的措施。

2. 非手术治疗

对稳定性骨折,可采用胫骨结节或股骨髁上外展位骨牵引,10~12 周后逐渐扶拐下地活动。对不稳定性骨折,也可在骨牵引下试行手法复位,用牵引纠正短缩畸形、矫正侧方移位,维持外展位牵引避免发生髋内翻。转子间骨折多发生于老年,与骨质疏松有关。非手术疗法卧床时间较长,并发症多,死亡率高,近几年多主张早期手术治疗。

3. 手术治疗

对于不稳定骨折采用闭合或切开复位内固定。手术目的是通过骨折的复位和牢固的固定,消除骨折端疼痛,早期活动(床上活动和下地站立),增强心肺功能,减少卧床对全身的影响和并发症,恢复骨折前的生活状态(如日常生活自理),提高生活质量,延长寿命。

(五) 疗效影响因素

1980 年,Kaufer 总结了影响内固定治疗效果的 5 种因素:骨骼质量(骨质疏松程度)、骨折类型(粉碎程度)、骨折复位质量、内固定物选择是否正确、内固定物安放质量(TAD)。而医生所能控制的仅有两个,即骨折的复位质量和内固定物的放置质量。

1. 骨折复位

骨折复位包括对线和对位两方面。对线采用 Garden 指数判断,优良的对线包括:正位股骨颈轴线与股骨干轴线夹角在 $150°\sim155°$;侧位股骨头中央轴线与股骨干成一直线。近年研究显示,对位采用前内侧皮质支撑复位有一定的优势,如果头颈骨块的前内侧皮质位于股骨干内侧皮质的内上方或与其平齐,头颈骨块经有限的滑动之后,其内侧皮质与股骨干内侧皮质相互接触、支撑,即通过获得皮质支撑,维持复位的稳定(图 2-9-13)。

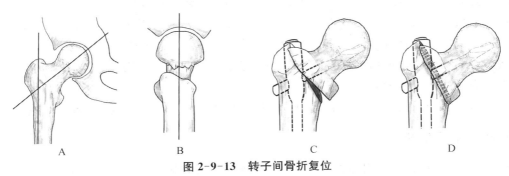

图 2-9-13　转子间骨折复位

A、B. Garden 对线指数根据正侧位 X 线判断复位,正常正位片上股骨干内缘与股骨头内侧压力骨小梁成 160°交角,侧位片上股骨头轴线与股骨颈轴线成一直线(180°);C、D. 根据内侧皮质位置判断复位,皮质接触支撑,复位稳定性好

2. 内固定物植入

在股骨头中打入内植物(如粗的拉力螺钉或螺旋刀片)进行骨折固定时,只有将内植物放置在股骨头的正中(正、侧位)且深入到密集的骨小梁区域(离股骨头关节面 1 cm),内植物才能获得足够的把持力,是防止手术失败[向上切出(cut-out)]的关键因素。计算拉力螺钉尖至股骨头球形顶点的距离[尖顶距(tip-apex distance,TAD)],并矫正放大系数,控制尖顶距≤25 mm,是减少器械并发症的关键技术之一(图 2-9-14)。

3. 内固定方式

手术固定有三种方法,即头髓钉、侧板、外固定架。选择内固定方式,需要考虑以下因素:骨折类型、干骺端形态、股骨前弓角度、外侧壁是否完整、骨折复位质量、颈干角的恢复、局部软组织情况等因素。

常用的内固定方式如下(图 2-9-15)。

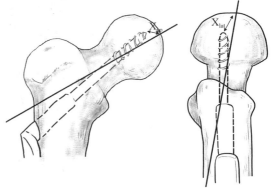

图 2-9-14　尖顶距

X_{ap}、X_{lat}分别指在正、侧位片上所测的从拉力螺钉尖端到股骨头顶点的距离

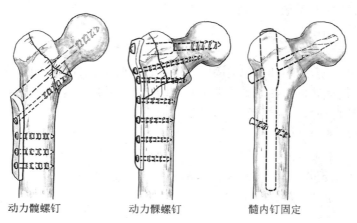

动力髋螺钉　　　　动力髁螺钉　　　　髓内钉固定

图 2-9-15　常用的内固定方式

（1）动力髋螺钉内固定：螺钉特点是粗大，尖端平头，螺纹深、稀，在松质骨内有较强的把持力，对骨断面有加压作用。操作步骤为先经大转子下沿导向器将钉插进股骨头，再将带套筒接骨板与加压螺钉衔接，用螺钉固定在股骨干上。该手术固定方法稳定可靠。

（2）动力髁螺钉内固定：适用于反转子间骨折，即骨折线与转子间线垂直的骨折。

（3）髓内固定：髓内固定较钉板系统力臂短，力学性能好，控制旋转较好，常用的如 Gamma 钉内固定。操作步骤为复位后，先插入髓内钉，调整深度，然后在导向下插入股骨颈钉，再用导向器置入远端锁钉，以控制旋转。近年来改进使用近端股骨抗旋转钉，股骨颈钉采用螺旋刀片直接打入，对头颈骨块有较好的把持力，尤其适用于老年骨质疏松患者。

（4）人工关节置换：有利于患者早期活动，减少全身并发症。但应重视适应证的选择，不应作为首选。

三、股骨转子下骨折

转子下骨折可以看作是转子周围骨折的一个特殊类型。股骨转子下区承受应力最大，骨折常有明显移位，肌肉的牵拉使骨折复位和维持复位均不容易，治疗难度大，其疗效不满意的发生率相对较高（图 2-9-16）。

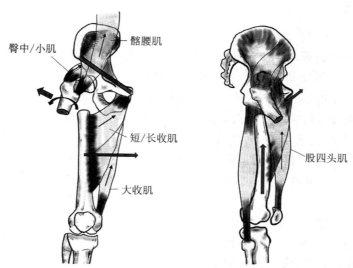

臀中/小肌　　　　髂腰肌

短/长收肌

股四头肌

大收肌

图 2-9-16　转子下骨折的移位

近侧屈曲外展外旋，远侧内收短缩

1991 年，Russell-Taylor 根据骨折线是否向近侧延伸至梨状窝将转子下骨折分为 2 型，Ⅰ 型未累及梨状窝，Ⅱ 型累及梨状窝。再根据小转子是否骨折，继续分为 A、B 两个亚型，A 亚型未累及小转子，B 亚型累及小转子（图 2-9-17）。

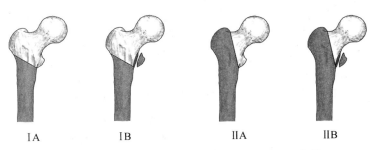

图 2-9-17　股骨转子下骨折的 Russell-Taylor 分类

股骨转子下骨折的治疗，目前选择长型髓内钉是主流，也可选择长的动力髁螺钉系统（图 2-9-18）。

四、股骨假体周围骨折

随着人工关节置换数量的增加和人类寿命的不断延长，股骨假体周围骨折的发生率也不断上升。1995 年，Duncan 等提出 Vancouver 分型，同时考虑了骨折部位、原假体稳定性和患者股骨质量，对治疗方案的选择及制定有较好的指导作用。A 型：大、小转子的骨折，A 型又分为两个亚型，A_G 型，大转子骨折；A_L 型，小转子骨折。B 型：假体柄周围骨折，B 型又分为三个亚型，B1 型，假体固定牢固；B2 型，股骨质量尚可，假体出现松动；B3 型，股骨有严重的骨丢失如骨溶解或粉碎，并发假体松动。C 型：假体柄远端的骨折（图 2-9-19）。股骨假体周围骨折的治疗方法，包括进行内固定、重新关节置换等。

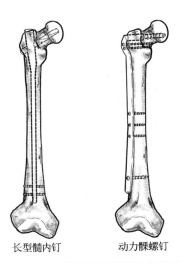

长型髓内钉　　动力髁螺钉

图 2-9-18　股骨转子下骨折内固定方式

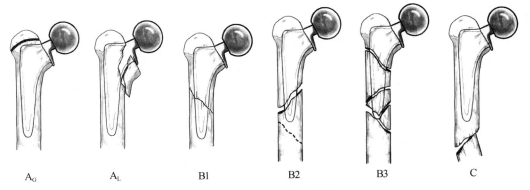

A_G　　A_L　　B1　　B2　　B3　　C

图 2-9-19　股骨假体周围骨折的分类

第二节　髋关节脱位

髋关节由股骨头与髋臼构成，属于杵臼关节（图 2-9-20）。能做屈伸、收展、旋转及环转运动。由于股骨

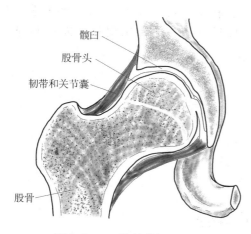

图 2-9-20　髋关节解剖结构

头深嵌在髋臼中,髋臼又有关节盂缘加深,包绕股骨头近2/3,关节头与关节窝的面积差小,故运动范围较小。加之关节囊厚,限制关节运动幅度的韧带坚韧有力,因此,与肩关节相比,该关节的稳固性大,而灵活性差。根据不同病因,髋关节脱位可分为创伤性、先天性及术后并发脱位。

一、病因

创伤性脱位分为前脱位、后脱位和中心脱位三种类型,以后脱位最常见。后脱位是髋关节在屈曲、内收时,受到来自股骨长轴方向的暴力,使韧带撕裂,股骨头向后突破关节囊造成的。若髋关节在屈曲和轻度内收位,外力可使髋臼顶部后缘骨折,股骨头向后脱位。如髋关节在中立位或轻度外展位,暴力可引起髋臼骨折,股骨头沿骨折处向盆腔方向移位,即中心脱位,这种脱位很少见。如髋关节处于外展位,股骨大粗隆与髋臼上缘相顶撞,以此为支点继续外展,暴力沿股骨头长轴冲击,可发生前脱位,股骨头可停留在闭孔或耻骨嵴处。如在下蹲位,两腿外展,也可发生前脱位。

二、症状和体征

有明显外伤史,患处疼痛明显,活动受限。患者无法移动腿部,如果有神经损伤,足或踝部区域可能伴有感觉异常(图 2-9-21)。

1. 后脱位

(1)髋关节在屈曲内收位受伤史。

(2)髋关节疼痛,活动障碍等。

(3)后脱位的特有体征为髋关节弹性固定于屈曲、内收、内旋位,足尖触及健侧足背,患肢外观变短。腹沟部关节空虚,髂骨后可摸到隆起的股骨头。大转子上移,高出髂坐线(髂前上棘与坐骨结节之连线,即 Nelaton line)。

(4)有时并发坐骨神经损伤,髋臼后上缘骨折。晚期可并发股骨头坏死。

(5)X 线检查可确定脱位类型及骨折情况,并与股骨颈骨折鉴别。

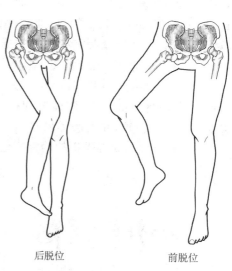

后脱位　　　　前脱位

图 2-9-21　不同类型的髋关节脱位体位表现

2. 前脱位

前脱位时,髋关节呈屈曲、外展、外旋畸形,患肢很少短缩,大粗隆亦突出,但不如后脱位时明显,可位于髂坐线之下,在闭孔前可摸到股骨头。

3. 中心脱位

中心脱位严重者可出现患肢缩短,下肢内旋内收,大转子隐而不现,髋关节活动障碍。临床上往往需经 X 线检查后,方能确定诊断。常合并髋臼骨折,可有坐骨神经及盆腔内脏器损伤。

三、影像学表现

X 线检查可以了解伤情,确定脱位类型(图 2-9-22)。CT 检查可以更加明确地显示伴随的髋臼周围骨折。

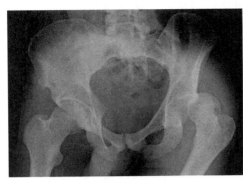
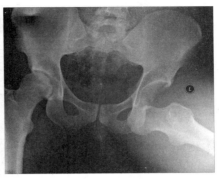

后脱位　　　　　　　　　　　　　前脱位

图 2-9-22　不同类型的髋关节脱位 X 线表现

后脱位后股骨头位于 Nelaton 线（髂骨上棘与坐骨结节连线）之后；前脱位后股骨头位于 Nelaton 线之前

四、鉴别诊断

主要和髋关节周围骨折鉴别。避免合并骨折情况漏诊。通过体征及影像学检查明确脱位类型。

五、治疗

1. 髋关节后脱位

髋关节后脱位一般均可手法复位，很少有困难。复位方法以屈髋、屈膝位顺股骨轴线牵引较为稳妥可靠，Allis 法为仰卧位牵引，Stimson 法为俯卧位牵引。复位时手法应徐缓，持续使用牵引力，严禁暴力或突然转向，遇有阻力时更不可强行扭转。如牵引手法无效，可改用旋转问号式手法（图 2-9-23）。

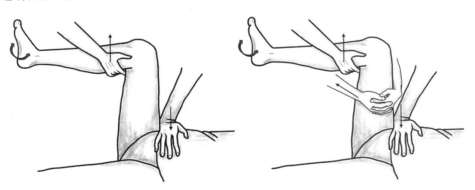

图 2-9-23　髋关节手法复位（Allis 法）

固定患者骨盆，髋膝屈曲 90°。先上提下肢，再辅以外旋（左），必要时在股骨中段施加外牵引力（右）

2. 髋关节前脱位

髋关节前脱位顺患肢轴线牵引时，术者自前而后推动股骨头，使其向髋臼方位移动，内收下肢使之还纳。

3. 中心脱位

中心脱位宜用骨牵引复位，牵引 4～6 周。如晚期发生严重的创伤性关节炎，可考虑人工关节置换术或关节融合术。

六、康复及预后

单纯髋关节脱位进行复位后，需限制髋关节运动 6～8 周，等待软组织愈合，避免再次脱位。早期需使用助步器或拐杖辅助行走，减少患侧髋关节负重。康复期间可进行物理治疗，避免关节僵硬。

　　髋关节脱位应及时诊治,因为有少数脱位会合并髋臼骨折。早期复位容易,效果也较好;陈旧者多数要手术复位,效果相对不好。此外,治疗不当会引起股骨头缺血性坏死,严重地影响关节功能。

第三节　股　骨　骨　折

一、股骨干骨折

　　股骨是人体最坚固的骨。造成股骨干骨折(femoral shaft fractures)的暴力一般很大,40%的单纯股骨干骨折会造成 400~600 mL 的失血。股骨干骨折可以威胁生命,尤其是多发伤患者。

　　(一)解剖概要

　　股骨是人体最长最粗壮的管状骨,其密质骨厚、外径大以及纵轴具备向前外侧的弧形等特点均适合对抗应力。一般将股骨划分为 3 部分:近侧干骺端、股骨干、远侧干骺端。近侧干骺端包括股骨头、股骨颈、大小转子;远侧干骺端参与膝关节的构成。股骨干的后侧有一隆起称为股骨粗线,有肌肉附着,可作为骨折复位的标志。股骨的解剖轴是转子间中点至膝关节中点的连线,机械轴(负重力线)是股骨头中心到两髁间中点的连线,两轴之间有 5°~7°的夹角,解剖轴与垂直轴约有 9°夹角(图 2-9-24)。

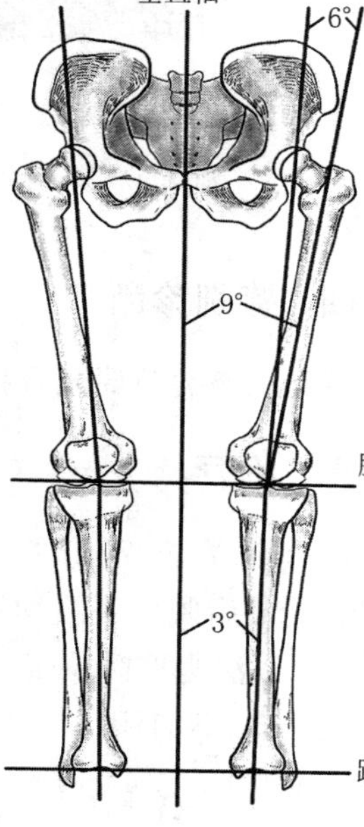

　　股骨的血供来自干骺端、骨膜和骨内膜,主要血供来自干骺端动脉。另外尚有一单独的滋养动脉,为股动脉的分支,提供骨皮质内层 2/3 血供。骨膜动脉从骨的筋膜附着处进入,供应骨皮质外层 1/3 的血供。股骨干髓内针固定可破坏髓内血管,但只要在髓内针固定后,针与骨皮质之间有一定的间隙,固定 6~8 周后髓内供血便可重新建立。

　　(二)病因、病理及分类

图 2-9-24　下肢力线

　　股骨骨折通常由强大外力所致,以车祸、交通事故、枪伤等多见。根据骨折线的形态分为横形、短斜形、长斜形、螺旋形、蝶形、粉碎形等。AO/OTA 将骨干骨折分为 A、B、C 三型和九个亚型,描述较为精确(图 2-9-25)。A 型简单骨折,A1 简单螺旋骨折;A2 简单斜形骨折;即骨折面与长骨垂线的夹角大于 30°;A3 简单横形骨折,即骨折面与长骨垂线的夹角大于 30°。B 型楔形骨折,有一块以上的中间骨片,骨片可以是完整的或粉碎的,复位后与主要骨折块间有皮质接触,

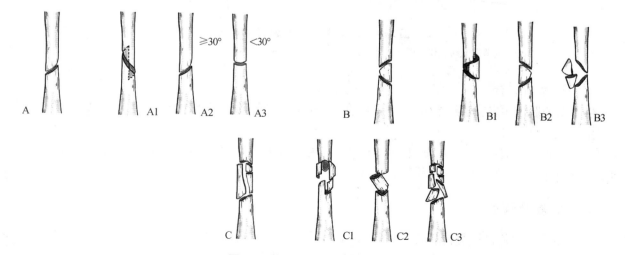

图 2-9-25　AO 股骨干骨折分类

B1 螺旋楔形骨折；B2 挤压楔形骨折；B3 粉碎楔形骨折。C 型复杂骨折，有一块以上的中间骨片，复位后主要骨折块之间没有接触，C1 复杂螺旋骨折；C2 复杂多节段骨折；C3 复杂粉碎骨折。

股骨干骨折的移位，受外力方向以及肌肉牵拉的影响。①股骨上 1/3 骨折：近折端受髂腰肌、臀中肌、臀小肌、外旋肌群牵拉，呈现屈曲、外展及外旋畸形，远折端受内收肌群的牵拉，向上、向内、向后移位；②股骨中 1/3 骨折：重叠移位，远折端受内收肌牵拉，骨折向外成角，但移位受暴力方向影响较大；③股骨下 1/3 骨折：典型表现为近折端内收，远折端受腓肠肌牵拉向后移位（图 2-9-26）。

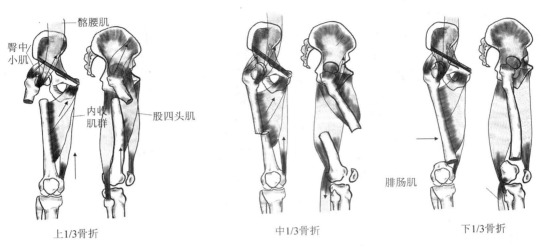

上1/3骨折　　　　　　中1/3骨折　　　　　　下1/3骨折

图 2-9-26　股骨干骨折的典型移位表现

（三）临床表现和诊断

股骨骨折后出血多，肢体局部肿胀明显，特别是高能量损伤、开放粉碎性骨折出血量更多，常导致低血容量性休克。患侧肢体短缩和畸形，可有骨擦感。X 线检查即可明确诊断并可显示骨折部位和帮助确定其类型。X 线检查时应包括其近端的髋关节和远端的膝关节。高能量损伤常合并其他部位的损伤，尤其是股骨干上 1/3 骨折有时合并髋关节脱位、股骨颈或转子区骨折，此时髋部损伤常被忽视，应注意认真检查。

（四）治疗

治疗的目的是恢复肢体长度及对线，恢复髋、膝关节功能活动。儿童和成人股骨干骨折的治疗有所不同。

1. 儿童股骨干骨折的治疗

3 岁以下儿童股骨干骨折常用 Bryant 架双下肢垂直悬吊牵引，一般牵引 3～4 周（图 2-9-27）。由于儿童愈合及塑形能力强，骨折断端重叠 1～2 cm，轻度向前外成角是可以接受的，但不能有旋转畸形。3～12 岁儿童可采用 Russel 牵引治疗，直到骨折愈合。成人骨折同样强调维持对线，允许 1～2 cm 短缩，一般牵引 4～6 周。

2. 成人股骨干骨折的治疗

目前常用的治疗方法包括骨牵引加石膏固定、外固定架、加压钢板固定、标准闭合髓内钉固定（图 2-9-28）。

（1）骨牵引和石膏固定

骨牵引方法常用于股骨干骨折最终内固定治疗的前期准备阶段。不主张单纯使用骨牵引治疗。目前应用较多的方法是先行骨牵引 1～2 周，纠正骨折的重叠移位，然后行闭合髓内钉治疗。

（2）外固定器固定

大部分股骨干开放性骨折，可以立即清创、彻底冲洗、交锁髓内钉固定，但面积大、污染重的骨折伤口

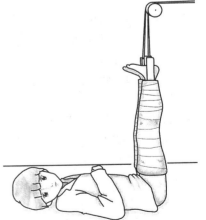

图 2-9-27　儿童股骨干骨折下肢垂直悬吊牵引

经清创覆盖后,可给予外固定支架固定、复位。基于损伤控制理念,对于严重多发伤的患者,首先给予外固定支架治疗,方法简便,创伤小,时间短,具有明显的优点。外固定常用单平面单侧或多平面单侧外固定架,均放在大腿外侧。

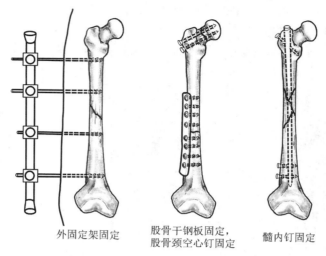

外固定架固定　　股骨干钢板固定,　　髓内钉固定
　　　　　　　　股骨颈空心钉固定

图 2-9-28　股骨干骨折的固定方式

（3）钢板螺丝钉固定

骨折块间加压及钢板螺丝钉固定可获得非常精确的复位,但钢板固定的骨折有较高的感染及固定失败率。愈合过程中均有骨痂形成。钢板固定不破坏骨内膜的血供,对愈合有利,但对钢板下的皮质影响较大。可选用动力加压钢板（DCP）或自动加压钢板（ACP）,一般应选用宽钢板。钢板需有足够的长度,以便在骨折远、近断端均拧入 4 枚或 5 枚螺钉,股骨的远端应使用松质骨螺钉以增加其把持力。

（4）髓内钉固定

交锁髓内钉为不锈钢或钛合金材质,包括空心钉或实心钉,扩髓或不扩髓,静力交锁或动力交锁。对于长斜形、螺旋形、粉碎形股骨骨折在选用髓内针固定时必须加用交锁。静力交锁固定几乎适用于每个股骨骨折。髓内钉固定分为开放与闭合 2 种,应具备相应的设备,特别是闭合髓内钉固定。

二、股骨远端骨折

股骨远端骨折,是指股骨下端约 9 cm 内、腓肠肌起点以上 2～4 cm 范围内的骨折,包括髁上和髁间骨折。股骨远端骨折易发生腘血管损伤,膝内、外翻畸形,关节粘连、僵直及继发骨关节炎等并发症。

（一）病因、病理及分类

股骨远端骨结构主要是松质骨,密质骨较薄。骨折后松质骨压缩形成骨缺损,骨折端常有粉碎,这也是骨折复位不稳定的主要原因。由于股骨远端骨折多见于高能量暴力损伤,骨折线可波及髁部及关节内,形成 T 形、Y 形或粉碎型的髁间骨折。

股骨远端骨折按 AO 分类系统分为:A 型关节外骨折、B 型单髁骨折、C 型双髁骨折(图 2-9-29)。

股骨髁上骨折按远折端移位方向,分为伸直型和屈曲型。伸直型的骨折线由前下斜向后上方,远折端因受腓肠肌牵拉易向后移位,可损伤腘动静脉。屈曲型的骨折线由后下斜向前上方。

（二）临床表现和诊断

膝关节和髁上部位肿胀,有明显的畸形、压痛,骨折部位有反常活动和骨擦感。应重视合并损伤,髁部骨折常合并股骨和胫骨近端骨折,后者称为"浮膝"损伤。可有膝关节韧带撕裂,引起关节不稳定。需进行股骨全长及膝关节 X 线片检查。警惕腘血管损伤,可行多普勒超声检查或动脉造影。如果肢体有组织张力明显增大,应该做骨筋膜室压力监测以排除骨筋膜室综合征。

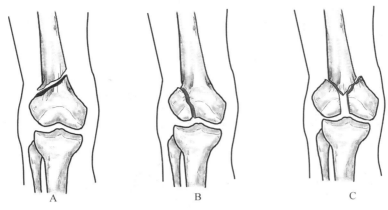

图 2-9-29　股骨远端骨折 AO 分类

（三）治疗

1. 非手术治疗

非手术治疗适用于较稳定的骨折，一般采用胫骨结节骨牵引直至骨折愈合，牵引 6～8 周，期间注意防止骨折端内翻、外翻或旋转畸形，但非手术治疗结果多不理想。

2. 手术治疗

钉板内固定常用动力髁钢板、95°角钢板、髁支撑钢板、锁定钢板、逆行髓内钉，适用于成人股骨髁上稳定和不稳定骨折、陈旧性骨折以及骨折不愈合者（图 2-9-30）。骨折复位应保持骨干解剖轴线与膝关节水平线正常的 99°角。骨折复位后的骨缺损应同时植骨填充。

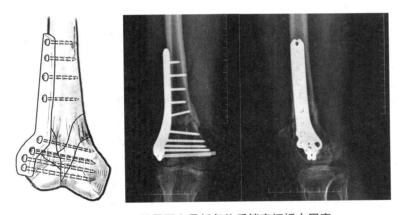

图 2-9-30　股骨髁上骨折复位后锁定钢板内固定

第四节　膝关节损伤

一、髌骨骨折

髌骨骨折（fracture of patella）为关节内骨折，占成人全身骨折的 3%，髌骨骨折治疗不当会影响到髌股关节和伸膝功能。

（一）解剖概要

髌骨是人体最大的籽骨，形状扁平，近似卵圆形，关节面被数条嵴分成 7 个面，以匹配髌股关节。股四头肌与髌韧带轴线的夹角称 Q 角，正常不超过 14°（图 2-9-31）。

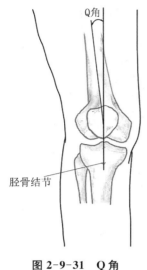

图 2-9-31　Q角

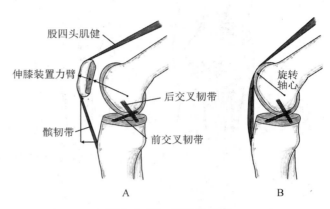

图 2-9-32　髌骨的作用

A. 髌骨提高了伸膝装置力臂；B. 髌骨切除后伸膝装置力臂减小

髌骨的主要作用：①使股四头肌腱和髌韧带的连接处远离膝关节的旋转轴心，提高了股四头肌的有效力臂；②减少股四头肌腱与股骨髁的摩擦；③维护膝关节的稳定；④保护股骨髁免受损伤（图 2-9-32）。

（二）病因、病理及分类

髌骨骨折中年以后多见，损伤机制和病理表现根据骨折类型不同而异，其中纵形骨折和撕脱骨折少见。基底部及下极骨折属关节外骨折。

1. 横形骨折

为间接暴力损伤，膝关节呈半屈曲状态，股骨髁抵住髌骨后方，股四头肌突然猛烈收缩，以股骨髁为支点而致髌骨骨折（图 2-9-33A）。

2. 粉碎骨折

包括星状骨折和严重粉碎骨折，可无或有移位（图 2-9-33B、图 2-9-33C）。

3. 纵形骨折

多发生在髌骨外侧，屈膝同时有外翻动作，髌骨被拉向外，并在股骨外髁关节面上形成支点造成骨折（图 2-9-33D）。

4. 撕脱骨折

多发生在髌骨下极，不累及关节面。

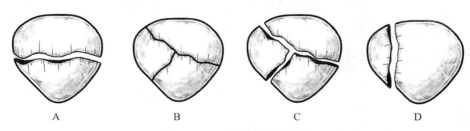

图 2-9-33　髌骨骨折的分类

A. 横形骨折；B. 无移位星状骨折；C. 移位的星状骨折；D. 纵形骨折

（三）临床表现和诊断

1. 病史、体格检查

体格检查时注意皮肤有无挫伤、水疱、撕裂。髌骨骨折移位后可触到明显的凹陷，继发关节血肿。如可触到明显凹陷而不伴有渗出时,可能有较大的支持带撕裂。患者能伸膝并不能排除骨折,仅表示髌支持带仍完整。一般在髌骨骨折时有内、外侧股四头肌扩张部的同时撕裂。

2.影像学检查

X线检查应采取侧位及下肢外旋45°斜位,如怀疑内侧损伤,取内旋45°斜位。轴位片主要用于了解髌股之间关系,如疑有纵形骨折,应加照髌骨切线位X线平片。断层摄影、CT、骨扫描、磁共振(MRI)均可用于伸膝装置损伤的早期诊断。MRI可发现股骨外髁软骨、股四头肌腱、支持带及髌韧带损伤。

（四）治疗

治疗原则是尽可能保留髌骨,做到解剖复位,恢复关节面平整,修复股四头肌腱的扩张部,重建伸膝装置。在稳定固定的前提下早期活动,具体康复锻炼情况,视固定稳定程度而不同。

1.非手术治疗

适用于无移位,闭合的横形、星形、纵形骨折,伸膝位石膏固定4～6周。几天后行股四头肌练习和直腿抬高练习;约4周去除石膏,行渐进的主动屈曲活动和力量练习。

2.手术治疗

（1）钢丝环形缝扎

用丝线或钢丝做环形缝扎,适用于有分离的横行骨折。

（2）钢丝张力带缝合

适用于有分离的横形骨折。一般用两枚克氏针纵行穿过骨折面,用钢丝环绕四个外露针端,扎紧。目前也有用拉力螺钉结合改良张力带钢丝,先用水平的拉力螺丝钉固定粉碎骨块,形成两个主要骨块,然后再用张力带钢丝固定。髌骨下极粉碎骨折也可采用篮网钢板固定（图2-9-34）。

（3）髌骨部分或全部切除

对髌骨下极小骨折片,可予切除,并将髌韧带缝合固定在髌骨残端。严重粉碎性骨折缝合保留髌骨困难者,行全髌骨切除术,在缝合股四头肌和髌韧带时,将股四头肌远端做部分翻转与髌韧带缝合,修补髌骨切除后遗留的缺损,再将两侧扩张部覆盖加强。

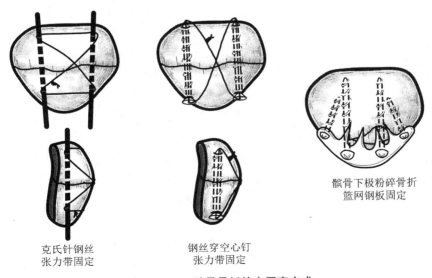

克氏针钢丝
张力带固定

钢丝穿空心钉
张力带固定

髌骨下极粉碎骨折
篮网钢板固定

图2-9-34　髌骨骨折的内固定方式

二、膝关节韧带损伤

（一）解剖概要

膝关节稳定由骨骼、半月板、肌肉和韧带共同维系，其中韧带结构主要包括：①内侧副韧带，股骨和胫骨止点分别位于股骨内上髁和胫骨内髁，分为深浅两层，浅层纤维呈三角形，坚韧有力，深层与关节囊融合，部分与内侧半月板相连；②外侧副韧带，股骨止点位于股骨外上髁，远端呈腱性结构，与股二头肌腱汇成联合腱，止于腓骨小头，外侧副韧带和外侧半月板之间有滑囊相隔；③前交叉韧带，股骨止点位于股骨外髁内面后半部分，胫骨止点位于髁间隆起前部和内、外侧半月板前角，可限制胫骨前移、旋转、伸膝位侧向活动及膝过伸，其胫骨止点比股骨处宽大，故前处损伤多见撕脱骨折，后处多为韧带断裂；④后交叉韧带，胫骨止点位于髁间隆起后部及外侧半月板后角，股骨止点位于股骨内髁外侧面，可限制胫骨后移、旋转、伸膝位侧向活动及膝过伸。

（二）病因、病理及分类

韧带损伤后，其制导和稳定作用受到破坏，膝关节可出现不稳定。韧带损伤按严重程度可分为 3 度，Ⅰ度损伤为少量韧带纤维的撕裂，但无关节不稳；Ⅱ度损伤有较多韧带纤维的断裂，有轻到中度的关节不稳；Ⅲ度损伤为韧带完全断裂，伴有明显关节不稳，并根据关节不稳程度分为 3 个亚型（表 2-9-2）。

表 2-9-2　关节韧带损伤的分度（1968 年美国运动医学会）

分度	描述
Ⅰ（轻度）	仅少部分韧带撕裂，临床检查仅有韧带起点或止点的压痛，但没有关节不稳定的表现，张力试验阴性
Ⅱ（中度）	更多的韧带断裂，临床除疼痛外，尚合并有轻度到中度的关节不稳定
Ⅲ（重度）	韧带完全断裂，合并有明显的关节不稳定。
	Ⅲ1＋　张力试验关节面分离在 5 mm 以下
	Ⅲ2＋　张力试验关节面分离在 5～10 mm
	Ⅲ3＋　张力试验关节面分离在 10 mm 以上

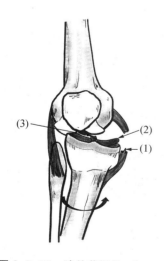

图 2-9-35　膝关节损伤 O'Donoghue 三联征

（1）内侧副韧带断裂；（2）内侧半月板撕裂；
（3）前交叉韧带断裂或胫骨髁间嵴撕脱骨折

常见的损伤机制有：

（1）股骨在胫骨上外展、屈曲和内旋较常见。外侧暴力作用于负重下肢，首先伤及内侧副韧带，然后是前交叉韧带和内侧半月板，三者共存时称为 O'Donoghue 三联征（图 2-9-35）。

（2）前后移位，前后方向的暴力作用于股骨或胫骨，可导致前交叉或后交叉韧带损伤。

（3）过伸暴力直接作用于伸直的膝关节前部，常造成前交叉韧带损伤，然后是后关节囊和后交叉韧带损伤。

（4）股骨在胫骨上内收、屈曲、外旋较少见，最先伤及外侧副韧带，然后是弓状韧带、腘肌、髂胫束等其他外侧结构。

（三）临床表现和诊断

1. 病史和查体

通过仔细采集病史和查体，可以判断损伤的部位、类别及分度。受伤机制的询问尤为重要，受伤时膝关节的位置、负重状态、受力大小、外力方式以及受伤后肢体的位置等有助于对疾病的诊断，常用的检查方法如下。

（1）侧方应力试验：在膝关节完全伸直位与屈曲 20°～30°位置下做被动膝内翻与膝外翻动作，并与对侧比较，如有疼痛或发现内翻、外翻角度超出正常范围并有弹跳感，提示有侧副韧带扭伤或断裂。急性期做侧方应力试验检查可加重疼痛,患者很难配合,可等待数天或局部麻醉后检查。侧方应力试验需分别在伸直位和屈曲30°位进行,分别检查内侧副韧带的后斜韧带及浅层。

(2)胫骨外旋试验:患者俯卧位,在膝关节屈曲30°及90°位,用力将双侧足进行最大外旋,测量足相对于股骨轴的外旋角度是否对称,若两侧外旋角度相差大于10°则为病理现象。屈膝30°时外旋比对侧增加10°以上,但在屈膝90°时无此表现,提示单纯后外侧复合体损伤。当屈膝30°和90°都有此表现时,提示后外侧复合体及后交叉韧带均有损伤。

(3)抽屉试验:检查方法见第一章理学检查部分。抽屉试验需在旋转中立位、外旋30°和内旋30°三个体位上进行,出现超过健侧的异常活动时为阳性。由于正常膝关节在屈曲90°位下亦有轻度前后被动运动,因此需将患侧与健侧对比。单独前交叉韧带断裂时,胫骨前移幅度略大于正常,若前移明显增加,说明可能还合并有内侧副韧带损伤(图2-9-36)。

(4)拉赫曼试验(Lachman试验):试验患者仰卧于检查台,髋部放平,膝部移至床旁,小腿移至床外,膝关节屈曲10°~15°。检查者用身体挡住垂到床边的小腿或者足部,嘱患者放松肌肉。检查者一手握住患者大腿远端,一手握住小腿近端,将小腿向前拉动。如小腿近端向前移动增大超过5 mm,为试验阳性,提示前交叉韧带损伤,一般认为该试验敏感性比抽屉试验更高(图2-9-36)。

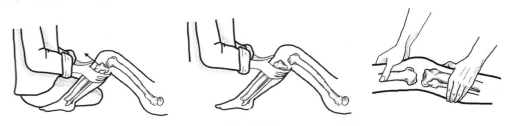

图2-9-36　抽屉试验和Lachman试验

(5)股骨后坠试验:患者仰卧位,屈髋、屈膝。检查者一手握住双侧足跟,一手比较双侧胫骨结节是否等高。与健侧对比,胫骨结节下沉增大即为阳性,提示后交叉韧带损伤。

(6)轴移试验:用来检查前交叉韧带断裂后出现的膝关节不稳定。患者仰卧于检查台,肌肉放松。检查者握住患者足踝,使小腿处于内旋位,膝外翻位,屈伸膝关节,患膝在20°~30°范围内,突然出现错动感,为阳性结果,这主要是失去前交叉韧带控制的股骨外侧髁滑向胫骨平台的后方,在伸直过程中股骨外侧髁突然复位所产生的疼痛(图2-9-37)。

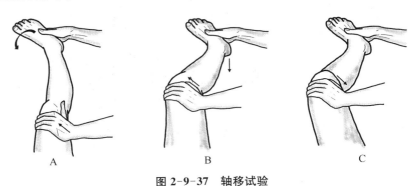

图2-9-37　轴移试验

A.膝关节外翻应力下,小腿内旋;B.持续施加外翻应力和小腿内旋屈膝;C.继续屈膝可检查出错动感,为轴移试验阳性

2.影像学检查

(1)X线检查:注意检查有无因韧带牵拉引起的撕脱骨折以及是否合并胫骨平台骨折,有无关节间隙改变、关节脱位等。

(2)X线应力检查:通过测量关节间隙的改变,有助于更精确地判断是否有不稳定,以及韧带损伤的严重程度。

（3）MRI检查：对于检查韧带损伤有很高的准确性。注意观察各层面组织结构的完整性，特别是异常信号。

3.关节镜检查

关节镜检查有助于观察交叉韧带、半月板损伤，侧副韧带深面及关节囊韧带损伤，软骨骨折等。

（四）治疗

治疗目的是恢复韧带的正常力学功能，以维持膝关节的稳定性。Ⅰ度损伤可采取对症治疗，嘱患者休息，给予冰敷及加压包扎；Ⅱ度损伤需用支具保护膝关节，避免负重；对于Ⅲ度损伤，除单纯内侧副韧带损伤可采取保守治疗外均提倡手术治疗。

1.内侧副韧带的修复

中部撕裂可行断端缝合，胫骨或股骨止点处断裂可固定于骨质上。原位修复有困难者，可行替代成形术。单纯内侧副韧带损伤不多见，应注意发现并修复合并损伤的腘斜韧带、冠状韧带、内侧关节囊等其他结构。

2.外侧副韧带的修复

损伤较少见。中部撕裂行断端缝合，并可用股二头肌腱束加强。股骨或腓骨止点处撕脱可用Bunnell式缝合固定。应注意合并损伤的腘肌腱、弓状韧带、外侧关节囊等结构的修复。

3.前交叉韧带修复

前交叉韧带损伤的类型有3种：①自髁间隆起撕脱带有骨块者；②自股骨止点处撕脱者；③自体部断裂者。第①种损伤可用尼龙线或钢丝通过胫骨打通的骨隧道原位固定；后两种修复效果不甚理想，现临床上多行重建术治疗（图2-9-38）。

4.后交叉韧带修复

后交叉韧带修复类型及修复方法与前交叉韧带损伤类似。对于陈旧性和严重的韧带损伤，需行重建术治疗。近年来，随着关节镜技术的不断发展，关节镜下韧带重建术得以广泛开展且疗效确切。

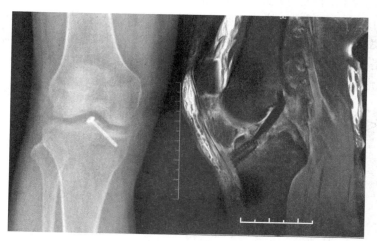

图2-9-38　前交叉韧带修复

胫骨髁间嵴撕脱性骨折，关节镜辅助下，复位螺钉内固定后X线片（左）；
前交叉韧带体部撕裂的韧带重建术后MRI影像（右）

三、半月板损伤

（一）解剖概要

半月板呈新月形，截面呈楔形，为纤维软骨组织，介于股骨髁和胫骨平台之间，覆盖约2/3的胫骨平台。半月板边缘部分由邻近关节囊及滑膜(1/3区域)的血管供血;其他部位血供差,营养主要来自滑液。内侧半月板大而薄,呈C形,前角附于前交叉韧带附着点前方,胫骨髁间窝前部;后角附于后交叉韧带止点前方,髁间窝后部;中部外侧缘与内侧副韧带相连,活动范围相对较小。外侧半月板小而厚,近似O形,前角附于胫骨嵴外侧前缘,后角附于胫骨棘外侧后方,其边缘不与外侧副韧带相连,并被通过腘肌腱的裂孔阻断,故活动范围相对较大。

半月板的作用:①传导并分散载荷;②增加关节吻合度;③缓冲作用;④使关节滑液均匀分布于关节面;⑤次级机械稳定功能。

（二）病因、病理及分类

半月板的损伤机制在于膝关节运动引起的半月板矛盾运动以及运动中的突然变化。例如半月板在膝关节屈伸时移动,如同时出现旋转,甚至内外翻情况下出现矛盾运动,半月板承受垂直压力的同时,又遭受牵拉和剪切力,加之运动的突然性,极其容易造成损伤。故半月板损伤通常有四个因素:膝半屈,内收或外展,重力挤压,旋转或剪切力。

半月板损伤的类型按照损伤原因的不同,主要分为创伤性半月板损伤和退变性半月板损伤。前者常有明显的外伤史,受伤前半月板大体形态完整;后者与创伤性半月板损伤不同,多无外伤史,其在一定程度上可以看作是半月板组织退化的加速过程。半月板损伤根据病理形态学分型,其撕裂模式包括:纵向-垂直撕裂、水平撕裂、瓣状撕裂、辐射状撕裂以及复杂性撕裂(表2-9-3、图2-9-39)。

表 2-9-3　半月板损伤的 O'Connor 分类

	分型	描述
Ⅰ	纵向-垂直撕裂	为最常见的损伤类型,撕裂通常垂直走行,方向与半月板边缘平行。撕裂可为全层,也可部分。当为全层撕裂时,内侧部分可向内移位,形成所谓的"桶柄样损伤(bucket-handle)"
Ⅱ	水平撕裂	常见于老年人,自半月板游离缘延伸至关节囊缘,也称层裂
Ⅲ	瓣状撕裂	可为垂直或水平状,垂直瓣状撕裂可累及半月板上下下表面,水平瓣状撕裂为水平裂的延伸
Ⅳ	辐射状撕裂	形似鸟嘴样撕裂,最常见于外侧半月板的中1/3
Ⅴ	复杂性撕裂	是指多个平面存在撕裂。多见于半月板退行性变,但并非独有表现

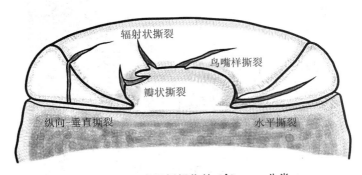

图 2-9-39　半月板损伤的 O'Connor 分类

（三）临床表现和诊断

患者多为青年,男性发病略高于女性。

1. 病史

（1）外伤史:急性损伤病例有外伤史,常能立即感到关节一侧疼痛和活动障碍,然后出现肿胀;慢性损伤病例无明确外伤史,可能有退变、职业因素等发病的基础。

（2）疼痛:多出现关节一侧行走痛,往往在一定屈伸角度时出现疼痛,外侧半月板损伤患者可有弹响或伴疼痛。

（3）交锁：部分有"交锁"症状，即关节突然半屈曲固定，伸直障碍，但可屈曲。此时半月板嵌顿于关节接触面之间，不能解脱，缓缓摇摆旋转膝关节可使其"解锁"。

（4）失控感：又称打软腿，即走路时关节不稳定或有滑落感，尤其在上下楼梯或行走在高低不平的路面上更明显，但非半月板损伤独有症状。

2. 体征和检查方法

（1）关节间隙压痛：压痛部位通常位于半月板撕裂处的顶端，对于半月板疾病诊断的准确率为77%～86%。

（2）旋转挤压试验（McMurray 试验）：患者仰卧位，膝完全屈曲，检查者一手按膝关节，同时手指置于关节间隙，另一手握住足使膝关节在内收或外展以及内旋或外旋应力下被动缓慢伸直，出现疼痛和弹响为阳性。按检查者对膝关节施加的应力，该试验共在四种方式下进行，即内翻内旋，内翻外旋，外翻外旋和外翻内旋。根据发生疼痛和弹响的关节角度和施加应力的方式分析判断半月板损伤的部位。半月板损伤时该试验阳性率仅为30%。

（3）Appley 试验：患者俯卧，膝关节屈曲 90°，助手将大腿固定，检查者双手握患足，沿小腿纵轴向下加压并旋转小腿，使股骨与胫骨关节面之间发生摩擦，半月板撕裂者可引起疼痛，此为 Appley 研磨试验。如在提拉小腿状态旋转诱发疼痛，则提示韧带损伤，称 Appley 牵拉试验。

3. 影像学检查

X 线平片用于鉴别诊断，并了解并发症；气-碘溶液双重对比关节造影，可显示覆盖薄层造影剂的软骨面，发现表浅的软骨病变；MRI 可从不同角度观察不同层面的病变，为影像学诊断半月板疾患的金标准，但其准确性尚不及关节镜检查。

4. 关节镜检查

关节镜检查可直观地确定损伤部位和病理形态以及合并的损伤或病变，对膝关节疾病和损伤的诊断和治疗都有明确价值（图 2-9-40）。

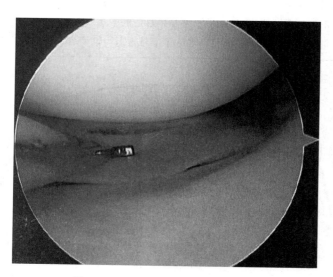

图 2-9-40　关节镜下见半月板撕裂

（四）治疗

1. 非手术治疗

不伴有其他病变的不完全半月板撕裂或小而稳定的边缘撕裂，发生于半月板边缘有血管供应部分的稳定的垂直纵裂，常可自然愈合。可抽出关节腔内积血，加压绷带包扎，长腿石膏托固定膝关节3～4周。

2.手术治疗

（1）半月板修复术：多数半月板损伤很难自行愈合，但半月板周缘约 1/5 有血运，周缘部损伤应妥善修复。可在关节镜下，用专用器械缝合。

（2）半月板切除术：半月板切除后不能再生，即便有再生组织，也窄小菲薄，不具功能，故能采取修复者不做切除，能做部分切除者不做全切。半月板切除的适应证为异常活动并且无法修复缝合的半月板组织，术后早期行股四头肌及膝关节功能锻炼。

第五节　胫腓骨骨折

一、胫骨平台骨折

胫骨平台骨折（tibial plateau fracture）属关节面骨折，粉碎性骨折居多，可并发半月板损伤和韧带损伤甚至神经及血管损伤，治疗难度较大，易遗留创伤性关节炎等后遗症。

（一）解剖概要

胫骨平台是胫骨内、外髁与股骨髁相对应的关节面。内侧平台较大，呈轻微后倾。外侧平台较小且凸出隆起，较内侧平台稍高。髁间嵴无关节面，前后方分别附着有前、后交叉韧带。内外侧胫骨平台的外侧部分被半月板所覆盖。

（二）病因、病理及分类

导致胫骨平台骨折的暴力，均有轴向压缩的因素，可再合并内翻暴力、外翻暴力、旋转暴力等。其损伤病因包括：①直接暴力，如内翻或外翻位遭受垂直暴力时，造成内、外侧平台骨折；②轴向挤压暴力；③轴向和侧向双重暴力。年轻患者因骨质良好，多发生单纯劈裂骨折，随着年龄变大，骨质出现疏松或软化，不能很好抵抗压力，故 50 岁以上患者一般常见劈裂压缩型平台骨折，而且常为低能量损伤。在高能量损伤时，严重者可造成平台爆裂，形成多个碎骨块，甚至伴随膝关节脱位及其他韧带等软组织损伤。

目前常用 Schatzker 和 AO 学会的分类方法。Schatzker 骨折分类：Ⅰ型，外侧平台单纯劈裂骨折；Ⅱ型，外侧平台劈裂压缩骨折；Ⅲ型，外侧平台中央压陷骨折；Ⅳ型，内侧平台骨折；Ⅴ型，双髁骨折，两侧胫骨平台劈裂，干骺端和骨干仍保持连续性；Ⅵ型，内外侧平台双髁骨折，干骺端和骨干失去连续性（表 2-9-4、图 2-9-41）。

表 2-9-4　胫骨平台骨折的 Schatzker 分类（1979）

分型	描述
Ⅰ	外侧平台单纯楔形劈裂骨折（外层骨皮质断裂）
Ⅱ	外侧平台的劈裂和压缩骨折
Ⅲ	外侧平台的压缩骨折，塌陷通常在中央，亦可在边缘
Ⅳ	内侧平台的骨折，可以是劈裂和（或）压缩，常伴髁间嵴撕脱或交叉韧带损伤
Ⅴ	内侧平台和外侧平台劈裂的双髁骨折
Ⅵ	双髁骨折且骨干与干骺端完全分离

随着 CT 扫描及 3D 影像重建技术的广泛应用，我国学者对胫骨平台骨折（特别是后侧骨折），提出了三柱骨折分型和四象限骨折分型，对分析受伤时的膝关节位置（屈曲位、伸直位、过伸位）、暴力方向（轴向合并内翻、外翻暴力）、损伤机制、预估软组织损伤（韧带、半月板）、选择手术入路和内固定器械及其安放提供了指导（图 2-9-42）。

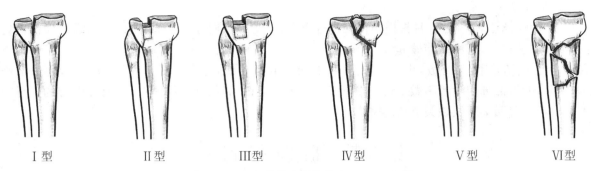

Ⅰ型　　　　Ⅱ型　　　　Ⅲ型　　　　Ⅳ型　　　　Ⅴ型　　　　Ⅵ型

图 2-9-41　胫骨平台骨折的 Schatzker 分类

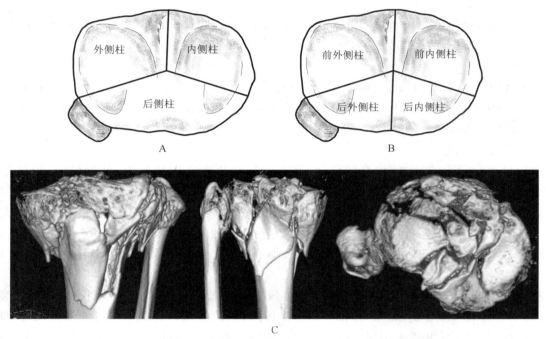

图 2-9-42　三柱骨折分型和四象限骨折分型及 3D-CT 影像

A、B. 胫骨平台骨折的三柱分型和四象限分型;C.双髁四象限胫骨平台骨折的 3D-CT 影像:前面观,后面观,上面观(去除股骨)

（三）临床表现和诊断

1. 症状和体征

胫骨平台骨折无移位或移位轻微者,伤后症状较轻,须与单纯膝关节韧带损伤相鉴别。膝关节腔内多有积血,明显肿胀,并有膝内翻或外翻畸形。此外需强调的是,胫骨平台骨折可合并膝关节侧副韧带、半月板和交叉韧带损伤,同时应注意有无腓总神经及腘血管损伤。

2. 影像学检查

X 线检查可帮助明确诊断,CT 及 3D 重建有利于从轴位更加立体地了解骨折,包括各骨块间的病理关系,MRI 可发现隐匿性骨折,半月板和交叉韧带损伤。

（四）治疗

胫骨平台骨折的治疗目的是恢复正确的下肢负重力线及关节面的平整,关节面骨折台阶超过 2mm 即有手术指征。对于胫骨平台骨折治疗可采用的方法包括:关节切开,充分显露,关节面重建钢板螺钉固定;关节镜或有限的关节切开经皮螺钉固定或外固定支架固定;闭合复位及石膏固定,管型支具固定以及牵引下早期活动等。

1. 非手术治疗

适应于无移位或轻度移位的 Schatzker Ⅰ 型骨折、压缩较小的 Schatzker Ⅱ 型或Ⅲ型骨折。多采用长腿石膏或支具固定,根据骨折的类型给予相应的内翻或外翻处理。在牵引下早期活动也有治疗价值,有利于复位及关节面重建。虽然常遗留关节面轻度不平整,但力线正常,效果满意。

2. 手术治疗

胫骨平台骨折系关节内骨折,故多主张早期手术治疗。对 Schatzker Ⅰ～Ⅲ型骨折可用支撑接骨板—螺钉内固定;Ⅳ型骨折多合并髁间嵴骨折,可同时用钢丝通过骨隧道固定;Ⅴ型、Ⅵ型骨折为双髁骨折,应采用双侧支撑接骨板-螺钉内固定;胫骨平台边缘撕脱骨折多并发韧带损伤和不稳定,应按照膝关节韧带损伤的原则处理。

（1）外侧平台骨折:外侧平台骨折通常为极度外翻力,股骨外髁向下撞击胫骨外侧平台负重面,致使平台外侧关节面发生劈裂（连同外侧皮质骨折）、塌陷（关节面骨折）或劈裂塌陷。治疗上需抬高复位关节面,使用排筏支撑钢板予以固定(图 2-9-43)。

（2）内侧平台骨折:导致胫骨内侧平台骨折往往意味着暴力很大,骨折不稳定,容易移位,因此内侧平台骨折大多需要切开复位内固定。内侧平台骨折大多发生在冠状面,即有后内侧劈裂骨块。骨折可经内侧或后内侧切口显露,使用抗滑支撑钢板予以固定。

（3）双髁骨折:导致胫骨平台双髁骨折的暴力巨大,往往伴有严重的软组织损伤。目前多采用损害控制理论,兼顾软组织和骨折。早期采用临时外固定架或跟骨牵引,维持骨折的稳定,控制软组织损伤。待软组织肿胀消退后,再转换为最终的内固定治疗。治疗方法包括:经皮微创复位、有限切开复位、切开复位,采用内外侧甚至后侧的多块钢板,包括抗滑钢板、支撑钢板、排筏钢板等内固定技术。采用环形外固定架细针固定技术,也取得了良好效果。

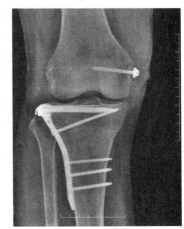

图 2-9-43　外侧平台骨折合并内侧副韧带损伤的修复固定

经腓骨头上入路支撑钢板固定,内侧副韧带股骨端附丽撕脱性损伤空心螺钉内固定

（4）胫骨平台骨折关节镜辅助复位固定:适用于治疗 Schatzker Ⅰ、Ⅱ 和Ⅲ型胫骨平台骨折。

二、胫骨干骨折

胫腓骨骨干骨折(fracture of shaft of tibia and fibula)在长骨骨折中最多见,约占成人全身骨折的4.0%,以双骨折、粉碎性骨折及开放性骨折居多,尤其是胫骨干骨折,因其位置表浅,软组织损伤重,治疗复杂。

（一）解剖概要

1. 骨结构

胫骨骨干密质骨厚而坚固,抗压能力强。胫骨上 1/3 横断面大致呈三角形,顶点在前侧,胫骨中、下 1/3 交界处,是三棱形与四边形骨干形态移行部,为骨折多发部位,所用支撑接骨板必须适合该部位不规则形状。胫骨结节不与骨干轴线一致,稍靠外,应在定位髓内钉打入点时加以考虑。胫骨前缘的锐性胫骨嵴是骨折复位的标志。胫骨的髓腔呈不规则的三角形,髓腔的狭窄部在中、下 1/3 交界处。

2. 胫腓骨的血供

胫骨的滋养动脉由胫骨上端后外侧穿入,向远端走行,并与干骺端的血管相吻合。骨膜动脉沿途分出垂直小支穿入密质骨外层。此外,胫骨中上段的前外侧及后侧有丰富的肌肉包绕,肌肉与骨膜之间侧支循环丰富。骨折移位会破坏滋养动脉的血供,如果外周软组织也被严重剥离,会导致血供的丧失,影响骨折愈合。

3. 骨间膜

骨间膜将胫骨的外侧嵴和腓骨的前内侧缘连接起来,它的主要纤维向下外走行。胫骨单独骨折时,腓骨借骨间膜的联系,对胫骨骨折有支撑作用,但腓骨因屈从作用向外侧弯曲,胫骨上折端有向内下方滑移趋势。胫腓双骨折采用内固定时,若将腓骨骨折同时固定,则更可靠。腓骨的远端在维持踝关节的结构完整性方面有重要地位,它通过韧带联合以及骨间膜与远端胫骨紧密连接。这些韧带的断裂将使腓骨失去对距骨的支持。胫骨干骨折任何方向的移位(包括旋转和短缩),都将使踝关节承载的应力异常。

4. 骨筋膜室

前内侧从鹅足肌腱附着点处向下,只有皮肤、皮下组织覆盖。此处易触及轻微向内凹陷的胫骨表面。小腿深筋膜与胫腓骨及骨间膜形成 4 个界限清楚的骨筋膜室,前侧骨筋膜室内有胫骨前肌、蹰长伸肌、趾长伸肌、腓深神经和胫前血管;外侧骨筋膜室内为腓骨长、短肌和腓浅神经;后侧骨筋膜室浅室内为腓肠肌、比目鱼肌及腓肠神经,深室内为胫骨后肌、趾长屈肌、蹰长屈肌、胫后动脉、胫后静脉和胫神经。小腿骨折并发血管及严重软组织损伤可引起骨筋膜室综合征(图 2-9-44)。

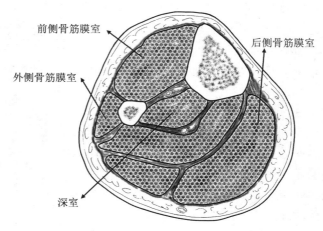

图 2-9-44 小腿的 4 个骨筋膜间室

（二）病因、病理及分类

1. 损伤机制

间接暴力损伤机制包括弯曲(铰链)和扭转暴力,局部软组织损伤相对轻,骨折为长斜形、螺旋形;直接暴力骨折的骨折线为横形和短斜形,高能量损伤有复杂的高度粉碎的形态伴有广泛的软组织损伤。

2. 骨折分类

胫骨骨折分类常用改良 Ellis 胫骨骨折分类(表 2-9-5)。

表 2-9-5 胫骨骨折分类

骨折特点	轻度	中度	重度
错位(直径)	0～50%	51%～99%	100%
粉碎程度	无或轻度	无或1个碟形片	2个或更多片或段
软组织伤	开放Ⅰ度(Gastilo)	开放Ⅱ度	开放Ⅲ度～Ⅳ度
	闭合 0 度(Tscherne)	闭合Ⅰ度	闭合Ⅱ度～Ⅲ度
暴力程度	低	中	高能,压伤
骨折形态	螺旋形	横形、斜行	横形、多块

（三）临床表现和诊断

1. 病史

了解受伤时间、机制、暴力种类、处理情况。一般骨折后疼痛、功能障碍明显,但儿童青枝骨折及成人腓骨骨折后仍可负重行走。

2. 体格检查

一般伤后局部肿胀明显,压痛局限,常见畸形、反常活动及功能障碍。除骨折体征外,特别要注意软组织损伤的严重程度、有无血管及神经的损伤。足背动脉搏动存在及肢端温暖不能排除小腿血管损伤。怀疑血管损伤时,应反复查体,行血管超声检查,甚至下肢动脉造影检查,必要时测筋膜室内压。

3. 影像学检查

X 线检查可明确骨折的部位、类型、移位情况,投照应包括膝和踝关节。研究显示,胫骨螺旋骨折常合并后踝骨折,除 X 线检查外,应常规行 CT 检查,必要时加做 MRI 检查。

(四)治疗

不同类型的胫骨骨折可采用不同的治疗方法,以下仅介绍目前常用的方法。

1. 非手术治疗

主要适用于稳定性骨折。应熟悉骨折移位的创伤解剖,受伤机制,骨折界面,软组织损伤情况,包括可能的重要血管、神经损伤,按逆创伤机制实施手法复位,利用肌肉张力和软组织铰链保持复位稳定。复位后用长腿石膏或支具外固定,利用石膏塑形维持骨折的对位、对线。不稳定的胫腓骨干双骨折可采用跟骨结节牵引,纠正短缩畸形后,施行手法复位,小夹板固定。牵引中注意观察肢体长度,避免牵引过度而导致骨不愈合。6 周后,取消牵引,改用小腿功能支架固定,或行石膏固定,10~12 周后可扶双拐下地部分负重行走。

2. 手术治疗

适用于不稳定骨折、多段骨折以及污染不重并且受伤时间较短的开放性骨折,常用的手术固定方法如下。

(1)外固定器固定:外固定器适用于中度或重度骨折,尤其是开放骨折,伴有感染,软组织损伤严重,骨折合并骨缺损的延迟处理,或合并节段性骨缺损需行骨延长,以及作为简单内固定的辅助固定。外固定架的种类很多,其中单臂万向外固定架和 Ilizarov 外固定架应用较多(图 2-9-45)。

(2)接骨板内固定:多适用于骨折不稳定,而有良好软组织覆盖的闭合性胫骨骨折。目前动力加压接骨板应用最普遍,但应注意不要过度追求解剖复位使骨折片软组织剥离,破坏血运,以免增加感染及骨不连的发生率。因此多主张生物固定,采用有限接触动力加压接骨板(limited contact dynamic compression plate,LC-DCP)、桥式接骨板或自定位微创接骨板来固定。接骨板应安放于骨折张力侧,即胫腓骨干的前内侧,有利于固定的稳定性,而且此处可以采取经皮放置的方法,实现骨折的微创治疗。若因皮肤损伤、坏死而感染,可放置钢板于有肌肉保护的胫骨前外侧面。

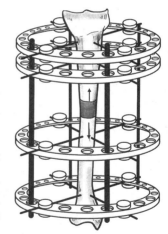

图 2-9-45 Ilizarov 环形外固定架

(3)交锁髓内钉内固定:应用交锁髓内钉内固定治疗闭合或开放性胫腓骨干骨折已被广泛接受。可行闭合穿针,既不破坏骨折端软组织,又能保持骨的长度,控制旋转应力,骨折固定稳固。术后第一天开始股四头肌等长收缩练习,可立即开始被动关节功能锻炼。近来主张同时处理腓骨骨折,给予解剖复位和内固定。

三、胫骨远端关节面骨折

胫骨远端关节面骨折又称 Pilon 骨折,是累及胫骨远端负重关节面的穹隆骨折,约占成人全身骨折的 1%,75% 的 Pilon 骨折伴有腓骨骨折。Pilon 骨折多由高能量损伤所致,因此常有多发伤,骨折处理困难,由于局部软组织薄弱,经常出现软组织坏死、感染、骨不连以及复位不良,并导致创伤性关节炎。

(一)病因、病理及分类

多为高处坠落和机动车肇事等高能量损伤所致,造成以轴向应力撞击为主的胫骨远端骨折,常为粉碎型,关节面塌陷,软组织损伤严重。Ruedi 分类(1969)较为实用,对临床诊疗具有较好的指导价值。I

型:劈裂骨折,骨折线延伸至胫骨远端关节面,无明显移位;Ⅱ型:关节骨折线发生明显移位,但关节面无压缩或大体上无粉碎;Ⅲ型:关节面和干骺端粉碎、压缩(图2-9-46)。

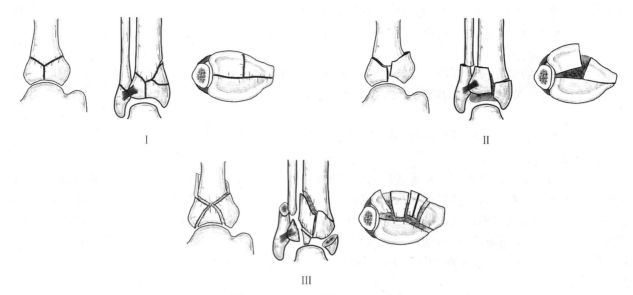

图 2-9-46　Pilon 骨折 Ruedi 分类

（二）临床表现和诊断

患者常表现为外伤后踝部及小腿远端肿胀、畸形、不能负重。由于 Pilon 骨折多为高能量暴力所致,因此首先要注意有无合并损伤,其次了解软组织损伤的程度、是否为开放骨折、污染程度、血运情况、有无骨筋膜室综合征早期表现。凭 X 线做出诊断不难,常需加拍 45° 斜位 X 线平片以观察胫骨的前内侧或后外侧。CT 二维、三维重建有助于了解骨折块移位的情况,有利于术前计划。

（三）治疗

保守治疗包括石膏固定和跟骨牵引,适用于无移位骨折、粉碎性骨折及软组织损伤严重或全身情况较差不能耐受手术者。手术治疗的目的在于复位,恢复长度、力线、关节面的平整,使骨折端稳定固定,有利于软组织修复、骨折愈合并为早期功能锻炼创造条件。切开复位可采用接骨板和螺钉固定,适用于软组织损伤少的骨折,软组织损伤严重的骨折宜采用外固定支架结合有限切开内固定,以减少软组织剥离,保护血运并整复固定关节面。开放型骨折或有严重的软组织损伤者适合外固定架治疗,以恢复长度、力线及关节面平整,待消肿和软组织恢复后行二期手术进一步复位固定。此外,关节融合术可用于后期发生创伤性关节炎者,严重毁损伤可采取截肢术治疗。

附:跟腱断裂

跟腱是人体最强壮的肌腱,但跟腱断裂临床并不少见。跟腱断裂(rupture of achilles tendon)好发于青壮年,往往是长久不运动者突然剧烈运动(如周末运动员),也可以是病变后的自发断裂,如发生于类固醇药物的局部注射后。

1. 病因、病理与分类

跟腱断裂分为:①闭合性断裂,运动损伤多见,如跟腱处在紧张状态时受到打击,或者因小腿三头肌突然剧烈收缩所致,老年人有跟腱退行性变,更易受伤,多发生在跟腱跟骨结节附着处上方2～6 cm处;②开放性断裂,可发生在任何水平,多在跟腱紧张时受到切割引起,跟腱断面整齐。

2. 临床表现与诊断

有明确损伤史,伤时可听到断裂声,开放性断裂有伤口存在,局部疼痛,小腿无力,站立行走困难。检查时可出现局部触痛,足跖屈力减弱,可触及跟腱断裂处凹陷。需注意,当跟腱断裂而其腱膜完整时,由于胫骨后肌、腓骨肌、拇屈肌及趾屈肌收缩,足仍能跖屈,仅为跖屈力减弱。

嘱患者直立位,足跟离地,患足不能提踵,或提踵力弱。当患者俯卧双足垂于床沿,捏压小腿三头肌,足不能跖屈称为 Thompson 试验阳性(图 2-9-47)。超声检查可发现跟腱软组织影不连续,MRI 检查可明确跟腱断裂位置、范围及退变情况。

3. 治疗

跟腱断裂应早期手术修复,断面较齐的闭合伤或锐器切割伤可采用 Bunnell 法直接缝合;断面不齐呈马尾状的损伤宜行跟腱成形术。陈旧性断裂一般采用成形术,术后取屈膝 30°,踝跖屈 30°石膏制动,共 6 周,随后逐渐活动和负重,半年内避免剧烈运动。跟腱断裂的晚期修复可采用腓肠肌筋膜、阔筋膜条及跖肌肌腱转移等方法。

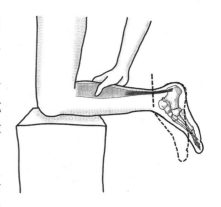

图 2-9-47　Thompson 试验
挤压三头肌正常反应是踝跖屈,
跟腱断裂则反应减弱或消失

第六节　踝关节损伤

作为负重关节,在正常行走时,踝关节常承受超过体重 1.5 倍的瞬间压力,而剧烈活动时,则会超过 5.5 倍。正常步态需要踝关节足够的背屈和跖屈活动,内翻和外翻以及顺应旋转应力都由距下关节提供。覆盖踝关节的皮肤薄,由腱性组织提供血运,在严重损伤时,创伤和手术引起的伤口常会出现愈合障碍。踝部损伤可以累及横跨其上的任何肌腱、神经或者血管。

一、解剖概要

踝关节由胫骨、腓骨远端和距骨体组成。内踝、外踝和距骨后缘构成踝穴(mortise),外踝较内踝低,胫骨远端关节面呈凹形称踝穴顶(plafond),如同踝关节的天花板,构成踝穴的上部,其前后唇向远端突出。后唇是下胫腓联合韧带后部的附着点,其不像内外踝那样限制距骨的活动。距骨上方形似圆顶(dome)而且前宽后窄,由于下胫腓连接的微动使距骨体和踝穴在踝屈伸运动中始终保持适合接触。正常背屈约 20°,跖屈约 45°,踝关节的屈伸运动与跗骨间关节及足的运动联合,背屈时伴随足外翻和外旋,跖屈时伴随足的内翻和内旋。

踝关节的稳定除了动态稳定结构及骨性结构外,主要靠韧带关节囊维系:

① 踝关节最重要的韧带结构是连接胫骨与腓骨的骨韧带联合,其由 4 部分组成,包括下胫腓前韧带、下胫腓后韧带、横韧带和骨间韧带。其中骨间韧带最强,此韧带向近侧延伸形成胫腓骨间膜,它是外踝区最强的稳定结构(图 2-9-48)。

② 外侧副韧带(lateral collateral ligament,LCL)由 3 部分组成,分别是距腓前韧带、距腓后韧带和跟腓韧带。距腓前韧带对抗距骨向前移位;距腓后韧带为踝关节外侧 3 束韧带中最坚强者,限制踝关节过度背伸和内翻;跟腓韧带在踝关节处于 90°时限制足内翻活动。跟腓韧带断裂同时伴随距腓前韧带断裂最为常见,能引起踝关节不稳(图 2-9-49)。

③ 内侧副韧带又称三角韧带(deltoid ligament),分为胫距前韧带、胫距后韧带和胫跟韧带。内踝小于外踝,分为前结节和后结节。浅层三角韧带附着在前结节。深层三角韧带附着在后结节,略短于后踝,几乎是横向行走,常位于关节内,由关节外无法接近。内侧的稳定主要依靠三角韧带的深层部分(图 2-9-50)。

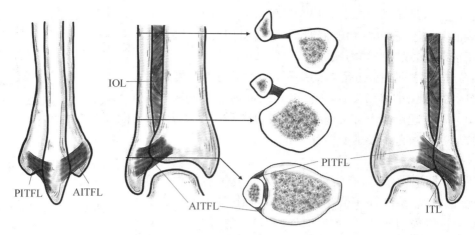

图 2-9-48　胫腓骨远段联结韧带

骨间膜下部变厚形成骨间韧带（IOL），胫腓骨前、后有下胫腓前、后韧带（AITFL、PITFL），其间有下胫腓骨间韧带（ITL）

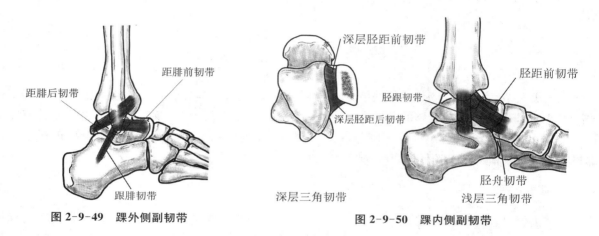

图 2-9-49　踝外侧副韧带　　　　**图 2-9-50　踝内侧副韧带**

二、踝部软组织损伤

踝关节韧带是维持关节稳定的重要结构，当韧带受到过度牵拉或部分断裂，称为踝关节韧带扭伤，若急性韧带损伤修复不及时，造成韧带松弛，会导致踝关节慢性不稳定。

（一）病因、病理及分类

踝关节受到内、外翻或旋转暴力损伤可造成韧带损伤，也可与骨折合并发生。踝关节韧带损伤主要为以下 3 种：①外侧韧带损伤，是踝关节跖屈下，发生内翻应力或内旋应力或二者共同作用所致；②内侧韧带（三角韧带）损伤，单独的三角韧带撕裂也是不常见的，致伤为外翻和（或）外旋应力，多数情况下，易合并胫腓下联合韧带损伤，有时合并腓骨骨折或内踝撕脱骨折；③胫腓下联合韧带损伤，是外旋应力和背伸所致。韧带损伤采用 3 度划分法，即Ⅰ度，轻微的韧带损伤；Ⅱ度，韧带的不完全性损伤；Ⅲ度，韧带的完全性撕裂。

（二）临床表现和诊断

1. 病史

有明确扭伤史，局部疼痛是主要的临床表现，常不能负重行走。了解如何发生损伤、损伤部位以及当时肢体位置，对判断损伤程度和类型常有帮助。

2. 体格检查

主要临床表现为伤侧踝关节肿胀、局部压痛，可有瘀斑，因此，确定触痛部位对于确定损伤的结构非常重要，被动施加内翻应力时疼痛加重而外翻无痛，常为外侧副韧带损伤；内侧副韧带损伤则相反。

3. 影像学检查

常规 X 线摄片包括前后位片、侧位片和内旋位标准片,所谓标准片是踝关节真正的前后位片,位于与内踝轴平行的位置。45°斜位片有助于判定和评估影响胫骨远端干骺端骨折关节受累情况和解剖细节。应力下 X 线片是确定韧带不稳定的基础,应与对侧对照。可用局麻止痛,缓慢对踝关节施加内翻应力并拍摄 X 线平片,与对侧对比,如显示距骨倾斜,距骨滑车外侧降低,踝关节外侧间隙增宽,为外侧副韧带损伤。对踝关节施加外翻应力下 X 线片可判断内侧副韧带损伤。距骨在标准位片中向外侧移位提示有不稳定,伴有骨联合韧带松弛或撕裂时常引起疼痛。前抽屉试验可诱发足向胫骨前方移位,提示外侧副韧带前半部分松弛(图 2-9-51)。

磁共振在评价踝部某些部位损伤时也很有帮助,特别是肌腱撕裂和关节面损伤。

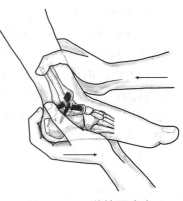

图 2-9-51 前抽屉试验

检查者一手抓住患者小腿远端前面,另一手抓住患者跟骨,将脚保持在跖屈 10°～15°,推跟骨向前移

4. 踝关节镜检查

踝关节镜有助于诊断,也可治疗骨赘、游离体、骨软骨骨折、韧带松弛和滑膜炎等疾病。

(三) 治疗

韧带扭伤,特别是发生踝关节不稳定未经适当治疗者,因韧带结构松弛,不稳定持续存在,常导致复发性踝关节半脱位。Ⅰ度损伤的治疗主要是缓解症状和预防进一步损伤,包括减少活动,可用弹性绷带或宽胶布包扎固定,后期进行伸展和力量训练。对于Ⅱ、Ⅲ度的急性损伤,应使踝关节获得良好制动,如用石膏固定,后期在能够忍受的情况下逐渐增加负重,渐进性恢复活动。外侧副韧带扭伤应固定在踝外翻位,内侧副韧带扭伤固定在内翻位,2 周后改用弹力绷带或护踝继续保护 2 周。韧带断裂广泛或有软组织嵌入妨碍复位,可手术缝合修复断裂的韧带,术后石膏固定 4～6 周。

三、踝关节骨折

踝关节骨折(fractures of ankle)多为联合应力所致,骨折移位与踝关节在受伤时的位置、暴力作用的方向和程度有关。

(一) 病因、病理及分类

踝关节骨折多为间接暴力损伤。张力牵拉常造成撕脱骨折,呈横断型。在距骨移位侧常因铰链或旋转暴力造成斜形、螺旋形或粉碎性骨折。根据病理损伤类型,常用 Lauge-Hansen 分类或 Danis-Weber 分类(图 2-9-52)。

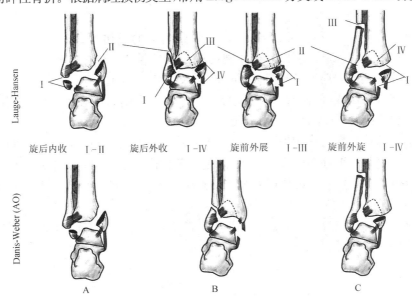

图 2-9-52 踝部骨骨折分类

根据损伤机制的 Lauge-Hansen 分类与根据腓骨损伤平面的 Danis-Weber(AO)分类

1. Lauge-Hansen 分类

Lauge-Hansen 分类强调踝关节骨折在不同受伤体位、不同类型和程度暴力下的骨折移位病理形态。阐明了不同病理形态骨折的发生机制。

（1）旋后内收（翻）型（supination adduction）　"旋后"是指足受伤时的位置，与前臂的旋后类似，跖底朝向前内；"内收（翻）"为暴力方向。该型是足受伤时处于旋后位，距骨在踝穴内受到内收（翻）暴力，外踝受到牵拉，内踝受到挤压所造成的损伤，分为两度。外踝受到牵拉韧带撕裂或外踝撕脱骨折为Ⅰ度损伤，是典型的 Danis-Weber 分型中的 A 型；在Ⅰ度损伤的基础上出现内踝骨折为Ⅱ度损伤，骨折线自踝穴内上角斜向内上（图 2-9-53）。

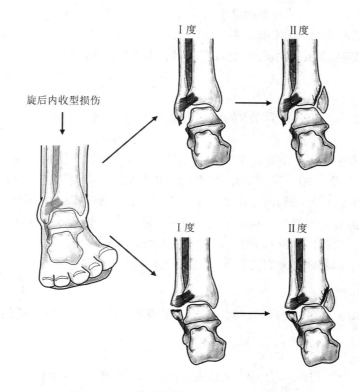

图 2-9-53　旋后内收（翻）型损伤病理变化

（2）旋后外旋型（supination-external rotation）　是最常见的损伤类型。"旋后"的意义同上；"外旋"指距骨遭受暴力方向。距骨受到外旋外力，或小腿内旋而距骨受相对外旋的外力。距骨在踝穴内以内侧为轴向外后方旋转，冲击外踝向后移动，此型骨折分 4 度（图 2-9-54）。

Ⅰ度：下胫腓前韧带损伤或胫骨前结节撕脱骨折。距骨以内侧为轴强力外旋，首先产生下胫腓前韧带损伤，或者胫骨前结节撕脱性骨折（Tillaux 骨折）。

Ⅱ度：Ⅰ度伴腓骨骨折。暴力继续作用，产生外踝斜形或螺旋形骨折，外踝骨折发生在下胫腓联合冠状面上，骨折线从胫距关节水平处向近端后方延伸，是一种移位不多的相对稳定的骨折。

Ⅲ度：Ⅱ度伴后踝骨折。在Ⅱ度损伤的基础上，暴力继续作用，可以发生下胫腓后韧带的损伤，或后踝撕脱骨折，骨折块向后外方移位。

Ⅳ度：Ⅲ度伴内踝骨折或三角韧带断裂。在Ⅲ度基础上，由于距骨的旋转，增加了三角韧带所受的张力，发生内踝撕脱骨折，或三角韧带断裂。

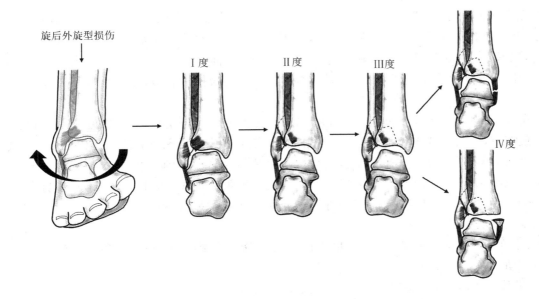

图 2-9-54 旋后外旋型损伤病理变化

（3）旋前外展型（pronation-abduction） "旋前"指足受伤时处于旋前位，即足跖底朝向后、外；"外展"为暴力的方向。该型是足处在旋前位，距骨在踝穴内受到强力外展（外翻）的外力，内踝受到牵拉，外踝受到挤压所造成的损伤，共分为 3 度（图 2-9-55）。

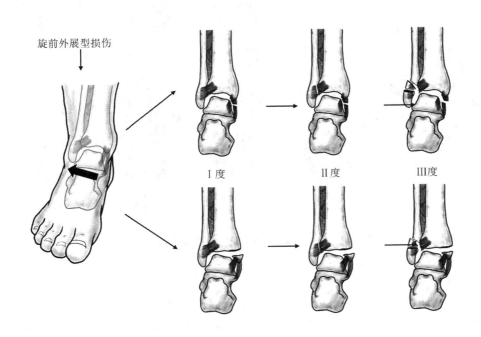

图 2-9-55 旋后外展型损伤病理变化

Ⅰ度：内踝骨折或三角韧带断裂。均为撕脱性损伤，内踝骨折位于胫距关节水平以下，多为横断性。

Ⅱ度：Ⅰ度伴有下胫腓韧带损伤。在Ⅰ度损伤的基础上，若暴力继续作用，撕脱下胫腓前韧带或胫骨前结节撕脱骨折，造成下胫腓联合不全分离，或撕脱下胫腓后韧带或后踝撕脱骨折。下胫腓前后韧带及骨间韧带完全断裂后出现下胫腓分离。

Ⅲ度：Ⅱ度伴有外踝骨折。暴力继续作用，外踝受到挤压在踝关节平面以上部位形成短斜形骨折或碟形骨折，碟形骨折块位于外侧。外踝骨折多在胫距关节平面上 1 cm 处。少见的旋前-外展型损伤为 Dupuytren 骨折脱位，即腓骨高位骨折，胫骨下端腓骨切迹部位撕脱骨折，三角韧带断裂，同时伴下胫腓分离。

（4）旋前外旋型（pronation-external rotation）　"旋前"的意义同上；"外旋"指距骨受外旋伤力。足受伤时处于旋前位，三角韧带被牵扯而紧张，当距骨在踝穴内受到外旋外力时，踝关节内侧结构首先损伤而丧失稳定性，距骨以外侧为轴向前外侧旋转移位，该型损伤共分 4 度（图 2-9-56）。

Ⅰ度：内踝骨折。表现为内踝骨折或三角韧带断裂，内踝骨折线呈斜性，在矢状面自前上斜至后下，于踝关节侧位 X 片显示得更为清楚。与旋前－外展型Ⅰ度内踝撕脱骨折不同，后者内踝骨折线为横行，且位于胫距关节水平间隙以下。

Ⅱ度：Ⅰ度伴胫腓前韧带损伤。在Ⅰ度损伤基础上，暴力继续作用，失去三角韧带控制的距骨，在踝穴中向前摆动，外旋时首先撕脱下胫腓前韧带。

Ⅲ度：Ⅱ度加外踝上方 6～10 cm 水平的斜形或螺旋形骨折。

Ⅳ度：Ⅲ度加下胫腓后韧带断裂或后踝骨折。

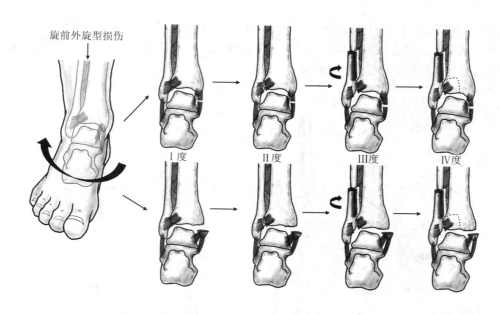

图 2-9-56　旋前外旋型损伤病理变化

2. Danis-Weber 分类

Danis-Weber 分类根据外踝骨折线的高低分型，适用于指导手术治疗（图 2-9-57）。

（1）A 型：外踝骨折线低于胫距关节水平，下胫腓关节稳定，相当于 Lauge-Hansen 分类的旋后内翻型。

（2）B 型：外踝骨折线位于胫距关节水平，下胫腓关节稳定或损伤，相当于 Lauge-Hansen 分类的旋后外旋型和旋前外展型。

（3）C 型：外踝骨折线高于胫距关节水平，下胫腓关节损伤，相当于 Lauge-Hansen 分类的旋前外旋型。

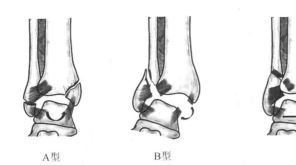
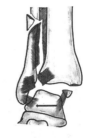

A型　　　　　B型　　　　　　C型

图 2-9-57　踝关节骨折的 Danis-Weber 分类

（二）临床表现和诊断

患者常表现为扭伤后疼痛，由于踝关节表浅，局部肿胀、压痛及畸形明显。Lauge-Hansen 分类阐明了骨折的不同病理形态及其发生机制，所以仔细分析 X 线平片即可诊断、分型并判断损伤的病理结构。

（三）治疗

1. 非手术治疗

根据影像学所见结合 Lauge-Hansen 分类提示的病理类型，做到踝关节骨折的解剖复位并不难。要求在充分的麻醉下，按逆创伤机制实施手法复位，并以远折端向近折端对位对线。以常见的旋后外旋型为例，其损伤界面为：下胫腓前韧带断面，外踝骨折面，下胫腓后韧带或后踝骨折断面，三角韧带或内踝断面。移位机制是远折端短缩，并以距骨水平截面内后为轴外旋。逆损伤复位手法是在持续牵引同时，使远折端内旋。一般应用石膏固定控制外旋和跖屈 6～8 周，去石膏后活动，逐渐负重。

2. 手术治疗

手法复位困难，或不能成功维持复位者采取切开复位内固定术。内踝移位骨折，常用拉力螺钉内固定；后踝骨折移位骨折片大于矢状面胫骨下关节面的 1/4，难以保持稳定，须手术固定后踝骨折片；外踝移位骨折的复位固定应受到重视，外踝的解剖复位是踝关节对合正常的标志，因外踝纵轴与腓骨纵轴有 10°～15° 的夹角，应先将接骨板塑形紧贴骨面内固定；内、外两踝移位骨折在复位内固定后，下胫腓联合无须固定；如下胫腓联合需固定，现主张用皮质骨螺钉仅穿过腓骨两侧皮质和胫骨外侧皮质，术后石膏管形固定 6～8 周（图 2-9-58～图 2-9-65）。

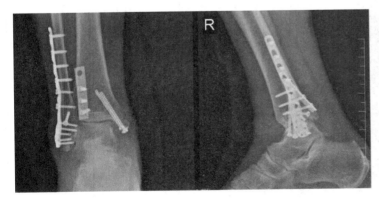

图 2-9-58　三踝骨折复位内固定

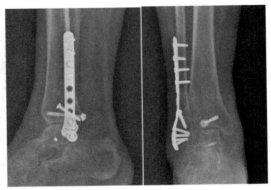

图 2-9-59　内侧三角韧带断裂锚钉修复，外踝和后踝骨折复位内固定

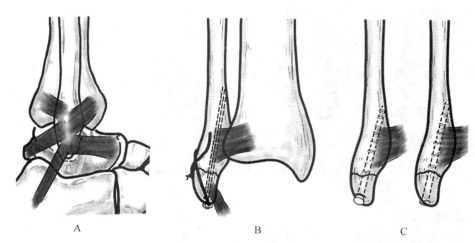

A   B   C

图 2-9-60 外踝损伤的修复使用钢丝、克氏针张力带或松质螺钉固定

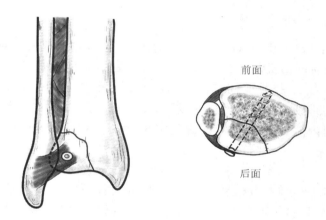

前面

后面

图 2-9-61 胫骨远端后外侧撕脱骨折的复位固定

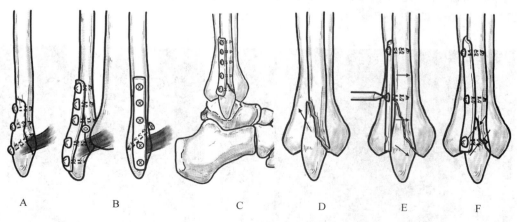

A   B   C   D   E   F

图 2-9-62 B 型外踝的修复

A. 螺丝钉固定长螺旋形骨折；B、C. 钢板或 1/3 管型钢板固定；
D、E. 后侧固定，防移位；F. 固定情况

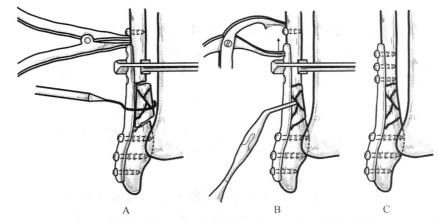

图 2-9-63 粉碎性 C 形骨折固定方式,采用钢板螺钉固定

A. 维持腓骨长度;B. 骨折端复位加压;C. 最终固定

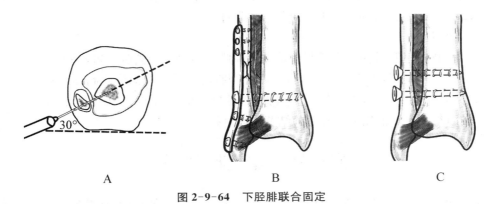

图 2-9-64 下胫腓联合固定

A. 采用螺钉向外向内固定时,前倾约 30°最为合适;B. 腓骨骨折固定后采用 1 枚螺钉固定下胫腓联合;C. 采用 2 枚螺钉固定下胫腓联合

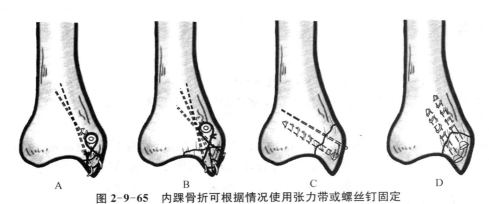

图 2-9-65 内踝骨折可根据情况使用张力带或螺丝钉固定

A. 克氏针张力带固定;B. 克氏针、张力带和缝线固定;C. 克氏针和螺钉固定;D. 两枚螺钉固定

四、几种特殊类型的踝部骨折

1. Bosworth 骨折脱位

刚好在胫骨远端水平面以上有一骨折,伴明显的足外旋,近端腓骨节段的末端卡在胫骨后方,通常需开放复位。很罕见的情况下,腓骨可移位至胫骨前方。

2. Pott 骨折

Pott 骨折是严重的踝关节损伤,腓骨严重骨折,伴三角韧带损伤,距骨向外侧脱位。

3. Dupuytren 骨折

高位 Dupuytren 骨折是指胫腓骨在下胫腓联合近侧骨折,相当于外踝上方 6 cm 以上骨折,伴有下胫腓韧带断裂、骨间膜撕裂、内踝或三角韧带断裂,距骨在踝穴内向外脱位,这类损伤是外展暴力所致。低位 Dupuytren 骨折是指腓骨在下胫腓联合处骨折,伴下胫腓联合前韧带撕裂,踝关节内侧存在内踝骨折或三角韧带撕裂,这种损伤是外旋外力造成的。

4. Maisonneuve 骨折

外旋外力造成的损伤,若下胫腓韧带完整无损,将造成腓骨远端的斜形骨折;若下胫腓韧带断裂,外力可引起腓骨近端骨折,骨折位于腓骨近端或解剖颈,骨折线呈螺旋形,称为 Maisonneuve 骨折。

5. Tillaux 骨折

Tillaux 骨折是胫骨前结节撕脱性骨折,也就是下胫腓前韧带胫骨附着点撕脱骨折,多为外旋外力造成,可合并内侧结构的损伤。常在踝穴位片中显示出来,或在踝关节内旋 45°正位片中显示清楚。

6. Cotton 骨折

以后踝骨折为主,同时伴内、外踝骨折,距骨随后踝骨折块向后移位,实际上就是三踝骨折伴距骨后脱位。1932 年,Hendersen 将这种骨折正式命名为三踝骨折。

7. Wagstaffe 骨折

Wagstaffe 骨折是指下胫腓前韧带或距腓前韧带在腓骨附着点的撕脱骨折,是外踝前缘的纵形骨折。Wagstaffe 将其分为 3 种类型:Ⅰ型指下胫腓前韧带和距腓前韧带附着部位共同撕脱骨折;Ⅱ型指下胫腓前韧带附着点以下腓骨斜形骨折,伴韧带附着点骨折,骨折块呈三角形,系距骨撞击所致;Ⅲ型指腓骨斜形骨折同Ⅱ型,同时伴下胫腓前韧带于胫骨前结节撕脱骨折。

第七节 足部骨折

足部骨折越来越受到临床的重视,用切开复位内固定术治疗足部骨折,保持解剖复位避免长久石膏固定,也取得了满意的临床结果。

一、距骨骨折

(一)解剖概要

距骨按部位自前向后分为头、颈和体部,其表面 60% 以上为关节软骨,上方滑车与胫腓骨远端构成踝关节,下方与跟骨形成距下关节。距骨表面无肌肉和肌腱附着,血运源自周围的关节囊和滑膜。

(二)病因、病理及分类

距骨骨折(fractures of talus)约占成人全身骨折的 0.3%,占足部骨折的 3%。通常为高能损伤,距骨颈骨折多见,距骨体及距骨头骨折少见。骨软骨骨折多合并踝关节扭伤、距下关节扭伤以及骨折脱位发生。

距骨骨折 Hawkins 分类,是依据距骨体与距骨颈、踝关节、距下关节之间脱位的程度来进行分类的,可预测距骨缺血性坏死的程度,具体分为 4 型:①Ⅰ型,无移位的距骨颈骨折;②Ⅱ型,距骨颈骨折合并距下关节后脱位;③Ⅲ型,距骨体从踝和距下关节脱位;④Ⅳ型,伴随距舟关节的不全或完全脱位(表 2-9-6,图 2-9-66)。

表 2-9-6　距骨颈骨折的 Hawkins 分类(1978)

分型	描述	缺血坏死发生率
Ⅰ	距骨颈垂直骨折,无移位,有轻度血循障碍	<10%
Ⅱ	距骨颈垂直骨折,距骨体自距下关节半脱位或脱位	<40%
Ⅲ	距骨颈垂直骨折,距骨体自踝关节和距下关节脱位,开放性损伤多见	>90%

（续表）

分型	描述	缺血坏死发生率
Ⅳ	距骨颈垂直骨折，距骨头自距舟关节半脱位，距骨体自踝关节和距下关节脱位和完全脱出，开放性损伤多见	100%

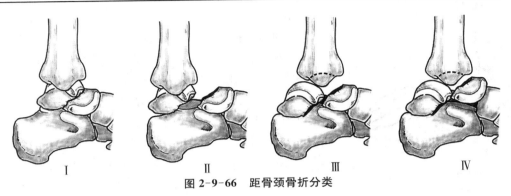

图 2-9-66　距骨颈骨折分类

（三）临床表现和诊断

距骨及其关节表浅，距骨骨折时症状和体征明显，多存在关节肿胀、疼痛及活动受限，很容易漏诊及误诊为踝关节扭伤。其诊断主要靠影像检查，X线平片应包括斜位，CT对了解骨折的损伤分型和移位机制最有帮助。

（四）并发症

距骨坏死是距骨骨折脱位最常见的并发症，尤其是Ⅲ型和Ⅳ型骨折几乎全部发生坏死，但往往是部分坏死。解剖复位和稳定的固定可减少坏死的发生，如早期疑有坏死发生，宜延长固定时间，避免负重。应提出的是，一般坏死造成的功能障碍往往不严重。

（五）治疗

距骨无肌腱及肌内附着，血供有限，因此易患供血不足和缺血性坏死，特别是在距骨发生半脱位或脱位后。对所有的距骨骨折治疗，应考虑切开复位内固定。

Ⅰ型可采用石膏固定，但仍可能移位；Ⅱ型可在充分麻醉下试行闭合复位，先在牵引下使足跖屈再向后推挤足，转为中立位，闭合穿入克氏针，并按该针引导，置入空心加压螺钉固定，闭合复位不能实现解剖复位者行切开复位内固定；Ⅲ型和Ⅳ型需行切开复位内固定术（图2-9-67）。

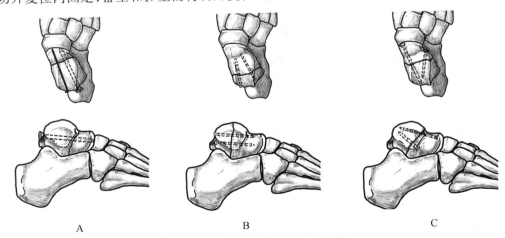

图 2-9-67　距骨骨折内固定方式

A. 距骨颈骨折的理想固定方式是用1枚6.5 mm加压螺钉和1枚平行的克氏针以控制旋转；
B. 2枚埋头加压皮质骨螺钉固定距骨颈基部；C. 距骨体部骨折用2枚皮质骨螺钉固定

二、跟骨骨折

跟骨骨折(fracture of calcaneus)是足部常见骨折,约占成人全身骨折的 3.1%,占足部骨折的 30.3%。损伤严重可致畸形愈合,并因平足或创伤性关节炎而致残。

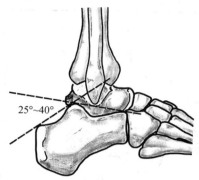

图 2-9-68　跟骨结节关节角(Böhler 角,
正常约为 25°~40°)

（一）解剖概要

跟骨是最大的跗骨,形状不规则,其后下端为负重点。跟腱附着于跟结节中部,跖屈力强,维持足的稳定。跟骨上方 3 个关节面与距骨下关节面构成距下关节。前方与骰骨构成跟骰关节。在 X 线侧位片上,由跟骨结节和跟骨后关节突的连线与跟骨前结节最高点和后关节突连线形成的夹角称为跟骨结节关节角(Böhler 角),正常为 25°~40°(图 2-9-68)。

（二）病因、病理及分类

跟骨骨折常为垂直暴力所致,从高处跌下跟骨着地最为常见。由于暴力作用的大小、受力部位及伤前骨质量的不同,可发生多种类型的跟骨骨折,以骨折是否影响距骨下关节分为两类,不波及距下关节的跟骨骨折和波及距下关节的跟骨骨折。跟骨骨折可有几种较典型的损伤:后关节面的前部嵌入跟骨体内的塌陷骨折,向跖侧方向旋转 30°~60°;跟骨体舌状骨折;跟骨外侧部分的爆裂骨折;载距突外侧骨折;鸟嘴样骨折等(图 2-9-69)。

Sanders 制定了根据跟骨后关节面冠状位 CT 扫描图像的分类系统,该系统仅仅根据跟骨后关节面骨折块的数量和位置进行分类。Ⅰ型骨折指无论有几条骨折线,但没有移位;Ⅱ型骨折指后关节面损伤成 2 部分;Ⅲ型骨折是指后关节面损伤分成 3 个部分的骨折;Ⅳ型骨折是指后关节面损伤分成 4 个及 4 个以上的骨折块,也称为 4 部分关节内骨折,为严重的粉碎性骨折(表 2-9-7,图 2-9-70)。

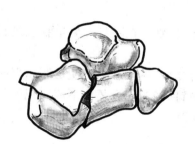

图 2-9-69　舌状骨折与塌陷骨折

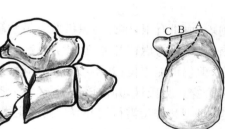
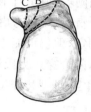
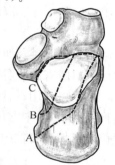

图 2-9-70　距下关节面 4 个骨块的划分

表 2-9-7　跟骨距下关节面骨折的 Sanders CT 分类(1993)

分型	描述
Ⅰ	没有移位的关节骨折(<2 mm),不论骨折线的数量多少
Ⅱ	纵向劈裂型骨折,2 部分骨折。根据主要骨折线的位置又分为ⅡA、ⅡB、ⅡC 三个亚型,其中ⅡC 属于关节外骨折
Ⅲ	纵向劈裂压缩型骨折,中间有一压缩块,3 部分骨折。根据主要骨折线的位置又分为ⅢAB,ⅢAC,ⅢBC 3 个亚型
Ⅳ	4 部分关节骨折,高度粉碎,常不止 4 个碎骨块

（三）临床表现和诊断

患者常表现为伤后局部肿胀、淤血明显,足跟疼痛,足底扁平或足跟增宽及外翻。X 线检查应包括跟骨侧位、轴位以及足的正、斜位,以明确显示骨折情况。此外,CT 检查应作为常规以观察关节面状况。

（四）治疗

跟骨骨折治疗原则是恢复关节面（包括跟骨的后关节面以及跟骰关节的跟骨侧关节面等）和跟骨的形状（包括长度、宽度和高度），注意跟骨结节关节角的维持，力争解剖复位。

1. 闭合复位

闭合复位适用于无移位或轻度移位骨折，可采用石膏管型固定4～6周，待骨折愈合后负重。也可采用手法牵引并挤压复位或插入斯氏针撬拨复位，复位满意后将钢针穿过跟骰关节，残端埋入小腿管型石膏内固定，8～10周后去除固定，并进行康复训练。

2. 切开复位内固定

切开复位关节面骨折块和跟骨外侧壁，用松质骨拉力螺钉或使用特制的接骨板螺钉内固定。L形切口能提供良好的显露，向前延伸可以直视和复位累及跟骰关节的骨折。跟骨骨折采用L形切口切开复位内固定常见的并发症为切口皮肤坏死和伤口感染。近年来，国内有学者提出采用微创后外侧小切口解剖钢板加压螺钉治疗跟骨骨折取得了满意的效果（图2-9-71）。

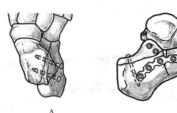

图 2-9-71 跟骨骨折的几种固定方法
A.螺钉固定；B.解剖钢板加压螺钉固定

3. 关节融合术

严重粉碎性骨折手术难以复位固定者可采取关节融合术。

三、跖跗关节损伤

跖跗关节又称Lisfranc关节，是足部横弓和纵弓的枢纽。跖跗关节损伤常为骨折脱位型，多伴有跖骨基底的骨折，可分为三种：①孤立型，至少一块跖骨而非全部跖骨单向脱位，通常是第一和第二跖列；②同向型，所有跖骨一致向内或向外（更常见）脱位或半脱位；③分离型，跖骨向不同方向或在一个以上平面分离（图2-9-72）。

跖跗关节损伤的治疗，以精准复位、获得稳定为目标，可采用切开复位内固定、经皮克氏针固定等。

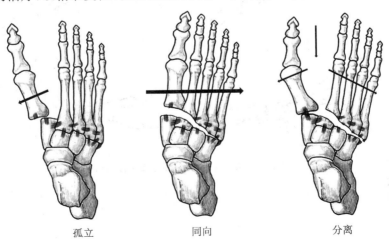

孤立　　　　　同向　　　　　分离

图 2-9-72 跖跗关节脱位的分类

四、跖骨骨折

(一) 病因及分类

跖骨骨折(fracture of metatarsal)可分为头、颈、干、基底 4 部分,在大多数情况下为直接暴力引起,如重物打击,车轮碾压等。少数情况下,由长期慢性损伤(如长跑、行军)致第 2 或第 3 跖骨干发生疲劳骨折。跖骨骨折占成人骨折的 2.4%,占足部骨折的 23.3%。第 5 跖骨基底骨折是足部常见的骨折之一,Dameron 把第 5 跖骨基底部分为三个区域(表 2-9-8,图 2-9-73)。

表 2-9-8　第五跖骨基底骨折的 Dameron 分类

Dameron 分区	描述
Ⅰ区(茎突)	常为撕脱骨折
Ⅱ区(干骺端)	该区骨折又称 Jones 骨折,血供较差(骰骨关节面和第 4 跖骨关节面)
Ⅲ区(骨干近侧区 1.5 cm)	常发生应力骨折

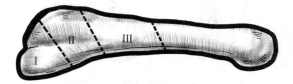

图 2-9-73　第 5 跖骨基底骨折的 Dameron 分类

(二) 治疗

对于无移位骨折,应用小腿石膏托外固定 4～6 周;对于移位骨折,手法复位后用石膏固定,或行切开复位,用接骨板螺钉或交叉克氏针内固定。对于第 5 跖骨基底部的移位骨折,可采用闭合复位克氏针、切开复位拉力螺钉或钢板内固定(图 2-9-74～图 2-9-76)。

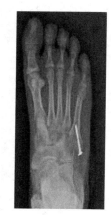

图 2-9-74　第 5 跖骨基底骨折闭合复位螺钉内固定

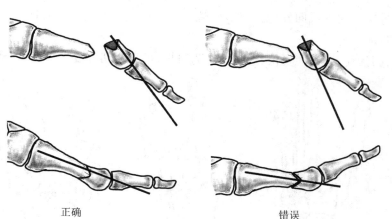

正确　　　　　　错误

图 2-9-75　跖骨骨折的穿针固定方法

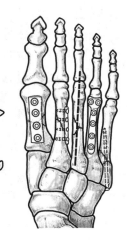

图 2-9-76　跖骨骨折的各种固定方法

包括克氏针、拉力螺钉和接骨板固定

五、趾骨骨折

趾骨骨折(fractures of phalanges)占成人骨折的 2%,占足部骨折的 19.1%。多为重物压砸或踢碰硬物所致,前者常为粉碎骨折,后者为斜形骨折。无明显移位的趾骨骨折,一般用石膏固定 3~4 周;移位明显的骨折,可先行手法复位,若不成功,可行切开复位用交叉克氏针或螺钉固定(图 2-9-77)。

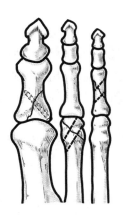

图 2-9-77 跖趾关节部骨折与近节趾骨骨折固定

(张世民 杨云峰)

❓【思考题】

1. 简述股骨颈骨折和股骨转子间骨折区别。
2. 简述关节韧带损伤的分度。

第十章 骨盆及髋臼骨折

骨盆由两侧的髋骨(包括髋臼)和其前部耻骨支与后方骶骨构成,是连接躯干和下肢的重要结构,具有保护盆腔内器官及传递重力的作用。骨盆与髋臼骨折常见于高能量损伤,在多发伤患者中,其发生率可大于25%。骨盆与髋臼骨折都是严重创伤的标志,常会导致血流动力学不稳定,伴发脏器和神经系统损伤,死亡率和伤残率较高。

骨盆和髋臼骨折处理的目标是尽可能恢复患者的功能,降低致残率。应快速详细评估患者伤情,尤其是出现血流动力学不稳定时,要尽快进行生命复苏,控制出血,稳定患者的生命体征。早期对骨盆骨折进行固定制动稳定骨盆,缩小骨盆容积,能够减少出血、疼痛和畸形愈合的发生,并有利于患者功能恢复。髋臼是人体最大的负重关节,治疗上应以解剖复位、坚强固定和早期功能锻炼为主。由于髋臼解剖位置复杂,手术暴露和固定存在较大的困难等原因,髋臼骨折的治疗一直是骨科医生面临的棘手问题。随着对骨盆和髋臼骨折研究的不断深入,近些年来治疗水平和疗效已得到了很大的提高。

第一节 骨 盆 骨 折

一、应用解剖

骨盆为闭合的环形结构,两侧宽大的髋骨通过骶髂关节与后方的骶骨相连,髋骨由髂骨、耻骨和坐骨通过Y形软骨融合而成,在前方正中,两侧的耻骨支构成了耻骨联合。其前半部(耻骨、坐骨支)称为前环,后半部(骶骨、髂骨和坐骨结节)称为后环。其中耻骨支最易发生骨折。骨盆是脊柱与下肢间的桥梁,通过腰骶关节与脊柱相连,通过两侧的髋臼与下肢相连。

骨盆的稳定性不仅来自骨结构,还依赖于坚强的韧带结构。骶髂关节前后韧带、骶棘和骶结节韧带连接髂骨和骶骨,对维持骨盆环稳定性有重要作用,韧带损伤可导致髂骨和骶骨之间发生变形。此外,前方的耻骨联合韧带包括:耻骨上韧带、耻骨间盘、耻骨下韧带,使耻骨联合具有可动性,维持骨盆环的完整。前环对骨盆稳定性的影响约占40%(图2-10-1)。

骨盆具有保护盆腔内脏器、血管和神经的作用。骨盆骨折时易造成膀胱、尿道和直肠损伤。骨盆壁与大血管、神经干关系密切,骨盆骨折也会导致骶神经、坐骨神经损伤,盆底静脉丛、臀上动脉、闭孔动脉等损伤会导致大量失血。

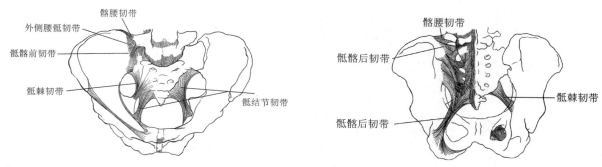

图2-10-1 骨盆的稳定结构

二、损伤机制

交通事故、高处坠落、重物砸伤等高能量损伤是造成骨盆骨折的主要原因。根据受力的方向可分为4种机制。

前后挤压暴力：前后方向的挤压暴力，作用于耻骨联合或者髂后上棘，导致单侧或双侧髂骨外旋，引起"开书样"损伤，即耻骨联合分离。如果外力持续，将会导致骶棘韧带与骶髂前韧带损伤。由于骶髂后韧带完整，无垂直不稳定发生。

侧方挤压暴力：来自侧方的挤压暴力，作用于髂嵴上，可以使骨盆环受到内旋的作用力，导致髂骨翼骨折，前方的耻骨支骨折，以及后方的骶骨骨折或骶髂后韧带损伤。若受到的外力接近骨盆背侧，骨折常发生于骶骨。如果暴力持续，将会使对侧骨盆发生外旋，造成一侧内旋，对侧外旋的"滚筒样"损伤。

垂直剪切暴力：多发生于高处坠落伤，造成骨盆受到垂直剪切方向作用力的损伤。骨盆后方所有韧带结构断裂，髂骨、骶髂关节或者骶骨以及腰椎横突发生垂直移位，骨盆环极度不稳定。

混合暴力：多方向的作用力因素，会造成不同类型的骨盆环损伤。具体骨折的严重程度取决于暴力的大小、骨质状态以及韧带结构的强度等因素。

三、临床表现与诊断

患者有明确的外伤史，主诉骨盆处疼痛，翻身和下肢活动困难等功能障碍。体格检查可见局部有肿胀、皮肤软组织损伤或者骨盆周围皮下瘀斑，还可能发现有骨盆畸形。如一侧骨盆上移或有内、外旋畸形，可导致双下肢不等长或旋转畸形；会阴部肿胀出血提示存在前环损伤的可能；如为稳定的骨折，在耻骨联合、髂嵴或骶骨有明显压痛；双手按住双侧髂嵴给予内旋外旋向上及向下的应力，任何超量的活动均视为异常（骨盆挤压和分离试验阳性）（图 2-10-2）。

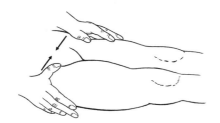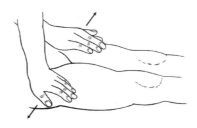

图 2-10-2　骨盆挤压与分离试验

当骨盆骨折后出血过多时，可出现神志淡漠、皮肤苍白、四肢厥冷、尿少、脉快、血压下降等失血性休克征象。严重的多发伤时，万万不可忽视对生命体征的检查。

此外，要重视会阴和直肠损伤的检查，注意骨盆后方软组织检查，注意膀胱、尿道损伤的检查以及神经系统损伤的检查。腹膜后出血者，有腹痛、腹胀，肠鸣音减弱或消失等征象；膀胱或尿道损伤可出现尿痛、血尿或排尿困难；直肠损伤时，肛门出血，肛门指诊有血迹；开放性骨盆骨折的死亡率可高达 40%～70%，要高度重视；神经损伤时，会出现下肢或会阴区相应部位神经麻痹，括约肌功能障碍。

X 线检查对诊断非常重要，骨盆正位 X 线片难以发现损伤，而又高度怀疑骨盆损伤时，应加摄 X 线球管向头侧倾斜 45°的骨盆入口位和球管向尾侧倾斜 45°的骨盆出口位（图 2-10-3、图 2-10-4）。入口位主要显示半侧骨盆有无旋转或前后移位；出口位主要显示半侧骨盆有无垂直移位、骶骨骨折以及骨盆有无变宽。对疑有髋臼骨折者，应投照伤侧骨盆外旋 45°的髂骨斜位和内旋 45°的闭孔斜位 X 线片，以显示后前位上未能显示的骨折和移位（图 2-10-5、图 2-10-6）。

　　CT 检查可以显示骨盆的断层影像,对微小的骨折较 X 线可靠,对判断骨盆后环损伤有重要意义。现代的 CT 技术能在多平面上清晰显示骨盆的外形和结构,显示 X 线片所不能显示的骨折、移位及骨盆腔内的软组织损伤情况。尤其涉及骨盆后环和髋臼损伤,都应该常规进行 CT 检查。此外,CT 影像重建技术能够显示骨盆损伤的全貌,对指导治疗和评价疗效及预后均十分重要。

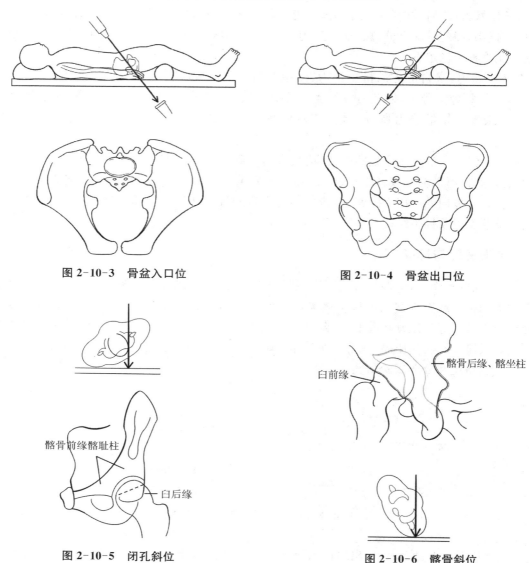

图 2-10-3　骨盆入口位　　　　　　　　　　　　图 2-10-4　骨盆出口位

图 2-10-5　闭孔斜位　　　　　　　　　　　　图 2-10-6　髂骨斜位

四、骨盆骨折分型

　　由于不同损伤机制造成的骨盆骨折各有特点。根据损伤机制常用的分型有 Tile 分型和 Young 分型。

　　(一) Tile 分型

　　Pennal 和 Tile 根据损伤机制对骨盆骨折进行分型,将骨盆骨折分为前后挤压型(开书样损伤)、侧方挤压型(合书样损伤)、垂直剪切型三种类型。该分型对判断骨盆环是否稳定以及在哪个方向不稳定,以及早期救治方法的选择都至关重要。在此分型基础上,Tile 又提出了目前被广泛认可的骨盆骨折分型法(表 2-10-1,图 2-10-7)。

表 2-10-1 骨盆骨折的 Tile 分型

分型	特点描述
A 型,稳定型	A1:未波及骨盆环的边缘骨折(如骨突的撕脱骨折、髂骨翼骨折) A2:波及骨盆环但无移位或轻度移位的稳定型骨折 A3:S2 椎体以下的骶尾骨骨折,不波及骨盆环
B 型,旋转不稳定,垂直稳定	骨盆后侧张力带和骨盆底保持完整 B1:外旋不稳定,翻书样损伤 B2:内旋不稳定,外侧挤压,同侧损伤 B3:内旋不稳定,外侧挤压,对侧损伤
C 型,旋转、垂直均不稳定	C1:单侧损伤不稳定 　　C1.1:髂骨骨折;C1.2:骶髂关节骨折脱位或单纯脱位;C1.3:骶骨骨折 C2:双侧损伤不稳定 C3:合并髋臼骨折

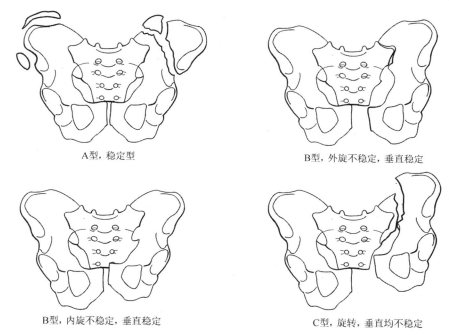

A型,稳定型　　　　　　　　　　　　　　B型,外旋不稳定,垂直稳定

B型,内旋不稳定,垂直稳定　　　　　　　　C型,旋转,垂直均不稳定

图 2-10-7　骨盆骨折的 Tile 分型

（二）Young 分型

Young 和 Burgess 基于损伤机制,按照暴力的方向将骨盆骨折分为四型(图 2-10-8),由于该分型紧密围绕骨折的受伤机制,在骨盆骨折的急救过程中应用较多。

1. 前后挤压型(anterior-posterior compression,APC)

APC-Ⅰ型:为稳定性损伤,单纯耻骨联合或耻骨支损伤;APC-Ⅱ型:旋转不稳定损伤,合并耻骨联合分离或耻骨支骨折,骶结节、骶棘韧带及骶髂前韧带损伤;APC-Ⅲ型:旋转不稳定损伤,合并骶髂后韧带断裂,发生旋转与垂直不稳定。APC 多见于交通事故伤。

2. 侧方挤压型(lateral compression,LC)

LC-Ⅰ型:前环的耻骨坐骨支骨折以及骶骨压缩性骨折,骨盆的所有韧带结构完整,骨盆环稳定;LC-Ⅱ型:合并骶髂后韧带断裂或后部髂嵴撕脱,由于后环损伤不是稳定的嵌插,出现旋转不稳定,骨盆底韧带仍然完整,垂直方向稳定;LC-Ⅲ型:又称为"风卷样"骨盆,首先是伤侧骨盆承受内旋移位产生 LC-Ⅱ型损伤,然后对侧半骨盆受力产生外旋应力损伤。LC 也多见于交通事故。

3. 垂直剪力损伤(vertical stress, VS)

VS 多见于高处坠落伤,轴向暴力作用于骨盆,骨盆的韧带与骨性稳定结构完全损伤,髂骨翼无明显外旋,但向后、向上移位常见。

4. 混合暴力损伤(combined mechanism, CM)

CM 是由多种机制混合造成的损伤,是 APC、LC、VS 三种损伤机制中任意两种或三种联合造成的损伤,通常 LC 合并 VS 多见。

此外需要注意的是,在摄 X 线片时,受伤瞬间的骨折移位可能已经回弹,所以不能仅以 X 线片来判断损伤的严重程度。

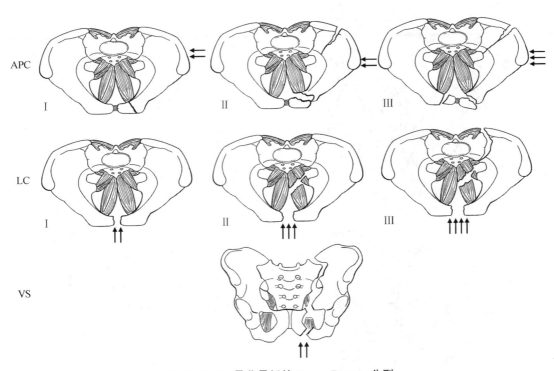

图 2-10-8　骨盆骨折的 Young-Burgess 分型

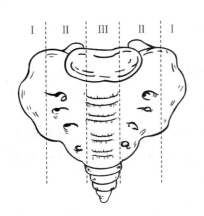

图 2-10-9　骶骨骨折的 Dennis 分型

（三）Dennis 分型

骶骨骨折的 Dennis 分型按照解剖部位将骶骨骨折分为三个类型(图 2-10-9):Ⅰ型:骨折线位于骶骨翼外侧到骶孔之间;Ⅱ型:骨折线经过骶孔;Ⅲ型:骨折线波及骶孔内侧,达骶骨中央及骶管。其中Ⅱ型和Ⅲ型骨折会引起骶神经和马尾神经损伤。

五、骨盆骨折的治疗

骨盆骨折多为高能量损伤,合并伤较常见。失血性休克、合并颅脑损伤及多器官功能衰竭等均为导致骨盆骨折死亡率增加的因素。因此,对骨盆骨折患者的合理救治非常重要,尤其是受伤初期,多发创伤后的第一小时被称为"黄金一小时",在此时间段内的正确处理可以降低死亡率。此阶段的治疗必须简单、快速而且有效。对患者的伤情要有正确的综合性评估,尤其对血流动力学不稳定的患者,首先必须进行复苏抢救,稳定生命体征;其次才是及时有效地对骨盆骨折进行固定,设法保留损伤的肢体及其功能。

出血性休克是骨盆骨折的严重并发症,也是导致死亡的最重要原因。控制骨盆骨折出血的有效方法不是结扎出血血管,而是尽快恢复骨盆的稳定性,缩小骨盆容积。

恢复骨盆稳定性的方法有使用骨盆兜、C形钳、外固定架骨牵引和内固定。其他止血的方法包括剖腹探查、腹膜外填塞止血、血管造影栓塞止血,这些方法可与骨盆稳定方法结合起来使用,以期最大化控制出血。动脉造影栓塞主要是控制动脉损伤出血,而腹膜外填塞主要负责控制静脉丛以及骨折断端出血,两者并不等同。

根据"创伤控制"原则,早期采用简单固定的原则,生命体征稳定后再进行确定性的手术。骨盆骨折的最终固定依赖于对骨折类型的准确判断。对于稳定型骨折、无移位的骨折或微小移位的骨盆骨折,只需要保守治疗即可;对于部分不稳定型的骨盆骨折,当耻骨联合分离超过 2.5 cm 时,可以选择用钢板固定分离的耻骨联合;对完全不稳定的骨盆骨折,在评估患者全身状况允许的情况下,前方固定耻骨联合,后方固定骶髂关节,手术方法包括内固定和外固定。

外固定架是固定骨盆骨折的常用方法,其创伤小、速度快、技术相对简单。应用外固定架治疗骨盆骨折的手术适应证有:①对严重不稳定的骨盆骨折急诊应用,控制出血,提供临时的稳定性;②用于多发创伤患者的早期固定,便于护理,减轻疼痛;③对于有些类型的骨折可作为最终治疗方式(如 Tile B 型骨折);④辅助骨盆后环骨折的内固定。外固定架在治疗骨盆骨折中有重要作用,但它更应该被看作是临时固定或急救措施,而不是最终固定方式。

内固定已成为不稳定型骨盆骨折的主要治疗方式。内固定具有以下优势:可以使骨折达到解剖复位并维持复位,在生物力学上比外固定架稳定,护理方便,允许患者早期进行活动和功能锻炼。随着影像技术和导航技术的进步,微创和内固定技术使得手术安全性大大提高。但是内固定仍然存在一定的风险,包括手术时间长、出血多、感染、神经损伤以及内固定失效等。因此,在进行骨盆骨折内固定前应该综合评价患者状况,进行详细的术前计划。骨盆骨折内固定主要针对前环固定和后环固定。前环固定的指征有耻骨联合分离>2.5 cm、耻骨联合交锁、耻骨支骨折合并股神经血管损伤、耻骨支旋转移位等。固定的方法可以选择钢板固定和单纯螺钉固定。骨盆后环固定方式较多,有骶髂螺钉、骶髂关节前路钢板、骶髂关节后路钢板、骶骨棒、腰-骨盆固定系统。骨盆后环固定的指征有骶髂关节脱位或骨折脱位移位>1 cm,骶骨骨折明显移位出现间隙合并神经损伤(图 2-10-10)。

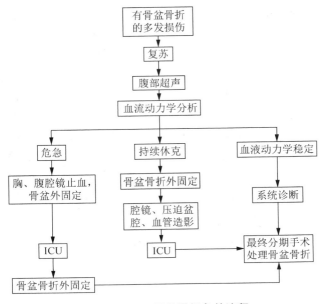

图 2-10-10　骨盆骨折急救流程

六、并发症

骨盆骨折后可能会残留后遗症,严重影响患者的功能,主要包括以下 4 种。

1. 骨折不愈合或畸形愈合

此种情况多发生于早期治疗不当。晚期存在垂直移位,可造成肢体不等长,慢性腰骶部疼痛。

2. 神经损伤

骨盆骨折累及神经损伤发生率为 10%～15%。神经损伤可发生在骶髂关节脱位时,骶神经受到牵拉;骶骨骨折时神经被骨折端卡压。

3. 静脉栓塞

骨盆骨折后深静脉栓塞的发生率较高,国外文献报道可达 35%～50%。血栓可以发生在盆腔或下肢。有 2%～10% 的患者可发生肺栓塞,其死亡率为 0.5%～2%。

4. 骨盆周围皮肤的潜行剥脱(morel-lavallee lesions)

剪切外力作用于皮肤,造成皮肤与深筋膜分离,即使皮肤没有破损,局部皮下积液或血肿形成,细菌也会存留繁殖,此种情况下手术的感染率会明显增加。

第二节 髋臼骨折

一、解剖概要

髋臼包含在髋骨中,为一半球形深窝。正常情况下,髋臼向前、向下、向外倾斜。髋臼的关节面呈半月状,其顶部和后部承受的应力最大,此处的关节软骨相应增厚。软骨面在髋臼切迹处中断,髋臼底部凹陷和髋臼切迹相连续,无关节软骨覆盖,称为髋臼窝,其内部被股骨头圆韧带占据。髋骨支撑着髋臼形成前柱和后柱:前柱由髂嵴前部斜向内下至前方达到耻骨联合;后柱由坐骨大切迹角的平面到坐骨结节,骨块体积小但骨质厚,构成髋臼的顶部。后柱内侧面由坐骨体内侧的四边形区域构成,称为四边体区。髋臼凹附属在两柱的骨块上,两柱之间的髋臼窝薄弱,当髋臼骨折时只有内固定两柱的骨块,才能恢复和保持髋臼的形态(图 2-10-11)。

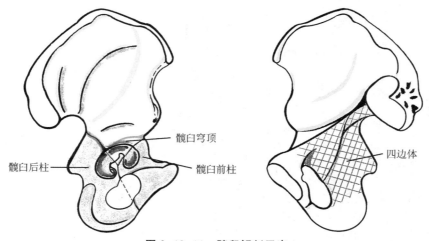

图 2-10-11 髋臼解剖示意

二、损伤机制

髋臼骨折是暴力作用于股骨头和髋臼之间产生的结果,也可同时发生股骨头骨折。暴力通常有 4 个

来源:膝部(屈膝状态)、足部(伸膝状态)、股骨大转子以及骨盆后方。根据受伤瞬间暴力的来源、作用力方向以及股骨头与髋臼之间的位置不同,而产生不同类型的髋臼骨折。当人体自高处坠落,一侧股骨大粗隆撞击地面时,股骨头撞击髋臼可造成髋臼内壁骨折块向盆腔内移位;当屈髋、屈膝时,沿股骨纵轴的暴力亦可造成髋臼的后壁骨折及髋关节后脱位;伸髋外旋常造成前壁前柱骨折;当下肢外展时则可造成髋臼顶部的粉碎骨折;此外,挤压伤也可能造成髋臼骨折。

三、临床表现与诊断

主要表现为受累的髋关节疼痛和活动功能障碍,如合并股骨头脱位则表现为相应的下肢畸形与弹性固定;如为髋关节中心性脱位时,可有肢体短缩。髋臼骨折常见的合并损伤包括股骨头骨折、坐骨神经损伤、血管损伤、尿道损伤、髋部软组织损伤及合并全身其他部位骨折。临床上要仔细询问病史、进行全面的体格检查,以防漏诊。

对于髋臼骨折的诊断需要 X 线检查,除常规骨盆后前位 X 线片外,还需髋关节前后位、髂骨斜位和闭孔斜位。髂骨斜位主要观察后柱和前壁的骨折移位情况,闭孔斜位主要观察前柱和后壁的移位情况。

CT 检查可以详细地显示髋臼断层图像,尤其可以清晰显示前后壁骨块大小及粉碎程度,可以了解边缘是否存在压缩,是否存在股骨头骨折,是否存在关节内游离骨块,是否存在髋关节脱位以及骶髂关节损伤情况。CT 三维重建图像可以进一步显示整个髋臼的骨折形态,对治疗方案有重要的指导意义。

四、髋臼骨折的分型

对髋臼骨折,目前多采用 Letournel-Judet 分型和 AO 分型。

1. Letournel-Judet 分型

Letournel 和 Judet 首次发表了关于髋臼骨折的分型系统,随后做了部分修改,直到今天,这一分型仍被广泛应用,奠定了髋臼骨折外科治疗的基础。该分型主要从解剖结构改变来划分,使得其容易被理解和接受。根据髋臼前后柱和前后壁的不同骨折组合,将髋臼骨折分为两大类、10 个类型(图 2-10-12)。

(1)单一骨折:涉及一个柱或一个壁的骨折,或一个单一骨折线的骨折(横断骨折),包括 5 个类型:前壁骨折、前柱骨折、后壁骨折、后柱骨折、形骨折。

(2)复合骨折:至少由以上 2 个单一骨折组合起来的骨折称为复合骨折,包括 T 形骨折、前方伴后方半横形骨折、后柱伴后壁骨折、横形伴后壁骨折、双柱骨折。

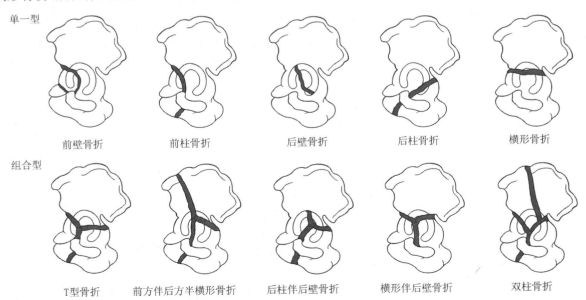

单一型
前壁骨折　　前柱骨折　　后壁骨折　　后柱骨折　　横形骨折

组合型
T型骨折　　前方伴后方半横形骨折　　后柱伴后壁骨折　　横形伴后壁骨折　　双柱骨折

图 2-10-12 髋臼骨折 Letournel-Judet 分型

2. AO 分型(表 2-10-2)

(1) A 型:骨折仅波及髋臼的一个柱。

(2) B 型:骨折波及两个柱,髋臼顶部保持与完整的髂骨成一体。

(3) C 型:骨折波及两个柱,髋臼顶部与完整的髂骨不相连。

表 2-10-2　髋臼骨折的 AO 分型

分型	特点描述
A 型,部分关节内骨折,仅涉及二柱中的一柱	A1:后壁骨折 A2:后柱骨折 A3:前壁或前柱骨折
B 型,部分关节内骨折,涉及横向结构	B1:单纯横形骨折 B2:T 形骨折 B3:前柱和后方半横形骨折
C 型,完全关节内,涉及双柱	C1:高位,延伸到髂嵴的骨折 C2:高位,延伸到髂骨前缘的骨折 C3:延伸到骶髂关节的骨折

五、治疗

髋臼骨折是高能量损伤,常合并多发伤,如果有休克存在,则应积极抢救,应当在休克被纠正,患者情况好转后,再考虑髋臼骨折的治疗。对伴有髋关节后脱位的髋臼骨折患者,首先要闭合复位,如果闭合复位失败,则需急诊切开复位,同时对髋臼进行骨折复位和固定。髋臼骨折是全身最大的负重关节内骨折,治疗上也应和其他关节内骨折处理原则一致,尽可能达到解剖复位、坚强固定及早期的关节功能锻炼。因此,对于移位的髋臼骨折理论上应该行手术治疗。治疗前应该对患者进行详细的评估,包括骨折特点(骨折粉碎程度、髋关节的稳定性、骨折移位程度、是否有股骨头骨折),患者因素(年龄、身体状况、伴随损伤、对未来功能的预期),以及现有的医疗技术水平。结合以上具体情况评估,再决定选择保守治疗还是手术治疗。

1. 保守治疗

髋臼骨折保守治疗的方法包括卧床、骨牵引或皮肤牵引。保守治疗的适应证:①有手术禁忌证者,年老体弱及合并全身系统性疾病的患者,手术可能会带来巨大风险,需考虑保守治疗;②局部感染,由于牵引或其他原因造成手术切口范围有感染灶存在者;③伴有骨质疏松症的患者,术中难以复位,内固定难以获得牢靠固定者;④无移位或移位<3 mm 的髋臼骨折;⑤低位的前柱骨折或低位的横行骨折;⑥粉碎的双柱骨折经闭合处理而恢复髋臼完整性者。

2. 手术治疗

髋臼骨折手术治疗方法主要是对骨折进行切开复位内固定,同所有关节内骨折的治疗原则一致,手术指征包括两大方面。

(1) 髋关节不稳定:①髋关节脱位伴有移位的后壁或后柱骨折;②髋关节脱位伴有移位的前壁或前柱骨折。

(2) 股骨头与髋臼不相称:①骨折线经过髋臼顶,如髋臼顶骨折块移位、经髋臼顶的横断或 T 形骨折、双柱骨折;②关节内卡入骨折块或软组织;③合并移位的股骨头骨折。

髋臼骨折的急诊手术指征包括:①髋关节脱位不能闭合复位;②髋关节复位后不能维持复位;③合并神经损伤且进行性加重;④合并有血管损伤;⑤开放性髋臼骨折。

由于髋臼骨折后骨折端和周围软组织易出血,手术时不易清晰显露,最好在患者伤情平稳后,局部出血停止后再进行手术,最佳手术时机一般在伤后 4～7 天(除非有急诊手术指征)。如等待时间过长(>

3周),复位将会十分困难。术前要做好充分的准备,包括:肠道准备、患肢准备、影像检查资料、术前应给予抗生素预防感染,必要时给予吲哚美辛预防异位骨化。

由于髋臼的解剖特点,没有一个手术入路能够适用于所有类型的髋臼骨折,因此手术前要仔细分析影像资料,做出准确的分型,选择合适的手术方式。常用的手术入路有后方入路(Kocher-Langenbeck 入路),髂腹股沟入路,髂股骨入路,前后联合入路等,其中后方入路和髂腹股沟入路最为常用。后方入路适用于后壁骨折、后柱骨折、横断伴后壁骨折;髂腹股沟入路适用于前柱、前壁、前方伴后方半横形骨折以及部分双柱骨折。近年来,经腹直肌旁入路(Stoppa 入路)和改良 Stoppa 入路也广泛用于治疗髋臼前柱骨折。固定的方法主要为钢板和框架螺钉固定。

此外,全髋关节置换也是治疗髋臼骨折的可选方法,主要用于高龄、骨质质量差、骨折粉碎严重、切开复位内固定治疗预期效果不佳的患者。髋臼骨折后期出现股骨头坏死、严重创伤后关节炎的患者也需要行全髋关节置换术。随着科技发展,3D 打印技术在复杂髋臼骨折的术前设计中发挥了重要作用,可以缩短手术时间,减少出血量,减少术中 X 线透视时间。

六、并发症

包括早期并发症和后期并发症。

1. 早期并发症

(1)休克:如髋臼骨折为全身多发性骨折的一部分,或累及骨盆骨折,则可能因疼痛和大量失血导致休克,甚至死亡。

(2)感染:如果髋臼骨折伴有严重的局部软组织损伤或腹部和盆腔内脏器损伤,会使感染的概率大大增加。

(3)血管神经损伤:髋关节后方与坐骨神经相邻,骨折移位或手术复位时易伤及此处神经。骨折涉及坐骨大切迹时,可能伤及坐骨神经、臀上神经和臀上血管。臀上血管如在坐骨切迹处断裂,可回缩至盆腔内而难以止血,血管造影对臀上动脉损伤出血的处理非常有用。

(4)血栓栓塞:骨折创伤后血液处于高凝状态以及卧床等因素,易导致盆腔或下肢血管内血栓形成。高危患者应给予预防性的措施。

2. 后期并发症

(1)不愈合或假关节形成:常可造成慢性疼痛。

(2)股骨头坏死:髋臼骨折合并股骨头后脱位,可导致股骨头血供受到严重破坏,后期出现股骨头坏死。对于有髋关节脱位的要急诊进行复位,如脱位时间>24 小时,股骨头坏死的概率大大增加。

(3)创伤性关节炎:髋臼骨折后可导致股骨头和髋臼面的吻合不对称,负重时髋臼局部应力增大,最终导致关节软骨的磨损和创伤性关节炎。

(4)异位骨化:Kocher-Langenbeck 手术入路的术后异位骨化发生率最高,术中应尽可能减少肌肉创伤,术前至术后三月可给予非甾体消炎镇痛药,以预防异位骨化的发生,低剂量的放疗也有一定预防效果。

(王 欣)

❓【思考题】

1. 简述骨盆骨折的 Young-Burgess 分型。

2. 髋臼骨折后期并发症有哪些?

第十一章　脊柱脊髓损伤

脊柱脊髓损伤是临床上常见的严重疾病之一,在全球已呈现高发生率、高致残率、高耗费和低龄化的"三高一低"的局面,成为医学界亟待解决的重大医学问题。目前脊柱脊髓损伤的研究不断深入,救治水平也不断改进和提高,并逐渐形成完善的理论体系。

第一节　脊柱骨折

随着现代工业、交通运输业和体育事业等的发展,脊柱骨折发生率逐年上升,约占全身骨折的6.4%。脊柱骨折并发的脊髓或马尾神经损伤是严重的并发症,能重度致残甚至危及生命。

一、颈椎骨折

颈椎骨折虽然不及胸腰段脊柱骨折多见,但如果未能早期识别并正确处理,会造成严重的后果。在美国,脊髓损伤的住院患者中半数为颈椎损伤。损伤原因大多为交通事故或坠落伤,发病年龄分布在15～24岁和55岁以上,呈双峰曲线特点。

（一）解剖概要

1. 枕颈部解剖

颈椎共有7节,分为枕颈部(枕骨到枢椎)和下颈椎(第3～7颈椎)。枕颈部椎管较下颈椎宽大,其中第1颈椎(寰椎)和第2颈椎(枢椎)椎体的骨性解剖与下颈椎具有显著差异。寰枕关节由两侧的枕骨髁和寰椎的上关节凹形成的关节,其首要的稳定韧带为覆膜,其次为关节囊和前后寰枕膜。颈椎一半的屈曲运动发生在寰枕关节。寰枢椎关节承担了颈椎50%的旋转功能,共在三处形成关节,分别为位于双侧的鞍形关节突关节、位于正中的齿状突和寰椎前弓形成的关节。其中,维持正中关节稳定的主要是寰枢椎横韧带,其从齿状突后方向两侧延伸,止点为寰椎前弓后外侧面的内侧结节。此外还有两翼韧带和中线上的齿状突尖韧带。

枢椎与下方的颈椎不同,其椎体很大,没有真正的椎弓根,而是一扁平的位于横突孔内侧的骨性峡部。枢椎两侧的椎板在后方中线处汇合形成分叉的棘突。枢椎前上方的齿状突向上突起,允许第1和第2颈椎旋转活动,是水平方向上的主要稳定结构,其基底部由血运较差的韧带和滑囊围绕,该部骨折常因韧带牵拉和软组织嵌顿而不愈合。

2. 下颈椎解剖

下颈椎的骨性解剖相对变异较小。每个椎体的钩突和上一个椎体的下方形成钩椎关节(Luschka关节)。前外侧的椎弓根和后外侧的椎板共同构成骨性椎管。关节突两侧为侧突,末端是前后结节。第6颈椎的横突结节(Chassaignac结节)又称为颈动脉结节,较大、易触及,是前路手术的定位标志。第1～6颈椎的横突孔内有上行的椎动脉,约5%的入椎动脉也穿过第7颈椎的横突孔。各个颈椎的棘突从椎板联合伸向后方,第2～6颈椎是分叉的,第7颈椎棘突大而易触及,是后路手术的定位标志。

韧带结构对下颈椎的稳定性十分重要。前纵韧带和纤维环前部构成前方的韧带结构。后纵韧带和后方纤维环构成中间的韧带结构。后方的韧带结构包括连接各棘突尖部的棘上韧带、附着棘突全长的棘间韧带、连接相邻椎板的黄韧带和连接关节突的关节囊。

（二）颈椎骨折的分类与治疗

1. 上颈椎骨折

上颈椎损伤的表现多样，有的表现为远端肢体一过性感觉或运动障碍，有的四肢瘫痪，严重者导致死亡。上颈椎损伤后24～48小时在临床上尤其需要警惕，因为脊髓的水肿和出血会导致神经功能进一步丧失。

（1）枕骨髁骨折

枕骨髁骨折较少见，而随着影像学技术的发展，关于枕骨髁骨折的报道呈明显上升的趋势。枕骨髁骨折的损伤原因为轴向负荷撞击关节突或极度旋转导致翼状韧带撕脱。患者颅底疼痛，可能伴有轻度的颈部旋转或头部倾斜。由于枕骨髁位于头颈交界处不易检出的部位，加之枕骨髁骨折的临床表现不尽相同，而物理检查又无特异性，因而枕骨髁骨折很容易被漏诊或误诊。因此，目前通常应用CT扫描来明确这些损伤。Anderson和Montesano提出的枕骨髁骨折分类系统为：Ⅰ型，压缩性骨折，无移位或轻微移位，为稳定型骨折（图2-11-1）；Ⅱ型，枕骨髁裂纹骨折，伴有累及枕骨大孔的颅底骨折，为稳定型骨折；Ⅲ型，枕骨髁撕脱骨折，该骨折的覆膜和对侧的翼韧带受损，为不稳定型骨折。其中Ⅰ型和Ⅱ型如果没有其他不稳定的损伤，可用硬质颈领制动治疗。Ⅲ型伴有广泛韧带损伤，最好采用头环脊柱固定支架（Halo支架）制动，持续或显著不稳定则需行关节融合术。

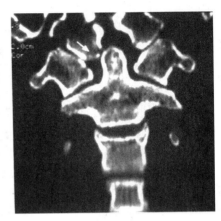

图 2-11-1　枕骨髁骨折

（2）寰枕关节脱位

寰枕关节脱位又称为头颈不连，指的是由过伸、撑开或旋转暴力所致的寰椎、枢椎关节失去正常的对合关系，虽然少见但其在儿童的发生率是成人的两倍。该损伤的病因很多，例如陈旧齿状突骨折、齿状突的先天畸形、炎症或肿瘤等对韧带关节的破坏等。在影像学上，Power比值对寰枕关节脱位的判断有一定帮助，指枕骨大孔缘中点到寰椎后弓的距离与颅后点到寰椎前弓距离之比，该比值正常值为0.8～1.0，如果大于1.0则提示有寰枕关节脱位。寰枕关节脱位的Traynelis分型，依据侧位X线片分为Ⅰ型前脱位，Ⅱ型单纯撑开型（纵向脱位）和Ⅲ型后脱位型。这三种类型均为不稳定型，需要早期用Halo外固定架制动，且通常情况下不适宜撑开牵引。手术标准治疗方法为寰枕后路融合、自体骨移植及内固定。

（3）寰椎骨折

寰椎骨折是上颈椎损伤中较常见的一种，约占50%。单纯的寰椎骨折很少有神经系统受损，但50%的寰椎骨折伴有其他椎节的损伤，因此往往导致脊髓损伤。这些骨折在正位片上主要表现为侧块的侧方移位，常导致枕下或枕大神经及后组颅神经损伤和椎动脉损伤。Jefferson骨折是单纯的轴向压力，易导致爆裂骨折，即寰椎的前后弓双侧骨折，X线平片上难发现骨折线，有时在正位片上可见寰椎关节突双侧向外移位，侧位片上看到寰椎前后径增宽及椎前软组织肿胀阴影。CT检查可以清晰显示骨折部位、数量和移位。CT上寰椎齿状突间隙正常小于3 mm，如果大于4 mm则提示有横韧带断裂，关节不稳定。对于稳定的骨折，可佩戴硬质颈托制动治疗；对于不稳定者需行Halo支架制动，如效果不佳应考虑行寰枢椎融合术等手术治疗。

（4）寰枢椎旋转半脱位

寰枢椎旋转半脱位同时伴有寰椎和枢椎关节突半脱位，常导致患者上颈部或枕下疼痛和颈部旋转受限。严重者可表现为头转向一侧而下颌转向另一侧。在开口位像上，齿状突与寰椎侧块间距不对称。寰枢椎旋转半脱位的Fielding-Hawkins分型为：Ⅰ型，旋转固定，寰椎相对于枢椎前脱位小于3 mm；Ⅱ型，旋转固定，寰椎相对于枢椎前脱位3～5 mm，有横韧带断裂；Ⅲ型，韧带进一步损伤，旋转固定，寰椎相对于枢椎前脱位大于 5 mm；Ⅳ型，旋转固定，寰椎相对于枢椎后脱位，提示齿状突骨折或缺如。Ⅱ型以上的旋转半脱位可导致脊髓损伤，因此需行 Halo 支架牵引复位制动。如有横韧带受损，且反复脱位或闭合复位失败，建议行后路切开复位和寰枢椎融合术。

（5）齿状突骨折

齿状突骨折是常见的颈椎损伤，患者有明确的外伤史。枕颈部疼痛是齿状突骨折最常见的症状，也可见枕大神经分布区域的放射痛、颈部僵硬、活动受限等，应行 CT 扫描及颈椎 MRI 检查以评估寰椎横韧带的完整性。齿状突骨折分为三型（Anderson-D'Alonzo 分型）：Ⅰ型齿状突尖部骨折，翼状韧带撕脱骨折；Ⅱ型是指涉及齿状突颈部的骨折，此型骨折最为常见并且不稳定，可见向前或向后移位；Ⅲ型是指延伸到枢椎椎体的骨折。Ⅰ型骨折一般采用硬质颈领或 Halo 支架制动，Ⅱ型骨折固定后不愈合或Ⅲ型骨折，则行后路寰枢椎融合术或前路齿状突螺钉固定。

（6）颈椎过伸损伤

无骨折脱位的过伸损伤，也称为挥鞭损伤（whiplash injury）。常因患者跌倒面部着地，颈部过伸或于高速驾驶时急刹车或撞车，头部由于惯性作用，撞于挡风玻璃或前方座椅，迫使头部过度仰伸，接着又过度屈曲，使颈椎发生严重损伤。病理变化为前纵韧带破裂，椎间盘水平状破裂，上一节椎体前下缘撕脱骨折和后纵韧带断裂，使颈椎向后移动，导致脊髓中央管周围损伤。

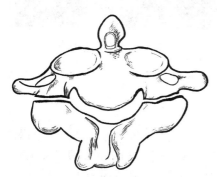

图 2-11-2　枢椎椎弓垂直骨折

枢椎椎弓骨折又名缢死者骨折（Hangman's fracture），是来自下颌部的暴力使颈椎过度仰伸，在枢椎的后半部形成强大的剪切力量，导致枢椎椎弓发生垂直状骨折（图 2-11-2）。骨折无明显移位者，可用颈托或 Halo 支架制动治疗。对易于复位者，可卧床牵引 2～3 周后，行头-颈-胸石膏固定 6～10 周。牵引时头颈应取前屈位；但对已形成前屈成角者，则应先行水平位牵引，而后略加仰伸；亦可选用头环支具固定。骨折移位明显者先行复位，多取后路直视下开放复位，并行后路椎弓根钉内固定术；也可先行颈前路开放复位及颈 2～3 椎体间植骨融合术，其术式包括 CHTF 固定术、钢板螺钉固定术等。

（7）枢椎椎体骨折

枢椎椎体骨折的部位位于齿状突基底部和双侧椎弓根之间，按照骨折的形态，可分为 3 型：Ⅰ型是冠状面骨折伴椎体后部骨折块移位，又称为非典型性绞死者骨折，可由伸展-压缩或屈曲-压缩或屈曲-撑开暴力引起；Ⅱ型是矢状面爆裂骨折，在一定程度上向后突入椎管；Ⅲ型骨折为水平方向的枢椎体部骨折，即齿状突Ⅲ型骨折。枢椎椎体骨折的治疗以保守治疗为主，对无神经损害，无明显移位的患者行石膏固定；有移位的患者行牵引复位。对伴有神经损害的患者，如保守治疗症状无改善或长期不稳，则根据影像学检查所示脊髓压迫的部位选择手术的入路及术式。

2. 下颈椎骨折

下颈椎骨折可由多种暴力所致，可为孤立的骨折，也可为多发的不相邻骨折。同时，下颈椎损伤常伴有神经的损伤，包括根性损伤和脊髓损伤。根据创伤力的方向、受伤时颈部的位置等因素，Allen 分型将下颈椎骨折分为六大类，并且按照骨质和韧带的受损情况进一步分析。

（1）压缩屈曲型（compression flexion，CF）

Ⅰ度：椎体前上缘变钝，轮廓显现为圆形，没有明显的后方韧带复合结构损伤；Ⅱ度：在Ⅰ度基础上，椎体前下缘骨折，椎体高度降低；Ⅲ度：在Ⅱ度基础上，椎体前下方骨折，骨折线从椎体表面斜行通过椎体一直到下方的软骨下板，骨折块未向后方突入椎管；Ⅳ度：骨折块向椎管内的移位小于 3 mm；Ⅴ度：损伤节段骨折块向椎管内移位（约 3 mm），这种移位表明前方韧带复合结构的后侧和整个后方韧带复合结构损伤。

压缩性骨折最常见于第 4、5 颈椎或第 5、6 颈椎节段，Ⅰ度压缩骨折可行颈部支具固定 8～12 周，Ⅱ度或Ⅲ度的不稳定骨折应行骨折椎体次全切术或内固定植骨融合。同时，Ⅲ度以上的手术治疗常选择前方入路以缓解神经功能受损和硬膜囊受压。

（2）撑开屈曲型(distractive flexion，DF)

Ⅰ度：包括后方韧带复合结构损伤，且在损伤水平棘突明显分离，关节突关节半脱位；Ⅱ度：单侧的关节突脱位(关节突交锁、关节突脱臼)中 25% 有头端椎体前滑，后方韧带损伤的程度在早期的 X 线检查中可能不明显，这是因为部分后纵韧带损伤导致关节脱位，很少同时发生前后方韧带复合结构损伤。同时，棘突的后方可能有小碎骨片的移位；Ⅲ度：双侧关节突关节脱位，50%～100% 的椎体向前移位，上位椎体的关节突可能移位到下位椎体关节突前方，下位椎体的前上缘可有或无变钝表现；Ⅳ度：双侧关节突关节脱位，损伤的椎体完全向前脱位或者运动节段极度不稳，呈现为"浮动椎"。撑开屈曲型损伤的闭合复位过程中如有恶化的迹象，应停止复位动作并减少牵引力。不论成功与否，闭合复位后都应进行 MRI 检查。对于丧失了韧带的不稳定性 DF，建议手术治疗，如后路切开复位和融合；如果有椎间盘突出，则应行前路椎间盘切除术。

（3）压缩伸展型(compressive extension，CE)

Ⅰ度：单侧椎弓骨折，不伴有椎体移位；Ⅱ度：双侧椎板骨折，不伴有椎体移位；Ⅲ度：双侧椎板骨折，没有移位，但有关节突或椎弓根骨折；Ⅳ度：双侧椎板骨折，伴小于 100% 的前方椎体移位；Ⅴ度：双侧椎板骨折，伴大于等于 100% 的前方椎体移位，呈切割样骨折(此为特征性 X 线表现)。Ⅰ度和Ⅱ度常用硬质颈领固定治疗，损伤的分度越高，神经系统损伤越常见，从Ⅲ度到Ⅳ度，损伤逐渐由后方结构累及前柱，而Ⅳ度损伤会有头端椎体完全性前脱位，必须行后路切开复位及固定。

（4）侧方屈曲型(1ateral flexion，LF)

Ⅰ度：不对称性椎体压缩骨折伴随同侧椎弓骨折，椎体在前后方没有移位，CT 显示关节突和椎弓角部骨折，椎体可以发生垂直骨折；Ⅱ度：椎体侧方不对称性压缩和同侧椎弓骨折，以及前后方移位、后侧韧带损伤和关节突分离。对大部分Ⅰ度损伤，可考虑硬质颈领治疗。对Ⅱ度患者，建议后路手术复位并固定。如有显著的肌力减弱、放射痛或脱位，应行侧块接骨板固定。

（5）撑开伸展型(distractive extension，DE)

Ⅰ度损伤包括前方韧带复合结构损伤、椎体横行非变形骨折，X 线检查显示为损伤节段的椎间隙明显增宽；Ⅱ度包括前后韧带复合结构损伤，损伤节段上位椎体向后脱位进入椎管。对于无滑脱的单纯骨质损伤患者，应行 Halo 支架制动。对于损伤累及椎间隙或Ⅱ度损伤的患者，建议行前路椎间盘切除、融合及器械内固定。

（6）垂直压缩型(vertical compression，VC)

Ⅰ度：椎体中央下陷，上下缘软骨板骨折，呈"吸杯状"畸形；Ⅱ度：椎体上下软骨板骨折伴"吸杯状"畸形，骨折线通过椎体，但移位很轻微；Ⅲ度：椎体骨折移位，椎体后缘骨折片可进入椎管，有时椎弓、韧带无损伤，有的粉碎性骨折可合并韧带损伤。对于 VC 患者，如果没有神经系统受损，Ⅰ度可用硬质颈领，Ⅱ度用 Halo 制动。若伴有神经系统受损或Ⅲ度损伤，则应考虑前路椎体次全切除和融合。

（三）颈椎骨折的早期处理与手术技术

1. 急救搬运

脊柱骨折者从受伤现场运输至医院内的急救搬运方式至关重要，一人抬头，一人抬脚或用搂抱的搬运方法十分危险，因这些方法会增加脊柱的弯曲，可以将碎骨片向后挤入椎管内，加重了脊髓的损伤，正确的方法是采用担架，木板甚至门板运送，先将伤员双下肢伸直，木板放在伤员一侧，三人用手将伤员平托至门板上，或二三人采用滚动法，使伤员保持平直状态，成一整体滚动至木板上或者担架上。无论采用何种搬运方法，都应该注意伤员脊柱尤其是颈部的稳定性，以免加重脊髓损伤。

2. 早期诊断和处理

对脊柱损伤的患者,早期按照基本和高级创伤后生命支持原则处理,包括维持气道通畅、建立循环通路等。皮肤破损、擦伤、疼痛和畸形提示可能存在脊柱损伤。早期的评估和复苏必须在脊柱良好制动的情况下进行以免加重脊髓损伤。颈椎固定首先要用硬质颈领,轴向稳定后把患者移到脊柱硬担架上,枕部用合适的垫子垫高 2 cm,以避免成人的颈椎过伸。神经系统受损分级评估可参照美国脊柱损伤协会(ASIA)的标准。对已明确有脊髓损伤的患者应在伤后 8 小时内给予静脉大剂量激素冲击治疗,常用甲泼尼龙,在前 15 分钟给予 30 mg/kg,随后按 5.4 mg/(kg·h)的速度持续给药。如果伤后 3 小时内给药,一般持续 24 小时;若晚于 3 小时,常持续给药 48 小时。应用激素时需要注意禁忌证及并发症。此外,用于脊髓损伤的早期治疗的一些药物仍处在研究阶段,例如神经节苷脂、前列腺素、促甲状腺激素释放激素等。

3. 影像学检查

首先应拍摄 3～5 张脊柱平片,正侧位以及颈椎的开口位齿状突像。如果平片提示有骨结构受损,或者不能清楚显示脊柱,应考虑行 CT 平扫及重建。如果怀疑有椎间盘或韧带损伤,尤其是神经功能受损而 X 线未见明显异常的病例,应行 MRI 检查。

4. 手术治疗

颈椎骨折手术治疗的原则是恢复正常的序列并获得稳定的关节融合,同时对受累的神经系统实施减压。最佳手术时机的选择仍存在争论,早期手术可使患者能够早期活动,并在理论上可以减轻脊髓的继发性损伤;而延期手术可使术前准备更充分,同时水肿消退可使手术减压更安全。

二、胸腰椎骨折

脊柱骨折中胸腰段骨折最常见。胸腰椎骨折是指由于外力造成胸腰椎骨质连续性的破坏。胸腰段损伤大部分都是高能量损伤,易发生于青壮年;小部分是低能量损伤或代谢性因素(如骨质疏松)导致的孤立的胸腰段脊柱骨折,易发生于老年患者。胸腰椎骨折患者常合并神经功能损伤,且由于致伤因素基本为高能损伤,常合并其他脏器损伤,为治疗带来了极大的困难。

（一）解剖概要

胸椎和腰椎的局部解剖特点和差异与该区域脊柱损伤的类型密切相关。胸腰段为胸椎生理后凸和腰椎生理前凸的衔接点,也是活动性差的胸椎与活动性较好的腰椎移行区域,肩背负重应力易集中于此,该区域脊柱不再有肋弓提供保护与支持。且该段脊柱关节突关节面的朝向在胸腰段移行。这些因素使位于胸腰生理弧度交汇处的脊柱(尤其是第 10 胸椎～第 2 腰椎)很容易受损伤,并成为爆裂骨折最常见的部位。

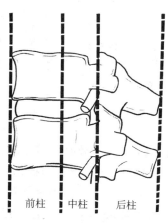

图 2-11-3　Denis 三柱结构

前柱　中柱　后柱

每块脊椎骨分椎体和附件两部分,从解剖结构和功能上可将整个脊柱分成前、中、后三柱(图 2-11-3)。前柱包括前纵韧带、椎体和纤维环的前半部;中柱包括椎体和纤维环的后半部和后纵韧带;后柱包括所有后纵韧带后方的结构。中柱和后柱组成椎管,容纳脊髓和马尾神经,该区的损伤可以累及神经系统,特别是中柱损伤时,碎骨片和髓核组织可以从前方突入椎管,损伤脊髓,因此每个脊柱损伤的病例都必须了解有无中柱损伤。前柱和中柱承担了脊柱大部分的轴向载荷,后柱则抵抗张力和稳定前柱的负荷。有两柱损伤提示脊柱不稳,且各柱对脊柱稳定性的影响不同。

（二）分型

急性胸腰段脊柱损伤的 Denis 分型是建立在三柱理论基础上的最通用的分型系统。胸腰段损伤分为主要损伤和次要损伤。主要损伤包括压缩骨折、爆裂骨折、剪切骨折(安全带损伤)和骨折伴脱位。次要损伤包括棘突及横突骨折、峡部骨折和关节突骨折。

1. 按骨折的稳定性分类

Denis 根据骨折的稳定性将胸腰椎骨折分为稳定性骨折和不稳定性骨折。

（1）稳定性骨折：轻度和中度的压缩骨折，脊柱的后柱完整，如单纯棘突、横突和椎板的骨折。

（2）不稳定性骨折：包括三柱中有两柱骨折，爆裂骨折，中柱骨折后椎体后部骨折块突入椎管有神经损伤的可能，以及累及前中后三柱的骨折脱位常伴有神经损伤症状者。

2. 按照骨折形态分类

（1）压缩骨折：椎体前方受压引起楔形变，主要涉及前柱，中柱后柱无损伤。按照椎体前方压缩程度即椎体前缘的高度占后缘高度的比值再分为 3 型：Ⅰ度为 1/3，Ⅱ度为 1/2，Ⅲ度为 2/3。

（2）爆裂骨折：骨折累及中柱，椎体后壁骨折，骨折可向两侧移位，椎弓根间距增宽。严重的爆裂骨折还可伴有后方椎板骨折，骨折块突入椎管压迫神经。分为 5 个亚型：A 型，爆裂骨折，累及上下终板；B 型，爆裂骨折，仅累及上终板；C 型，爆裂骨折，仅累及下终板；D 型，A 型同时伴有旋转损伤，一定程度的椎体侧方移位或椎体间的倾斜；E 型，由于侧方应力的存在，中柱爆裂骨折的同时合并椎体两侧非对称性压缩。

（3）屈曲牵张型骨折（安全带损伤）：最常见于车祸导致的安全带损伤，以前柱为支点，造成后柱和中柱牵张损伤，可分为 4 个亚型：A 型，累及单节段，且损伤经椎体、椎弓及棘突的横向骨折，即 Chance 骨折，此类型移位小，脊髓损伤较少见；B 型，累及单一节段，只经过椎间盘和韧带结构；C 型，累及两个节段，累及中柱的骨性结构；D 型，损伤经过两个节段，累及中柱的椎间盘韧带结构。

（4）骨折脱位型：由于压缩、牵张、旋转、剪切等暴力造成了三柱断裂，导致骨折脱位，腰椎极不稳定，常伴有神经损伤，大部分患者需手术治疗。分为 3 个亚型：A 型，屈曲牵张型，三柱完全断裂，前纵韧带仅残留或打折扭曲在损伤节段下，常伴有下方脊椎上关节突骨折；B 型，剪切损伤所致的骨折脱位；C 型，屈曲牵张引起的双侧关节突脱位，三柱完全断裂，前柱断裂可发生在椎间盘或椎体。

（三）胸腰椎骨折的临床表现

1. 外伤史

有严重外伤史，如交通事故、高空坠落、重物撞击腰背部等。应详细询问受伤事件、受伤方式、受伤时姿势、肢体活动等情况。

2. 主要临床症状

局部疼痛；站立及翻身困难；腹膜后血肿刺激腹腔神经节，使肠蠕动减慢，常出现腹痛、腹胀，甚至肠麻痹症状；如有瘫痪，则表现为四肢或双下肢感觉、运动障碍；如合并脊髓神经损伤，严重的胸腰段脊髓损伤可引起截瘫，双下肢感觉运动完全消失，脊髓圆锥损伤和马尾神经损伤可造成大小便功能障碍；同一水平的骨折脱位，由于脊髓圆锥的损伤平面不同，而出现不同的截瘫，可表现为痉挛性截瘫或迟缓性瘫痪。

3. 并发症

如有腹痛、呼吸困难、休克、意识丧失等，应注意是否合并颅脑、胸、腹和盆腔脏器的损伤。

4. 体格检查

体格检查时必须充分暴露脊柱和四肢，但要注意保暖，重点检查下列项目。体位：能否站立行走，是否为强迫体位；压痛：从上至下逐个按压或叩击棘突，骨折时脊柱棘突常有压痛，在明显的压缩骨折或骨折脱位，常见伤椎和上位椎体的棘突后凸和压痛，有后方韧带复合体损伤断裂或有棘突间韧带撕裂脱位者，该棘突间距增宽，严重者棘上韧带同平面的腰背筋膜撕裂，可见皮下淤血；畸形：胸腰段脊柱骨折常可看见或扪及后凸畸形；感觉：检查躯干和四肢的痛觉、触觉、温度觉，并注明是"正常、减退、消失或过敏"；注意检查会阴部感觉；肌力：分为 6 级，即 0～5 级；反射：膝、踝反射，病理反射，肛门反射和海绵体反射。

（四）胸腰椎骨折的影像学检查

1. X 线检查

X 线是首选的检查方法，拍摄胸腰椎的正、侧位片，必要时加摄斜位片或张口位片，在斜位片上可以了解有无椎弓峡部骨折。老年人感觉迟钝,胸腰段脊柱骨折往往主诉为下腰痛,单纯拍摄腰椎片会遗漏下胸椎骨折,因此必须注明摄片部位包括下胸椎(第10～12胸椎)。但X线检查有其局限性,它不能显示椎管内受压情况。

2. CT

常规拍摄压痛区域的CT和三维重建;必要时,可拍摄脊柱全长CT三维重建。胸腰椎骨折患者如有神经损害或怀疑有不稳定均应行CT检查。CT在区分胸腰椎椎体压缩骨折与爆散骨折方面比X线更具有优势,CT可以显示椎板骨折、关节突骨折、椎弓根的损伤,这些在普通平片上是难以发现的。轴位平面上,CT可以用来评估椎体骨折块对椎管的侵占情况,三维重建CT用来观察脊柱的序列情况,从各个平面了解脊柱的结构及损伤情况。但CT的局限性是不能很好地显示脊髓损伤情况。

3. MRI

胸腰椎骨折患者如有神经损害或怀疑有椎间盘损伤或后方韧带结构损伤时应行MRI检查。MRI可以清楚地显示脊髓和软组织图像,MRI检查可以帮助我们辨别椎间盘损伤、硬膜外血肿、脊髓水肿、软组织损伤情况,这是其他影像学检查不能替代的。通常T1像反映基本的解剖结构,T2像反映病理变化和韧带结构,矢状位反映血肿的存在状况、骨块与脊髓的关系及椎间盘与韧带有无损伤,轴位T1像评估硬膜外空间、脊髓和椎间孔等结构。

(五)胸腰椎骨折的治疗

1. 保守治疗

大部分不合并神经功能损伤的稳定性胸腰椎脊柱骨折可以用非手术方法治疗。当创伤后脊柱稳定性尚可并且发生进行性后凸和神经功能障碍的可能性不大时,建议保守治疗。一些轻微的脊柱骨折,如横突、棘突及关节突骨折,一般认为是稳定的,可对症治疗,可以用或不用支具。但是这些骨折也不应忽视,因为它们可能是更严重的相关损伤的先兆。

(1)对于后方结构完整的屈曲-压缩型骨折,椎体高度丢失小于50%及起始的后凸角小于30%的患者,可以行闭合复位后用石膏或胸腰椎骶骨矫形器支架(thoracic lumbar sacral orthotic,TLSO)支具制动。使用支具时可以早期活动,通常应佩戴3～6个月。

(2)有效的制动类型应针对矫正相对原发的受伤因素设计。对于第7胸椎及以上的骨折,应佩戴颈胸腰支具。对于第7胸椎以下的损伤应佩戴胸腰支具。对下腰段及腰骶段损伤,佩戴支具时应考虑包括一侧大腿。

(3)对没有神经功能损伤的不稳定性脊柱爆裂骨折的非手术治疗仍存在争论,争论点主要集中在初始不稳定的程度、后凸畸形的发生及椎管压迫的程度,这些因素与患者非手术治疗的功能结果之间的关系目前仍不明确。

(4)后凸小于30%的爆裂骨折,椎体高度丢失小于50%,椎管面积减少小于50%,可以认为是稳定的骨折。对不伴神经损伤的稳定的胸腰椎爆裂骨折,手术治疗和非手术治疗之间在功能结果上没有显著差异。对于不伴神经损伤的不稳定的胸腰椎爆裂骨折,一些病例中非手术治疗的效果也不错。

(5)对于完全性神经损伤的胸腰交界处骨折-脱位型损伤患者,卧床休息4～6周能获得满意的效果。但为了早期制动及康复,并预防后期的畸形,建议手术固定。

2. 手术治疗

手术适应证取决于骨折的序列稳定性、患者的神经功能状态和一般情况。对于不完全性神经损伤患者,手术复位和固定后神经功能可能有显著改善。对于完全性神经损伤和(或)不稳定的胸腰椎骨折,手术固定能缩短住院时间和康复时间并减少并发症。

无论使用非手术方法还是手术治疗,都应使脊髓彻底减压并保持脊柱的稳定。骨折块和脱位脊椎压迫脊髓时,应尽早整复骨折脱位,恢复脊柱的矢状径,利于脊髓减压;存在椎体骨折块、椎体后上角或椎间盘突出压迫脊髓者,需行前方减压;稳定脊柱可防止由不稳定引起的脊髓刺激和二次损伤等。手术方法有后路手术、前路手术和前后路联合手术。

第二节　脊 髓 损 伤

脊髓损伤是脊柱损伤最严重的并发症,往往导致损伤节段以下肢体严重的功能障碍。随着世界各国经济水平的发展,脊髓损伤发生率呈逐年增高的趋势。脊髓损伤不仅会给患者带来身体和心理的严重伤害,还会给社会带来经济负担。

一、病理生理

从组织病理学上将脊髓损伤分为 4 种,由轻到重依次为脊髓震荡、不完全性脊髓损伤、完全性脊髓损伤及脊髓断裂。

1. 脊髓震荡

脊髓损伤后出现短暂性功能抑制状态。大体病理无明显器质性改变,镜下可见少数小灶性出血,无片状出血,神经元和神经纤维形态结构大多正常。

2. 不完全性脊髓损伤

伤后 6～10 小时出血灶扩大,神经组织水肿,24～48 小时以后逐渐消退。不完全脊髓损伤程度有轻、重差别,轻者仅有中心小坏死灶,保留大部分神经纤维;重者脊髓中心可出现坏死软化灶,并由胶质瘢痕代替,只保留小部分神经纤维。

3. 完全性脊髓损伤

伤后 3 小时脊髓内多出血灶,白质尚正常;6 小时出血增多,白质水肿;12 小时后神经轴索开始退变,神经元变性坏死。总之,在完全性脊髓损伤中,脊髓内病变呈进行性加重,晚期坏死脊髓组织被胶质瘢痕代替,无神经纤维保留。

4. 脊髓断裂

脊髓组织连续性中断。

二、临床表现

(一) 脊髓震荡和脊髓休克

1. 脊髓震荡

损伤平面以下感觉、运动、反射完全消失或大部分消失,经过数小时至数天,脊髓功能即开始恢复,且日后不留任何神经系统的后遗症。

2. 脊髓休克

以迟缓性瘫痪为特征,各种脊髓反射(包括病理反射)消失,二便功能丧失。全身性改变主要有低血压或心排出量降低,心动过缓,体温降低及呼吸功能障碍等。脊髓休克在伤后立即发生,可持续数小时至数周。儿童一般持续 3～4 天,成人多为 3～6 周。出现球海绵体反射、肛门反射或足底跖反射是脊髓休克结束的标志。脊髓休克期结束后,如果损伤平面以下仍然无运动和感觉,说明是完全性脊髓损伤。

(二) 纵向定位

1. 颈段脊髓损伤

(1) 第 1、2 颈脊髓损伤:多数患者立即死亡,能到医院就诊者只有下列神经病学改变:①运动改变,第 1、2 颈神经发出纤维支配肩胛舌骨肌、胸骨舌骨肌和胸骨甲状肌,当其受伤时,会影响这些肌肉功能;②感觉改变,第 1、2 颈神经的前支参与构成枕大神经、枕小神经及耳大神经。当寰枢椎骨折、脱位、齿状突骨折时,患者可感到耳部及枕部疼痛、麻木。检查时可发现有局部痛觉过敏或减退。

(2) 第 3 颈脊髓损伤:该部位的脊髓支配膈肌及肋间肌,损伤后不能进行自主呼吸,伤员多于受伤后立即死亡。常见的损伤原因为绞刑骨折,即第 2 至第 3 颈椎脱位,第 2 颈椎双侧椎弓骨折。这种骨折脱位亦可因上部颈椎于过伸位受伤引起。

(3)第 4 颈脊髓损伤:①运动改变,患者为完全性四肢瘫痪,膈肌受第 3 至第 5 颈神经支配,第 4 颈脊髓节段损伤后,创伤性反应也往往波及第 3 颈神经,故患者的自主呼吸丧失,创伤性反应消退后,膈肌机能渴望恢复而行自主呼吸,但呼吸仍较微弱;②感觉改变,锁骨平面以下的感觉消失,其他如括约肌功能、性机能、血管运动、体温调节机能等均消失。

(4)第 5 颈脊髓损伤:损伤早期,因第 4 至 5 颈脊髓受到创伤性水肿的影响,患者膈肌功能很差,加之创伤后患者发生肠胀气等更会加重呼吸困难。①运动改变,双上肢完全无自主活动而放置于身体两侧;肩部则因有提肩胛肌、斜方肌的牵拉而能耸肩;②感觉改变,患者除颈部及上臂前方一个三角区以外,所有感觉全部消失;③反射改变,患者除肱二头肌腱反射明显减弱或消失外,其余腱反射全部消失。

(5)第 6 颈脊髓损伤:患者由于脊髓创伤性反应及肠胀气的影响,呼吸功能可受到明显干扰。①运动改变,胸大肌、背阔肌、肩胛下肌、三头肌瘫痪,肘部失去伸展功能,提肩胛肌、斜方肌、三角肌及肱二头肌仍可收缩,因此患者的肩部可抬高,上臂可外展 90°,前臂屈曲,手放于头部附近,桡侧伸腕长肌呈下运动单位性损害,而第 6 颈脊髓节段以下的神经所支配的手指、躯干及下肢肌肉均呈瘫痪状态;②感觉改变,除上臂外侧、前臂背外侧的一部分以外,上肢其余部分均有感觉缺失现象;③反射改变,肱二头肌、肱桡肌反射均正常,肱三头肌反射消失。

(6)第 7 颈脊髓损伤:伤后膈神经机能正常,患者表现为腹式呼吸。①运动改变,上肢轻度外展,前臂屈曲于胸前,腕可向桡侧偏位,指总伸肌肌力减弱,其中以示指伸肌的肌力减弱尤为明显,旋前圆肌、桡侧屈腕肌、屈指深肌、屈指浅肌、屈拇长肌均显力弱,故手呈半握状态,肱二头肌肌力正常;②感觉改变,躯干、下肢、上臂、前臂内侧、手的尺侧 3 个手指、示指(有时)有感觉障碍;③反射改变,肱二头肌反射、桡骨膜反射均存在,三头肌反射消失或减退。

(7)第 8 颈脊髓损伤:患者可有单侧的或双侧 Horner 氏征;由卧位改为直立位时,可出现血管运动障碍,即位置性低血压,经过锻炼以后,此种现象可消失。①运动改变,屈拇长肌、伸拇短肌、骨间肌、蚓状肌、对掌肌、对指肌肌力减弱或消失;外展拇短肌完全瘫痪而呈爪形手;②感觉改变,感觉障碍范围包括4~5 指、小鱼际及前臂内侧、躯干及下肢;③反射改变,三头肌反射及腹壁反射、提睾反射、膝腱反射、跟腱反射有障碍。

(8)第 1 胸脊髓损伤:Horner 氏征阳性,面部、颈部、上臂不出汗。①运动改变,拇收肌、骨间肌、蚓状肌部分瘫痪,拇展短肌完全无功能,肋间肌及下肢瘫痪;②感觉改变,感觉障碍发生在上臂远端内侧、前臂内侧、躯干及下肢;③反射改变,上肢无反射改变,腹壁反射、提睾反射、膝腱反射、跟腱反射有障碍。

2. 胸段脊髓损伤

仅影响部分肋间肌,对呼吸功能影响不大,交感神经障碍的平面也相应下降,体温失调也较轻微。主要表现为躯干下半部与两下肢的上运动神经元性瘫痪,以及相应部位的感觉障碍和大小便功能紊乱。

(1)上胸段(第 2~5 胸脊髓)损伤:患者仍可呈腹式呼吸。损伤平面越低,对肋间肌的影响越小,呼吸功能就越好,除有截瘫及括约肌失控症状以外,尚有血管运动障碍,患者坐起时常因直立性低血压而出现晕厥。①运动改变,损伤平面以下的肋间肌、腹肌、躯干及下肢麻痹,呈截瘫状;②感觉改变,损伤平面以下感觉消失;③反射改变,腹壁反射、提睾反射、膝腱反射及跟腱反射发生障碍。

(2)下胸段(第 6~12 胸脊髓)损伤:①运动改变,在第 6~9 胸脊髓受伤时,上段腹直肌的神经支配未受损害,具有收缩功能,而中段的和下段的腹直肌则丧失收缩功能,在第 10 胸脊髓节段以下损伤时,由于腹内斜肌及腹横肌下部的肌纤维瘫痪,患者咳嗽时腹压增高,下腹部向外膨出,下肢呈截瘫状态;②感觉改变,第 6 胸脊髓受伤时为剑突水平,第 7、第 8 胸脊髓为肋下,第 9 胸脊髓为上腹部,第 10 胸脊髓平脐,第 11 胸脊髓为下腹部,第 12 胸脊髓为腹股沟;③反射改变,上、中、下腹壁反射中枢分别为胸 7-8、胸 9-10、胸 11-12 节段。

3. 腰段脊髓及腰膨大损伤

(1) 第1腰脊髓损伤：①运动改变，腰部肌肉力量减弱，下肢肌肉瘫痪，其中包括提睾肌、髂腰肌、缝匠肌以及髋关节的外展肌，膀胱、直肠的括约肌不能自主控制；②感觉改变，整个下肢、腹股沟、臀部及会阴部均有感觉障碍；③反射改变，提睾反射、膝腱反射、跟腱反射、足跖反射均消失。

(2) 第2腰脊髓损伤：①运动改变，髂腰肌及缝匠肌肌力减弱，股薄肌隐约可见有收缩，下肢其余肌肉瘫痪，肛门、直肠括约肌失控；②感觉改变，除大腿上1/3感觉改变以外，整个下肢、会阴部及鞍区均有感觉缺失；③反射改变，提睾反射、腹壁反射阳性，膝腱反射、跟腱反射、足跖反射障碍。

(3) 第3腰脊髓损伤：①运动改变，下肢呈外旋畸形；股直肌力弱导致伸膝力弱，膝关节以下肌肉瘫痪；②感觉改变，大腿中下1/3交界处平面以下及鞍区感觉缺失；③反射改变，膝腱反射消失或明显减退，跟腱反射及跖屈反射阴性，提睾反射可引出。

(4) 第4腰脊髓损伤：①运动改变，患者可勉强站立、行走，但由于臀中肌力弱，患者步态不稳，极似先天性髋关节脱位患者的鸭步，上楼困难，足的跖屈和外翻功能消失，但背屈和内翻功能存在，膀胱括约肌和直肠括约肌没有功能；②感觉改变，鞍区及小腿以下感觉缺失；③反射改变，膝腱反射消失或减弱。

(5) 第5腰脊髓损伤：①运动改变，因髂腰肌及内收肌没有拮抗肌，故患者髋关节呈屈曲内收畸形，严重者可脱位，又由于股二头肌、半腱肌、半膜肌的肌力弱或瘫痪，可出现膝过伸畸形或者膝反弓弯曲畸形，此外，由于阔筋膜张肌及臀中肌力弱，患者行走时呈摇摆步态。胫前肌及胫后肌力量较强而腓骨肌、小腿三头肌瘫痪，可导致马蹄内翻足，括约肌失控；②感觉改变，足背、小腿外侧及偏后方、鞍区感觉缺失；③反射改变，膝腱反射正常，跟腱反射消失。

(6) 第1骶脊髓损伤：①运动改变，小腿三头肌及屈趾肌瘫痪而伸肌有力，大腿的股二头肌瘫痪或有少许肌力，半腱肌、半膜肌肌力减弱，膀胱括约肌及直肠括约肌仍无功能；②感觉改变，跖面、足外侧、小腿外侧、大腿后侧及鞍区感觉减退；③反射改变，膝腱反射存在，跟腱反射消失。

(7) 第2骶脊髓损伤：①运动改变，屈趾长肌及足部小肌肉瘫痪，患者不能用足尖站立，由于足部内在小肌肉瘫痪，足趾呈爪状，括约肌失控；②感觉改变，小腿后上方及大路后外侧，足部跖面及鞍区感觉缺失；③反射改变，跟腱反射可能减弱。

(8) 脊髓圆锥损伤：3～5骶髓和尾节称脊髓圆锥，正常人脊髓终止于第1腰椎下缘，因此，第12胸椎和第1腰椎骨折可能发生脊髓圆锥损伤。损伤后，会阴部皮肤感觉减退或消失，呈马鞍状分布。由于膀胱逼尿肌受2～4骶髓支配，可引起逼尿肌麻痹而成无张力性膀胱，形成充盈性尿失禁，大便也失去控制。会出现性机能障碍，肛门反射和球海绵体反射消失。腰膨大在圆锥以上，故下肢功能无影响。

(9) 马尾神经损伤：马尾神经起自第2腰椎的骶脊髓，一般终止于第1骶椎下缘。马尾神经损伤很少为完全性的，表现为损伤平面以下迟缓性瘫痪，有感觉及运动功能障碍和括约肌功能丧失，肌张力降低，腱反射消失，无病理性锥体束征。

(三) 横向定位

1. 前脊髓综合征

颈脊髓前方受压严重，有时可引起脊髓前中央动脉闭塞，出现四肢瘫痪，下肢瘫痪重于上肢瘫痪，但下肢和会阴部仍保持位置觉和深感觉，有时甚至还保留有浅感觉。在不全损伤中，其预后最差。

2. 后脊髓综合征

脊髓受损平面以下运动功能和痛觉、温觉、触觉存在，但深感觉全部或部分消失。

3. 脊髓中央管周围综合征

多数发生于颈椎过伸性损伤。脊髓受皱褶黄韧带、椎间盘或是骨赘的前后挤压，使脊髓中央管周围的传导束受到损伤，表现为损伤平面以下的四肢瘫痪，上肢重于下肢，没有感觉分离，预后差。

4. 脊髓半切综合征

也称 Brown-Sequard 综合征，表现为损伤水平以下同侧肢体运动瘫痪和深感觉障碍，而对侧痛觉和温度觉障碍,但触觉功能无影响。由于一侧骶神经尚完整,故大小便功能仍正常。如第1～2胸脊髓节段受伤,同侧颜面、头颈部可有血管运动失调征象和Horner综合征,即瞳孔缩小、睑裂变窄和眼球内陷。此种单侧脊髓的横贯性损害综合征好发于胸段,腰段及骶段则很少见。

三、神经功能分级

（一）Frankel 分级

1969年,Frankel 提出将损伤平面以下感觉和运动存留情况分为五个级别（表2-11-1）。

表2-11-1　Frankel 功能分级

级别	功能
A	完全瘫痪
B	感觉功能不完全丧失,无运动功能
C	感觉功能不完全丧失,有非功能性运动
D	感觉功能不完全丧失,有功能性运动
E	感觉、运动功能正常

（二）国际脊髓损伤神经分类标准

1982年,美国脊髓损伤协会（ASIA）提出了新的脊髓损伤神经分类评分标准,将脊髓损伤量化,便于统计和比较。1997年,ASIA 对此标准进行了修订,使之更加完善。该方法包括损伤水平和损伤程度（表2-11-2）。

表2-11-2　ASIA 分级

级别	功能	脊髓损伤类型
A	在骶段（S_4～S_5）无任何感觉和运动功能	完全性损害
B	在神经损伤平面以下,包括骶段（S_4～S_5）存在感觉功能,但无运动功能	不完全性损害
C	在神经损伤平面以下,存在运动功能,大部分关键肌的肌力小于3级	不完全性损害
D	在神经损伤平面以下,存在运动功能,大部分关键肌的肌力大于或等于3级	不完全性损害
E	感觉和运动功能正常	正常

1. 脊髓损伤水平

（1）感觉水平检查及评定:指脊髓损伤后保持正常感觉功能（痛觉、触觉）的最低脊髓节段,左右可以不同。检查身体两侧各自的28个皮区的关键点,在每个关键点上检查2种感觉,即针刺觉和轻触觉,并按3个等级分别评定打分（0为缺失;1为障碍;2为正常;不能区别钝性和锐性刺激的感觉应评为0级）。每个皮区感觉的检查结果有4种状况,即右侧针刺觉、右侧轻触觉、左侧针刺觉、左侧轻触觉。正常感觉功能总评分为224分。

（2）运动水平的检查评定:指脊髓损伤后保持正常运动功能（肌力3级以上）的最低脊髓节段,左右可以不同。检查身体两侧各10对肌节中的关键肌。检查顺序为从上向下,各肌肉的肌力参照0～5级临床分级法计算。这些肌肉与相应节段的神经支配相一致,并且便于临床做仰卧位检查（在脊髓损伤时其他体位常为禁忌）。按检查结果将两侧肌节的评分相加,得出总的运动评分,用这一评分表示运动功能的变化。正常运动功能总评分为100分。

（3）括约肌功能及反射检查:包括进行肛门指检,检查肛门反射、尿道球海绵体反射,测试肛门外括约肌。该检查用于判定脊髓是完全性还是不完全性损伤。

2. 脊髓损伤程度

鞍区皮肤感觉的检查,应环绕肛门皮肤黏膜交界区各个方向仔细检查,任何触觉或痛觉的残存均应诊断为不完全性损伤。临床医生需行肛门指检后才能诊断完全性脊髓损伤,肛门指检时注意患者有无深感觉和外括约肌有无自主收缩。要做出完全性脊髓损伤的诊断,应当在脊髓休克期结束,对骶区功能仔细检查后才能确定。

四、辅助检查

(一)影像学检查

X线和CT检查为脊髓损伤最常规的影像学检查手段,可发现损伤部位的脊柱骨折或者脱位。对于椎间盘和韧带结构的损伤,X线和CT检查可能无法发现明显异常,称为无放射线检查异常的脊髓损伤,多见于颈椎外伤。MRI检查不仅可了解脊髓受压程度,还可观察脊髓信号强度、脊髓信号改变范围和脊髓萎缩情况等。

(二)电生理检查

体感诱发电位检查(somatosensory evoked potential,SEP)和运动诱发电位检查(motor evoked potential,MEP)可了解脊髓的功能状况。SEP检查脊髓感觉通道功能,MEP检查锥体束运动通道的功能,两者均不能引出者为完全性截瘫。

五、治疗原则

(一)早期治疗

脊柱损伤的早期救治包括现场救护、急诊救治、早期专科治疗等。早期救治措施的正确与否直接影响患者的生命安全和脊柱脊髓功能的恢复,因此,在受伤现场即应开始对患者的早期评估。对任何有颅脑损伤、严重面部或头皮裂伤、多发伤,尤其是有意识减退或昏迷的患者,都要警惕脊柱损伤的可能,通过规范的救助和转运,减少对神经组织造成进一步损伤的可能性。

(二)非手术治疗

伤后6小时内是关键时期,24小时内为急性期,应抓紧尽早治疗时机。

1. 药物治疗

(1)甲泼尼龙冲击疗法:按30 mg/kg剂量一次给药,15分钟注射完毕,休息45分钟,在之后23小时内以5.4 mg/(kg·h)剂量持续静脉滴注,本法只适用于受伤后8小时以内患者。其作用机制为大剂量甲泼尼龙能阻止类脂化合物的过氧化反应,稳定细胞膜,从而减轻外伤后的神经元变性,减轻组织水肿,改善脊髓血流量,预防损伤后脊髓缺血进一步加重。

(2)神经营养药:甲钴胺是一种辅酶型B_{12},有一个活性甲基结合在中心的钴原子上,易被人体吸收,能使血清维生素B_{12}浓度升高,并进一步转移进入神经组织的细胞器内,其主要药理作用是增强神经细胞内核酸和蛋白质的合成,促进髓鞘主要成分卵磷脂的合成,有利于受损神经纤维的修复。

(3)脱水药:能够减轻脊髓水肿以减少继发性损伤,常用药物为甘露醇,需注意,有心功能不全、冠心病、肾功能不全的患者,滴速过快可能会诱发致命疾病。对老年人或潜在肾功能不全者应密切观察尿量、尿色及尿常规的变化,如每天尿量少于1 500 mL要慎用。使用时适量补充水分和电解质以防脱水、血容量不足,并监测水、电解质与肾功能。

(4)其他药物:如自由基清除剂、改善微循环药物、兴奋性氨基酸受体拮抗剂等。

2. 高压氧治疗

动物实验表明,伤后2小时内进行高压氧治疗效果最好,这显然不适用于临床病例。根据实践经验,一般伤后4～6小时应用也可收到良好的效果。高压氧治疗常用0.2 MPa氧压,1.5小时/次,10次为1疗程。

(三)手术治疗

手术只能解除对脊髓的压迫,恢复脊柱的稳定性,目前还无法使损伤的脊髓恢复功能,手术的途径和方式视骨折的类型和致压物的部位而定。

手术指征：①脊柱骨折、脱位有关节突交锁者；②脊柱骨折复位不满意，或仍有脊柱不稳定因素存在者；③影像学显示有碎骨片突入椎管内压迫脊髓者；④截瘫平面不断上升，提示椎管内有活动性出血者。

对于不完全性瘫痪患者，更应采取积极的态度，恢复神经功能，改善患者生活质量；对于完全性瘫痪患者而言，手术后的效果难以预料。

（四）康复治疗

1. 心理疏导

伤者突然由一个健康人变成一个残疾人，其心理创伤一般极为严重。在治疗和康复期间，由于疗法不多，见效较慢，疗程很长，患者常忧虑重重，悲观失望，应及时对患者进行心理疏导。

2. 物理治疗

运用康复手法及声、电、磁、热等康复仪器，促进伤口愈合、减少神经元坏死和神经纤维退变、刺激肌肉或肢体重现功能活动。

3. 功能锻炼

在骨折愈合后，视病情在床架、支架、拐杖等器械的辅助下，加强锻炼，使患者可以起坐、站立，甚至步行。

六、并发症及防治

脊髓损伤患者的死亡可分早期和晚期两类。早期死亡发生于伤后 1～2 周内，多见于颈髓损伤，死亡原因为持续高热、低温、呼吸衰竭或心力衰竭等。晚期死亡则发生于数月或数年之后，多由压疮、尿路感染、呼吸道感染、营养衰竭等引起，颈髓、胸腰髓损伤均可发生晚期死亡。早期和晚期死亡并无一定界限，绝大多数脊髓损伤患者死亡于并发症，但如能积极防治并发症，同时给以良好的康复治疗，则患者非但可以长期存活，还能坐、立、行，甚至参加工作。

（一）呼吸衰竭与呼吸道感染

这是颈脊髓损伤的重要并发症，颈脊髓损伤后，肋间肌麻痹，患者能否生存很大程度上取决于腹式呼吸是否存在。上颈椎损伤常波及中枢而产生呼吸功能障碍，只有下颈椎损伤才能保住腹式呼吸。由于呼吸肌力量不足，呼吸非常费力，使呼吸道的阻力相应增加，呼吸道的分泌物不易排出，久卧者又容易产生坠积性肺炎，因呼吸道感染难以控制或痰液堵塞气管导致窒息而死亡。气管切开可以减少呼吸道无效腔，及时吸出呼吸道内分泌物，安装呼吸机进行辅助呼吸，还可以经气管给以药物，然而气管切开会给护理工作带来很大的困难。一般认为，以下情况应做气管切开：①有上颈椎损伤者；②出现呼吸衰竭者；③呼吸道感染痰液不易咳出者；④已有窒息者。选用合适的抗生素与定期翻身拍背有助于控制肺部感染。

（二）排尿障碍

由于括约肌功能的丧失，患者因尿潴留而需长期留置导尿管，期间极易发生泌尿系统的感染与结石，男性患者还会发生附睾炎。防治方法：①持续引流与膀胱训练，伤后 2～3 周开始定期开放导尿管，其余时间夹闭导尿管，使膀胱充盈，避免膀胱肌挛缩，并教会伤员在膀胱区按摩加压，排空尿液，训练成自主膀胱，争取早日拔去导尿管，这种方法对马尾神经损伤者特别有效；②预防尿路感染和结石，主要方法有抬高床头、多饮水（每日 3 000 mL 以上）、每日生理盐水冲洗膀胱 1～2 次、每日清洁尿道口、1～2 周更换导尿管等；③药物治疗；④必要时手术治疗。

（三）压疮

截瘫患者长期卧床，皮肤知觉丧失，骨隆突部位的皮肤长时间受压于床褥与骨隆突之间而发生神经营养性改变，皮肤出现坏死，称为压疮。压疮最常发生的部位为骶部、股骨大转子、髂嵴和足跟等处。它可分成四度：①Ⅰ度，皮肤发红，周围水肿；②Ⅱ度，皮肤出现水疱，色泽紫黑，有浅层皮肤坏死，因此有浅

Ⅱ度与深Ⅱ度之分;③Ⅲ度,皮肤全层坏死;④Ⅳ度,坏死范围深达韧带与骨骼。

巨大压疮每日渗出大量体液,消耗蛋白质,又是感染进入的门户,患者可因消耗衰竭或脓毒症而死亡。防治方法是:①使用平整柔软的床褥,或用气垫床,保持皮肤清洁干燥;②每2～3小时翻身1次,日夜坚持;③对骨隆突部位每日用50%酒精擦洗,滑石粉按摩;④浅表压疮可以用红外线灯烘烤,但需注意避免继发性灼伤;⑤深度压疮应剪除坏死组织,勤换敷料;⑥控制炎症,伤口肉芽新鲜时,行转移皮瓣缝合术。

（四）体温异常及其治疗

1. 高热

脊髓损伤后高热须与感染所致高热相鉴别,由于患者体温调节中枢的失衡、周围温度变化与机体产热和散热的过程而引起高热,此时室温应控制在20℃～22℃,以物理降温为主,可采用酒精擦浴或在颈部、腋下、腹股沟等大血管走行部位放置冰袋,并大量补充水分,以弥补高热带来的消耗。

2. 低温与心力衰竭

低温与心力衰竭可见于颈髓横断患者。由于患者全身交感神经麻痹,皮下血管网可舒张却不能收缩,若损伤发生在隆冬季节,患者经长途运送而未能很好保暖者,则大量体温散发体外,体温下降,最低可达32℃。此时患者神情淡漠,心率减慢,每分钟只有50余次。若体温继续下降至30℃或以下,则将发生心律失常,并因心力衰竭死亡。治疗以人工复温为主,包括升高室温、热水袋法（40℃）、电热毯法、将输入的血液和液体预先加热法等。要注意,温度不宜升得过急过高,要徐徐升温至34℃后,依靠衣被保暖升温至36℃,以不超过37℃为宜。

（程黎明）

【思考题】

1. 脊柱的三柱理论是什么?
2. 简述脊髓损伤的病理学分类。

第十二章　周围神经损伤

周围神经损伤(peripheral nerve injury)是指因机械性(切割伤、牵拉伤、挫伤、压迫伤)、物理性(电损伤)、化学性(包括药物性)或缺血性等损伤因素造成周围神经传导功能障碍、神经轴突中断或神经断裂而导致躯干、四肢感觉、运动及交感神经功能障碍的一种临床病症。

第一节　周围神经损伤的病理分类及诊治原则

周围神经的基本组成单位是神经纤维,许多神经纤维聚集形成神经束,神经干内若干功能性质相同的神经束组成神经束组。神经干内的神经纤维,并非始终沿某一个神经束走行,而是不断地从一个神经束到另一个神经束,在束间互相穿插,不断交换神经纤维,使神经束的数目、大小和位置不断发生变化。这是神经干内神经束与神经束之间的丛状交织的特点。

一、周围神经损伤病理

周围神经单纯断裂伤后,其近、远端神经纤维将发生 Wallerian 变性,包括以下方面:①远段神经轴突、髓鞘崩解;②近段 1~2 个郎飞节范围的轴突崩解;③神经元细胞体的改变;④Schwann 细胞增生,形成新的髓鞘。损伤平面远端轴索及髓鞘伤后数小时即发生结构改变,2~3 天后逐渐分解成小段或碎片,5~6 天后吞噬细胞增生,吞噬细胞清除碎裂溶解的轴索与髓鞘。Schwann 细胞增生,约在伤后 3 天达到高峰,持续 2~3 周,使 Schwann 细胞鞘形成中空的管道,近端再生的神经纤维轴突可长入其中。损伤平面近端亦发生类似变化,但仅限于 1~2 个郎飞结。神经断裂伤后其胞体亦发生改变,称为轴索反应,即胞体肿大,胞质尼氏体溶解或消失。损伤部位距胞体越近反应越明显,甚至可致细胞死亡。

伤后 1 周,近端轴索长出许多再生的支芽。神经两断端相连接时,再生的支芽可长入远端由 Schwann 细胞形成的空管内,并继续以 1~2 mm/d 的速度向远端生长,直到终末器官恢复功能,其余的支芽则萎缩消失,Schwann 细胞逐渐围绕轴索形成再生的髓鞘。如神经两端不连接,近端再生的神经元纤维迂曲呈球形膨大,形成假性神经瘤。

周围神经内含有感觉神经和运动神经纤维,两者在神经内相互交叉,修复神经时需准确对合,各自长入相应的远端才能发挥功能。周围神经损伤修复后神经纤维具有定向生长的作用,即伤后神经远端分泌释放一些神经活性物质,可引导近端再生的感觉纤维和运动纤维分别长入相应的神经远端。神经断伤后其终末器官的肌纤维和感觉小体发生萎缩,时间久后运动终板亦同时发生变性、消失而影响功能恢复。如将运动神经植入失神经的肌肉内,可通过再生的运动终板重建新的神经肌肉连接,恢复其功能,感觉神经亦可植入皮下恢复感觉功能。

神经修复后要经过变性、再生、跨越神经缝合口及终末器官生长成熟等过程,而后逐渐恢复其功能(图 2-12-1)。

二、周围神经损伤分类

按周围神经损伤后的病理改变程度分类,采用较多的有两种方法。

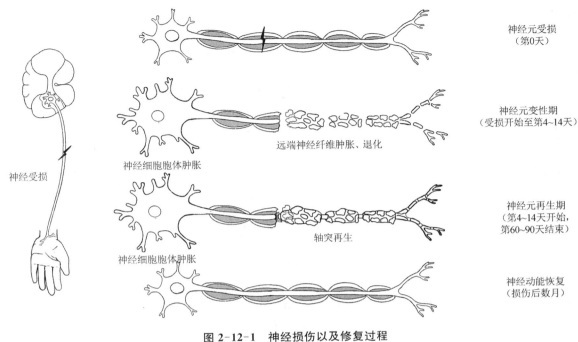

神经元受损
（第0天）

远端神经纤维肿胀、退化

神经元变性期
（受损开始至第4~14天）

神经细胞胞体肿胀

神经受损

神经元再生期
（第4~14天开始，
第60~90天结束）

轴突再生

神经细胞胞体肿胀

神经动能恢复
（损伤后数月）

图 2-12-1　神经损伤以及修复过程

（一）Seddon 分类法（英国，1943）

1. 神经震荡（neurapraxia）

受伤轻微，如轻度牵拉、短时间压迫及邻近震荡波等引起的损伤。神经可发生肿胀，但无明显的组织结构改变，不会发生变性。表现为暂时失去传导功能，常以运动麻痹为主，感觉功能仅部分丧失，数日内常可完全恢复。

2. 轴索中断（axonotmesis）

受伤较重，多为钝性损伤。可因牵拉、骨折、药物刺激、长时间压迫、寒冷或缺血等引起。神经轴索中断或严重破坏，损伤的远侧段可发生 Wallerian 变性。但其周围的结缔组织支持结构，尤其是内膜管仍保持完整，因此近端再生轴索能够沿原来的远侧端长到终末器官，日后可自然恢复。

3. 神经断裂（neurotmesis）

受伤严重，神经束甚至整个神经干完全离断，多见于开放性损伤、暴力牵拉、神经缺血、化学性破坏等。神经损伤后远段发生 Wallerian 变性，必须将两神经断端对合，方能使再生轴索顺利长入远侧段，恢复终末器官的功能。

（二）Sunderland 五度分类法（澳大利亚，1951）

Ⅰ度：仅神经传导功能丧失，神经轴索仍保持完整或有部分脱髓鞘改变。

Ⅱ度：神经轴索中断，损伤的远端发生 Wallerian 变性。但神经内膜管仍完整，从近端长出的再生轴索可沿原来的神经通道长到终末器官，神经功能恢复比较完全。

Ⅲ度：神经束内神经纤维中断，但束膜仍保持连续性。一般出血不多，瘢痕形成较少。损伤远端的神经纤维发生 Wallerian 变性。从近端长出的再生轴索可沿束膜长到远侧端，找寻退变后的 Schwann 细胞带，长入其中并到达终末器官，功能恢复较好。

Ⅳ度：部分神经束中断，神经外膜仍完整，外膜内出血可形成小血肿，日后可形成束间瘢痕。中断的远端神经纤维发生 Wallerian 变性，从近端长出的轴索因束间瘢痕阻挡无法长入远端 Schwann 细胞带，难以恢复功能。只有未损伤的神经束可以恢复部分功能。

Ⅴ度：神经完全离断，断端出血、水肿，日后形成瘢痕。神经远侧发生 Wallerian 变性，从近端长出的轴索难以穿过断端间的瘢痕，神经功能无法恢复（表 2-12-1）。

表 2-12-1　神经损伤的分度

神经损伤的分度	组织病理学改变					Tinel 征	
	髓鞘	轴突	神经内膜	神经束膜	神经外膜	受伤时	向远侧进展
Ⅰ度　神经震荡	+/-					−	−
Ⅱ度	+	+				+	+
Ⅲ度　轴突中断	+	+	+			+	+
Ⅳ度	+	+	+	+		+	−
Ⅴ度　神经中断	+	+	+	+	+	−	+

注：＋表示有改变，－表示无改变，＋/－表示有或无改变。

三、临床表现与诊断

临床上主要表现为不同程度的运动、感觉障碍，同时可有肢体营养障碍和自主神经系统紊乱等表现。

（一）运动功能障碍

神经损伤后其支配的肌肉呈弛缓性瘫痪，主动运动、肌张力和反射均消失。关节活动可被其他肌肉所替代时，应逐一检查每块肌肉的肌力，并加以判断。由于关节活动的肌力平衡失调，可以出现一些特殊的畸形，如桡神经肘上损伤引起的垂腕垂手畸形，尺神经腕上损伤所致的爪形手等。

（二）感觉功能障碍

皮肤感觉包括触觉、痛觉、温度觉。检查触觉时用棉花接触，检查痛觉时用针刺，检查温度觉分别用冷或热刺激。神经断伤后其支配的皮肤感觉均消失，由于感觉神经相互交叉、重叠支配，故实际感觉完全消失的范围很小，称之为该神经的绝对支配区，如正中神经的绝对支配区为示、中指远节指腹，尺神经为小指。如神经部分损伤，则感觉障碍表现为减退、过敏或异常。感觉功能检查对神经功能恢复的判断亦有重要意义，包括触觉、痛觉等检查。在具有痛觉的区域可行两点辨别觉检查，在患者闭目状态下用两点辨别检查器针刺皮肤，检查患者对针刺两点的距离辨别能力，不同部位两点辨别觉的距离亦不同，如手指近节为 4～7 mm，末节为 3～5 mm，而手掌部为 6～10 mm，可用圆规的双脚同时刺激或特制的两点辨别觉检查仪来检查。

还有一种实体感觉，即闭目时可分辨物体的质地和形状，如金属、玻璃、棉布、丝绸、纸张等，可以代替视觉。神经损伤修复后，实体感觉一般难以恢复。

（三）神经营养性改变

即自主神经功能障碍的表现。周围神经含有交感神经纤维，神经损伤后会立即出现血管扩张、汗腺停止分泌，表现为皮肤潮红、皮温增高、干燥无汗等；晚期因血管收缩而表现为皮肤苍白、皮温降低、自觉寒冷，皮纹变浅，触之光滑。此外尚有指甲增厚、出现纵嵴、生长缓慢、弯曲等。另外，汗腺功能检查对神经损伤的诊断和神经功能恢复的判断均有重要意义，无汗表示神经损伤，从无汗到有汗表示神经功能恢复，多汗则见于恢复早期。

（四）神经干叩击试验

神经干叩击试验可帮助判断神经损伤的部位，了解神经修复后再生神经纤维的生长情况。神经轴突再生尚未形成髓鞘之前，外界叩击可引起疼痛、放射痛和过电感的过敏现象；髓鞘包绕、再生成熟之后，Tinel 征则消失。沿修复的神经干部位，到达神经轴突再生的前端为止，出现放电样麻痛感觉，为 Tinel 征阳性，表明触觉神经纤维再生的到达部位。神经损伤未修复时，在神经损伤部位亦可出现上述现象。

（五）电生理检查

肌电图检查和体感诱发电位对判断神经损伤部位和程度以及帮助观察损伤神经再生和恢复情况有重要价值。肌电图是将肌肉、神经兴奋时生物电流的变化描记成图，来判断神经肌肉所处的功能状态。

还可利用肌电图测定单位时间内神经传导冲动的距离(即神经传导速度),正常四肢周围神经传导速度为40~70 m/s,上肢较下肢略快些,神经损伤时神经传导速度减慢,神经断裂时为0。当然,肌电图检查也会受一些因素的影响,其结果应与临床表现结合分析判断。另外,还可采用体感诱发电位检查周围神经的损伤情况及修复后神经的生长情况。

四、治疗原则

周围神经损伤多需手术治疗,处理原则为尽早恢复神经的连续性,周围神经损伤的治疗分非手术治疗(药物治疗、物理治疗和细胞因子治疗等)和手术治疗。

(一) 闭合性损伤(closed injury)

多为牵拉伤、钝挫伤。往往造成神经震荡或轴索中断,尚未到神经断裂的程度,大多数闭合性损伤可有不同程度的自行恢复,临床上可根据肌电图检查及 Tinel 征来估计。对暴力程度轻、临床症状较轻者一般可观察 3 个月,若超过 3 个月仍未见恢复,应手术探查以明确不能自行恢复的原因。对于暴力严重、临床判断已属 Sunderland Ⅳ度、Ⅴ度的损伤,应早期手术探查。

(二) 开放性损伤(open injury)

原则上按损伤的程度、伤后时间、创面有无污染、有无复合损伤等决定神经损伤的修复时机。

1. 一期修复(primary repair)

指在伤后 8 小时内即行神经修复。一期修复的优点是损伤部位结构清楚,神经损伤段或残端易于辨认,断面损伤程度易判定,断端整齐,少有张力,易于对合。若不能行一期修复,为避免日后神经退缩,可将神经断端与邻近软组织做暂时缝合固定,以利于二期神经修复时寻找。

2. 延迟一期修复(delayed primary repair)

因伤情复杂、全身情况差、伤口污染或缺损严重,清创时不能行神经一期修复者,可留待伤口愈合后 4 周内行神经修复手术。

3. 二期修复(secondary repair)

指在伤后 3 个月内修复。常因合并肌腱、骨骼或皮肤的严重缺损而需先行修复以上损伤,或早期清创时未发现神经损伤。此时,神经残端多已形成神经瘤样改变,手术时容易识别,手术时切除神经瘤,如有神经缺损,需行神经移植修复。

4. 功能重建(functional reconstruction)

对于不可逆转的晚期神经损伤,其神经远端萎缩明显,Schwann 细胞常会萎缩,终末器官亦会萎缩并纤维化,故神经修复的效果差。多根神经损伤者尤为明显,可考虑行肌腱移位(transfer of tendon)等重建手术。

神经修复时机的判定并没有绝对的时间概念。一般认为,神经修复的最佳时间是在神经损伤后 3 个月内。然而,3 个月以上甚至达 2 年以上仍有一定的恢复机会。过去将 2 年作为神经修复的最后期限,然而近年来大量的临床实践证明,运动与感觉的终末器官失去神经支配 2 年以上虽有明显的萎缩,修复后仍有一定程度的功能恢复,至少可恢复肢体的部分保护性感觉(protective sensation)功能。

五、手术治疗方法

周围神经损伤的修复方法较多,临床应根据神经损伤的类型、性质、部位等不同情况而酌情选用。

(一) 神经松解术(neurolysis)

主要目的是将神经从周围的瘢痕组织及神经外膜的瘢痕组织中松解出来,解除神经纤维的直接受压,改善神经的血液循环,促使神经功能的恢复。神经松解术有两种,解除神经外膜以及外层周围组织的瘢痕压迫的方法,称为神经外松解术;松解神经束间的瘢痕,解除神经束的压迫,称为神经内松解术。神经松解术应在手术显微镜下进行,必须十分细致谨慎,以防伤及正常神经束。

（二）神经缝合术（neurorrhaphy）

方法有神经外膜缝合、神经束膜缝合及神经束膜外膜联合缝合三种（图 2-12-2～图 2-12-4）。神经外膜缝合方法简单易行，对神经的损伤小、抗张力强，可减少混合神经由于束膜缝合可能导致的功能束错位对接。因神经内的神经纤维在神经束内下行过程中互相穿插、交叉及组合，故缝合时难以做到或难以维持神经主要功能束的准确对合，因而导致两断端缝合口间神经束常发生扭曲、重叠、交错等现象，有时两神经端常留有间隙导致结缔组织增生，影响神经再生轴突的通过。神经外膜缝合术主要适用于周围神经近端（混合神经束）损伤的缝合，如臂丛神经、臂部神经和下肢坐骨神经等。神经束膜缝合或神经束膜外膜联合缝合主要适用于周围神经远端损伤的缝合，此部位的神经功能束（感觉、运动）多已明显分开，采用此方法可准确地对接神经束，如腕部正中神经和尺神经，膝部腓总神经和胫神经等。

（三）神经移植术（nerve grafting）

神经损伤缺损若超过 2～4 cm 或该神经干直径 4 倍以上，难以通过两断端游离、关节屈曲或神经改道移位等方法修复时，常需行神经移植术。根据移植神经段的组成和缝合方法分为：①神经干移植术，是将直径相似的移植神经段置于神经缺损处，然后离断神经远近端，分别以外膜或束膜外膜法进行缝合；②束间神经电缆式移植术，采用较细小的神经支移植修复较粗大神经干缺损时，将移植神经裁剪组合成所需的束组数，再分别将裁剪的神经束组于两端先缝合数针固定，形成与缺损神经干直径相似的一段"神经干"，以增加神经束组的数目，便于神经两端的缝合，同时更有利于神经功能的恢复。

对于神经缺损距离较长（15 cm 左右）或移植神经基床血液循环较差者，可采用吻合血管神经移植术，其供区有带桡动脉的桡神经浅支、带腓浅动脉的腓浅神经，还可采用小隐静脉动脉化的腓肠神经移植进行修复。

对于同种异体或异种异体神经移植术，由于免疫排斥反应等问题限制了其临床应用。其他尚有自体非神经组织的生物材料（骨骼肌、静脉、羊膜、筋膜、神经膜管）及非生物合成材料（聚乙醇酸、多聚丙酸管、硅胶管）等桥接神经缺损的方法。这些方法在实验室均取得了良好的效果，但临床应用上还未见成熟的经验报道。

（四）神经移位术（transposition of nerve）

神经近端毁损无法缝接者，可将另一束不重要的神经或部分正常的神经断离，将其近端移位到较重要的、需恢复肌肉功能的损伤神经远端上，使失神经支配的肌肉功能恢复。如臂丛神经根部撕脱伤后可采用副神经、膈神经、颈丛神经运动支、肋间神经甚至健侧第 7 颈神经根等移位到上肢重要的损伤神经的远端上。

（五）神经植入术（implantation of nerve）

神经受到严重的撕脱伤、牵拉伤或火器损伤，造成神经远端支配的终末效应器及所支配肌肉的入肌点或感觉受体的毁损，表现为仅有神经近端完好，但无法直接与支配效应器的远端神经缝接修复，不能恢复终末器的功能。为解决这一难题，可将运动神经的近端分成若干束植入失神经支配的肌肉中形成新的运动终板，恢复部分运动功能；或将感觉神经近端分成若干束植入支配区皮肤真皮下，形成新的感觉受体从而恢复感觉功能，如神经套管缝合和小隐静脉动脉化腓肠神经移植电缆式缝合（图 2-12-5、图 2-12-6）。

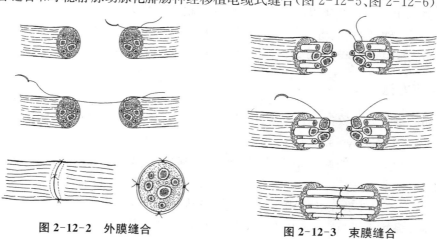

图 2-12-2　外膜缝合　　　　　　　　　　图 2-12-3　束膜缝合

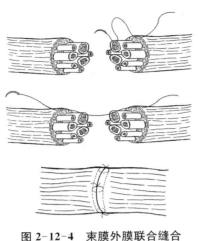

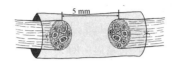

图 2-12-4　束膜外膜联合缝合　　　　图 2-12-5　神经套管缝合

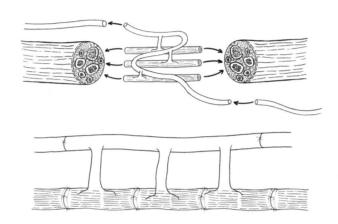

图 2-12-6　小隐静脉动脉化腓肠神经移植电缆式缝合

六、预后

　　周围神经损伤是临床上一种常见的难治疾病,其预后的影响因素众多,如神经损伤的程度、神经损伤的部位、神经周围组织的破坏程度、伤口的污染情况、患者的年龄及全身情况等均可影响周围神经的修复效果。其中神经损伤的程度、神经损伤的部位及神经周围局部组织条件是影响预后的最重要的因素;损伤程度越轻,损伤部位平面越低,其预后就越好,反之,其预后就越差。局部瘢痕形成可使轴突生长受阻或错位生长而影响预后。

第二节　上肢神经损伤

一、臂丛神经损伤

(一) 解剖概要

　　臂丛(brachial plexus)是支配上肢的重要神经,由第 5、6、7、8 颈神经及第 1 胸神经组成(以下简称 C_5、C_6、C_7、C_8 及 T_1),有时第 4 颈神经(C_4)、第 2 胸神经(T_2)也参加组成臂丛神经,臂丛依次延续为根、干、股、束、支。这些神经根出椎间孔后,在前斜角肌与中斜角肌之间穿出,组成臂丛神经干,C_5、C_6 合成上干,C_7 伸延成中干,C_8、T_1 合成下干。三个干向外下移行到锁骨中 1/3 后方,各自分成前后两股。三个后股又合成后束,上、中干的前股合成外侧束,下干的前股单独形成内侧束。这三个束分别延伸到腋动脉的后、外和内方,并以此命名。从各束发出上肢 5 大神经,自后束发出腋神经和桡神经,外侧束发出肌皮神经和正中神经外侧头,内侧束发出正中神经内侧头、尺神经、臂内侧皮神经和前臂内侧皮神经。正中神经的外侧头和内侧头合成正中神经。

（二）损伤机制

当外力使头部和肩部向相反方向分离时（头肩分离）易引起臂丛神经牵拉损伤。成人臂丛神经损伤（以下简称"臂丛损伤"）大多数发生于摩托车或汽车车祸中的牵拉性损伤,如从摩托车摔下,头部或肩部撞击障碍物或地面使头肩部呈分离姿势。臂丛受到牵拉性损伤,轻者表现为神经震荡、暂时性功能障碍,重者神经轴突断裂、神经根干部断裂,最重者可引起 5 个神经根自脊髓发生处断裂,似"拔萝卜"样撕脱,完全丧失功能。重物压砸于肩部,上肢不慎被机器、运输带卷入也可造成臂丛损伤。新生儿臂丛损伤则见于母亲难产时（婴儿体重超过 4 kg）,头先露使用吸引器或使用产钳致婴儿头与肩部分离,过度牵拉致臂丛损伤（产瘫）,多为不完全损伤。

（三）临床表现与诊断

臂丛损伤后,其相应神经分支支配的肌肉瘫痪、皮肤感觉区麻木。如 C$_5$ 根损伤主要出现肩外展障碍、三角肌萎缩、肩关节半脱位等;C$_6$ 根损伤则表现为屈肘障碍、肱二头肌萎缩;单独 C$_7$ 根损伤仅出现拇、示指指腹麻木、肱三头肌肌力减弱;C$_8$ 根损伤出现屈指肌萎缩与功能障碍;T$_1$ 根损伤出现手内肌萎缩与功能障碍。臂丛损伤的临床诊断,主要依据外伤史、特有症状与体征等,一般分为上臂丛损伤（C$_5$～C$_7$）、下臂丛损伤（C$_8$、T$_1$）和全臂丛损伤,若为全臂丛损伤,整个上肢肌肉瘫痪、肌张力低,除上臂内侧以外的上肢感觉丧失、腱反射消失外,还可出现 Horner 征,晚期肌肉萎缩明显。辅助检查包括电生理学和影像学检查（CT、MRI）等。

（四）治疗

目的在于减少永久性残疾,恢复或改进上肢功能。由于臂丛损伤的病理程度不同,要求定期复查、准确记录神经肌肉的功能状态与恢复情况。一般神经震荡伤者多在 3 周内恢复功能;轴突断裂伤者多在 3 个月内开始恢复功能且不断进步,可继续观察。若 3 个月内未见功能恢复则考虑为神经断裂伤,或影像学诊断为根性撕脱伤,宜早期进行臂丛手术探查。

对臂丛神经的连续性损伤可行神经内、外松解术,神经断裂者行神经缝合或神经移植术。对臂丛根性撕脱伤应施行神经移位术,以修复重建重要的肩外展、屈肘、手指屈伸等运动功能以及手部的感觉功能。可移位的动力神经包括膈神经、副神经、颈丛运动支、肋间神经以及健侧 C$_7$ 神经根,可恢复一定的肌肉运动功能。近年来,选择性神经束移位术、双重游离肌肉移植重建术等提高了臂丛损伤的治疗效果。对于晚期臂丛损伤或早期手术治疗失败者,可根据残存的肌肉情况行肌腱移位或关节融合术（arthrodesis）,以改善功能（图 2-12-7）。

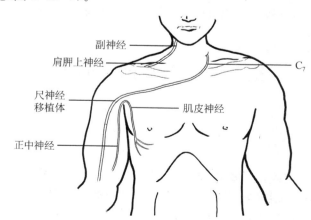

图 2-12-7　臂丛神经损伤修复常用的神经移位术式
如用健侧 C$_7$ 神经根修复尺神经,副神经修复肩胛上神经,肌皮神经修复正中神经

二、桡神经损伤

（一）解剖概要

桡神经（radial nerve）发自臂丛后束，在腋动脉后方，经过肩胛下肌、大圆肌和背阔肌的浅面斜向上肢后方，绕过肱骨后面的桡神经沟到肱骨中部外侧，于肱骨中下 1/3 交界处穿过外侧肌间隔。此处桡神经紧贴肱骨，骨折时最容易受损。支配肱三头肌三个头的肌支，主要是从肱骨中 1/3 以上的桡神经分出，其中肱三头肌长头的肌支是从腋部的桡神经分出，故肱骨干骨折合并桡神经损伤时，肱三头肌的功能可保存。桡神经在肱三头肌外侧头的外缘，穿过外侧肌间隔于肱肌与肱桡肌之间转向肘前方，又分成深、浅两支。深支通过旋后肌并绕过桡骨进入前臂的背侧；浅支沿肱桡肌下行，最后到达腕部背侧。桡神经在上臂支配肱三头肌、肘肌、肱桡肌、桡侧腕长伸肌。深支在前臂支配除桡侧腕长伸肌以外的前臂所有伸肌；浅支支配腕、手背部桡侧及桡侧 2 个半或 3 个半手指背侧的皮肤感觉。

（二）临床表现

桡神经损伤多数由肱骨干骨折引起。常见临床表现为垂腕、垂指、前臂旋前畸形，手背侧（尤其是虎口部）皮肤有麻木区。桡骨头脱位可引起桡神经深支损伤，但由于桡侧腕长伸肌的功能尚存在，故无垂腕畸形，亦无虎口背侧皮肤感觉丧失。

（三）治疗

桡神经损伤多属挤压伤，但亦有断裂者。一般可先将骨折、脱位闭合复位，观察 2～3 个月，若肱桡肌功能自行恢复可继续观察；若未恢复宜早期手术探查，行神经修复手术。术中见桡神经受压而神经未断裂者可行神经松解术；如神经中断，可切除神经瘤行神经外膜缝合术。若断裂水平位于上臂下 1/3 段及其远侧方，因其深、浅支已形成，运动与感觉束已分开，故最适宜行束膜缝合术。若神经无法修复或修复后无恢复或恢复不良者，可考虑将腕屈肌腱、掌长肌腱和旋前圆肌等移位到背侧，缝接到伸腕、伸指及伸拇肌腱上，恢复伸腕、伸指及伸拇功能。

三、正中神经损伤

（一）解剖概要

正中神经（median nerve）由臂丛外侧束的正中神经外侧头与内侧束的正中神经内侧头合成，位于腋动脉的浅面。下行于上臂内侧逐渐转向肱动脉的内侧，在上臂并无分支。在肘部通过肱二头肌腱膜下穿过旋前圆肌的肱骨头与尺骨头之间进入前臂，至前臂中部位于指浅屈肌与指深屈肌之间下行。在前臂下部逐渐走向浅面，位于桡侧腕屈肌与掌长肌之间，通过腕横韧带深面的腕管进入手掌。在肘部分出肌支支配旋前圆肌。在前臂上部有很多肌支，支配除尺侧腕屈肌及环指、小指指深屈肌以外的所有前臂屈肌。在手掌部支配拇展肌、拇对掌肌、拇短屈肌的浅头以及第 1、2 蚓状肌。在感觉方面支配手掌桡侧 3 个半手指，示指指腹为正中神经的固有感觉支配区。

（二）临床表现

肱骨髁上骨折偶可引起正中神经挤压性损伤，骨折复位后往往能自行恢复。在前臂下部和腕部正中神经比较浅表，易被锐器损伤。临床上在前臂上部受伤后，受该神经支配的肌肉活动功能（除旋前圆肌）和皮肤感觉全部消失，包括拇、示、中指不能屈曲，拇指不能外展和对掌。若受伤部位在腕部，前臂肌肉功能良好，只有拇指外展和对掌功能障碍。

（三）治疗

闭合性正中神经损伤后可先短期观察。若无恢复宜早期手术探查确定损伤性质，进行必要的修复手术，一般可行神经外膜缝合术。对于前臂下 1/3 段远侧方的断裂，因其运动与感觉神经部分已集中成束，可考虑行束膜缝合术。

四、尺神经损伤

（一）解剖概要

尺神经（ulnar nerve）来自臂丛神经的内侧束，在上臂内侧沿肱动脉内侧下行至上臂中部渐渐转向背侧。经肱骨内上髁后方的尺神经沟，再穿过尺侧腕屈肌肱骨头与尺骨头之间进入前臂。在前臂上部位于尺侧腕屈肌深面及指屈深肌的浅面逐渐转入前臂掌侧，至前臂中部与尺动脉伴行。到前臂下部沿尺侧腕屈肌腱桡侧而下，至腕部绕过豌豆骨桡侧在腕横韧带浅面进入手掌。

尺神经在上臂无分支，在肘关节附近分出两个肌支，支配尺侧腕屈肌及第4、5指的指深屈肌。在手部支配小鱼际肌群、全部骨间肌、第3、4蚓状肌、拇收肌和拇短屈肌的深头。皮肤感觉支支配手背部尺侧2个半或1个半手指，小指指腹是尺神经的固有感觉支配区。

（二）临床表现

尺神经受伤后，除手部尺侧皮肤感觉消失外，另有环、小指掌指关节过伸，指间关节屈曲呈爪形，拇指不能内收，其他四指不能外展及内收等临床表现。

（三）治疗

尺神经支配的肌肉大部分为细小的手的内在肌，易萎缩变性，不易恢复功能，因此，尺神经修复的效果比较差，高位损伤疗效更差。自从采用显微外科技术修复神经术后其疗效有所提高，尤其是前臂下1/3段远侧的断裂，其运动与感觉神经已集中成束，采用束膜缝合术可明显提高早期病例恢复效果，亦可恢复小肌肉的功能。

第三节　下肢神经损伤

一、股神经损伤

股神经（femoral nerve）起自腰丛，由 $L_2 \sim L_4$ 神经根组成，支配股四头肌。伤后由于臀大肌、阔筋膜张肌、股薄肌的作用，伤者仍能伸直膝关节并保持关节稳定，因而容易漏诊。

股神经损伤时，应详细检查股四头肌的功能情况，应根据受伤性质、伤口部位、膝关节伸直情况（强度、有无抗阻力）作出诊断。一旦确诊应尽早进行手术探查，神经断离时应予一期修复。运动功能恢复不佳时可采用股二头肌（或与半腱肌一起）转位替代股四头肌，进行伸膝功能重建。

二、坐骨神经、胫神经与腓总神经损伤

坐骨神经（sciatic nerve）起自腰骶丛，由 $L_4 \sim L_5$ 和 $S_1 \sim S_3$ 脊神经纤维组成，在坐骨切迹处出盆腔进入臀部，行至大腿后侧的大转子与坐骨结节之间，然后沿股骨后侧、股二头肌和半腱肌、半膜肌之间下行至大腿下1/3处，分为胫神经（tibial nerve）和腓总神经（common peroneal nerve）。在腘部，胫神经与腘动、静脉伴行，然后沿胫后动、静脉下行至内踝后下方转入足底。腓总神经在腘窝外侧沿股二头肌腱内侧向下绕过腓骨颈进入小腿前外侧下行至足背。胫神经和腓总神经在坐骨神经内即为两个独立的神经干，共同包绕在一个神经鞘中（图 2-12-8）。

坐骨神经损伤多见于骨盆骨折、髋关节后脱位时挫伤或注射性损伤（机械损伤或药物损伤），较少为开放性损伤。坐骨神经若在骨盆出口处损伤，则膝关节的屈肌、小腿和足部全部肌肉均瘫痪，大腿后侧、小腿后侧、外侧及足部全部感觉消失，足部出现神经营养缺乏性改变。

股骨髁上骨折及膝关节脱位时易损伤胫神经，引起小腿腓肠肌、比目鱼肌、屈趾肌及足底部肌内瘫痪和足底感觉消失。

腓骨头或腓骨颈骨折可损伤腓总神经，引起小腿前外侧、足背部和第1趾蹼的感觉丧失，小腿伸肌及

腓骨长、短肌瘫痪，出现足下垂(foot drop)。

　　因下肢神经行程较长，所支配的肌肉往往在神经再生到达该肌肉之前已发生纤维化，故其高位损伤(坐骨神经)时预后较差。如神经无法修复或修复后功能恢复不良，可考虑行肌腱移位或关节固定术以矫正畸形，改善功能。对于胫神经和腓总神经低位损伤，显微外科修复手术的效果较好。

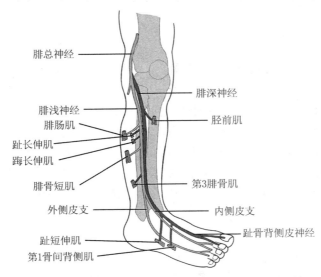

图 2-12-8　胫神经和腓总神经及其分支

（张世民）

?【思考题】

　　1. 简述周围神经损伤病理改变的 Seddon 分类。

　　2. 周围神经干中含有哪 3 种成分的神经纤维？

第十三章　运动系统慢性损伤

运动系统慢性损伤是临床常见疾病,发病率远高于急性损伤。运动系统包括骨、关节、肌肉、肌腱、韧带、筋膜、滑囊及相关的血管、神经等组织。长期、反复、持续的姿势或职业动作在局部产生的应力通常会导致组织的肥大、增生,超越代偿能力即会出现轻微损伤,累积、迁延从而形成慢性损伤。运动系统慢性损伤好发于手工业和半机械化产业工人、体育工作者、戏剧和杂技演员、伏案工作者及家庭妇女等。当人体有慢性疾病或退行性变时,对应力的适应能力会降低。畸形、注意力不集中、技术不熟练、姿势不正确或疲劳等,均可导致应力集中,这些都是慢性损伤的病因。慢性损伤是可以预防的,应当将预防与治疗结合,以增加疗效,单治不防者,症状往往复发。对于反复发作者,治疗甚为困难。

一、分类

根据损伤的组织特性分为以下 4 类:

(1) 软组织慢性损伤:包括肌肉、肌腱、腱鞘、韧带、筋膜、滑囊的慢性损伤。

(2) 骨的慢性损伤:主要指在骨结构较纤细及易产生应力集中部位的疲劳骨折。

(3) 软骨的慢性损伤:包括关节软骨和骨骺软骨的慢性损伤。

(4) 周围神经卡压伤:包括腕部、肘部等神经卡压伤,本属于软组织慢性损伤,但因其功能特殊且损伤后表现与其他软组织损伤不同,故单列为一类。

二、临床特点

运动系统慢性损伤涉及机体多种组织,多个部位,症状不一,但均有如下特点:

(1) 躯干或肢体某部位长期疼痛,但无明显外伤史;

(2) 特定部位有一压痛点或包块,常伴有某种特殊的体征;

(3) 局部炎症不明显;

(4) 近期有与疼痛部位相关的过度活动史;

(5) 部分患者有产生慢性损伤的职业、工种史。

三、治疗原则

(1) 本病是慢性损伤性炎症所致,故避免致伤动作,纠正不良姿势,增强肌力,维持关节的不负重活动和定时改变姿势使应力分散是治疗的关键,支具固定对慢性损伤有一定的作用。

(2) 理疗、按摩等方法,可改善局部血液循环、减少粘连,有助于改善症状。

(3) 局部注射肾上腺皮质激素,有助于抑制损伤性炎症、减少粘连,是临床上最常用且行之有效的方法。但需注意:①诊断明确;②严格遵守无菌操作规程;③注射部位准确无误;④按规定剂量和方法进行;⑤注射后短期内出现肿胀甚或红热者,除严密观察,应给予广谱抗生素、热敷等处理,且无论是否完成疗程均应停止再次局部注射。

(4) 非甾体抗炎镇痛药,是治疗运动系统慢性损伤最常用的药物,对于解除炎症,缓解疼痛具有明显的疗效,但长期使用应注意胃肠黏膜损害及肝、肾损害。

(5) 手术治疗,对某些非手术治疗无效的慢性损伤,如狭窄性腱鞘炎,神经卡压综合征等可进行手术治疗。

四、预防

多数运动性系统慢性损伤是可以预防的,当早期出现症状的时候及时重视,减少或消除病因,配合一定的治疗方式,可以缓解症状,甚至痊愈。

第一节　软组织慢性损伤

一、延迟性肌肉酸痛

延迟性肌肉酸痛(delayed onset muscle soreness,DOMS)是指机体进行大运动量训练后,特别是突然增加练习强度或开展新类型的练习,一段时间内所出现的肌肉酸痛现象。

（一）病因

（1）收缩肌肉的张力和弹性的增加,引起结构成分的物理性损伤。

（2）新陈代谢增加,代谢废物对组织的毒性增加。

（3）高机械张力牵拉肌肉和连接组织以及肌肉温度上升造成肌肉超微结构损伤。

（二）临床表现

肌力减退,肌肉僵硬,轻者仅肌肉轻度发僵,活动时减轻;重者疼痛剧烈,阻碍运动。触诊时肌肉有压痛,重者可见肌肉肿胀。重型延迟性肌肉酸痛者整块肌肉发生疼痛,以肌腹处最明显。

（三）治疗

目前尚无完善的方案可实施,但一些有针对性的积极措施能有效缓解肌肉酸痛。如针刺、静力性牵张、灸疗、按摩及超声脉冲波的使用,结合抗炎镇痛药物、钙离子拮抗剂及中医中药等去除炎症,对改善骨骼肌代谢和消除疲劳有促进作用。

（四）预防

实际治疗中可以采用多种措施和方法预防、缓解DOMS。可以服用一定剂量的抗炎、抗氧化药物,在肌肉疼痛部位涂抹抗炎去痛膏剂。从物理角度,可以采用冷敷、按摩、电疗、热水浴等方法缓解肌肉症状。从训练角度,在运动前后应该充分做好准备活动和整理活动,在练习安排上尽量避免突然增加练习强度。应采用循序渐进原则,将离心力量和向心力量练习交替安排,练习后充分牵拉肌肉。实践证明,采用训练学方法可以有效预防和缓解DOMS,如慢跑、健身操、游戏等活动,其目的在于适当增加全身肌肉温度、降低黏滞性、预防肌肉损伤。

二、腰肌劳损

腰椎周围有许多肌肉和韧带等软组织,对维持体位,增强脊柱稳定性、平衡性和灵活性起着重要作用。腰肌劳损,实质上是腰部肌肉及其附着点的筋膜、韧带甚或骨膜的慢性损伤性炎症,为腰痛常见的病因。

（一）病因

部分患者由于急性腰部扭伤未经及时合理的治疗,从而形成慢性创伤性瘢痕及粘连,腰肌力量减弱发生疼痛;另一部分患者可来自长期积累性创伤,大多数与职业性体位有一定关系,例如长期坐位工作及弯腰工作者。损伤后由于腰部肌力失调,产生疼痛和保护性肌痉挛,进而发生一系列病理变化。肌力失调、肌肉痉挛和肌肉挛缩是形成慢性软组织腰痛的三联病理反应,如不及时纠正,新旧创伤交杂一起,症状将更为复杂,此为腰肌劳损的主要病因。运动员可由一次急性腰扭伤,治疗不彻底就投入训练引起,也可由长期训练腰肌积累性劳损造成。

（二）临床表现与诊断

一般发病缓慢,病程较长,常有长期弯腰、坐位或其他不良姿态下工作、劳动后逐渐发病的病史。部分患者为急性腰部扭伤后未经及时、合理治疗而转为慢性腰痛,症状一般较轻。患者常感腰部酸胀、沉重不适,活动多或劳累后加重,休息后减轻,不能久坐或久站,经常要变换体位。X线检查多无异常,诊断主要依靠详细询问病史和体格检查,但需排除其他原因引起的腰痛。

（三）治疗

1. 非手术治疗

非手术治疗为主要的治疗方法,以消除病因、协调平衡、防止复发为原则。

（1）消除病因:纠正不正确的训练、工作习惯及体位。

（2）休息:急性损伤休息3～4周,至损伤组织完全恢复为止。

（3）热疗:急性损伤2～3天后可采用。一般选用局部热疗,可使腰部肌肉松弛,增加血液循环和淋巴回流,减少疼痛。

（4）按摩和手法治疗:疗效相对确切,但应由经验丰富专业人员操作,避免因操作不当加重腰背肌劳损。

（5）药物治疗:可采用抗炎镇痛药、肌松药、镇静剂等。

（6）局部注射:痛点明确固定者,可采用利多卡因加倍他米松局部注射,5天一次,2～3次一疗程。

（7）运动疗法:对巩固疗效,预防复发及增强体质有重要作用,强调对习惯性动作及姿势的对抗性动作的练习。

2. 手术治疗

只适用于某些特殊患者,如腰部肌肉损伤后破裂、肌疝需还纳、增生性筋膜条索肿块需摘除、挛缩肌筋膜组织需松解等。应严格掌握指征,否则不仅不能解决原有症状,还会产生新的问题,故应慎用。

（四）预防

预防是降低发病率的根本方法,具体方法如下:

（1）认真宣传腰痛的基本知识,使患者对腰痛有基本认识。

（2）教育患者在不同类型的工作中,应尽量保持正确的操作方式和体位,避免在一个固定的体位下长时间工作和训练。

（3）增强体质,提高腰肌耐力,进行腰腹肌锻炼。

（4）遵守各项工作条件和制度,劳逸结合,改进工作条件。

三、肱骨外上髁炎

肱骨外上髁炎(external humeral epicondylitis)又名网球肘(tennis elbow),其特点是肱骨外上髁疼痛。本病多见于网球、羽毛球、乒乓球、击剑爱好者等。

（一）损伤机制及病理

肱骨外上髁为前臂伸肌群的附着点。肱骨外上髁炎是由于外上髁伸肌总腱,尤其是桡侧腕短伸肌的慢性劳损及牵扯引起的。如网球、羽毛球、乒乓球,由于"反拍""下旋"回击球时,前臂过度旋前或旋后,会对伸肌点腱产生较大的应力而产生慢性损伤。

网球肘的病理改变属典型的腱末端病改变。伸肌总腱止点部由于肌纤维断裂、腱变性血管增生,继发止点骨质增生或肌腱的钙化骨化,肌腱的周围筋膜粘连,血管增生,腱下疏松组织也有损伤性炎症与粘连,而关节内滑膜等的改变属反应性或同时损伤所致的炎症(图2-13-1)。

（二）临床表现及诊断

部分患者是一次受到撞击或牵拉出现症状,但大多数往往是逐渐出现症状。开始是运动中出现肘关节外侧疼痛,运动停止后疼痛缓解,再重复运动动作又出现疼痛。病情发展,疼痛加重,逐渐变为持续性

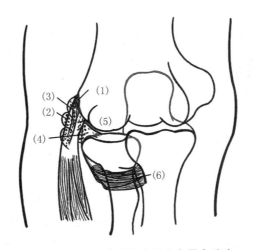

图 2-13-1　网球肘的病理改变属末端病

(1)骨质增生硬化或脱钙;(2)腱变性、囊变、钙化或骨化;(3)腱表面血管侵入、粘连;
(4)腱下疏松组织炎症;(5)滑囊炎;(6)环状韧带变性

疼痛,甚至夜间疼痛影响休息和睡眠。疼痛可向肘上方、下方放射,做反手挥拍动作或双手拧绞动作(如拧毛巾)时疼痛明显,重者可出现患肢突然肘软、无力现象,即使手提不重的物品时,也可突然发生不可抑制的无力感而失手丢掉物品。

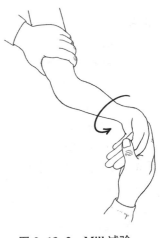

体征包括肱骨外上髁或伸肌总腱止点、桡骨小头、肱桡关节隙处的压痛,关节活动度正常,局部肿胀不明显。

网球肘试验(Mill 试验)是诊断网球肘的特异检查方法,即先让患肘屈曲,然后屈腕屈指,前臂旋前,同时伸肘。此过程中肘外侧出现疼痛即为阳性(图2-13-2)。

抗阻伸腕试验:抗阻时伸腕,肱骨外上髁出现疼痛即属阳性,此方法阳性率较高。

图 2-13-2　Mill 试验

（三）治疗

1. 保守治疗

(1)早期可停止局部活动,适当休息,部分患者经休息可自行缓解。

(2)局部注射肾上腺皮质激素类药物,可消除水肿炎症,抑制纤维组织增生及粘连。压痛点最明显的中心是局部注射的部位,并应注入腱止点及腱膜下间隙。每周 1 次,有时需重复注射 2～3 次。

(3)早期在前臂近端肌腹处缠绕弹力绷带可减轻症状。

(4)理疗。

(5)按摩治疗在早期有良好效果。

2. 手术治疗

对少数保守治疗无效,症状严重,明显影响训练及生活者,可采用手术治疗,施行伸肌总腱起点剥离松解术或卡压神经束切除术,手术可在关节镜辅助下进行。

四、髌腱炎

髌腱炎又称髌骨末端病,是指因运动损伤或劳损引起的髌骨腱止点处末端病,此病常见于篮球、田径、排球及举重运动员。该病表现为行走、下蹲、起立,尤其是起跳时疼痛,因此,又称为"跳跃膝"(jumping knee)。

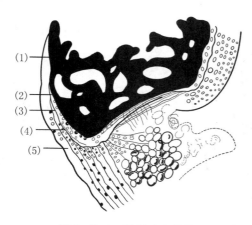

图 2-13-3　髌腱止点结构
(1)骨;(2)钙化软骨;(3)潮线方式为骨-钙化软骨-
潮线-纤维软骨;(4)纤维软骨;(5)腱纤维

（一）损伤机制及病理

膝关节由股骨、胫骨及髌骨构成。髌骨与股骨的滑车面构成髌股关节。膝伸直位,髌骨下缘与股骨滑车内髁面平齐;膝屈曲时,髌骨进入滑车。从生物力学上看,伸膝动作是由股四头肌、髌骨与髌腱实现的,运动员跳跃时髌腱承受牵拉力很大,这和髌尖部腱附着处发病有直接关系。腱止部和腱骨结合部为薄弱环节(图 2-13-3)。

（二）临床表现与诊断

1. 症状

主要表现为活动时髌骨下方疼痛,如上下楼梯、起跳、快速跑跳、甚至走路等做股四头肌收缩动作时都出现髌尖疼痛,另外可伴有膝关节无力及打软腿等症状。

2. 体征

检查时,可见股四头肌萎缩,在髌尖和髌腱处有明显的压痛,压痛主要位于髌尖部,病程长者髌腱部亦可有压痛;伸膝抗阻试验阳性,即患者取屈膝位,主动伸膝时,检查者轻按小腿,施以阻力,引出髌尖疼痛为阳性;半蹲试验阳性,嘱患者逐渐下蹲,引起髌尖部疼痛为阳性。

本病应与髌骨软骨病、膝前腱膜炎相鉴别,可采用局部封闭试验鉴别(本病用普鲁卡因在髌尖部痛点行封闭治疗后,症状与体征消失)。多数患者 X 线检查无异常,有时可见髌尖延长或脱钙、腱肿大、髌尖部骨质增生。

（三）治疗

1. 非手术治疗

对于绝大多数患有髌骨末端病的运动员,可采用非手术治疗,可继续进行原训练项目或稍做调整,常用的治疗方法有:局部注射、按摩、理疗等。对于病情较重或者经过 2~3 个月保守治疗无效者,必须调整训练计划,改变原来的训练方法,必要时戴护膝,减轻髌尖部韧带的牵拉,才能巩固治疗效果,预防该病的复发。

2. 手术治疗

经保守治疗无效,影响专项训练和比赛,或影响日常生活者,可考虑手术治疗。手术方法为在膝关节镜下,刨削髌腱抵止部增生炎性组织,产生新鲜创面,以利于组织修复;如有髌尖部骨赘形成,可用磨钻磨除,并将骨创面磨修圆滑,避免对腱性组织的嵌压。术后膝部应制动 1 周左右,待组织愈合后,再逐渐恢复训练。

五、跟腱止点末端病

跟腱止点末端病同髌骨末端病相似,都是因慢性劳损引起的腱止点处组织变性,是以疼痛和肿胀为主要表现的慢性创伤性病变。多见于体操、篮球、舞蹈等有较多起跳动作的运动员。

（一）病因及损伤机制

此病多发生于体操、篮球、舞蹈及京剧等项目,多为慢性积累性损伤,由踝过伸位起跳过多所致,如体操的砸踺子、小翻等,少数病例可为跟腱一次猛烈拉伤引起。此外,跟腱断裂手术缝合后,由于缝合部周围的粘连使运动时跟腱的末端受的牵引力量增大,加上失去肌肉弹力的缓冲,也常常继发此症。

（二）病理变化

病理变化包括:①腱止点部组织变性产生骨性钙化灶;②腱周水肿、肥厚、粘连,细胞浸润;③跟腱止点前后的慢性滑囊炎;④跟腱覆盖部软骨变性,周缘唇样增生,跟骨侧骨膜反应性增生;⑤脂肪垫化生形成软骨或骨。

（三）临床表现与诊断

患者多有反复起跳的运动史，或一次跟腱猛烈拉伤的外伤史，个别病例可有跟腱断裂手术缝合史。表现为跟腱止点处踏跳时出现疼痛。早期活动后疼痛可缓解，劳累后可加重，疾病继续发展后因跟腱变性、腱周水肿、骨质增生而出现局部肿大。查体可见跟腱止点处有压痛，X线检查早期多无明显变化，晚期可见腱止点钙化及骨质增生。

（四）治疗

1. 保守治疗

对大多数患者可采用保守治疗。早期应暂时停止跑跳动作的训练，将鞋跟稍垫高使病变部位适当休息，同时，可辅以理疗或局部封闭治疗。对于已变为慢性的患者，则建议通过按摩、使用粘膏支持带（将踝的背伸活动限制于10°）及控制踝背伸位活动量等方法，加上恰当的训练安排，使之逐渐缓解并治愈。

2. 手术治疗

对于经保守治疗无效的顽固病例，可手术切除腱周、滑囊、增生的骨组织及变性的腱组织。一般术后效果较好，术后可再投入训练。

六、滑囊炎

滑囊（bursa）又称滑液囊、滑膜囊或黏液囊，分布在全身各大小关节处，有润滑、减少关节摩擦、减轻压力、促进关节运动的功能。囊腔内含少量滑液，起润滑及营养关节的作用。

（一）病因与病理

滑囊炎（bursitis）根据病因、性质可分为创伤性滑囊炎、化脓性滑囊炎、结核性滑囊炎、类风湿性滑囊炎及痛风性滑囊炎等。滑囊炎有急、慢性之分，临床上以慢性滑囊炎多见，多与长期挤压、摩擦或损伤有关，如鹅足滑囊炎（图2-13-4）。由于长期的挤压、摩擦或损伤等机械性刺激，滑膜壁发生充血、水肿、渗出、增生等无菌性炎症反应，滑液分泌增多，同时囊壁渗出增加，使滑囊膨大。急性期囊内积液为血性，以后为黄色，至慢性期为正常黏液。变为慢性滑囊炎后，囊壁水肿、肥厚或纤维化，滑膜增生呈绒毛状，有的囊底或肌腱内有钙质沉着，会影响关节功能。

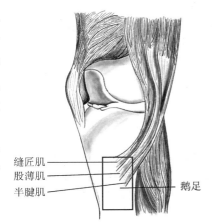

缝匠肌 股薄肌 半腱肌 鹅足

图2-13-4 膝关节鹅足滑囊炎

（二）临床表现

关节或骨突出处逐渐出现一圆形或椭圆形囊性包块，缓慢增大并伴有轻压痛。肿块大小因部位而异，表浅者可扪及，界限清楚，有波动感；部位深者，边界不清，有时易被误诊为实质性肿块。当受到较大摩擦或外力时，症状多加重，休息后多能缓解。行包块穿刺可见清晰液体。

滑囊炎急性发病时，局部肿胀、疼痛，并有压痛，为减轻疼痛，患者常采取被动体位以减轻症状。

（三）治疗

首先针对病因进行治疗。多数病例避免继续摩擦、压迫，休息后炎症即可消退。也可考虑穿刺抽液、囊内注入醋酸氢化可的松和加压包扎，常能获得良好疗效。对非手术疗法无效者，可考虑行滑囊切除术。

七、狭窄性腱鞘炎

手指活动时，肌腱在腱鞘内滑动，部分腱鞘因摩擦而逐渐增厚、狭窄，肌腱运动随之发生障碍，局部产生疼痛，称为腱鞘炎，又称狭窄性腱鞘炎，俗称扳机指或弹响指。腱鞘炎是骨科的常见病、多发病，可发生于任何年龄,好发于家庭妇女和手工操作者。常发生的部位是桡骨茎突、屈指肌腱等,发生在桡骨茎突称桡骨茎突腱鞘炎,发生在屈指肌腱称为屈指肌腱腱鞘炎。

（一）病因病理

1. 病因

（1）慢性劳损（chronic strain）：掌指关节长期过度屈伸,使深、浅屈肌腱之间互相摩擦,或长期手持工具,纤维鞘管受硬物与掌骨头挤压,导致肌腱及腱鞘的磨损性炎症。

（2）解剖因素：病变易发生于与掌骨头相对应的屈指肌腱纤维鞘管的起始部,拇指病变则好发于掌指关节部位籽骨与韧带形成的环状鞘管处,上述部位均为相对狭窄的骨性纤维管。

2. 病理变化

表现为病变处纤维管水肿,继而纤维化,鞘管增厚,腱鞘的厚度可以由正常时的 0.1 cm 以内增厚至 0.2~0.3 cm,管腔形成环形狭窄,甚至出现鞘管的软骨变性及钙化;病变处肌腱呈梭形膨大,色暗黄,失去原有光泽,当膨大的肌腱被狭窄的腱鞘嵌顿,则屈伸受限。若勉强用力,主动或被动屈伸时,膨大的肌腱挤压狭窄的腱鞘发生一个弹拨动作及响声;当肿大的肌腱不能通过时,患指不能屈伸,即出现交锁、卡压症状。

（二）临床表现和诊断

本病多见于手工劳动者,如钳工、机械装配工等工种。以拇指、中指、环指较常见,右侧多于左侧,年龄在 40~60 岁最多见。患者腕关节桡侧疼痛,屈伸受限,不能做精细动作,持物时偶有失手现象。握拳尺偏腕关节时,桡骨茎突处出现疼痛,称为 Finkelstein 试验阳性。在掌指关节掌侧或桡骨茎突处,可摸到一豌豆大小的硬结,压痛明显,嘱患者主动伸屈手指时可摸到此硬结下方有一圆形结节在腱鞘内滑动,并可感到弹响由此发生,该压痛结节推之可移动。被动过伸患指,会引起或加重患处疼痛,即手指过伸试验阳性。一般通过体格检查即可明确诊断,若有疑问时应做 X 线检查排除骨折、结核等病变。

（三）治疗

1. 保守治疗

①减少患处活动,休息或制动均能缓解症状;②外用非甾体抗炎药物;③可行局部热敷、短波、磁疗和红外线等物理治疗;④严重者腱鞘内注射类固醇类药物。

2. 手术治疗

保守治疗无效或有明显卡压、交锁症状的患者需要手术治疗。手术可在局部麻醉下进行,在避免损伤肌腱旁的血管和神经情况下,切开增厚的腱鞘,松解腱鞘狭窄部位。该手术治疗疗效确切,可明显缓解患者疼痛及卡压、交锁症状。

第二节　骨与软骨慢性损伤

一、骨与软骨的结构

骨组织是一种坚硬的结缔组织,由细胞、纤维和基质构成,其中,纤维为骨胶纤维（和胶原纤维一样）,基质含有大量的固体无机盐。骨质有骨密质和骨松质两种,骨密质分布于骨干的表层,质地坚硬致密,耐压性较大,增大了骨的强度,有利于骨的支撑等功能;骨松质分布于骨密质内侧,质地疏松,骨松质以及其内部中空的腔降低了骨的重量。骨外部致密、内部中空的结构,使机体运动有力且灵巧轻便。

关节软骨呈白色、透明状,表面光滑,边缘规则整齐,其厚度为 2~7 mm。关节软骨是由软骨细胞和细胞外基质组成的半透明有弹性的结缔组织。组织结构上,关节软骨呈现出浅、中、深和钙化层 4 种区带状结构（图 2-13-5）。第一层软骨组织,占 10%~20% 的厚度,软骨细胞扁平,显微组织与关节面平行分布,主要用来抵御关节面的剪切力。第二层过渡带,在浅层软骨下方,该层细胞密度减少,胶原纤维呈斜形排列,起到将软骨表面的剪切力转化为压力,并向深部软骨层传导的作用。第三层为放射层,这里的胶原纤维变为垂直于软骨表面的柱状排列状态,细胞肥大,用于抵御更大的压力负荷。随后为软骨钙化层,软骨细胞逐渐凋亡或坏死,基质呈嗜碱性并有钙盐沉积,存在钙化与非钙化软骨的界限。钙化层下方就是软骨下骨板障,这些组织共同组成一个屏障,分隔骨髓细胞。

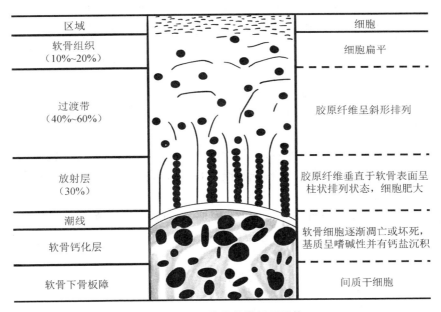

图 2-13-5　关节软骨组织结构

二、关节软骨的营养供给

关节软骨内没有血管、神经以及淋巴组织,其营养物质主要来源于关节内滑液和滑膜血管的渗透作用,从关节液中取得,通过弥散方式作用于软骨细胞,关节软骨的营养还取决于关节的正常运动。

由于组织代谢率很低且缺少再生能力,关节软骨损伤后自身修复的概率很小,同时,关节软骨一旦遭到破坏,易发生不可逆的病理改变,再生十分困难。

三、骨与软骨的功能

骨与软骨在关节活动中起重要作用,其主要作用是负重和运动。骨组织能够支持、保护机体,同时也是重要的造血器官,关节软骨是构成滑膜关节的重要组成部分,其主要功能是承受来自多方的不同形式的载荷、维持关节的正常结构和功能的完整性进而缓解关节压力。

四、损伤机制

1. 缺乏运动
关节的活动是维持关节软骨生理状态的重要条件,关节缺乏活动可以引起关节软骨的退变。
2. 关节过度活动引起劳损(软骨退变)
运动训练安排不当、长期大运动量、关节强负荷可引起关节软骨软化,这类损伤由磨损和细微损伤累积而致。
3. 关节急性损伤引起关节软骨的损伤
一过性的关节扭伤、挫伤等也常引起关节软骨的损伤。

4. 生理生化改变

这种情况多见于衰老及继发性骨与软骨慢性损伤的患者。

五、临床表现

1. 肿胀疼痛

患者常有烧灼样或针刺样疼痛,可放射至临近关节及周围软组织,同时伴有关节周围肿胀。主要原因为软骨下骨含有大量神经,软骨的损伤使得软骨下骨暴露于关节面,炎性渗出刺激神经导致关节肿胀、疼痛。

2. 跛行

高负荷运动以及长时间负重会引起跛行,尤其以下肢受累居多,需要格外注意,发生于慢性病程的股四头肌尤其是股内侧肌肉的萎缩,提示损伤的进展。

3. 摩擦感

比较表浅的软骨损伤可以在关节表面点出具体位置,而深部的损伤或者滑膜软组织的增生,主要表现为摩擦感,如髌骨研磨试验提示髌骨关节软骨磨损,同时髌骨内外侧压痛也提示软骨磨损。

4. 交锁

软骨损伤后,损伤的软骨无法自行修复,随着运动,脱落的软骨形成关节腔内游离体,当关节长时间伸直或者屈曲后,游离体卡在关节间隙之中,导致患者无法完全伸直或屈曲关节,称为交锁症状。

5. 关节不稳

下肢关节软骨损伤可导致步态不稳,这种不稳是由疼痛及失用性肌萎缩所致的反射抑制所引起的下肢力量不足导致。

六、影像学表现

1. X 线及 CT

骨与软骨慢性损伤的 X 线(图 2-13-6)及 CT(图 2-13-7)表现主要为关节间隙的狭窄,骨的异常增生,有时会出现骨的缺损。X 线中软骨损伤分级主要使用 Kellgren-Lawrence(K-L)分级(表 2-13-1)。

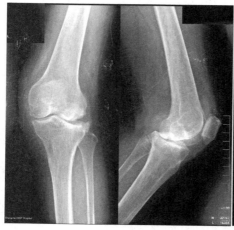 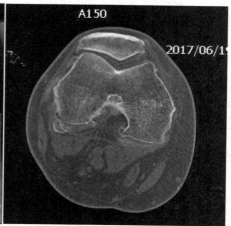

图 2-13-6　膝关节 X 线正侧位表现

图中为 K-L 4 级表现

图 2-13-7　膝关节 CT 表现

CT 示关节间隙狭窄,骨赘形成

表 2-13-1 软骨损伤 Kellgren-Lawrence(K-L)分级

分级	表现
0 级	正常
1 级	关节间隙可疑狭窄,可疑骨赘
2 级	关节间隙可疑狭窄,少量骨赘
3 级	关节间隙狭窄/关节面硬化,中等骨赘
4 级	明显关节间隙狭窄/严重关节面硬化/关节变形,大量骨赘

2. MRI

骨与软骨慢性损伤的 MRI 表现主要为骨的缺损,软骨厚度的降低及软骨缺损,相应软骨下骨的骨髓水肿,关节间隙的狭窄,周围软组织的炎症反应(图 2-13-8)。

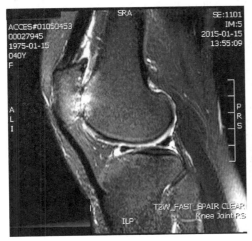

图 2-13-8 膝关节 MRI 表现

MRI 示软骨缺损,软骨下骨髓水肿

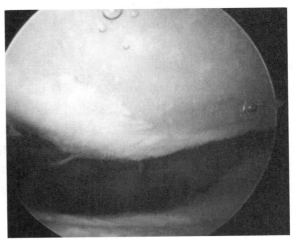

图 2-13-9 膝关节镜表现

软骨全层缺损,软骨下骨质裸露(Outerbridge Ⅳ级)

3. 关节镜检查

随着手术技术的提高与进步,关节镜检查成为判断软骨损伤的金标准。关节镜可在直视下对软骨的损伤进行评估,主要使用 Outerbridge 分级(图 2-13-9、表 2-13-2)。

表 2-13-2 软骨损伤 Outerbridge 分级

分级	表现
Ⅰ级	软骨软化水肿或出现表面泡状结构
Ⅱ级	软骨变薄出现轻中度纤维化
Ⅲ级	软骨重度纤维化、蟹肉样改变
Ⅳ级	软骨全层缺损,软骨下骨质裸露

七、治疗

(一) 保守治疗

口服或外用非甾体抗炎药(NSAIDs)可以减轻肿胀及不适感,同时,使用此类药物需要注意胃肠道不适或溃疡、肾毒性及血压升高等不良反应。更强的阿片类药物因为其具有成瘾性等明显的副作用,不建议长期使用。

其他的方法还有口服硫酸软骨素(chondroitin sulfate)，关节内注射玻璃酸钠或激素类药物等，此类方法为传统的治疗骨性关节炎的方法，其疗效具有争议。

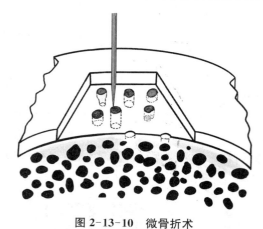

图 2-13-10　微骨折术

（二）手术治疗

1. 微骨折术

微骨折术是骨髓刺激方法之一(图 2-13-10)，其修复机理是通过微骨折使缺损区被含有松质骨骨髓间充质干细胞的纤维素血凝块所填充，并使局部骨组织释放生长因子，如血小板衍生生长因子、转化生长因子-β(TGF-β)，刺激未分化间充质干细胞或成纤维细胞样细胞迁移至血凝块中，对软骨的形成和修复起调节作用，局部损伤刺激产生的骨形态发生蛋白与未分化间充质干细胞表面的受体结合，诱导其增殖并分化为成软骨细胞，从而形成软骨组织。但是通过微骨折术后修复所得的软骨组织主要是纤维软骨，其耐久性值得进一步探讨。

2. 自体软骨组织移植术

自体软骨移植术(cartilage graft)是目前比较常用的关节软骨修复方法。其原理主要是从关节中非负重区域获得骨软骨移植物作为供体移植到负重区的软骨损伤部位。自体软骨移植的优点在于，它能将完整的正常关节软骨移植于软骨缺损处，提供完整的关节软骨基质和有活力的软骨细胞，从而修复软骨缺损，改善关节畸形，减轻关节软骨的损害程度并缓解疼痛。

自体软骨移植对小面积或中等面积深度关节软骨缺损的修复疗效良好。材料取自非负重区域，但势必会造成软骨部位的损伤，今后是否会产生影响还需要临床进一步随访，同种异体软骨组织移植就没有这样的问题。此外，供体与损伤部位关节软骨面适配性的影响也需要进一步研究。

3. 同种异体软骨组织移植

与自体软骨移植相比，同种异体软骨组织移植不需要牺牲其他软骨，避免了供区继发损伤，尤其对大块及特定形态结构部位缺损的替代作用，能够一次性并且有效修复全层关节软骨缺损。因同种异体软骨移植材料获得相对较易，并可预制成各种形状和大小，可获得与损伤区完全匹配的骨软骨，为重建关节和肢体功能提供了条件，但这种方法也存在着耐用程度及生存预期不确定、费用昂贵、供给不足等问题。

4. 细胞治疗

软骨细胞具有软骨修复功能，而且取材方便，易被转染，免疫原性低。基于软骨组织细胞数过少的特点，细胞组织工程疗法在关节软骨再生方面取得了进展性的成果。相比之下，来源广、具有分化能力和免疫调节能力的间充质干细胞在骨关节炎治疗中表现出良好的临床应用前景。虽然现在干细胞治疗骨关节炎的临床试验仍处于早期阶段，但国内外各个研究团队均报道干细胞疗法可以缓解症状，改善功能甚至再生软骨。可以预见不久的将来间充质干细胞将成为软骨修复的重要治疗方法，从而大大改善骨关节炎患者的生活质量。

5. 基因治疗

基因治疗是指将外源正常基因导入靶细胞，以纠正或补偿由于基因缺陷或异常引起的疾病。软骨损伤的基因治疗就是通过基因转移技术，将目的基因插入靶细胞中，使目的基因表达的产物能促进靶细胞向软骨细胞分化及软骨特异性细胞外基质的合成，从而达到治疗目的。

第三节　周围神经卡压综合征

周围神经卡压综合征是指周围神经在走行途径中，受到周围组织的压迫，从而引起疼痛、感觉障碍、运动障碍，可出现电生理学改变，属骨纤维管室压迫综合征之一。可能和闭合性外伤、不良的姿势和职业要求的肢体重复活动有关。运动员因为常有过度运动,易产生神经卡压症状。主要表现为受压神经所支配的肌肉无力、萎缩,所支配的皮肤感觉障碍。依靠临床细致的体格检查,辅以神经电生理检测可以作出诊断。治疗包括保守治疗和手术治疗。保守治疗包括给予神经营养药物及肌肉松弛剂、局部注射治疗、制动和物理治疗等。手术治疗主要是解除压迫神经的因素。

一、胸廓出口综合征

胸廓出口综合征(thoracic outlet syndrome,TOS),又称臂丛神经血管受压症,是由于臂丛神经或锁骨下动静脉在颈根部与锁骨之间的区域内受到压迫所引起(图 2-13-11),常见于女性和青壮年,发病原因尚不清楚。臂丛神经及锁骨下动脉受到周围肌肉的压迫、颈肋的压迫,或锁骨与第一肋骨间的间隙过于狭窄而使其受压,可能与发病有关。通常临床上将其分为:下干型、上干型、全臂丛型及血管受压型,以下干型最多见。

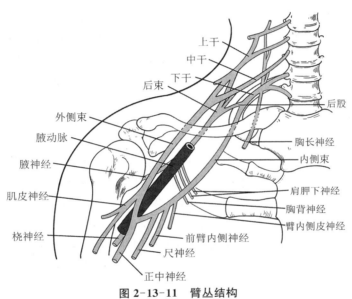

图 2-13-11　臂丛结构

(一) 下干型臂丛神经血管受压征

好发于 20～40 岁的女性,患者常感患肢酸痛不适、无力、怕冷、麻木,手尺侧及前臂内侧感觉障碍,手指分开合拢无力,精细动作受限,手内肌萎缩。X 线片示颈 7 横突过长、颈肋等骨性异常,亦可正常;肌电图示锁骨上下神经传导速度异常,尺神经传导速度(nerve conduction velocity,NCV)<50 ms、F 反应异常等。

对于症状较轻者,可采用非手术治疗,包括适当的休息、局部理疗、颈椎牵引、局部注射治疗及给予神经营养药物、肌肉松弛等。手术适应证包括:①症状明显,病因明确,如颈肋、颈椎横突过长、颈部可触及软组织硬结或索条者;②症状明显,病因不明确,经保守治疗无效,严重影响工作与生活,有手术意愿者。

(二) 上干型臂丛神经血管受压征

好发于 40～60 岁的中老人,患者常感颈肩部酸痛不适,患侧肢体无力、麻木及疼痛,肩外侧、前臂及手桡侧感觉障碍。肌电图示臂丛神经上干神经卡压;颈椎 X 光片可能正常,亦可能有颈椎增生性改变。非手术治疗同下干型臂丛神经血管受压征。对于症状体征严重,肩及上臂肌肉萎缩,感觉严重障碍,保守治疗无效的患者可考虑手术治疗。

(三) 全臂丛神经血管受压征

上干型臂丛神经血管受压征加下干型臂丛神经血管受压征即为全臂丛神经血管受压征。临床表现、辅助检查和治疗需综合以上两种情况。

（四）血管受压型臂丛神经血管受压征

单纯血管受压型臂丛神经血管受压征比较少见,往往同时合并神经受压征。血管受压型分为动脉受压型和静脉受压型,动脉受压型临床表现为患肢怕冷、无力、脉搏细弱,甚至可以看到患肢较健肢细小,患侧手掌苍白。静脉受压型表现为肢体充血,上肢下垂时患肢明显充血,呈紫红色。肌电图检查（electromyography,EMG）可表现为正常或上肢神经传导速度减慢;颈椎 X 线检查同下干型臂丛神经血管受压征;血管造影可见锁骨下动脉在第一肋处狭窄,或呈动脉瘤样改变。

症状较轻或不愿手术者,可试作体位治疗,即耸肩、双上肢交叉握于胸前。手术适应证包括:①症状明显,病因明确,如颈肋、颈椎横突过长、颈部可触及软组织硬结或索条者;②症状明显,病因不明确,经保守治疗无效,严重影响工作与生活,有手术意愿者。

二、腕管综合征

腕管综合征（carpal tunnel syndrome）是最常见的周围神经卡压综合征,指正中神经在腕部受压而造成的手部桡侧三指半（拇指、示指、中指、1/2 环指）疼痛、麻木及进行性的大鱼际肌萎缩。

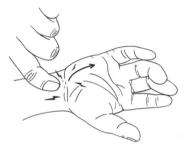

图 2-13-12　Tinel 征判断神经卡压

在腕管区域沿正中神经叩击时出现正中神经支配区域的麻木不适感,为 Tinel 征阳性

40～60 岁的女性好发,常出现在优势手。患者常感手部麻木,以桡侧三指半为主,有夜间麻木、痛醒史,甩手后缓解。晚期可有大鱼际肌萎缩,拇对掌功能受限。腕部正中 Tinel 征可呈阳性（图 2-13-12）。EMG 示腕-指正中神经传导速度减慢及大鱼际肌肌电图异常。

对于病程短,症状轻,阳性体征不显著者给予休息、制动、局部注射药物或理疗。同时给予神经营养药物,如维生素 B_1、维生素 B_6、地巴唑、维生素 B_{12} 等。手术适应证为:①手麻痛,夜间麻醒,影响工作、生活者;②桡侧 3 个半手指针刺痛觉减退,或有手指感觉完全丧失者;③大鱼际肌有萎缩,拇对掌肌力减弱或不能者;④EMG提示正中神经腕部卡压者;⑤保守治疗无效,强烈要求手术者。

三、肘管综合征

肘管综合征（cubital tunnel syndrome）是尺神经在肘部尺神经沟内受压所产生的一组症状,是第二常见的周围神经卡压综合征。最常见的症状为手尺侧及尺侧一指半（小指、1/2 环指）感觉异常,麻木不适,麻痛感或蚁走感。检查发现尺神经支配区感觉障碍,尺神经支配手内肌萎缩,爪形手畸形。亦可有尺侧腕屈肌和尺侧指深屈肌肌萎和肌力减弱。Froment 征可呈阳性,即拇指、示指远侧指间关节不能屈曲,使两者不能捏成一个"O"形（图 2-13-13）。即示指用力与拇指对指时,呈现示指近侧指间关节明显屈曲、远侧指间关节过伸及拇指掌指关节过伸、指间关节屈曲。肘下约 3 cm 尺神经 Tinel 征阳性。X 线检查可见陈旧性骨折畸形愈合、肘外翻或骨不愈合,骨性关节炎患者可见骨赘增生;肌电图示肘关节远端尺神经传导速度减慢,小鱼际肌及骨间肌肌电图异常。

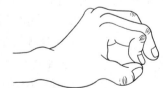

图 2-13-13　Froment 征

肘管综合征严重时,尺侧腕屈肌及环指、小指深屈肌肌力弱,手内在肌萎缩,出现爪形指畸形

对于病程短、症状轻、不愿手术者可给予制动、理疗及药物治疗等。手术适应证:①环小指及手掌手背尺侧麻痛、感觉异常;②手内在肌萎缩或爪形手畸形;③肌电图提示尺神经肘管段受压;④保守治疗无效。

四、骨间背侧神经卡压综合征

桡神经深支在经过旋后肌腱弓（Frohse 弓）和旋后肌管时,受到压迫而产生垂拇、垂指的临床症状称为骨间背侧神经卡压综合征。患者常表现为肘外侧疼痛、酸胀、沉重不适感,夜间加剧,上可放射至肩,下至前臂下段、向手腕背放射。伸指伸拇无力,前臂旋后无力,逐渐至障碍。肱骨外上髁下 3～4 cm 处有一显著压痛点,有时可扪及条索样肿块,有明显压痛。肌电图示前臂段桡神经运动传导速度减慢而感觉神经传导速度正常,以及累及的肌肉肌电图异常。

早期、症状轻者可于肘外侧、肱骨外上髁下方压痛点行局部注射。手术适应证:①保守治疗无效;②伸拇及 2～5 指不能或肌力下降者;③肌电图示背侧骨间神经卡压者。

五、梨状肌综合征

坐骨神经越过坐骨切迹后,常在梨状肌下缘和上孖肌间的梨状肌下孔中穿出,如该处卡压,则会引起梨状肌综合征(piriformis syndrome)。主要病因是梨状肌的急性或慢性损伤。

患者常主诉臀部疼和感觉异常,并向股后侧放射。感到活动无力,被动屈髋、内收、内旋肘疼痛加重。体格检查可发现梨状肌部位深压痛,抗阻力患髋外展外旋可诱发疼痛。肌电图示坐骨神经在梨状肌附近传导速度减慢。

非手术治疗包括卧床休息制动,采用神经营养药物、消炎镇痛药对症处理,进一步可采用局部注射以及电刺激治疗。手术适应证:①保守治疗无效;②臀部疼痛和感觉异常,并向股后侧放射症状持续;③肌电图提示坐骨神经在梨状肌段卡压。

(尹　峰)

【思考题】

1. 简述肱骨外上髁炎的诊断及治疗原则。
2. 简述腕管综合征的诊断及治疗原则。

第三篇　退行性疾病

第十四章 骨 关 节 炎

骨关节炎(osteoarthritis，OA)是一种以关节软骨退行性改变和继发性骨质增生为特征的慢性关节疾病,亦称为骨关节病、退行性关节炎、增生性关节炎、老年性关节炎或肥大性关节炎等。本病在中年以后多发,发病无地域及种族差异,年龄、肥胖、炎症、创伤及遗传因素等可能与本病的发生有关。

多见于中老年人,女性多于男性。好发于负重较大的膝关节、髋关节及活动较多的远侧指间关节等部位。疾病累及关节软骨或整个关节,包括软骨下骨、关节囊、滑膜和关节周围肌肉。

一、病因与分类

(一) 原发性

原发性骨关节炎的发病原因迄今尚未完全明了。其发生、发展是一种长期、慢性、渐进的病理过程。一般认为是多种致病因素,包括机械性和生物性因素的相互作用所致。其中年龄是主要高危因素,其他包括软骨营养、代谢异常、生物力学方面的应力平衡失调、生物化学的改变、酶对软骨基质的异常降解作用、累积性微小创伤及肥胖、关节负载增加等因素。女性发病率较高,在绝经后明显增加,可能与关节软骨中雌激素受体有关。

(二) 继发性

在关节局部原有病变的基础上发生的骨关节炎,可发生于任何年龄。原有病变包括:先天畸形,如髋臼发育不良和膝内翻或膝外翻;髋关节创伤,脱位和骨折导致关节面不平整,股骨头的缺血性坏死造成关节面塌陷变形;膝关节创伤后关节面不平整或不稳定,如关节囊或韧带损伤后关节松弛等。

二、病理变化

最早、最主要的病理变化发生在关节软骨,关节软骨特点为无血管、淋巴和神经,营养靠滑液弥散,通过基质代谢,其损伤后难以自愈,但早期治疗有助于控制病变的发展。损伤后关节软骨局部首先发生软化、糜烂,导致软骨下骨外露,随后继发骨膜、关节囊及关节周围肌肉的改变使关节面上生物应力平衡失调,形成恶性循环,不断加重病变,最终导致关节面完全破坏、畸形(图 3-14-1)。

(一) 关节软骨

早期关节软骨变为淡黄色,失去光泽,继而软骨表面变得粗糙,局部发生软化,失去弹性。若关节活动时发生磨损,软骨可碎裂、剥脱,形成关节内游离体,软骨下骨质外露。

(二) 软骨下骨

软骨磨损最大的中央部位骨质密度增加,骨小梁增粗,形成象牙质改变。外周部位承受应力较小,软骨下骨骨质萎缩,出现囊性变。由于骨小梁的破坏吸收,使囊腔扩大,周围发生成骨反应,形成硬化骨。

在软骨的边缘或肌腱附着处,因血管增生,软骨细胞代谢活跃,通过软骨内化骨,在外围软骨面出现骨质增生,形成骨赘(osteophyte)。

(三) 滑膜

滑膜的病理改变有两种类型:①增殖型滑膜炎,大量的滑膜增殖、水肿,关节液增多,肉眼观呈葡萄串珠样改变;②纤维型滑膜炎,关节液量少,葡萄串珠样改变少,大部分被纤维组织形成的条索状物代替。滑膜的病变为继发性改变,剥脱的软骨片及骨质增生刺激滑膜引起炎症,促进滑膜增生渗出。

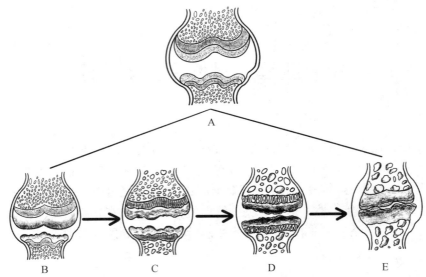

图 3-14-1 骨关节炎的关节软骨和其下的骨组织病理变化过程

A. 正常软骨;B. 关节面软骨的早期退行性变;C. 关节面软骨软化;D. 软骨下骨裸露;E. 磨损严重处关节软骨下骨硬化

（四）关节囊与周围的肌肉

关节囊发生纤维变性和增厚,限制关节的活动。关节周围肌肉因疼痛产生保护性痉挛,进一步限制关节活动,可出现屈曲畸形或脱位。

三、临床表现

1. 症状

主要症状是疼痛,初期为轻度或中度间断性隐痛,休息时好转,活动后加重。有的患者在静止或晨起时感疼痛,稍微活动后减轻,称为"静息痛",但活动过量时,因关节面摩擦也可产生疼痛。疼痛可与天气变化、潮湿受凉等因素有关。患者常感到关节活动不灵活,上下楼困难,晨起或固定某个体位较长时间后出现关节僵硬,稍活动后减轻。关节僵硬在气压降低或空气湿度增加时加重,持续时间一般较短,常为几分钟至十几分钟,很少超过 30 分钟。晚期可出现持续性疼痛或夜间痛。关节活动时有各种不同的响声,有时可出现关节交锁。

2. 主要体征

（1）关节压痛:关节局部有压痛,在伴有关节肿胀时尤为明显。

（2）关节肿大:手部关节肿大变形明显,在远侧指间关节的背侧可出现软骨性、骨性肥大和屈曲畸形的 Heberden 结节,近位指间关节可出现 Bouchard 结节。部分膝关节因骨赘形成或关节积液也会出现关节肿大。

（3）骨擦音（感）:由于关节软骨破坏、关节面不平,关节活动时可出现骨擦音（感）,多见于膝关节。

（4）关节活动障碍:由于关节疼痛活动度下降、肌肉萎缩及软组织挛缩可引起关节无力,行走时打软腿或关节交锁,伸直或屈曲活动障碍。

四、实验室检查

血常规、蛋白电泳、免疫复合物及血清补体等指标一般在正常范围;伴有滑膜炎的患者,可出现 C 反应蛋白（CRP）和红细胞沉降率（ESR）轻度升高;继发性骨关节炎患者可出现原发病的实验室检查异常。

五、影像学表现

X 线检查可见非对称性关节间隙变窄,软骨下骨硬化和（或）囊性变,关节边缘增生和骨赘形成

（图3-14-2），严重者出现关节畸形，CT或MRI可发现不同程度的关节积液，部分关节内可见游离体。

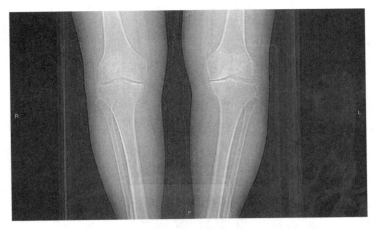

图 3-14-2　骨关节炎患者 X 线表现

六、治疗

骨关节炎发生后，随着年龄的增长，其病理学改变不可逆转。治疗目的为减轻或消除疼痛、矫正畸形、恢复或维持关节功能、改善生活质量，可采用阶梯治疗。

（一）非药物治疗

对于初次就诊且症状不重的骨关节炎患者，非药物治疗是首选的治疗方式。

1. 健康宣教

使患者能够很好地认识疾病的性质和预后，减少不合理的运动，适量活动，避免不良姿势，避免长时间跑、跳、蹲，减少或避免爬楼梯，可进行自行车、游泳等有氧锻炼，使膝关节在非负重状态下屈伸活动，以保持关节最大活动度，同时要进行肌力训练，适当减轻体重。

2. 物理治疗

如热敷、按摩，主要增加局部血液循环、减轻炎症反应。

3. 辅助器支持

主要减少受累关节负重，可采用手杖、拐杖、助行器等。根据骨关节炎伴发的内翻或外翻畸形情况，可采用相应的矫形支具以平衡各关节面的负荷。

（二）药物治疗

1. 局部药物治疗

首先可选择非甾体抗炎药（nonsteroidal antiinflammatory drugs，NSAIDs）的乳胶剂、贴剂，可以有效缓解关节轻中度疼痛，且不良反应轻微。

2. 全身镇痛药物

分为口服药物、针剂以及栓剂。可以缓解疼痛，在一定程度上可延缓病程。一般以 NSAIDs 为主，必要时辅以中枢性镇痛药以及软骨保护剂。

3. 关节腔药物注射

（1）透明质酸钠（sodium hyaluronate）：可起到润滑关节，保护关节软骨和缓解疼痛的作用。

（2）糖皮质激素：对 NSAIDs 治疗4～6周无效的严重骨关节炎或不能耐受 NSAIDs 治疗，持续疼痛、炎症明显者，可行关节腔内注射糖皮质激素。但若长期使用，可加剧关节软骨损害，加重症状，故应慎用。

（三）外科手术

如药物治疗无效需考虑外科手术治疗。

1. 关节腔清理术

骨关节炎有机械性阻挡,且关节间隙正常或基本正常,可在关节镜下行关节腔清理术,去除骨软骨游离体及退变性有机械卡压的半月板组织。

2. 截骨术(osteotomy)

可以纠正下肢力线,改善关节应力分布,减轻骨关节炎症状。

3. 关节部分置换术(partial arthroplasty)

包括膝内侧或外侧单髁置换术以及髌股关节置换术。

4. 全关节置换术(total joint arthroplasty)

对于严重的晚期骨关节炎患者,可根据年龄、职业及生活习惯等选用全关节置换术(图 3-14-3,图 3-14-4)。

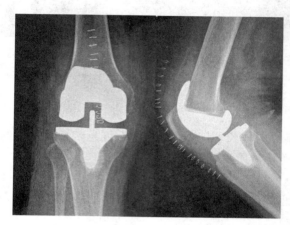

图 3-14-3 骨关节炎全膝关节置换术后 X 线片

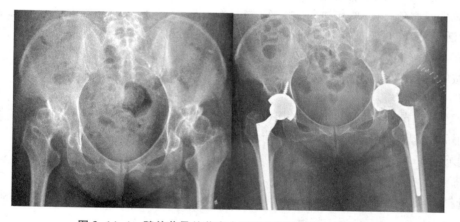

图 3-14-4 髋关节骨关节炎全髋关节置换术前、后 X 线片

(王家骐)

【思考题】

简述骨关节炎的临床表现及治疗原则。

第十五章 脊柱退行性疾病

脊柱退行性病变(简称"退变")发生于骨骼、椎间盘、小关节和韧带,最终以椎间盘突出和椎管狭窄的形式对神经系统造成损害。按照脊柱不同的解剖节段,可分为较为常见的颈椎、胸椎和腰椎退行性疾病,全脊柱的退变以及伴发的成人退变性脊柱畸形。

颈、胸、腰椎脊柱退变是慢性病变,但也可急性起病。脊柱外科医生常以CT、核磁共振作为影像学诊断手段,结合临床症状来制订相应治疗方案。比如,放射痛和轴向痛可考虑采用保守治疗,而当出现严重的脊髓神经功能障碍时,则需要早期手术干预,如颈椎间盘突出症、脊髓型颈椎病、胸椎椎间盘突出症等。腰椎退变是脊柱退变最为常见的形式,多与退变的程度相关,针对不同的症状、病理特点以及综合征可采取不同的治疗方式。而骨韧带复合体病变多以椎间盘与小关节病变为主,注意有时骶髂关节及髋关节的问题也会引发腰背痛。因此,需要综合分析病史、体征,结合特殊诱发试验及影像学检查,以明确腰椎退行性病变疼痛的来源,比如神经根性疼痛、神经性间歇性跛行、椎间盘源性轴向痛、小关节源性轴向痛、椎体滑脱、退变性侧凸及后凸畸形等。

第一节 颈椎退行性疾病

一、颈椎病

颈椎病(cervical spondylosis)是指颈椎间盘退变及其继发性病理改变累及神经、脊髓、血管、食管等组织,引起相应的临床症状和体征的疾病。

(一)病因及病理

颈椎功能单位由两个相邻的椎体、两个关节突关节、两个钩椎关节(又称Luschka关节或钩突关节)和椎间盘构成。颈椎在脊椎骨中体积最小,而运动度最大,因而容易发生退变。

1. 椎间盘退变

一般认为椎间盘是人体最早随年龄增加发生退行性改变的组织,颈椎间盘在20岁左右即可开始退变。早期病理表现为椎间盘髓核中蛋白多糖减少,使其保持水分的功能减退。蛋白多糖和椎间盘绝对水分含量之间存在线性关系,由于椎间盘水分丢失,其生物力学性能改变,纤维环的胶原纤维变性,纤维排列紊乱,出现裂纹和断裂,纤维环出现裂隙。此种裂隙以后方居多,在外力下髓核沿裂隙向后方突出,可刺激窦椎神经(sinuvertebral nerves)反射到后支,引起颈肩痛等症状。

2. 椎体骨质增生

椎间盘退变会引起生物力学的改变,椎体和终板发生反应性骨组织修复,导致软骨下骨硬化和骨赘形成,进一步加重了髓核的营养障碍。当颈椎间盘高度下降,颈椎出现不稳,成纤维细胞活跃发生机化并继而骨化,最后形成突向椎体前方或突向椎管内的骨赘。在颈椎运动范围大,易受劳损的部位多发,如C_4-C_5、C_5-C_6和C_6-C_7节段。增生部位以钩椎关节多见,其次为椎体后缘及前缘。关节突关节由于异常负载,软骨先行退变,逐渐累及软骨下骨,产生创伤性关节炎,导致颈项痛和颈椎运动受限。由于颈神经根离开硬膜囊时呈短横走向且缺乏移动范围,当钩椎关节骨赘形成时,易使颈椎间孔处神经根嵌压出现神经症状。上六个颈椎的钩椎关节部位或颈椎横突孔附近的骨赘,当椎动脉行经上六个颈椎横突孔内时,可压迫椎动脉或刺激椎动脉的交感神经支,引起椎动脉痉挛或狭窄,影响小脑后部和脑干循环产生症状。当椎间关节直接刺激交感神经,出现自主神经功能紊乱的症状。在少见情况下,椎体前缘的巨大骨赘,可压迫食管引起吞咽不适或吞咽困难的症状。

3. 外伤

在椎间盘、椎骨的退变基础上,连接颈椎的前、后纵韧带、黄韧带及项韧带,发生松弛致颈椎失稳,渐而增生、肥厚,特别当存在发育性椎管狭窄,椎管和椎间孔容积减少时,如果再受到外伤等诱因,椎间盘和骨赘可向椎管内突入,压迫脊髓、神经,产生相应的感觉、运动功能障碍。

(二)临床表现

依据上述累及脊髓、神经、血管等产生的病理改变,颈椎病有以下临床主要分型。

1. 神经根型颈椎病(cervical spondylotic radiculopathy)

神经根型颈椎病是指以颈椎椎间盘退行性改变及其继发性病理改变导致神经根受压,引起相应神经分布区疼痛为主要临床表现的颈椎病。此型发病率最高,好发年龄为40～50岁,以男性居多,与长期伏案等生活方式有关。由于颈椎退变,致压物压迫脊神经根或被动牵拉产生神经根性症状,表现为与受累神经一致的神经干性痛或神经丛性痛,同时有感觉障碍、感觉减弱和感觉过敏。神经支配区的肌力减弱,肌肉萎缩,以大小鱼际和骨间肌为明显,上肢腱反射减弱或消失。因脊神经根被膜的窦椎神经末梢受到刺激而出现颈项痛,查体中可发现颈肌痉挛,颈椎活动度下降,Eaton 征、Spurling 征阳性。C$_4$-C$_5$、C$_5$-C$_6$ 和 C$_6$-C$_7$ 发病率最高,不同神经根受累的临床表现见表 3-15-1 和图 3-15-1。

表 3-15-1　颈神经根受累的临床症状和体征

椎间盘	颈神经根	症状和体征
C$_2$-C$_3$	C$_3$	颈后部疼痛及麻木,特别是乳突及耳郭周围。无肌力减弱或反射改变
C$_3$-C$_4$	C$_4$	颈后部疼痛及麻木并沿肩胛提肌放射,伴有向前胸放射。无肌力减弱或反射改变
C$_4$-C$_5$	C$_5$	沿一侧颈部及肩部放射,在三角肌处感麻木,三角肌无力和萎缩。无反射改变
C$_5$-C$_6$	C$_6$	沿上臂和前臂外侧向远端放射痛至拇指和示指、拇指尖。手背第一背侧骨间肌处麻木。肱二头肌肌力和肱二头肌反射减弱
C$_6$-C$_7$	C$_7$	沿上臂和前臂背侧中央向远端放射痛至中指,亦可至示指和环指。肱三头肌肌力和肱三头肌反射减弱
C$_7$-T$_1$	C$_8$	疼痛沿前臂内侧向远端放射至环指和小指。小指和环指尺侧感麻木。骨间肌、蚓状肌萎缩和肌力减弱,无反射改变

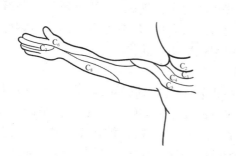
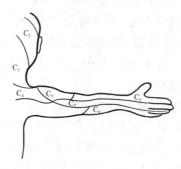

图 3-15-1　C$_2$～C$_8$ 神经感觉分布图

2. 脊髓型颈椎病(cervical spondylotic myelopathy)

脊髓型颈椎病是由于颈椎椎骨间连接结构退变,如椎间盘突出、椎体后缘骨刺、钩椎关节增生、后纵韧带骨化、黄韧带肥厚或钙化,导致脊髓受压或脊髓缺血,继而出现脊髓的功能障碍,是脊髓压迫症之一,占全部颈椎病的10%～15%。视锥体束受压部位不同,可分为以下3型。

(1)中央型(上肢症状为主型):锥体束深部邻近中央管处先受累,先出现上肢症状,后出现下肢症状。

(2)周围型(下肢症状为主型):表现为锥体束受累,先出现下肢症状;当病变进一步发展累及锥体束深部,则出现上肢症状,但仍以下肢症状更为严重。

(3)前中央血管型(四肢症状型):脊髓前中央动脉受累,上、下肢同时出现症状。

脊髓型颈椎病患者出现上肢或下肢麻木无力、僵硬、双足踩棉花感,足尖不能离地,触觉障碍,束胸感,双手精细动作笨拙,不能用筷进餐,写字颤抖,夹持东西无力,手持物经常掉落等表现。在后期出现尿频或排尿、排便困难等大小便功能障碍。检查时有感觉障碍平面,肌力减退,四肢腱反射活跃或亢进,而腹壁反射、提睾反射和肛门反射减弱或消失。Hoffmann征、髌阵挛、踝阵挛及Babinski征等阳性。依据上、下肢感觉、运动和括约肌功能进行颈脊髓功能评分,目前国际通用的为日本整形学会(JOA)17分评分(表3-15-2),可作为临床脊髓功能评定。

表3-15-2　脊髓型颈椎病功能评估JOA 17分法

Ⅰ.上肢运动功能	1分:轻微感觉丧失
0分:不能用筷子或勺子吃饭	2分:正常
1分:能用勺子但不能用筷子吃饭	B.下肢。同上肢标准
2分:能不完全地用筷子吃饭	C.躯干。同上肢标准
3分:能用筷子吃饭,但笨拙	Ⅳ.膀胱功能
4分:正常	0分:完全性尿潴留
Ⅱ.下肢运动功能	1分:严重排尿障碍
0分:不能行走	(1)膀胱排空不充分
1分:走平地需用拐杖或搀扶	(2)排尿费力
2分:仅上下楼梯时需要拐杖或搀扶	(3)排尿淋漓不尽
3分:能不扶拐杖行走,但缓慢	2分:轻度排尿障碍
4分:正常	(1)尿频
Ⅲ.感觉	(2)排尿踌躇
A.上肢	3分:正常
0分:明显感觉丧失	

3. 椎动脉型颈椎病(vertebral atery type of cervical spondylosis)

椎动脉型颈椎病指由于颈椎退变机械性压迫因素或颈椎退变致颈椎节段性不稳定,致使椎动脉遭受压迫或刺激,使椎动脉狭窄、折曲或痉挛造成椎底动脉供血不全,出现偏头痛、耳鸣、听力减退或耳聋、视力障碍、发音不清、突发性眩晕而猝倒。因椎动脉周围有大量交感神经的节后纤维,可出现自主神经症状,表现为心慌、心悸、心律失常、恶心及呕吐等。

4. 交感型颈椎病(sympathetic cervical spondylosis)

患者多为中年妇女,职业多与长期低头、伏案工作有关,如会计、描图员、计算机操作者等,表现为主观症状多,客观体征少。患者感颈项痛,头痛头晕,面部或躯干麻木发凉,痛觉迟钝,易出汗或无汗,感心

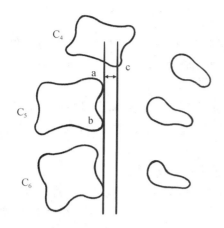

图 3-15-2 颈椎节段性不稳测量

经颈 5 后缘上下 a、b 两点作连线，经颈 4 后缘点 c 作 ab 的平行线，两线间距为过伸时后滑距离，大于 3 mm 为不稳定

悸、心动过速或过缓、心律不齐，亦可出现耳鸣、听力减退、视力障碍、眼部胀痛、眼部干涩、流泪、记忆力减退、失眠等症状。

（三）影像学检查

颈椎病的临床诊断必须依据临床表现结合影像学检查。

1. X 线检查

X 线检查可见颈椎曲度改变，生理前凸减小、消失或反常，椎间隙狭窄，椎体后缘骨赘形成，椎间孔狭窄，颈椎管矢状径变。在动力位过伸、过屈位摄片可示颈椎节段性不稳定，表现为在颈椎过伸和过屈位时椎间位移距离大于 3 mm（图 3-15-2）。

2. CT 检查

CT 检查可见颈椎间盘突出，颈椎管矢状径变小，黄韧带肥厚，硬膜外间隙脂肪消失，脊髓受压。

3. MRI 检查

T1 相示椎间盘向椎管内突入，T2 相硬膜囊间隙消失，椎间盘呈低信号，脊髓受压或脊髓内出现高信号区（图 3-15-3、图 3-15-4）。

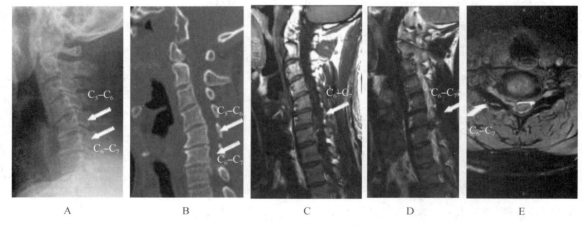

A　　　B　　　C　　　D　　　E

图 3-15-3　神经根型颈椎病

A、B. X 线侧位片（A）及 CT 片（B）示：颈椎生理前凸消失，C_5-C_6、C_6-C_7 椎间隙变窄，骨赘形成；
C、D. MRI 矢状位 T1WI 像（C）、T2WI 像（D）示：C_6-C_7 椎间盘突出压迫硬膜囊，脊髓受压；
E. MRI 横断面 T2WI 像示：C_6-C_7 椎间盘向右后方突出压迫脊神经根

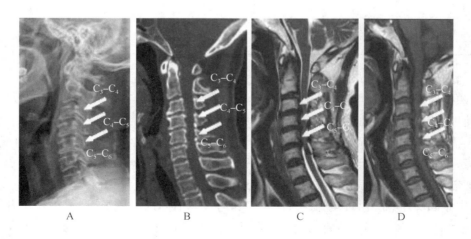

A　　　B　　　C　　　D

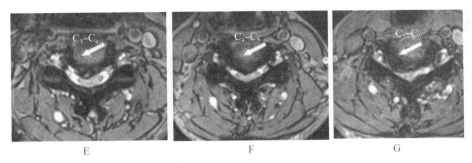

图 3-15-4　脊髓型颈椎病

A、B. X 线侧位片(A)及 CT 片(B)示：C_3-C_4、C_4-C_5、C_5-C_6 椎间隙退变，后方骨赘形成；
C～G. MRI 矢状位 T1WI 像(C)、T2WI 像(D)以及横断面 T2WI 像(E、F、G)示：
C_3-C_4、C_4-C_5、C_5-C_6 椎间盘突出压迫硬膜囊，脊髓受压

（四）鉴别诊断

1. 脊髓型颈椎病

（1）血管源性疾病：包括脊髓梗死、脊髓血肿和脊髓血管畸形，颈椎 MRI 有助于诊断这些疾病。硬膜动静脉瘘主要发生于胸段脊髓，但可以引起上肢症状，如果未进行胸椎增强 MRI 则可能会漏诊，有时需要进行 MRI 造影或传统脊髓造影来明确诊断并帮助制订治疗计划。

（2）肌萎缩侧索硬化症：脊髓型颈椎病发病年龄多在 50 岁以上，而肌萎缩侧索硬化症多在 40 岁左右，本病发病突然，病情进展迅速，常以肌无力改变为主要症状，一般无感觉障碍。肌萎缩以手内在肌明显，并由远端向近端发展，出现肩部和颈部肌肉萎缩，而颈椎病罕有肩部肌肉萎缩，故应检查胸锁乳突肌和舌肌。EMG 示胸锁乳突肌和舌肌出现自发电位。

（3）脊髓空洞症：脊髓空洞症系脊髓慢性退变，主要表现为脊髓内空洞形成，白质减少，胶质增生，多见于青壮年。患者可出现感觉分离现象，呈痛、温觉消失，触觉及深感觉存在。因为关节神经营养障碍，无疼痛感觉，出现关节骨质破碎脱落，关节活动范围扩大或异常运动的神经性、创伤性关节炎称为 Charcot 关节。MRI 示脊髓内有与脑脊液相同的异常信号区。

（4）肿瘤：应与胶质瘤、脑膜瘤、神经纤维瘤和转移瘤相鉴别。肿瘤侵犯椎体时（如前列腺癌脊柱转移或多发性骨髓瘤）可引起严重疼痛、骨质破坏、脊柱不稳及脊髓压迫症状，可通过 MRI 进行鉴别。而患恶性肿瘤进行放疗的患者，如果脊髓在放射野内，则会产生脊髓损害，这种损害可能是放疗后早期短暂出现感觉异常，或放疗数月或数年后出现轻到重度持续存在的运动或感觉障碍。

2. 神经根型颈椎病

神经根型颈椎病患者由于颈椎退变压迫单根或多根神经根，可出现与周围神经嵌压综合征相似的症状，如胸廓出口综合征、肘管综合征、桡管综合征和尺管综合征等。但这些综合征均有局部的骨性和纤维性嵌压神经的表现，而神经根型颈椎病致压因素为颈椎间盘突出、颈椎钩椎关节增生等，仔细体检（Eaton 试验及 Spurling 征阳性），并借助影像学分析以及 EMG 可以鉴别。

3. 椎动脉型颈椎病

此型颈椎病表现复杂，鉴别诊断较为困难，应排除梅尼埃（Meniere）综合征、眼肌疾病所表现的相似症状。颈椎动力位片示颈椎不稳和椎动脉造影或磁共振成像椎动脉显影（MRIA）显示椎动脉狭窄、迂曲或不通等，可作为此型颈椎病诊断的参考。

4. 交感型颈椎病

交感型颈椎病临床征象复杂，常有神经官能症的表现，且少有明确诊断的客观依据。当除外心脑血管疾病，X 线颈椎动力位摄片示有颈椎不稳时，用 0.5% 普鲁卡因 5～8 mL 行颈硬膜外封闭后，原有症状消失可诊断此病。

（五）治疗

颈椎病的治疗分为非手术治疗和手术治疗。

1. 非手术治疗

神经根型、椎动脉型和交感型颈椎病主要采取非手术治疗,包括颈椎牵引、理疗、改善不良工作体位和睡眠姿势,可配合服用非甾体抗炎药和 N_2 胆碱受体阻滞药(肌松剂)等药物。

2. 手术治疗

当保守治疗半年无效或影响正常生活工作;或神经根性疼痛剧烈,保守治疗无效;或上肢某些肌肉,尤其手内在肌无力、萎缩,经保守治疗 4～6 周后仍有发展趋势者,应采取手术治疗。脊髓型颈椎病症状将逐渐加重,故确诊后应及时手术治疗,脊髓损伤较重且病程时间长者,手术疗效则差。依据颈椎病病理及临床情况,可选择颈椎前路或后路手术,手术包括对脊髓、神经、构成致压物的组织、骨赘、椎间盘和韧带切除或椎管扩大成形,使脊髓和神经得到充分减压,或通过植骨或内固定行颈椎融合,获得颈椎的稳定性。

二、颈椎管狭窄症

颈椎管狭窄症(cervical canal stenosis)是指颈椎管各个方向径线减小,或者椎管容积减小,压迫颈髓而产生脊髓、神经症状。

（一）病因及病理

狭义的颈椎管狭窄即原发性椎管狭窄,为先天性和发育性两种因素所致;广义的颈椎管狭窄则包括后天因素,即获得性颈椎管狭窄,有不同的病理类型。

颈椎管狭窄症多在发育性颈椎管狭窄的基础上发生。该颈椎管矢状径小于正常值,在生长成熟后,脊髓占据整个椎管,随年龄增长发生轻度退变,脊髓受压迫而出现症状。退变性颈椎椎管狭窄,为原先正常的颈椎管由于外伤或颈部慢性劳损等原因,颈椎结构发生退变,出现骨赘、椎间盘膨出、黄韧带肥厚、关节突关节增生和内聚、椎板增厚等使椎管容积减小,压迫颈髓而产生症状。压迫最严重部位通常在椎体后侧上、下缘与关节突关节部位。椎管狭窄可为单节段或多节段,常见狭窄部位在 C_4-C_5、C_5-C_6、和 C_6-C_7 节段。

（二）临床表现

颈椎管狭窄多见于中、老年人,症状类似于脊髓型颈椎病症状,可出现四肢麻木、无力、活动不灵,双手不能作精细动作,胸部有紧束感,下肢步态不稳,有踩棉花感,大小便费力。检查时四肢及躯干感觉减退、肌力减弱,四肢腱反射活跃或亢进,Hoffmann 征和 Babinski 征阳性。

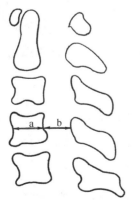

图 3-15-5 Pavlov 比值测量

Pavlov 比值＝颈椎管矢状径 b/颈椎体矢状径 a

（三）影像学检查

颈椎管及椎体矢状径的测定为颈椎椎体后侧中央至相对椎板连线之最短距离,系诊断颈椎管狭窄的依据。通常认为,颈椎矢状径在 14 mm 以上为正常,12～14 mm 为相对狭窄,12 mm 以下为绝对狭窄。

由于颈椎管和椎体矢状径的测量,尚受 X 线摄片投照距离放大率的影响,而取颈椎管与颈椎体矢状径的比值则不受其影响,数值较为可靠,称为 Pavlov 比值(图 3-15-5)。中国人正常 Pavlov 比值的平均值:C_3,0.93;C_4,0.91;C_5,0.94;C_6,0.94。若 Pavlov 值小于 0.75 则为颈椎管狭窄。

影像学检查除能观察颈椎管椎体中央狭窄情况,亦可观察颈椎管其他部位有无狭窄征象(图 3-15-6)。

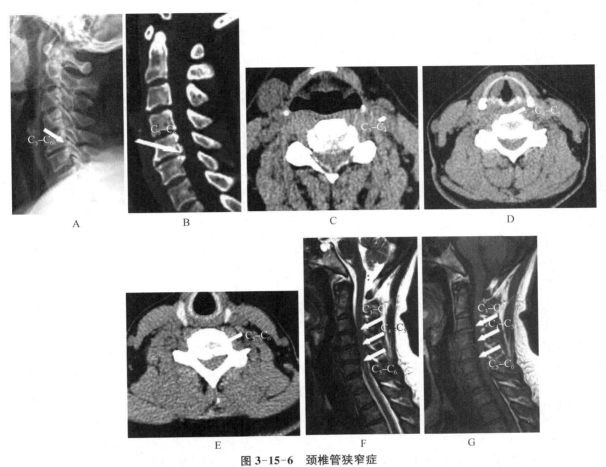

图 3-15-6 颈椎管狭窄症

A~E. X 线侧位片（A）、CT 矢状位片（B）及 CT 横断面（C~E）示：C_5-C_6 椎间隙退变，后方骨赘形成；
F,G. MRI 矢状位 T2WI 像（F）、T1WI 像（G）示：C_3-C_4、C_4-C_5、C_5-C_6 椎间盘突出压迫硬膜囊，脊髓受压

（四）鉴别诊断

主要与颈椎病鉴别，两者症状和体征虽有相似之处，但颈椎病颈椎管矢状径测量或 Pavlov 比值多为正常。颈椎病颈椎管狭窄部主要位于椎间盘和椎体后上、下缘处，从而出现脊髓型或神经根型颈椎病的症状。脊髓型颈椎病常伴有发育性颈椎管狭窄，此时，需通过详细的体格检查确定神经或脊髓症状的节段平面，以及 EMG 和 SEP 电生理检查等来确定脊髓损伤节段及手术减压节段。

（五）治疗

颈椎管狭窄的治疗以颈椎后路手术减压为主，行颈椎管扩大脊髓减压。为了避免颈椎后路减压发生畸形和脊髓再度受压，常采用颈椎管扩大成形术（图 3-15-7）。

三、颈椎间盘突出症

颈椎间盘突出症（cervical disc herniation）是指颈部椎间盘因急性或反复轻微损伤致纤维环破损、髓核突出压迫颈神经和脊髓所引起的一系列症状，往往存在颈椎间盘退变的基础。

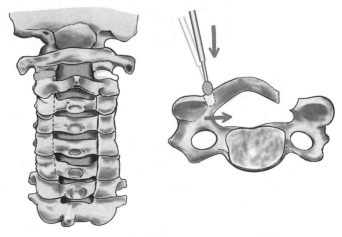

图 3-15-7 颈椎管扩大成形单开门技术

在椎板和侧块交界处开门（槽），开门侧磨透双层皮质，
铰链侧磨透单层皮质

（一）病因及病理

主要是由于颈椎间盘髓核、纤维环及软骨板，尤其是髓核发生不同程度的退行性病变后，在外界因素的作用下，导致椎间盘纤维环破裂，髓核组织从破裂之处突出或脱出椎管内，从而造成相邻的组织，如脊神经根和脊髓受压，而产生症状。较大的髓核组织突出可经颈椎后纵韧带突入椎管，严重时发生高位截瘫甚至危及生命。

（二）临床表现

颈椎间盘突出症患者起病前可有或无颈项痛的症状，而在轻微外力作用下，如扭头回看、车辆追尾过程中颈部过伸等，突发颈肩痛或上肢痛。临床上以颈神经根压迫症状为主，脊髓压迫症状较少。压迫颈神经根时，患者有颈项痛，颈肩痛或上肢放射痛，检查时颈部处于强迫体位或颈部僵硬，类似"落枕"，疼痛较重，呈神经根分布范围放射，并可伴有感觉障碍，呈不同颈神经根受累的临床表现，疼痛较久者，可能以麻木感为主。上肢肱二头肌腱反射、桡骨膜反射或肱三头肌腱反射减弱或消失，Hoffmann 征阴性或阳性。颈椎间盘突出较大严重压迫颈髓时，可表现为四肢不同程度的感觉、运动障碍，括约肌功能障碍，表现为偏瘫、截瘫、四肢瘫或脊髓半切综合征。

（三）影像学检查

MRI 检查对颈椎间盘突出症的诊断具有重要价值，CT 检查对本病的诊断有一定帮助，但 MRI 准确率明显高于 CT 检查和脊髓造影。在 MRI 片上可直接观察到椎间盘向后突入椎管内，椎间盘突出成分与残余髓核的信号强度基本一致。在中央型颈椎间盘突出者，可见突出椎间盘明显压迫颈髓，使之局部变扁或出现凹陷，受压部位的颈髓信号异常。在侧方型颈椎间盘突出者，可见突出的椎间盘使颈髓侧方受压变形，信号强度改变，神经根部消失或向后移位。同时通过 MRI 检查可排除脊髓脱髓鞘病变，脊髓空洞症及椎管内肿瘤等（图 3-15-8）。

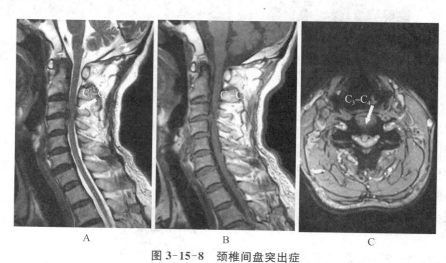

A   B   C

图 3-15-8　颈椎间盘突出症

MRI 矢状位 T1WI 像（A）、T2WI 像（B）及横断面（C）示：C_3-C_4 椎间盘突出压迫硬膜囊，脊髓受压

（四）治疗

本病以非手术疗法为主，若出现脊髓压迫症状，则应尽早行手术治疗。以神经根受压为症状，可行牵引、理疗等非手术治疗；对反复发作，经非手术治疗无效，或是出现脊髓压迫症状者，应及早行手术治疗。手术方式包括传统的前路减压固定融合术、前路突出髓核摘除术、人工颈椎间盘置换术，以及经皮脊柱内镜下的突出髓核摘除术（微创）等。

四、颈椎后纵韧带骨化症

颈椎后纵韧带骨化症（ossification of posterior longitudinal ligament，OPLL）是指因颈椎的后纵韧带

发生异常增殖并骨化致椎管容积减小,从而压迫脊髓和神经根,产生肢体的感觉运动障碍以及内脏自主神经功能紊乱的一种疾病。1960 年,日本学者发现颈椎后纵韧带骨化导致了脊髓压迫症;1964 年,Terayma 将该病理变化命名为"颈椎后纵韧带骨化",成为一种独立的临床性疾病。

（一）病因及病理

后纵韧带骨化的确切病因尚不明确,常规的实验室检查,如血常规、血清蛋白等均在正常范围,其与葡萄糖代谢之间有比较密切的关系。后纵韧带骨化症是一种老年性疾病,好发于 50~60 岁老人,60 岁以上的发病率可高达 20%,多见于黄种人,与遗传代谢、外伤等因素有关。后纵韧带骨化沿纵轴生长或向椎管内生长,当发展到一定程度压迫脊髓时则出现症状和体征,其表现与颈椎管狭窄症或脊髓型颈椎病相似。颈椎后纵韧带骨化亦可并发胸、腰椎后纵韧带骨化或黄韧带骨化。后纵韧带骨化中颈椎发病率最高,其次是胸椎和腰椎。

（二）临床表现

颈椎后纵韧带骨化症的发生与发展一般较缓慢,因此患者早期可不出现任何临床症状。但当骨化块增厚增宽到一定程度引起颈椎椎管狭窄时,或是病变进程较快以及遇到外伤时,或后纵韧带骨化虽不严重,但伴有发育性椎管狭窄症时,则可造成对脊髓或脊髓血管的压迫,因而患者多在中年以后出现症状。患者常诉头颈痛,上下肢感觉异常、疼痛或功能障碍,行走不稳或不能行走,甚至大小便障碍。患者的病史较长,四肢和大小便功能障碍症状逐渐加重。当合并有胸椎和腰椎 OPLL 所致椎管狭窄时,可出现胸腹部紧缩感和下肢疼痛。部分患者有轻度外伤即出现四肢无力,甚至瘫痪。检查时,四肢和躯干有不同程度的感觉障碍,四肢肌力减退,行走步态拘谨,四肢肌张力增高,腱反射亢进,踝阵挛阳性,Hoffmann 征或 Babinski 征阳性。

（三）影像学检查

根据上述神经学检查,结合 X 线、CT、MRI 等影像学所见,常可明确诊断。X 线侧位片和 CT 颈椎管轴状位或矢状位重建可见颈椎后方有致密骨影,依据其范围和形态可呈连续跨越多个节段的连续型、单个椎节的局灶型、多个椎节不连续的间断型以及上述两型或三型兼有的混合型（图 3-15-9、图 3-15-10）。

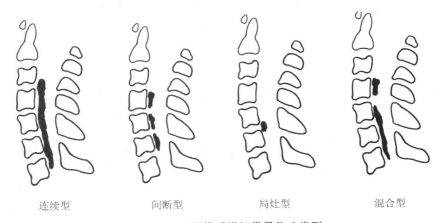

连续型　　　　间断型　　　　局灶型　　　　混合型

图 3-15-9 颈椎后纵韧带骨化症类型

（四）治疗

1. 保守治疗

对于症状轻微,或症状明显,但经休息能得到缓解者,以及年龄较大有器质性疾病者,均可采用非手术疗法。常用的有休息、颈托固定、理疗和药物治疗等。对于颈椎的间歇性牵引法与推拿疗法,有引起症状加重的报道,应慎重选用。可采用消炎止痛及营养神经药物,有一定的疗效。

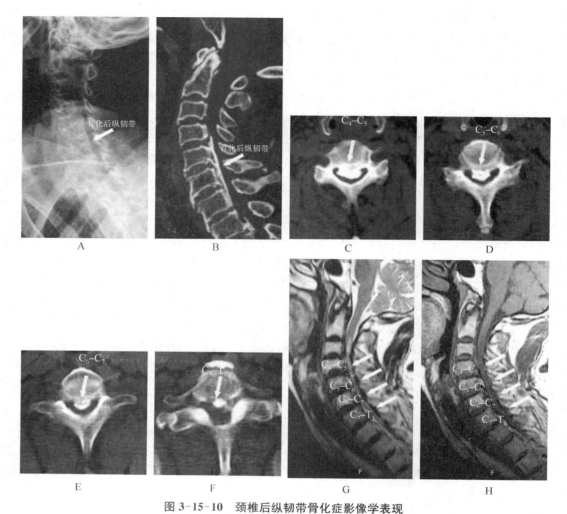

图 3-15-10　颈椎后纵韧带骨化症影像学表现

A~F. X 线侧位片（A）、CT 矢状位片（B）、CT 横断面（C~F）示：C_4-C_5、C_5-C_6、C_6-C_7、C_7-T_1 后方纵向后纵韧带骨化；
G，H. MRI 矢状位 T2WI 像（G）、T1WI 像（H）示：C_4-C_5、C_5-C_6、C_6-C_7、C_7-T_1 椎管狭窄，脊髓受压

2. 手术治疗

对颈椎后纵韧带骨化患者应首先采取保守治疗，若经过一段时间的保守疗法仍无效时考虑手术治疗。

第二节　腰椎退行性疾病

一、腰椎间盘突出症

腰椎间盘突出症是指因腰椎间盘变性、破裂后髓核突（或脱）向后方或突至椎管内，致使相邻组织遭受刺激或压迫而出现一系列临床症状者。临床统计表明腰椎间盘突出症是门诊最常见的疾病之一，也是腰腿痛最为常见的原因。

（一）病因

1. 主要病因

椎间盘的退变是主要病因，此外与外伤、职业、遗传因素、腰骶先天异常等有关。

2. 诱发因素

除上述各种主要原因,即椎间盘的退行性变所致外,各种诱发因素亦具有重要作用,如腹压增加、腰部姿势不正、突然负重、妊娠等。

(二) 临床特点

1. 症状

根据髓核突(脱)出的部位、大小、椎管矢径、病理特点、机体状态及个体敏感性等不同,其临床症状差异悬殊。

(1) 腰痛:有 95%以上的腰椎间盘突(脱)出症患者有此症状。临床上以持续性腰背部钝痛为多见;平卧位减轻,站立则加剧。在一般情况下可以忍受,并容许腰部适度活动及慢步行走,此主要是机械压迫所致。持续时间少则 2 周,长者可达数月,甚至数年之久。另一类疼痛为腰部痉挛样剧痛,不仅发病急骤,且多难以忍受,非卧床休息不可。这主要是由缺血性神经根炎引起,即髓核突然突出压迫神经根,致使根部血管同时受压而呈现缺血、淤血、缺氧及水肿等一系列改变,并可持续数天至数周。卧床休息、行封闭疗法及使用脱水剂能够缓解。

(2) 下肢放射痛:多为一侧性,至少有 80%的病例出现此症状。轻者表现为由腰部至大腿及小腿后侧的放射性刺痛或麻木感,直达足底部,一般可以忍受。重者则表现为由腰至足部的电击样剧痛,且多伴有麻木感。疼痛轻者虽仍可步行,但步态不稳,呈跛行,腰部多取前倾状或以手扶腰以缓解坐骨神经的张应力。重者则卧床休息,并采取屈髋、屈膝、侧卧位,增加腹压的因素均会使放射痛加剧。

(3) 肢体麻木:多与放射痛伴发,单纯表现为麻木而无疼痛者仅占 5%左右,这主要是由于脊神经根内的本体感觉和触觉纤维受刺激,其范围与部位取决于受累神经根节段。

(4) 肢体冷感:有少数病例(5%～10%)自觉肢体发冷、发凉,这主要是由于椎管内的交感神经纤维受刺激所致。

(5) 间歇性跛行:其产生机制及临床表现与腰椎管狭窄者相似,主要原因是在髓核突出的情况下,可出现继发性腰椎椎管狭窄症的病理和生理学基础;对于先天性发育性椎管矢径狭小者,脱出的髓核更加重了椎管的狭窄程度,易诱发此症状。

(6) 肌肉麻痹:因腰椎间盘突(脱)出症造成瘫痪者十分罕见,多系根性受损使所支配肌肉出现不同程度的麻痹症。

(7) 马尾神经症状:临床上少见,其主要表现为会阴部麻木、刺痛、排便及排尿障碍、阳痿及双下肢坐骨神经受累症状。严重者可出现大、小便失控及双下肢不全性瘫痪等症状。

(8) 下腹部痛或大腿前侧痛:在高位腰椎间盘突出症,当腰 2～腰 4 神经根受累时,则出现神经根支配区的下腹部腹股沟区或大腿前内侧疼痛。

(9) 患肢皮温较低:与肢体冷感相似,亦因患肢疼痛反射性地引起交感神经性血管收缩;或是由于激惹了椎旁的交感神经纤维,引发坐骨神经痛合并小腿及足趾皮温降低,尤以足趾为甚。这种皮温减低的现象,在骶 1 神经根受压时更为明显。

(10) 其他症状:视脊神经根的节段与受压程度、邻近组织受累范围及其他因素不同,尚可出现某些少见的症状,如肢体多汗、肿胀、骶尾部痛及膝部放射痛等。

2. 体征

1) 一般体征 主要指腰部与脊柱体征,属本病共性表现。

(1) 步态:急性期或神经根压迫明显者,可出现跛行、一手扶腰或患足怕负重,呈跳跃式步态等表现。

(2) 腰椎曲度改变:一般病例均显示腰椎生理曲度消失、平腰或前凸减少。

(3) 脊柱侧弯:一般均有此征。视髓核突出的部位与神经根之间的关系不同而表现为脊柱弯向健侧或患侧,如髓核突出的部位位于脊神经根内侧,因脊柱向患侧弯曲,可使脊神经根的张力减低,所以腰椎弯向患侧;反之,如突出物位于脊神经根外侧,则腰椎多向健侧弯曲(图 3-15-11)。

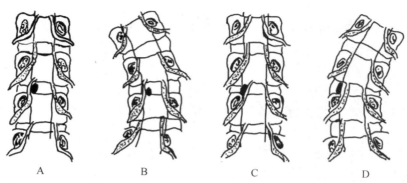

图 3-15-11 髓核突出部位与脊柱侧弯关系
A. 椎间盘突出在神经根内侧;B. 神经根所受压力可因脊柱弯向患侧而缓解;
C. 椎间盘突出在神经根外侧;D. 神经根所受压力可因脊柱弯向健侧而缓解

（4）压痛及叩痛:压痛及叩痛的部位基本上与病变的椎节相一致。叩痛以棘突处为明显,系叩击振动病变部所致。压痛点主要位于椎旁,相当于骶棘肌处,部分病例伴有下肢放射痛。

（5）腰椎活动范围:症状轻者可近于常人,急性发作期腰部活动可完全受限。

（6）下肢肌力及肌萎缩:视受损神经的神经根节段不同,其支配的肌肉可出现肌力下降及肌萎缩。

（7）感觉障碍:其机制与肌力改变一致,视受累神经脊神经根的部位不同而出现该神经支配区的感觉异常。

（8）反射改变　亦是本病的典型体征之一,腰 4 脊神经受累时,可出现膝反射障碍;腰 5 脊神经受损时对反射多无影响;第 1 骶神经受累时则出现跟腱反射障碍。

2）特殊体征

特殊体征包括:①屈颈试验(Lindner 征);②直腿抬高试验;③直腿抬高加强试验,又称 Bragard 征;④仰卧挺腹试验;⑤股神经牵拉试验

（三）诊断

对典型病例的诊断,一般多无难度,尤其是在 CT 与 MRI 广泛应用的今天,但对于非典型者,则易误诊。

1. 一般病例的诊断

诊断依据主要为:①详细的病史;②仔细全面的体格检查,包括神经系统;③腰部的一般症状;④特殊体征;⑤腰椎 X 线平片;⑥CT、MRI 或肌电图;⑦一般不选用脊髓造影,椎间盘造影原则上不用。

2. 特殊类型椎间盘突出症的诊断

（1）中央型:临床上并不少见,但易与马尾处脊髓肿瘤相混淆。其诊断要点除前述各项外,主要依据以下特点:①具有马尾神经受累症状,包括双下肢感觉、运动及膀胱直肠功能障碍;②站立及白天症状明显,卧床及夜晚症状缓解(与脊髓肿瘤相反);③奎根氏试验结果多属通畅或不全性梗阻,脑脊液检查蛋白定量多正常(而肿瘤则多呈现完全性梗阻及蛋白含量增高等);④磁共振或 CT 扫描检查多有阳性表现。

（2）前缘型:根据下述特点进行诊断:①临床症状与腰椎椎间盘病(盘源性腰痛)相似,以腰背酸痛为主,垂直加压有加重感;一般无根性症状;②X 线检查显示典型症状,前型于侧位 X 线片上见椎体前缘有一三角形骨块,正中型则显示许莫氏结节(又名 schmorl 结节)改变;③CT 及 MRI 有助于本型的确诊,应常规检查。

（3）高位型:指腰 3 以上椎节受累,即 L_1-L_2 和 L_2-L_3,其发生率占全部病例的 1%～3%。其诊断依据主要为:①高位腰脊神经根受累症状,包括股四头肌无力、萎缩、大腿前方(达膝部)疼痛、麻木及膝跳反射障碍等,在所有病例中,此组症状占 60%～80%;②腰部症状,80% 以上病例出现腰部症状,并于相应椎节的棘突处有叩击痛及传导痛。半数以上病例于椎旁有压痛;③截瘫症状,少见,约 10% 病例

可突然发生下肢截瘫症状,因其后果严重,必须重视;④坐骨神经症状,约 20% 病例出现,主要因 L_3 和 L_4 椎节的脊神经受波及所致;⑤其他,一般多按常规行 CT 或 MRI 检查进行诊断,并应注意与脊髓肿瘤的鉴别。

3. 定位诊断

病史与细致的体检不仅能对腰椎间盘突(脱)出症定性诊断,同时,根据不同神经根在受突出椎间盘组织压迫下产生的特有的定位症状和体征,也可以定位诊断。95% 以上腰椎间盘突出症发生在 L_4-L_5 或 L_5-S_1 椎间隙,压迫了腰 5 或骶 1 神经根,主要表现为坐骨神经痛的各种症状。另有 1%～2% 腰椎间盘突出发生在 L_3-L_4 椎间隙,压迫了腰 4 神经根,可出现股神经痛症状。

(四)治疗

腰椎间盘突出症治疗方法的选择,主要取决于疾病的不同病理阶段和临床表现,多数腰椎间盘突出症能经非手术疗法治愈。

非手术治疗的方法包括休息、牵引促进髓核还纳、药物消除局部反应性水肿等。出现以下情况时应积极手术治疗:①诊断明确,经正规非手术治疗无效,并影响工作和生活者,应及早手术,以防继发粘连性蛛网膜炎;②以马尾神经受累症状为主,病情严重,已影响基本生活者;③症状虽不严重,但久治无效,影响步行或剧烈活动,诊断明确者;④有椎管探查手术适应证者,包括伴有椎管狭窄的病例等;⑤某些职业需要其腰椎活动正常(运动员、舞蹈演员及野外工作者等)或其他特殊情况者。

二、腰椎管狭窄症

腰椎管狭窄症(lumbar spinal stenosis)是一种临床综合征,是指除导致腰椎管狭窄的独立临床疾病以外的任何原因引起的椎管、神经根管和椎间孔等的任何形式的狭窄,并引起马尾神经或神经根受压的综合征,是导致腰痛或腰腿痛最为常见的疾病之一。

(一)病因及分型

在临床上,一般将腰椎管狭窄症分为先天发育性和后天获得性两大类。

1. 先天发育性椎管狭窄症

本型又可称为原发性腰椎管狭窄症,在临床上又可分为以下两种类型。

(1)特发性腰椎管狭窄症:本型较为多见,且有地区性与家族性特点。

(2)软骨发育不全性(achondroplasia)腰椎管狭窄症:临床上少见。

2. 后天获得性椎管狭窄症

(1)退变性腰椎管狭窄症:约占腰椎管狭窄症的 60%。椎间盘膨出、椎间隙狭窄、椎体后缘增生、黄韧带肥厚、小关节增生肥大、椎间节段性失稳、水平位移等,均可导致腰椎管狭窄并造成椎管内马尾神经受压。在临床上本型又可分为以下三种类型:①中心型,病变主要位于椎管,临床上较为多见;②周围型,其病理改变位于根管;可呈一侧性或双侧性,以后者多见;③退变性腰椎滑脱,主要因椎节松动,引起腰段或腰骶段以纤维性管道狭窄为主,骨性管道狭窄为次的椎管狭窄,并引起马尾神经或根性症状。

(2)创伤性腰椎管狭窄症:指因关节外伤本身,或其后的骨痂生成、骨折片移位及增生性反应等引起的椎管狭窄,此型临床上亦较为多见。

(3)医源性腰椎管狭窄症:腰骶部各种手术,包括椎板切除术、脊椎融合术、内固定及髓核溶解术等,均有可能造成骨质增生或骨痂形成,从而引起椎管和(或)根管狭窄。

(4)混合性腰椎管狭窄症:指多种因素共存者,大多是以轻度先天发育性为主,伴有退变性及椎间盘突出等任何两种以上病变混合并存者。

(5)其他腰椎管狭窄症:指上述几种原因外的各种病因,如氟骨症、畸形性骨炎及特发性脊柱侧弯等均可引起椎管狭窄。

（二）临床特点

1. 发病特点

发育性腰椎椎管狭窄症虽多属先天性，但真正发病年龄大多在中年以后，而主要因退变所致者多见于老年患者。本病男性多于女性，可能与男性劳动强度和腰部负荷较大有关，初次发病常在不知不觉中逐渐出现症状。

2. 症状、体征

本病主要症状为腰骶部疼痛及间歇性跛行，腰骶部疼痛常涉及两侧，站立、行走时加重，卧床、坐位时减轻，主诉腿痛者明显比椎间盘突出症者少。症状产生原因除椎管狭窄外，大多为合并椎间盘膨出或侧隐窝狭窄所致。

70%～80%的患者有神经性间歇性跛行，其特点是安静时无症状，短距离行走即出现腿痛、无力及麻木，站立或蹲坐少许时间症状又消失。病变严重者，挺胸、伸腰、站立亦可出现症状。

尽管患者主诉较多，但在早期体格检查时常无阳性症状。其中，直腿抬高试验多为阴性，但在腰椎间盘突出继发椎管狭窄症者，其阳性率可大于80%。患者腰椎后伸诱发疼痛较前屈多，步行时小腿无力，并有麻木感，但多无肌萎缩征。

综上所述，腰椎管狭窄症的三大临床特征为：间歇性跛行，主诉多、阳性体征少，腰椎后伸受限。

（三）诊断

1. 临床特点

本病的主要诊断依据为长期的腰骶部痛、双侧腿部不适、神经性间歇性跛行、静息时体检多无阳性发现等。凡中年以上患者具有以上特征者，均应考虑本病。

2. 影像学检查

（1）X线检查：在发育性或混合性椎管狭窄者，主要表现为椎管矢状径小、椎板、关节突及椎弓根异常肥厚，两侧小关节移向中线，椎板间隙窄；退变者有明显的骨增生。在侧位片上可测量椎管矢状径，14 mm以下者示椎管狭窄，14～16 mm者为相对狭窄，在附加因素下可出现症状。也可用椎管与椎体的比值来判断是否狭窄。

（2）CT、CTM及MRI检查：CT扫描可显示椎管及根管断面形态，但不易了解狭窄全貌。CTM除了解骨性结构外，尚可明确硬膜囊受压情况，目前应用较多。MRI可显示腰椎椎管的全貌，目前大多数骨科医生已将其作为常规检查。

（3）椎管造影：常在L_2-L_3椎间隙穿刺注药造影，此时可出现尖形中断、梳状中断及蜂腰状改变，基本上可了解狭窄全貌。由于本检查属侵入式，目前已少用。

（四）治疗

本病轻型及早期病变以非手术治疗为主，无效者则行手术扩大椎管。其中需手术治疗的包括：非手术治疗无效者，大多系继发性腰椎管狭窄症者；经常发作者，凡发作频繁、已影响工作及日常生活的病例；根性症状较明显者，宜及早手术，以免继发蛛网膜粘连。

三、腰椎滑脱症

腰椎滑脱症系指相邻两椎体发生向前或向后相对位移。依据发生腰椎滑脱的原因分为椎弓根发育不良性、椎弓峡部裂性、退变性、创伤性和病理性。临床上以椎弓峡部裂性及退变性腰椎滑脱症多见。

（一）病因

椎弓根峡部系指上、下关节突之间椎弓的狭窄部分，又称为关节突间部。椎弓峡部裂可因椎弓化骨核分离、遗传性发育不良和疲劳骨折所致。椎弓峡部裂以L_5为多，当人体处于直立位，L_5承受两个分力，一为作用于椎间关节的压应力，另一力为作用于椎弓峡部的剪切应力。L_5椎弓峡部受骶骨的上关节突及L_4下关节突挤压时，椎弓峡部承受高应力状态，因此处椎弓骨质相对薄弱，在反复应力作用下，易发生峡部断裂。

（二）临床表现

1. 先天性椎弓崩裂滑脱

发病率为 6%～7%，约一半可发生滑脱，发病年龄在 4 岁以后，以 12～16 岁发病率最高。可无症状，因其他原因摄片偶然发现，但常在某次腰部负重或扭腰后出现腰痛或腰腿痛。起病时症状较轻，此后表现为持续性腰痛或腰痛伴下肢痛，卧床休息缓解，活动加重。

体格检查可发现腰椎前凸增加，两侧腰褶加深，两侧臀部较平，L_4 或 L_5 棘突向后隆起，L_3-L_4 或 L_4-L_5 棘突间有台阶感，腰椎前屈受限，腰背肌痉挛。直腿抬高试验时，腘窝处有紧张感，若有神经根受压时，直腿抬高试验呈阳性。

2. 退行性腰椎滑脱

发病始于中年，起始为间歇性腰痛，此后呈持续性腰痛，休息能使腰痛缓解。退行性腰椎滑脱发病率随年龄增加，45～75 岁为 3.5%～17.3%，发病部位以 L_4-L_5 为最多见，L_3-L_4 次之。多因腰椎不稳、腰椎前凸增加和腰椎间盘退变、膨出，刺激窦椎神经而致腰背痛，当腰椎滑脱，神经根嵌压可出现下肢痛、坐骨神经痛。取坐位或下蹲前屈位，可使腰椎前凸减小，症状缓解。

体格检查腰椎无明显棘突台阶状感，但可伴有腰椎侧弯或后凸畸形，腰椎前屈运动正常，后伸受限，出现症状者多为 L_5 神经根受累。

（三）影像学检查

1. 椎弓根崩裂征象

X 线腰椎 45°斜位摄片示，上关节突轮廓似"狗耳"，横突似"狗头"，椎弓根似"狗眼"，下关节突似"狗前肢"，关节突关节部或峡部似"狗颈部"。椎弓峡部崩裂时"狗颈部"可见裂隙。

2. Ullmann 征

峡部裂性腰椎滑脱侧位片示上一椎体相对下一椎体发生向前移位。从下一椎体前缘画一垂直于椎间隙水平的垂直线，正常此线不与上椎体相交，将上椎体下缘分为 4 等份。若此线位于前方第一等份内为 Ⅰ 度，以此类推，共 Ⅳ 度。

（四）治疗

先天性腰椎滑脱 Ⅰ 度以内无明显症状，无需特殊治疗，但需避免从事重体力劳动及剧烈运动，若有轻微症状可对症治疗；先天性腰椎滑脱 Ⅰ 度以上患者有腰腿痛神经症状，应行手术腰椎管减压、复位、内固定及椎骨融合术；退行性腰椎滑脱腰腿痛症状明显者，应行手术治疗。

（程黎明　李立钧）

【思考题】

1. 简述颈椎病的分型及临床表现。
2. 简述腰椎间盘突出症的临床表现。

第四篇　感染性疾病

第十六章 骨关节化脓性疾病

对于骨科医师来说,骨关节感染仍然是个严峻的挑战。虽然大多数细菌感染应用抗生素治疗能够获得很高的治愈率,但由于骨骼的解剖和生理特殊性,骨关节感染的治疗尚无法获得同样的疗效。当病原微生物突破宿主的自然防御屏障(引发炎症和免疫反应),并在局部形成感染时,才会发生骨髓炎或化脓性关节炎。在感染发展和形成过程中,骨骼的局部因素也起着一定的作用,例如儿童骨骼干骺端由于缺乏吞噬细胞,容易发生急性血源性骨髓炎。当急慢性骨髓炎发展时,脓液可通过中央管(Haversian 管)和穿通管(Volkmann 管)扩散,将骨膜从骨表面掀起。骨膜下和髓腔内均充满脓液,两者共同作用导致骨皮质坏死。即使使用抗生素治疗,坏死骨皮质(或称死骨)上的细菌仍能存活,由于这一区域缺血,抗生素和炎症细胞均无法到达,导致药物治疗骨髓炎失败。

由于骨感染具有以上特征,最好的治疗措施就是预防。

第一节 化脓性骨髓炎

化脓性骨髓炎(pyogenic osteomyelitis)是由化脓性细菌感染引起的骨组织的炎性病变,病变组织包括骨膜、骨质和骨髓组织。

根据感染机制分为以下 3 种:①血源性感染,致病菌由身体远处的感染性病灶(如上呼吸道感染、皮肤疖肿、毛囊炎、泌尿生殖系统感染等),经血液循环传播至骨组织内,从而引起化脓性骨髓炎;②创伤后感染,如开放性骨折或骨折手术后,特别是内固定术后,因局部细菌污染所出现的骨感染,亦称创伤后骨髓炎;③邻近感染灶,因邻近组织感染蔓延至骨组织导致的骨髓炎,如糖尿病引起的足部骨髓炎,脓性指头炎引起的指骨骨髓炎,慢性小腿溃疡引起的胫骨骨髓炎,亦称外来性骨髓炎。按感染病程,化脓性骨髓炎分为急性和慢性两种类型,反复发作或病程超过 10 天即进入慢性化脓性骨髓炎阶段。一般认为死骨形成是慢性化脓性骨髓炎的标志,死骨出现需要 6 周。

一、急性血源性骨髓炎

急性血源性骨髓炎是最常见的骨感染类型。大多数的儿童骨髓炎为血源性,而 80% 以上的急性血源性骨髓炎患者为 12 岁以下的儿童,男女患病比约 4:1。急性血源性骨髓炎的儿童发病年龄呈双峰形,经常发生于 2 岁以内及 8~12 岁的儿童。儿童体弱、营养不良或轻度外伤等是造成本病的诱因。

(一) 病因和病理

1. 病因学

最常见的致病菌是金黄色葡萄球菌,约占 75%,其次是 β 溶血性链球菌、革兰阴性杆菌。在急性血源性骨髓炎发病前,身体其他部位常有明显或不明显的感染病灶,当处理不当或机体抵抗力降低时,感染灶内致病菌经血液循环至骨内停留而引起骨组织的急性感染,而免疫功能缺陷会增加骨髓炎的发病率。

2. 病理学

1) 原发灶

大多数病例,骨髓炎原发在长管状骨的干骺端,可能的原因为:①儿童干骺端的骨滋养动脉为终末端,血流缓慢,经血液循环散播的菌栓易在此停留(图 4-16-1);②局部免疫功能缺陷,干骺端的网状内皮细胞、多核白细胞相对减少,T 细胞和免疫细胞因子减少。

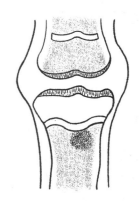

图 4-16-1　长骨干骺端为好发部位

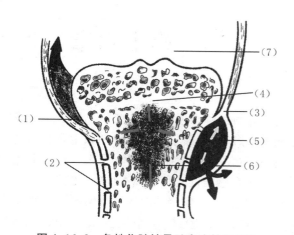

图 4-16-2　急性化脓性骨髓炎病灶和扩散
(1)关节囊附着点扩张;(2)Volkmann 管;(3)关节囊附着点;
(4)骨骺板;(5)骨膜下脓肿;(6)向骨髓腔扩散;(7)关节腔

2)病理演变

在早期以骨质吸收破坏为主,晚期以修复性新骨增生为主。细菌首先在干骺端的骨松质内停留繁殖,引起局部急性炎症反应,如充血、水肿、白细胞浸润等,局部骨内压升高,引起剧痛;而后白细胞坏死释放蛋白溶解酶破坏骨基质形成脓肿,脓肿再向压力低的方向扩张。蔓延方向可以是(图 4-16-2):①向骨干髓腔方向扩张蔓延;②沿中央管(Haversian 管)和穿通管(Volkmann 管)蔓延,引起骨密质感染;③如脓液再穿破骨密质外层骨板蔓延至骨膜下,形成骨膜下脓肿,因干骺端骨密质薄,此部位易被脓液穿破,也可穿破骨密质外层骨板后沿关节囊表面向皮下蔓延;④骨膜下脓肿可穿破骨膜进入软组织间隙,引起软组织蜂窝织炎;⑤若再经皮肤破溃,则形成窦道;⑥干骺端脓肿极少穿破骨骺生长板、关节软骨,引起关节感染,但常引起关节腔内反应性积液。如果干骺端位于关节内,如股骨或肱骨近端,脓液积存于干骺端并进入关节内,可引起化脓性关节炎。

3)病理改变

基本病理变化是骨组织的急性化脓性炎症,引起骨质破坏、吸收和死骨形成,同时出现的修复反应是骨膜新生骨的形成。

(1)骨脓肿及骨坏死:干骺端脓肿播散及炎性肉芽组织增生,使骨膜血管和骨髓腔滋养动脉栓塞,加之细菌毒素的作用,可引起局部或大块密质骨或整段骨干的骨坏死。如炎症在坏死骨尚未与周围活组织脱离时被控制,可以通过建立侧支循环、再血管化,有可能复活病变骨。若坏死骨与周围组织脱离,则形成死骨(sequestrum),被肉芽组织、纤维组织包绕,长期存留体内。

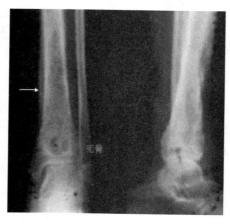

图 4-16-3　死骨形成

(2)骨膜下新骨形成:骨膜在未被感染破坏时,受炎症刺激形成骨膜下新骨,可包绕死骨及其上、下活骨段表面,称为包壳(involucrum)。包壳可以保持骨干的连续性,使其不发生病理性骨折。如骨膜被感染破坏,无新骨壳形成,可发生感染性骨缺损及病理性骨折。大块死骨和包壳难以吸收或排出,可使病灶经久不愈,是慢性骨髓炎的特征之一(图 4-16-3)。

（二）临床表现和诊断

1. 症状和体征

（1）病史：应包括可能的潜在血源感染源、药物治疗史、影响患者系统和局部免疫状态的并发症等。

（2）全身中毒症状：起病急，伴有高热；小儿可出现惊厥，体温常在 39℃～40℃，伴寒战、精神不振、消化道症状等，病情严重者可发生感染性休克。

（3）局部表现：感染早期出现局部剧痛，皮温升高，患肢呈半屈曲制动状态，拒绝活动和负重。当骨脓肿形成至穿破骨密质到骨膜下时，常伴剧痛，随后骨内压缓降，疼痛也随之减轻。当脓肿穿至皮下时，局部红、肿、热、痛明显。

（4）体征：早期压痛不一定严重，脓肿进入骨膜下时，局部才有明显压痛；被动活动肢体时疼痛加剧，常引起患儿啼哭。

2. 诊断

早期诊断比较困难，两周后的 X 线摄片变化逐渐明显，诊断多无困难。应仔细询问病史，并详细查体。急性血源性骨髓炎的症状和体征差异很大，婴儿、老年人或免疫缺陷患者临床表现会很轻。早期可有或无发热及其他不适，但长骨干骺端的局部压痛是常见症状和体征，肿胀可以很明显，有的儿童可发生筋膜间室综合征。

（1）体格检查：患肢剧痛，不敢活动，长骨干骺端有深压痛。

（2）实验室检查：①白细胞总数升高（10×10^9/L 及以上），中性粒细胞比值增大；②红细胞沉降率（ESR）加快；③血中 C 反应蛋白（C-reactive protein, CRP）水平在骨髓炎的诊断中比 ESR 更有价值、更敏感，但特异性差；④在患者高热或应用抗生素治疗之前，可行血培养检查，约 50% 的患者血培养能培养出病原菌，如果阳性则有助于诊断及指导合理选择抗生素治疗。

（3）局部分层穿刺：对早期诊断有重要价值，骨穿刺活检常能获得准确的细菌学诊断。用 16 或 18 号针头在肿胀及压痛最明显处穿刺，这种部位通常位于长骨的干骺端。用粗针头先穿入软组织内抽吸，如无脓液再向深处穿刺入骨膜下；如果骨膜下穿刺抽吸也无脓液，则应通过薄层干骺端皮质穿刺进入骨。即使仅抽出几滴血性穿刺液也必须送检。涂片检查有脓细胞或细菌则可明确诊断，并同时进行细菌培养和药敏试验。

（4）X 线检查：早期骨髓炎患儿 X 线平片一般正常，但也可显示软组织肿胀及骨骼改变，对于鉴别诊断是有帮助的。发病 7～14 天平片显示可有骨破坏，此前仅表现为软组织肿胀和脂肪消减，以后可见干骺端模糊阴影，骨纹理不清；2 周后逐渐出现骨松质虫蚀样散在骨破坏，骨膜反应、新骨形成等；病变继续发展，可见分层骨膜增生，游离致密的死骨，围绕骨干形成的骨包壳，即慢性骨髓炎的表现。在 X 线片上，骨髓炎可能会被误诊为化脓性关节炎、尤文肉瘤、骨肉瘤和应力性骨折等。

（5）核素扫描（radioisotope scanning）：也称发射型计算机断层成像术（emission computed tomography, ECT），此种检查方法虽然敏感，但特异性不高。在发病 48 小时内即可显示感染病灶的二磷酸锝（^{99m}Te）摄取增加，该影像学改变较 X 线显示的变化出现得早，对早期诊断有一定的帮助。

（6）CT：有助于评价骨膜下脓肿、软组织脓肿以及骨破坏的定位。

（7）MRI：该检查对病灶敏感性高、特异性强，T2 图像炎症病变信号加强，有早期诊断价值。此外，在 T1 加权像上，骨髓炎表现为低信号，而在 T1 加权短时反转恢复序列图像上，表现为高骨髓信号。

（三）鉴别诊断

1. 急性蜂窝织炎

急性蜂窝织炎全身中毒症状轻，局部症状更明显；病灶局限于肢体非干骺端的一侧，局部红、肿、热、痛及压痛等急性炎症表现均较急性骨髓炎明显，并有波动感，但无骨局部深压痛。

2. 化脓性关节炎

参见本章第二节。

3. Ewing 肉瘤

全身和局部表现与急性骨髓炎相似,鉴别困难。Ewing 肉瘤也可以在骨膜下形成渗出液,有分层骨膜反应,但其渗出液中主要含红细胞。局部穿刺活组织病理检查可帮助鉴别。

4. 其他疾病

恶性神经母细胞瘤、骨肉瘤、急性白血病及嗜酸性肉芽肿也易误诊为骨髓炎。

(四)治疗

急性血源性骨髓炎的治疗关键在于早期诊断,积极控制感染,以防发生感染性休克和感染蔓延。局部治疗也应及早进行,力争在急性期治愈;一旦脓肿形成,应及时行手术切开引流,其适应证包括:①有脓肿形成需要切开引流;②患者接受适当的静脉抗生素治疗后病情无改善。手术目的在于引流所有脓腔及去除所有失活或坏死组织。

1. 全身支持疗法

包括提高机体免疫力,可少量多次输新鲜血或球蛋白;给予高蛋白、维生素饮食;高热时可应用物理降温,并注意保持体内水电解质的平衡,纠正酸中毒。

2. 合理选用抗生素

可先依据经验选用广谱抗生素,获得细菌培养及药敏检测结果后,再使用对细菌敏感的抗生素。金黄色葡萄球菌或革兰阴性杆菌引起的感染至少要治疗 3 周,直到体温正常,局部红、肿、热、痛等症状消失。另外,在停止应用抗生素前,实验室检查必须显示 ESR 和 CRP 正常或明显下降。

3. 局部处理

可早期行骨开窗减压引流,防止炎症扩散及死骨形成而转变成慢性骨髓炎,引流越早、越彻底越好。

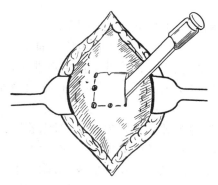

图 4-16-4 开窗减压

具体方法为:在病灶一侧切开显露有病变的骨,不剥离骨膜,在骨膜外先对病灶钻孔,如有脓液溢出,表示已进入病灶;再钻一系列孔,形成方框,沿骨孔方框凿开一骨窗,既可充分减压,又可置放引流管(图 4-16-4)。于骨窗内放置两根导管,以便术后予以灌洗:一根导管用于连续滴注抗生素,另一根用于持续负压引流。最后再次消毒并缝合手术切口。维持 2 周后,如引流液清亮无脓,先将滴注管拔除,3 日后再考虑拔除引流管。

4. 肢体制动

患肢用石膏托或皮牵引制动,有利于炎症消散和减轻疼痛,防止病理性骨折和关节挛缩。

二、慢性化脓性骨髓炎

慢性骨髓炎在儿童多为急性骨髓炎迁延所致;在成人常常是创伤后骨髓炎(包括手术,特别是内植物术后骨髓炎),属非血源性。原因在于开放损伤造成骨污染,损伤的软组织和骨组织的失活又为细菌的生长繁殖提供环境。同时,宿主的因素是慢性骨髓炎重要的发病基础,糖尿病和动脉硬化引起的血管疾患、患者的免疫功能损害(如器官移植个体、艾滋病、肿瘤化疗患者)均增加了易感性。有些患者因细菌毒力低,一开始便呈慢性骨髓炎表现。

(一)病理

慢性骨髓炎的病理特点为:①死骨和骨死腔,死腔内充满着坏死肉芽组织和脓液,死骨浸泡在其中,成为经久不愈的感染源;②纤维瘢痕化,由于炎症经常反复急性发作,软组织内纤维瘢痕化,局部血运不良,修复功能差;③包壳,骨膜反复向周围生长形成板层状的骨包壳,包壳内有多处开口,称瘘孔,向内与死腔相通,向外与窦道相通;④流脓窦道,脓液经窦道口排出后,炎症可暂时缓解,窦道口闭合,当骨死腔内的脓液积聚后可再次穿破,如此反复发作,窦道壁周围产生大量的炎性纤维瘢痕,窦道口周围皮肤色素沉着,极少数病例发生鳞状上皮癌。

（二）分类

Cierny-Mader 分类根据骨受累范围分为 4 型：Ⅰ 型,髓内型骨髓炎,感染源位于骨内膜下；Ⅱ 型,浅表型骨髓炎,有原发软组织病变,受累骨组织表面暴露；Ⅲ 型,局限型骨髓炎,有边缘明确的皮质死骨形成,常兼有 Ⅰ 型和 Ⅱ 型的特点；Ⅳ 型,弥漫型骨髓炎,累及整个骨结构。每一型又按宿主的免疫状态分为 3 个亚型：A 型,宿主正常；B 型,宿主有免疫缺陷；C 型,宿主高度免疫抑制。所以共有 12 个分型,该分型有助于指导治疗和判断预后。

（三）临床表现及诊断

慢性骨髓炎全身症状一般不明显,急性发作时可有全身中毒症状,局部红、肿、热及疼痛。患肢可见窦道口、流脓且有异味,偶可流出小死骨,窦道处皮肤破溃反复发生可持续数年或数十年。患肢增粗,组织厚硬,有色素沉着,周围肌肉萎缩。年幼者因炎症可阻碍或刺激骨骺发育,患肢可缩短或增长,若软组织挛缩可导致关节屈曲畸形。

X 线检查可见骨膜下骨及骨皮质增厚,骨密度增加。骨干内可见密度增高的死骨,边缘不规则,与周围有分界透光带,为死腔。骨干形态变粗、不规则,密度不均,髓腔狭小甚至消失。骨干可弯曲变形,骨小梁失去正常排列,病变远侧骨有不同程度的萎缩(图 4-16-5)。个别患者可发生病理性骨折；发育过程可出现骨干短缩或发育畸形。慢性骨髓炎依其临床表现和影像学所见,一般不难诊断。

CT 可以清晰显示骨皮质,也可以很好地观察周围软组织,对检查死骨尤其有用。

MRI 检查软组织比 CT 好,可清晰显示骨和软组织病变的水肿边缘区域。慢性骨髓炎在 MRI 上可显示为界限清晰的高信号区,周围有活跃的病灶。窦道和蜂窝织炎在 T2 加权像上也显示为高信号区。但 MRI 具有对骨皮质显示不清的缺点。

应结合临床表现、实验室检查和影像学检查进行诊断,诊断的金标准是通过活检取死骨行组织学和微生物学检查。

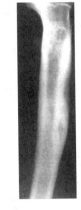

图 4-16-5　胫骨慢性骨髓炎
X 线表现

图中可见骨皮质增厚,骨干
内密度增高的死骨

（四）治疗

慢性骨髓炎的根治一般需要彻底的外科手术清创以及联合有效抗生素的综合治疗。但手术并不总是最佳的选择,尤其是对于一些长期受累的患者及股骨慢性骨髓炎患者而言,应充分考虑到疾病带给患者的长时间免疫系统削弱和多种内科问题。对于这种难以耐受广泛手术彻底消灭病灶的患者,应考虑局部手术清创联合抗生素治疗并辅助营养支持治疗,可以减轻患者的痛苦和限制窦道的分泌。

1. 治疗方法的选择

治疗方法必须根据患者的具体情况进行个体化评估,原则是清除死骨,消灭骨死腔,切除窦道,根治感染源。手术指征为：①有死骨形成；②有骨死腔及流脓窦道。

手术禁忌证包括：①急性发作期；②有大块死骨但包壳形成不充分。

2. 手术方法

（1）清除病灶：沿窦道壁做手术切口,使周围正常软组织显露,切除窦道壁,开槽进入骨死腔,切勿剥离周围骨膜,以免与骨膜分离的骨密质再发生缺血坏死。摘除死骨,吸出脓液,刮净坏死、肉芽组织,边缘带血管组织通常也要切除。如果窦道存在,手术前一天晚上用小导管插入窦道内,并注入亚甲蓝以帮助手术中定位和鉴别坏死和感染的组织。组织标本应进行特殊染色的组织学检查和有氧及厌氧菌培养。如上、下段骨髓腔已阻塞,应凿去封闭髓腔的硬化骨,改善血液循环。

（2）消灭骨死腔：可行以下手术：①碟形手术,也称 Orr 手术,方法是凿去骨死腔潜行边缘,成为一个口大底小的碟形,使周围软组织向碟形腔内填充,以消灭死腔;②肌瓣填塞,利用邻近肌瓣或带血管蒂的转位肌瓣填塞骨死腔,因肌肉血液循环丰富,与骨腔壁愈合后可改善骨的血运;③抗生素骨水泥珠链,采用敏感抗生素骨水泥(聚甲基丙烯酸甲酯)串珠放在骨死腔内,随着骨死腔底新鲜肉芽生长填塞死腔的进程,逐步抽出串珠,近来临床上已开始应用替代骨水泥的一些载体,如可降解的生物材料等。

（3）闭合伤口:彻底冲洗伤口,争取一期闭合。窦道口切除后,伤口常因皮肤缺损而难以闭合。伤口较大者,应用由湿到干的敷料覆盖,2～3日更换一次,待其下方新鲜肉芽组织生长填平伤口时,再用游离皮片覆盖创面,或者清创术后应用局部肌皮瓣,也可用带蒂皮瓣、肌皮瓣转移或吻合血管的游离皮瓣、肌皮瓣闭合伤口。

（4）彻底引流:手术中伤口内置引流管两根,以便术后灌洗。

（5）术后患肢制动:有病理骨折或清创后骨缺损较大者,可用 Ilizarov 外固定装置进行骨延长治疗,有助于术后愈合。

（6）术后全身应用抗生素:慢性骨髓炎往往是多种细菌混合感染,应选择广谱抗生素。

（7）辅助疗法:目前,高压氧治疗亦有被用于治疗慢性骨髓炎,但其确切疗效尚须验证。高压氧治疗仅被用作传统治疗方法的辅助性手段。生长因子,如骨形态发生蛋白(BMPs)和富血小板血浆(PRP),因其加速或提高成骨能力亦被建议用作骨髓炎的辅助治疗。

此外,腓骨、肋骨、髂骨部位的慢性化脓性骨髓炎,可采用病变骨段切除术。跟骨慢性化脓性骨髓炎多位于跟骨体的骨松质内,常在跟骨周围形成窦道。有时适合采用跟骨次全切除术,再将跟腱与跖腱膜及足踇外展肌起点缝合,可获得较满意的步行功能。慢性骨髓炎长久窦道继发皮肤鳞状上皮癌者,宜行截肢术(amputation),其适应证包括:①反复手术也不能消灭的感染;②动脉功能不全、主要神经麻痹或关节挛缩和僵硬造成肢体功能丧失;③慢性骨髓炎发生恶变,如窦道的鳞状细胞癌、纤维肉瘤等。

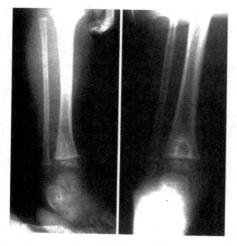

图 4-16-6　儿童右侧胫骨远侧骨骺端的骨脓肿

用自体骨植骨,充填骨腔,可获治愈。

三、骨脓肿

骨脓肿(Brodie's abscess)好发于儿童、青少年,多见于胫骨、股骨的干骺端。

一般认为细菌毒力低,身体抵抗力强,才可使化脓感染长期局限于干骺端。病灶呈圆形或椭圆形,其内为炎性肉芽组织,有时存在脓液,周围由界限清楚的骨密质包围,一般无明显症状。但当机体抵抗力降低时,局部出现红、肿、热、痛,可反复发作。X线可见长骨干骺端或骨干偏一侧有圆形或椭圆形密度减低区,中心无骨结构,边缘为较整齐的骨硬化反应带,与正常骨质无明显分界,偶见小死骨(sequestrum)(图 4-16-6)。

骨脓肿的治疗需在抗生素控制下,手术凿开病灶,彻底刮除炎性肉芽组织,清除脓液,并用抗生素溶液冲洗,而后

四、硬化性骨髓炎

硬化性骨髓炎(sclerosing osteomyelitis)又称 Garré 骨髓炎,是一种由低毒性细菌(可能是厌氧菌感染)引起的骨组织感染,并以骨质硬化为主要特征的慢性骨髓炎。

常见于大龄儿童和成人,多发于股骨、胫骨等长骨干。症状较轻微,可表现为久站或行走时隐痛,夜间明显,劳累后加重。常在机体抵抗力降低时急性发作,局部表现为红、肿、热,有轻压痛,软组织可无肿

胀。X线检查可见骨干局部或广泛骨质增生硬化现象,表现为骨密度增高,骨皮质增厚,骨髓腔狭窄甚至消失,硬化骨与正常骨无明显界限。骨干呈梭形增粗,无骨膜反应,骨硬化区内偶见小的透光区(图4-16-7)。CT检查时常发现透光病灶。

局部症状严重或经常急性发作者,应手术治疗。手术不能在急性炎症期进行,以防炎症扩散。

手术方法为沿病骨凿一纵行骨槽,注意勿剥离周围骨膜,使上下骨髓腔贯通,凿去硬化骨内层,直至骨出血为止。置引流管行负压引流,然后闭合切口,髓腔内也可置抗生素骨水泥珠链,手术后2周内逐渐抽出。术后用抗生素控制感染,直至伤口完全愈合。

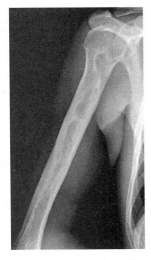

图 4-16-7　肱骨硬化性骨髓炎

第二节　化脓性关节炎

化脓性关节炎(suppurative arthritis)为关节内化脓性感染,多见于儿童,以膝和髋关节多发,其次为肘、肩及踝关节,其他关节少见。成年人以创伤后感染为常见原因,感染的菌株和患者的免疫功能是化脓性关节炎感染程度的决定因素。导致化脓性关节炎晚期并发症最常见的原因是诊断和治疗不及时。

一、病因及感染途径

金黄色葡萄球菌是最常见的致病菌,约占85%,其次是β溶血性链球菌和革兰氏阴性杆菌。患者常因呼吸道感染如急性扁桃腺炎,以及皮肤疖肿、毛囊炎或体内潜在病灶的细菌进入血流,停留在关节滑膜上引起急性血源性感染;而局部注射药物进行封闭治疗、手术或开放性创伤,可直接引起关节内感染,近年来人工关节置换术普遍开展,成为关节内感染的一大主要原因。

二、病理

病理进程大致分为三期,但无明确的界限,并可因细菌毒力、机体抵抗力及治疗情况而变化。

1. 浆液性渗出期

炎症仅在滑膜浅层,毛细血管扩张,滑膜肿胀,白细胞浸润。此时毛细血管壁和滑膜基质尚有屏障作用,大分子蛋白不能渗入关节腔,故关节液呈稀薄浆液状,内有大量白细胞和红细胞,纤维蛋白量少。因关节软骨未遭破坏,若在此期内获得治愈,渗出液可完全吸收,关节功能不会受到损害。此期时间短,一般持续2~3天。

2. 浆液纤维素性渗出期

滑膜炎症加重,毛细血管壁和滑膜基质屏障功能丧失,渗出液为浆液性纤维素性,黏稠且内含大量的炎症细胞、脓细胞和纤维蛋白。炎症反应包括白细胞向关节液内的移动。白细胞、滑膜细胞和软骨细胞产生大量不同的酶和毒性物质,细菌降解产物和蛋白溶解酶的释放使关节软骨开始降解,氨基葡萄糖开始丢失,关节软骨遭到破坏。加之滑膜肿胀增厚、纤维蛋白沉积等,此期即使炎症治愈,关节也将丧失部分或大部分功能。

3. 脓性渗出期

关节腔积聚浓稠黄色的脓性渗出液,内含大量的脓细胞和絮状物,关节软骨破坏加重,甚至剥脱。此期炎症进一步发展,侵入骨端骨松质,形成骨髓炎。另一方面炎症经关节囊纤维层,向外扩展,引起周围软组织化脓性感染。若全身抵抗力低下,可导致脓肿迁徙,出现多发脓肿,关节脓肿破溃可形成窦道。后期可发生病理性关节脱位、关节纤维性强直或骨性强直。

三、临床表现及诊断

（一）症状和体征

本病起病急,并伴发热,体温可高达 39℃～40℃,全身中毒症状严重,甚至出现中毒性休克和多处感染灶等。受感染的关节疼痛剧烈,患者呈半屈位、怕活动。髋关节的位置较深,因而肿胀、压痛多不明显,但有活动受限,特别是内旋受限。遇到不能解释的膝关节疼痛时,应警惕疼痛可能来自髋关节,因闭孔神经受到刺激而产生膝关节症状。老年和糖皮质激素治疗患者症状体征较轻。假体置换术后关节感染者,常有持续痛和静息痛,可存在表浅伤口感染或窦道。

（二）辅助检查

1. 实验室检查

ESR、CRP 和白细胞计数升高,但无特异性。白细胞总数可达 $10×10^9/L$ 及以上,中性粒细胞升高,常有核左移或中毒颗粒。

2. 血培养

当全身中毒症状严重时,70％以上患者血培养阳性。

3. 关节穿刺检查

早期为浆液性液体,有大量白细胞。关节液往往呈絮状,白细胞计数超过 $50×10^9/L$,中性粒细胞超过 75％。后期,关节液为脓性,且黏稠,镜检有大量脓细胞,对穿刺液应同时进行细菌培养及药敏试验。

4. 影像学检查

CT、MRI 和放射性核素扫描可鉴别关节周围软组织炎症及骨髓炎。早期 X 线检查显示关节肿胀、积液、关节间隙增宽;X 线在确诊有无细菌性关节炎中并没有帮助,但可用于排除骨折或是否为恶性肿瘤。发病一段时间后,X 线可见邻近骨质疏松;后期可见关节软骨破坏、关节间隙变窄。当感染侵犯软骨下骨时,引起骨质破坏、增生和硬化,关节间隙消失,可发生纤维性或骨性强直。儿童期有时尚可见到骨骺滑脱或病理性关节脱位;假体置换术后感染的 X 线检查多显示假体周围透光带或松动征象。超声检查可用来指导关节穿刺和排脓,并可监测关节内部结构、关节囊、骨表面和邻近软组织情况。

四、治疗

早期治疗是治愈感染、保全生命和关节功能的关键。治疗原则为采取全身支持疗法,应用广谱抗生素,消除局部感染病灶。

（一）全身支持疗法

高热应予降温,注意维持水电解质的平衡及纠正酸中毒;可少量多次输新鲜血,以增强患者抵抗力;高蛋白、富含维生素饮食。

（二）广谱抗生素

在未知感染菌种和药敏结果之前,宜早期足量应用广谱抗生素治疗;进行药敏检验后,依据结果选用敏感的抗生素。

（三）局部治疗

按照病理进程的不同阶段,应采取相应的处理:①重复关节穿刺减压术,适用于浆液性渗出期,抽净积液后可注入抗生素,此后 1～2 次/天,直到关节液清亮,镜检正常;②灌洗,适用于浆液性渗出期,使用含抗生素冲洗液对关节腔内持续灌洗并进行负压引流治疗;③关节镜下手术,适用于浆液纤维素性渗出期,在关节镜下清除脓苔,彻底冲洗关节腔,并配合灌洗引流处理;④关节切开病灶清除术,适用于浆液纤维性渗出期或脓性渗出期,切开关节,在直视下清除病灶,安置灌洗引流装置;⑤患肢制动,用皮牵引或石膏固定关节于功能位,以减轻疼痛,控制感染扩散,预防畸形。

感染消退后可开始关节功能的康复治疗,包括早期应用功能性夹板以防止患肢畸形,患肢肌肉进行等长收缩以增加肌力和进行主动的关节活动范围锻炼。感染性关节炎患者经常遗留有不同程度的畸形，给予牵引、活动夹板、系列管型石膏和被动活动锻炼对此均有所帮助；后期如果关节处于非功能位强直或有病理性脱位，可行矫形手术改善功能。

（程　飚）

【思考题】

1. 简述骨髓炎的分类。
2. 简述慢性骨髓炎的治疗原则。

第十七章 骨关节结核

骨关节结核(tuberculosis of bone and joint)是结核分枝杆菌(简称为结核杆菌)引起的骨关节慢性特异性疾病,曾经是一种常见的感染性疾病,与生活贫困有直接的关系。随着人们生活水平的提高和抗结核药物的出现,近百年来骨关节结核的发病率明显下降。近年来随着人口流动性的增加,免疫性疾病的增多和耐药菌的出现,骨关节结核的发病率有回升的趋势,应引起重视。

第一节 概　述

一、发病特征

本病在发达国家多见于老年人,而在发展中国家 30 岁以下患者约占 80%。骨关节结核中脊柱结核(tuberculosis of spine)约占 50%,其次为膝关节结核和髋关节结核。本病是一种继发性的结核病,原发病灶绝大多数为肺结核,少数为消化系统结核。骨关节结核可以出现在原发性结核的活动期,但多数发生于原发病灶已经静止,甚至痊愈多年以后。发病的高危人群包括曾感染过结核或来自高发区的移民、糖尿病或慢性肾功能不全者、吸收不良或营养不良者、嗜酒和使用免疫抑制剂者。

二、病原学

结核分枝杆菌在病原学分类上属于放线菌目、分枝杆菌科、分枝杆菌属,分人型、牛型、非洲型、鼠型4 型,在中国引起结核发病的主要为人型分枝杆菌。结核分枝杆菌细长而稍弯,长度在 $0.4\sim1.6~\mu m$,两端微钝,不能运动,无鞭毛或芽孢,严格需氧,不易染色,但经品红加热染色后不能被酸性乙醇脱色,故称抗酸杆菌。结核分枝杆菌对不利环境和某些理化因子有较强的抵抗力,如在干燥痰液中可存活 $6\sim8$ 个月,在低温湿冷条件下可存活 $4\sim5$ 个月。结核分枝杆菌不耐热,对紫外线十分敏感,常应用加热或紫外线照射进行消毒。

三、病理与分类

结核杆菌一般不能直接侵入骨或关节的滑膜引起骨关节结核,主要是继发于原发性肺结核或胃肠系统结核,多为血源性播散所致。多见于儿童和青少年,因其骨内血管丰富,感染概率较大。其病理过程与其他结核一样,可分为三期:第一期为渗出期,第二期为增殖期,第三期为干酪样变性期。根据病变部位和发展情况可分为如下三类。

1. 骨结核(tuberculosis of bone)

骨结核多侵犯椎骨、指骨及长骨骨骺等处。病变常始于松质骨内的小结核病灶,以后发展为两型:①干酪样坏死和死骨形成,坏死物液化后可在骨旁形成结核性"脓肿",因局部无红、肿、热、痛的表现,故又称"寒性脓肿"或"冷脓肿"(cold abscess),病变穿过皮肤后可形成经久不愈的窦道;②增生型,较少见,主要形成结核性肉芽组织,无明显干酪样坏死和死骨形成。

2. 滑膜结核(tuberculosis of the synovial membrane)

滑膜分布于关节、腱鞘和滑囊的内衬,结核分枝杆菌可通过两种途径感染滑膜:①经关节腔感染滑膜,结核分枝杆菌通过血液直接进入关节腔,先在滑液内繁殖,其毒素和代谢产物刺激滑膜,产生炎性反应,关节液增加,结核分枝杆菌由关节腔逐渐侵入滑膜内,这样的滑膜结核病变是相对均匀一致的;②结核分枝杆菌先侵入滑膜下层组织,在其中产生局限性病灶,此时无明显临床症状,但滑膜较薄,该病灶迅速向关节腔内破溃,排泄到关节腔内的结核分枝杆菌再感染滑膜组织。

3. 关节结核(tuberculosis of joint)

关节结核多发生于髋、膝、踝、肘等关节,多由单纯骨结核或滑膜结核进一步蔓延侵犯关节时形成关节结核,破坏关节软骨。关节滑膜内有结核性肉芽组织形成,关节腔内有浆液、纤维素性渗出物。游离的纤维素凝块长期互相撞击可形成白色圆形或卵圆形小体,成为关节内游离体或称关节鼠(joint mice)。因关节附近的软组织水肿和慢性炎症致关节肿胀,病变累及周围软组织和皮肤可形成窦道。病变痊愈时,关节腔常被大量纤维组织填充,造成关节强直而丧失运动功能。

四、临床表现

本病可发生于任何年龄,男女发病率无明显差异。骨关节结核起病多较缓慢,症状隐匿,可无明显全身症状或只有轻微结核中毒症状。全身症状包括低热、乏力、盗汗,还可见消瘦、食欲差、贫血等症状。少数患者起病急骤,可有高热,一般见于儿童患者。关节病变多为单发性,少数为多发性,对称性十分罕见,部分患者起病前有局部创伤史。病变部位隐痛,活动后加剧,部分患者因病灶脓液破入关节腔而产生急性症状,此时疼痛剧烈,儿童常有"夜啼",由于髋关节和膝关节神经支配有重叠现象,所以髋关节结核患者也可主诉膝关节疼痛。

浅表关节检查可见关节肿胀和积液,并有关节压痛,患者关节常处于半屈曲状态,以增大容积、降低压力、缓解疼痛。晚期患者可见肌肉萎缩,关节呈梭形肿胀。

全关节结核进一步发展,导致病灶部位积聚了大量脓液、结核性肉芽组织、死骨和干酪样坏死组织。由于缺乏红、热等急性炎症反应,故结核性脓肿称为"冷脓肿"或"寒性脓肿"。脓液可经过组织间隙流动,形成病灶之外的流注脓肿,也可以向体表破溃成窦道(sinus tract),经窦道流出米汤样脓液,有时还有死骨及干酪样坏死(caseous necrosis)物质流出。脓肿也可与空腔内脏器官沟通形成内瘘,如与食道、肺、肠道和膀胱相通,可咳出、经便或尿排出脓液;脓肿若经皮肤穿出体外则形成外瘘。

冷脓肿破溃可产生混合性感染,出现局部急性炎症反应,若混合感染不能控制可引起慢性消耗、贫血、全身中毒症状,严重时可致肝、肾衰竭,甚至死亡。脊柱结核的脓肿、肉芽组织、死骨可直接压迫脊髓引起截瘫(paraplegia)。病理性脱位和病理性骨折也不少见。

晚期病变静止时可遗留:①关节腔纤维性粘连或强直导致的关节功能障碍;②畸形,如关节屈曲挛缩畸形、脊柱后凸畸形;③小儿骨骺破坏,肢体不等长等。

五、实验室检查

仅 10% 患者有血白细胞升高。病变活动期血沉(erythrocyte sedimentation rate,ESR)明显增快、C 反应蛋白升高;静止期则正常。血沉、C 反应蛋白是用来检测病变是否静止和有无复发的重要指标。

结核菌素试验(tuberculin test)在感染早期或机体免疫力严重低下时可为阴性。骨与关节结核患者,结核菌素试验常为阴性。但大多数成人由于隐性感染过结核分枝杆菌,其结核菌素试验往往呈阳性,因此该试验诊断价值不大,但出现强阳性反应时,应给与足够重视。

脓液结核分枝杆菌培养阳性率一般在 50%～60%。在抗结核治疗前行细菌学检查,可提高检出的阳性率。BACTEC 法结核分枝杆菌快速培养和药敏试验可为耐药患者的治疗方案提供修订依据。

聚合酶链式反应(polymerase chain reaction,PCR)技术可以将标本中微量的结核分枝杆菌 DNA 扩增,提高检出率,但 DNA 提取过程中可能遭遇污染出现假阳性,并且 PCR 检测不能区分活菌与死菌,故不能用于结核病的治疗效果评估及流行病学调查等。

T 细胞斑点试验(T-SPOT)，又叫 γ 干扰素释放试验(interferon-γ release assays，IGRAs)，采用结核分枝杆菌特异性抗原，在体外刺激结核患者血液中的 T 淋巴细胞，检测该细胞释放的干扰素-γ 的量，来确定是否感染过结核分枝杆菌。IGRAs 操作过程中很少受干扰，其敏感性约 70%，特异性约 95%。

脓肿穿刺或病变部位的组织学检查是诊断结核感染的重要方法，通过培养或组织学检查，70%～90% 的病例可以确诊，但混合感染时结核分枝杆菌培养阳性率极低。

六、影像学检查

X 线检查对诊断骨与关节结核十分重要，但不能做出早期诊断，一般在起病后 6～8 周才有 X 线改变。其特征性表现为区域性骨质疏松和周围少量钙化的破坏性病灶，周围有软组织肿胀影，随着病变发展，可出现边界清楚的囊性变并伴有明显硬化反应和骨膜炎，可出现死骨和病理性骨折，若发现脓肿壁萎缩或钙化的倾向，则高度提示结核。CT 检查能发现 X 线不能显示的病变，能确定病变的准确位置以及软组织病变的程度。MRI 可在炎症浸润阶段时显示异常信号，有助于早期诊断，脊柱结核时，MRI 还可以显示脊髓有无受压和变性。同位素骨扫描对结核定性诊断较差，应用较少。B 超可探测软组织脓肿大小和位置。关节镜检查及滑膜活检有助于诊断滑膜结核。对采取上述诊断措施仍不能确诊的病例，可采用诊断性或试验性抗结核药物治疗，使用强有力的抗结核药物，用药 4～6 周，如能明显改善临床症状，将有助于诊断。

七、治疗

本病需采用综合的治疗方法，包括休息、补充营养、标准抗结核药物和病灶清除治疗。其中抗结核药物治疗贯穿于整个治疗过程，并在骨与关节结核的治疗中占主导地位。

（一）全身治疗

1. 休息和营养

作为改善全身情况的一个重要步骤，是治疗任何骨与关节结核不可缺少的，休息时机体代谢降低，消耗减少，体温下降，体重增加，有利于增强机体抵抗力。

2. 抗结核药物疗法

抗结核药物的出现给骨与关节结核的治疗带来了根本性改变，其治疗原则为：①早期，初始患者的病变多属于可逆性，应及早治疗，早期病灶内结核杆菌生长旺盛，对药物敏感，同时病灶部位血液供应较丰富，药物易深入病灶内，达到高浓度，可获得良好疗效；②联合，联合用药可提高疗效、降低毒性、延缓耐药性，并可交叉消灭对其他药物耐药的菌株，避免使其成为优势菌而造成治疗失败或复发；③适量，应当采用既能发挥药物有效抗菌作用，又不发生或少发生不良反应的适宜剂量；④规律，在规定的时间内有规律地用药是抗结核治疗成功的关键；⑤全程，按规定的疗程用药是确保疗效的前提。

常用的抗结核药物有：①异烟肼(isoniazid，INH)，具有杀菌强、可口服、不良反应少、价廉等优点，能抑制结核菌 DNA 合成和阻碍细胞壁的合成，渗入组织，通过血-脑屏障，杀灭细胞内外的结核分枝杆菌，是全效杀菌剂，成人剂量 300 mg/d，晨起空腹顿服；②链霉素(streptomycin，SM)，为广谱的氨基糖甙类抗生素，对结核分枝杆菌有杀菌作用，本品只能杀灭细胞外的结核分枝杆菌，不易通过血-脑屏障，属于半效杀菌剂，成人肌肉注射 1 g/d(50 岁以上或肾脏损伤者可减至 0.75 g/d)，间歇疗法为 2 次/周，1 g/次，不良反应包括可损害第Ⅷ对脑神经，儿童应用链霉素后会引起神经性耳聋；③利福平(rifampin，RFP)，为广谱抗生素，通过抑制菌体的 RNA 多聚酶起到杀菌作用，属于全效杀菌剂，常与异烟肼联合应用，成人 1 次/日，空腹口服 450～600 mg，不良反应较小，主要有消化道反应及肝脏损害等；④吡嗪酰胺(pyrazinamide，PZA)，能杀灭细胞内、酸性环境中的结核分枝杆菌，为半效杀菌剂，0.5 g/次，3 次/日，不良反应有高尿酸血症、关节痛、消化道反应及肝脏损害等；⑤对氨基水杨酸(para-aminosalicylic acid，PAS)，为抑菌药，与链霉素、异烟肼或其他抗结核药物联用，可以延迟其他药物耐药性的产生，1～3

次/日,每日 8~12 g,不良反应主要为胃肠道反应等。

治愈标准:①全身情况良好,体温正常,食欲良好;②局部症状消失,无疼痛,窦道闭合;③3 次 ESR 都正常;④X 线显示脓肿缩小或消失,或已经钙化,无死骨,病灶边缘轮廓清晰;⑤起床活动已 1 年,仍能保持上述 4 项指标。符合标准的可以停止抗结核药物治疗,但仍需定期复查。

(二)局部治疗

1. 局部制动

有石膏固定、支具固定与牵引等,目的是保证病变部位的休息,减轻疼痛,固定时间一般为 1~3 个月。其中,皮肤牵引主要用于解除肌肉痉挛,减轻疼痛,防止病理性骨折和关节脱位,并可纠正轻度关节畸形。实践证明,全身药物治疗联合局部制动,疗效更好。

2. 局部注射

主要用于早期单纯性滑膜结核,具有局部药物浓度高及全身反应轻等优点。常用药物为异烟肼 100~200 mg 或链霉素 0.25~0.5 g,或两者合用,每周注射 1~2 次,视关节积液量而定,链霉素局部刺激较大,浅表关节可选用异烟肼。积液量减少、转清,表明治疗有效。对于脓肿较大且明显有局部压迫,不宜立刻进行病灶清除者,可行局部穿刺抽脓减压,但应避免反复穿刺以免诱发混合感染或产生窦道。

3. 手术治疗

(1)脓肿切开引流:"寒性脓肿"有混合感染、体温高、中毒症状重,而全身情况差,不能耐受病灶清除术时,可先行脓肿切开引流手术,待全身情况改善后,再行病灶清除术。

(2)病灶清除术:将骨与关节结核病灶内的脓液、死骨、结核性肉芽组织与干酪样坏死物质彻底清除,称为病灶清除术。病灶清除术有可能造成结核杆菌的血源性播散,如引发急性粟粒性肺结核,术前应进行 2~4 周的全身抗结核药物治疗。手术适应证:①骨与关节结核有明显的死骨和大的脓肿;②窦道经久不愈;③骨结核髓腔内脓腔压力过高;④滑膜结核药物治疗效果不佳;⑤脊柱结核引起脊髓受压。

禁忌证:①伴有其他脏器活动期结核者;②混合感染、中毒症状重、全身情况较差者;③合并其他疾病不能耐受手术者。

(3)其他手术:①关节融合术,用于关节不稳定者;②关节置换术,可以改善关节功能,但要严格把握手术适应证;③截骨融合术,用以矫正畸形;④近年来随着微创技术的快速发展,已有在 CT 引导下的脊柱结核微创手术治疗,其疗效有待进一步观察。

第二节　脊　柱　结　核

一、脊柱结核

脊柱结核又称结核性脊柱炎,在公元前 3000 年的木乃伊中就有发现,公元前 450 年希波克拉底医书中就有记载,而 1799 年 Pott 的记载最完整,故也称 Pott 病。

(一)发病率

在骨关节结核病中,脊柱受累占 50% 左右,最常见的受累椎体在胸腰段,而骶髂关节结核、骶椎结核和颈椎结核相对少见,其中颈椎结核截瘫发生率较高。男性比女性略多见,儿童、成人均可发生,随着艾滋病感染和免疫缺陷患者的增加,合并结核性脊柱炎的病例有增多趋势。

(二)病理

脊柱椎体结核可分为中心型和边缘型两种类型。

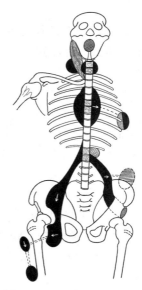

图 4-17-1 脊柱结核寒性脓肿流注途径

1. 中心型椎体结核

多见于 10 岁以下的儿童,好发于胸椎。病变始于椎体松质骨,以破坏为主,椎体易被压缩成楔形,一般只侵犯一个椎体,也可穿透椎间盘而累及邻近椎体。

2. 边缘型椎体结核

多见于成人,腰椎为好发部位,病变局限于椎体的上下缘,很快侵犯至椎间盘及相邻的椎体。椎间盘病变是本病的特征,因而椎间隙变窄。

椎体破坏后形成的寒性脓肿可有两种表现:①椎旁脓肿,脓肿汇集在椎体旁,可在前方、后方或两侧,以积聚在两侧和前方比较多见,脓液将骨膜掀起,可以沿着韧带间隙向上和向下蔓延,使数个椎体的边缘都出现骨侵蚀,还可以向后方进入椎管内压迫脊髓和神经根。②流注脓肿,椎旁脓液积聚至一定体积后压力增高,会穿破骨膜,沿着肌筋膜间隙向下方流动,在远离病灶的部位出现脓肿。例如下胸椎和腰椎病变所致的椎旁脓肿穿破骨膜后,积聚在腰大肌鞘内,形成腰大肌脓肿;浅层腰大肌脓肿位于腰大肌前方的筋膜下,它向下流动积聚在髂窝内,成为髂窝脓肿;腰大肌脓肿还可以沿腰大肌流注至股骨小转子处,形成腹股沟深部脓肿;它还能绕过股骨上端的后方,出现在大腿外侧,甚至沿阔筋膜下流注至膝上部位(图 4-17-1)。

(三)临床表现

1. 全身症状

早期病变较轻,多无明显全身症状,病变加重时可出现食欲减退、体重下降、盗汗等。儿童常有性情急躁、不喜戏耍和夜啼等症状,病变稳定后,症状可减轻或消失。

2. 局部症状

(1)疼痛:通常是最先出现的症状,疼痛部位与疾病的位置一致,常见于胸椎,其次为腰椎,颈椎和骶椎少见。疼痛多为钝痛,休息后缓解,劳累后、咳嗽或持物时加重,无夜间痛。受累椎体的棘突有压痛、叩击痛。颈椎结核除有颈部疼痛外,还有上肢麻木等神经根受刺激的表现,咳嗽、喷嚏会使疼痛与麻木加重,神经根受压时则疼痛剧烈。胸椎结核有背部症状,必须注意,下胸椎病变的疼痛有时表现为腰骶部疼痛。脊柱后凸十分常见,腰椎结核疼痛可向下肢放射。

(2)肌肉痉挛:脊柱正常的生理曲度消失,甚至变得僵直。椎旁肌肉痉挛往往与疼痛并存,引起患者姿势异常和脊柱活动受限。颈椎结核患者可有斜颈畸形,活动明显受限,头前屈,用双手托住下颌以减轻疼痛。胸腰椎结核患者不能弯腰,走路时需双手扶腰。患者从地上拾物时,不能弯腰,需挺腰屈膝屈髋下蹲才能取物,即拾物试验阳性。检查儿童椎旁肌肉是否痉挛,可让儿童俯卧,检查者用双手提起患儿双足,将两下肢及骨盆轻轻上提,如有腰椎病变,由于椎旁肌肉痉挛,腰部保持僵直,生理前凸消失。

(3)脊柱畸形:脊柱后凸畸形是椎体破坏塌陷的结果,有时伴有侧凸,畸形程度因病变范围大小而异。胸椎结核畸形明显,颈椎和腰椎结核因脊柱原有的生理前凸,虽有后凸,但畸形并不明显。

(4)寒性脓肿:对可能出现寒性脓肿的部位应细致检查,如咽后壁、颈部、腰背三角、髂窝、腹股沟下方、股骨大转子等处。脓肿亦可引起其他一些症状,如咽后壁脓肿者妨碍呼吸与吞咽困难,睡眠时伴有鼾声;胸椎脓肿可引起肋间神经痛;腰椎结核可引起腰大肌或髂窝脓肿,表现出 Thomas 征阳性,也可出现腰神经根激惹症状。

(四)影像学检查

1. X 线检查

早期表现为骨质变薄,随着椎间盘周围的病变发展,可表现为骨质破坏,椎间隙变窄,与化脓性脊柱炎相似。前方椎体多个节段受累,椎体被侵蚀为扇贝状。中央型的病变与肿瘤相似,表现为中央变薄和骨质破坏,椎体塌陷。偶尔可见腰大肌内脓肿吸收后残留的钙化表现。

2. 放射性核素扫描

对结核感染不敏感,锝扫描 35% 为阴性,镓扫描 70% 为阴性,核素扫描仅对了解病变的范围有帮助,不能确诊。

3. CT 和 MRI 检查

CT 检查对了解软组织病灶的界限以及骨破坏的程度有帮助。MRI 是影像学中首选的检查方法,不仅可显示骨和软组织的病变,同时可行多个切面的检查。由于椎间盘对结核的反应性较迟,有时 MRI 可显示正常信号的椎间盘。形态学上 MRI 显示的变化在结核感染和化脓性感染是不同的,但其 T1、T2 信号改变与化脓性感染相似。增强 MRI 可以区别脓肿与肉芽组织,脓肿为周围信号增强,而肉芽肿为均匀增强(图 4-17-2)。

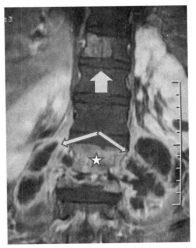

图 4-17-2　腰椎结核 MRI T1 加权像
双侧椎旁脓肿(细箭头)、椎体破坏(粗箭头)
和椎间盘破坏(五角星)

(五)诊断

根据上述临床表现和影像学检查,结合患者 ESR 增快、结核菌素试验阳性,应考虑本病的诊断,但确诊需要通过细菌培养找到病原菌。由于椎体病变明显,通常为溶骨性的,可伴有大的椎旁脓肿,所以 CT 引导下的细针穿刺活检在诊断方面非常有效。皮下脓肿穿刺若能发现病原菌,可不必做脊柱活检。

(六)鉴别诊断

本病必须与以下疾病鉴别。

1. 强直性脊柱炎

多数有骶髂关节炎症,症状以后背疼痛为主。X 线检查无骨质破坏与死骨,胸椎受累后会出现胸廓扩张受限等临床表现,血清 HLA-B27 多数为阳性。

2. 化脓性脊柱炎

发病急,有高热和剧痛,进展很快,脊柱活动明显受限,早期血培养可检出致病菌,X 线表现进展快。

3. 腰椎间盘突出

无全身症状,青壮年多见,以下肢神经根受压症状为主,血沉正常。X 线片上无骨质破坏,CT、MRI 可确诊椎间盘髓核突出。

4. 脊柱转移性肿瘤

多见于老年人,疼痛逐渐加重,X 线片可见骨质破坏,后期可累及椎弓根,而椎间隙正常,通常无椎旁软组织影。可有肿瘤病史,或经检查有原发性肿瘤病灶。

5. 嗜酸性肉芽肿

多见于胸椎,12 岁以下儿童多见。整个椎体均匀性压扁成线条状,上下椎间隙正常,无发热等全身症状。

6. 退行性脊柱骨关节病

为老年性疾病,椎间隙变窄,邻近的上下关节突增生、硬化,没有骨质破坏与全身症状。

(七)治疗

治疗目标是根除感染灶、恢复神经功能和防止脊柱畸形。抗结核药物是治疗脊柱结核必不可少的一部分,唯一的例外是治愈的结核患者,因后凸加重产生神经系统压迫症状时可以不用抗结核药物。目前使用的一线抗结核药物有异烟肼、利福平、吡嗪酰胺、链霉素和乙胺丁醇。

手术适应证:①诊断不明确,需行组织学检查;②结核病灶压迫脊髓出现神经损伤需行减压;③脓肿和窦道形成;④晚期结核引起的需要矫形的脊柱畸形。

目前,脊柱结核的手术治疗主要由病灶清除和脊柱功能重建两部分组成。单纯应用抗结核药物治疗或药物治疗的同时行病灶清除术可取得满意的治愈率,但是不能有效矫正和阻止后凸畸形的发展,并有发生迟发型瘫痪的危险。

结核病灶的清除是控制感染的关键,应把死骨和干酪样坏死物完全清除。有神经症状时,应彻底进行脊髓神经减压。由于脊柱结核大多数位于椎体和椎间盘,所以前路手术更容易达到彻底的清创,在少数脊柱附件结核可行后路手术。

脊柱功能的重建是通过植骨或结合使用内固定实现的,早期稳定性主要通过内固定维持,后期(一般1年以后)主要依靠植骨融合。由于人体80%的重力负荷通过脊柱的前柱和中柱,所以,前方支撑植骨对矫正畸形和预防后凸的发生更可靠,且植骨愈合率高,以自体骨作为移植骨相对较可靠。在手术方式方面,后路融合固定或后路融合固定联合前路清创融合,对保留脊柱正常序列效果较好。一般认为,前路清创融合可部分改善后凸,而单纯前路清创不能阻止后凸的发展。

二、脊柱结核并发截瘫

脊柱结核中,截瘫发生率约10%,胸椎结核合并截瘫者多见,其次为颈椎、颈胸段和胸腰段,腰椎最为少见。椎弓根结核虽不多见,但因椎弓从三面环绕椎管,故当其发生结核时,合并截瘫的比例较高,约占26%。

(一)发病机制

脊柱结核并发截瘫的原因,在早期或病变活动期多由于结核性脓肿、干酪样坏死组织、结核性肉芽组织、死骨、坏死的椎间盘等直接压迫脊髓所致(图4-17-3),此时及时手术减压效果良好。在晚期或病变愈合期,由增厚的硬膜、椎管内肉芽组织纤维化及纤维组织增生对脊髓形成环状压迫,或由脊柱后凸畸形、椎体病理性脱位所造成的前方骨嵴压迫使脊髓纤维变性,引起截瘫,也称骨病变静止型截瘫(图4-17-4)。此外,脊髓血管发生栓塞导致脊髓变性、软化,此时虽无外部压迫因素,也可发生截瘫,此类患者预后不良。

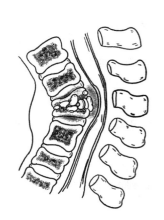

图4-17-3 脊柱结核病变压迫脊髓

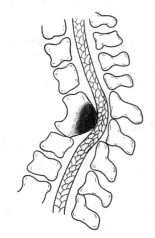

图4-17-4 骨病变静止型截瘫

(二)临床表现与诊断

除有脊柱结核的全身症状和局部表现外,还有脊髓压迫的临床表现。初始表现为背部疼痛和病变节段束带感,然后出现截瘫现象。一般先出现运动功能障碍,由于结核病变发展缓慢,脊髓缓慢受压迫,逐渐导致脊髓传导功能障碍,而脊髓腰膨大未受损害,反射弧仍完整,临床上表现为痉挛性瘫痪。如果结核病变的进程快,短期内形成椎体压缩性骨折和后凸畸形,加上干酪样坏死物质等的急剧增加,使脊髓急性受压,由于超前遏制的影响,腰膨大内的反射弧暂时丧失功能,因而早期表现为迟缓性瘫痪,当超前遏制影响消失,则重新表现为痉挛性瘫痪。若病变造成脊髓腰膨大受损,导致反射弧功能障碍时,临床上将发生迟缓性瘫痪。当脊柱结核并发高位截瘫时,患者不但出现四肢瘫痪,呼吸肌也受到侵袭,极易发生窒息和出现肺部并发症。

由于脊髓的受压一般来自前方,因而感觉功能障碍出现较晚,但临床上可通过感觉平面的测定来确定脊髓受压的部位。脊柱结核并发截瘫患者大小便功能障碍出现的较晚,早期表现为排尿困难,逐渐发展为完全尿闭。当膀胱的反射功能恢复后,可出现小便失禁。大便功能障碍的最初表现为便秘和腹胀,也可出现失控现象。自主神经功能障碍则表现为截瘫平面以下的皮肤干燥无汗,当截瘫恢复后,患者的排汗功能也随之恢复。晚期即使截瘫不恢复,平面以下也会出现反射性排汗。

CT 和 MRI 检查可以清楚地显示病灶部位脊髓受压情况。MRI 片上还可观察到 T1、T2 像上脊髓信号的变化,有助于预后的判断。

（三）治疗

治疗应包括三个方面:①结核本身的治疗;②解除脊髓的压迫;③预防和治疗各种并发症如压疮、泌尿系统感染、呼吸功能障碍等。

脊柱结核出现神经症状而影像学检查有脊髓受压表现,且受压节段与临床症状体征相一致时,原则上都应该手术治疗。手术治疗的目的是在全身治疗的基础上解除对脊髓的压迫。术前应结合患者症状及影像学结果,研究压迫的原因,并选择适当的手术方式。手术方式通常为前路清创减压,解除脊髓受压,支撑植骨,恢复脊柱的生理弧度。手术时应把死骨及干酪样坏死组织物完全清除,直至病变椎体渗血。减压要充分,通常需要减压到后纵韧带,有硬膜压迫时应至硬脊膜。脊柱的成角畸形可通过支撑植骨加以纠正。

为了防止前路手术后的矫形丢失,可先行脊柱后路融合固定,二期再行前路清创手术。

脊柱结核患者一般不采用单纯椎板减压手术。原因是椎板减压进一步破坏了脊柱的稳定性,可加重后凸。仅在极少数非典型的病例,如椎弓根受累产生脊髓后方压迫时才考虑椎板切除减压手术。在其他情况,椎板切除为手术禁忌。

影响预后的因素:①年龄;②病变位置;③脊髓受损程度和受压时间。某些病例因脊髓受压过久已有变性,手术效果往往不佳,截瘫不易恢复。

第三节 髋关节结核

髋关节结核(coxotuberculosis)的发病率在骨与关节结核中占第三位,约占 15%,仅次于脊柱和膝关节。患者多为儿童,常见的发病年龄是十岁至二十几岁,且多为单侧发病。

一、病理

早期以单纯性滑膜结核多见,单侧滑膜结核的病灶常位于髋臼上缘,其次为股骨头和股骨颈靠近骺板处,局部病灶表现为骨质破坏,出现死骨和空洞,周围骨质略显致密,且常形成脓肿。若病变持续发展,结核逐渐侵蚀穿破关节面软骨,进入关节腔,使全关节受到感染。股骨头部分被破坏、吸收后,股骨残头可发生病理性脱位,多为后脱位。关节内脓液向后常汇集在臀部,形成臀部脓肿,也可穿破骨盆内壁,形成盆腔内脓肿。

二、临床表现

该病十分隐匿,只有 1/3 的患者有肺结核病史,患者常有全身症状(食欲减退、消瘦、午后低热、盗汗等),局部症状一般较晚出现,典型症状为跛行和髋部痛。起初髋部疼痛较轻,活动后加重,休息后可缓解或消失,若起病急骤,疼痛亦可剧烈。儿童易哭、夜啼,诉膝部疼痛而非髋部疼痛,这是因为两者均由同一闭孔神经支配。随后出现跛行,股三角及臀部饱满,臀纹变浅或消失,髋关节周围可出现脓肿或窦道,关节活动明显受限,肢体短缩,严重时可有髋关节屈曲内收畸形。

三、实验室检查

结核菌素试验可以作为诊断的参考,但据报道其假阴性率可高达 20%。穿刺通常没有诊断意义,因此通常采取组织活检和培养。如果对感染的致病菌有怀疑,则应行需氧菌、厌氧菌、真菌和分枝杆菌培养。怀疑分枝杆菌感染时,活检可能更有意义,因为培养需要花费很长时间,会造成治疗延误。

四、影像学检查

X 线检查对髋关节结核的早期诊断极为重要,应行骨盆正位片以对比双侧髋关节。单侧滑膜结核可发现骨质疏松、骨小梁变细、骨皮质变薄、关节囊肿胀、关节间隙增宽或变窄等。单侧中心型骨结核,破坏区在股骨颈近骺区或髋臼,有骨质破坏及死骨形成,但边缘型者死骨小或无死骨。全关节结核时,关节破坏严重,常合并病理性脱位,有的股骨头、颈消失,有的形成纤维性或骨性强直。

CT 和 MRI 可帮助早期诊断,CT 扫描对判断骨或关节受累、有无骨膜反应、软组织钙化、硬化和软组织脓肿等很有帮助。主要表现多为单发病灶,骨性关节面破坏可有硬化边,关节周围软组织可有肿胀、脓肿及钙化,关节间隙变宽或变窄,关节腔积液,关节邻近的骨质疏松以及关节脱位等。CT 在指导穿刺活检时尤其有意义。MRI 对明确结核性骨髓炎和关节炎的早期骨髓改变、关节积液和软骨破坏很有意义,病灶一般 T1WI 为等信号,T2WI 为高信号,压脂为高信号,增强见强化。

五、诊断和鉴别诊断

根据病史、症状、体征和影像学检查,本病一般不难诊断,但在早期病变轻微时,需要反复检查、仔细观察,对比双侧髋部影像学检查资料,才不至于漏诊。本病须与下列髋部疾病鉴别:①急性化脓性髋关节炎,一般急性发病,患者有高热、寒战、白细胞增多,下肢呈外展、外旋畸形,必要时可进行穿刺,行涂片检查或细菌培养;②慢性低毒性化脓性髋关节炎或髋关节结核合并混合感染的鉴别,有时较困难,必须依靠脓液的细菌培养或活组织检查才能确诊;③髋关节类风湿性关节炎,往往呈双侧对称性,并合并其他关节病变,血清类风湿因子阳性;④儿童股骨头骨软骨病,该病具有典型的 X 线特征,即股骨头致密扁平,关节间隙增宽,后可出现股骨头破碎、坏死及囊性变,股骨颈粗而短,临床检查髋关节活动很少受限,血沉正常;⑤短暂性髋关节滑膜炎,多见于 8 岁以下儿童,主诉为髋或膝关节疼痛、跛行或不愿行走,髋关节活动轻度受限,患儿发病前一般有上呼吸道感染病史,卧床休息及患肢皮牵引数周后即可治愈。

六、治疗

包括全身支持治疗、药物治疗、牵引和严密随访下的外固定治疗以及手术治疗。如髋部疼痛剧烈并伴有肌肉痉挛或屈曲挛缩畸形时,应采用皮肤牵引。早期病例经药物、牵引和固定治疗等效果良好。保守治疗效果不佳的患者应在髋关节破坏前进行手术治疗。

单纯滑膜结核可关节内注射抗结核药物。若疗效不佳,可做滑膜切除术,术后用皮牵引和丁字鞋制动 3 周。

单纯骨结核,股骨头及髋臼有脓腔及死骨时,应及早施行病灶清除术。经搔刮后,遗留的较大空腔可用松质骨填充。

早期全关节结核,如无手术禁忌证,为了挽救关节,应及时进行病灶清除手术。病灶清除范围包括:①清除寒性脓肿;②切除全部肥厚水肿的滑膜组织;③切除残留的圆韧带;④刮除所有的骨破坏病灶;⑤切除游离坏死的软骨面,直至正常骨组织。手术成功的关键在于彻底清除病灶,切勿遗留隐匿的病灶或脓肿,否则病变将很快复发,并发展为晚期全髋关节结核,使关节功能完全丧失。

晚期全关节结核有两种情况需要治疗:①局部仍有活动性病变,如脓肿、窦道等;②病变虽已静止,但仍有关节疼痛或畸形。对局部仍有活动性病变者，可根据患者的具体情况，采用手术或非手术疗法，手术疗法是行病灶清除术的同时行关节植骨融合术；对病变虽静止而仍有疼痛者，可做髋关节融合术。在规范进行抗结核药物治疗的前提下，部分患者可行全髋关节置换术；髋关节有明显屈曲和内收畸形者，可行转子间截骨术，以矫正畸形，改善功能；对于髋内翻、外翻畸形，可于成年后做股骨转子下截骨矫形术，矫正畸形；对于明显肢体不等长，可考虑行肢体延长术。

第四节　膝关节结核

膝关节结核（tuberculosis of knee joint）的发病率仅次于脊柱结核，占全身骨关节结核的第二位，患者多为儿童及青壮年。

一、病理

膝关节滑膜丰富，故早期病灶以滑膜结核多见。滑膜结核发病缓慢，症状轻微，患者就诊时多数已转变为全关节结核。此时结核性肉芽组织已完全破坏滑膜，并进一步破坏关节面软骨，最后侵犯骨质，发生纤维性粘连。单纯骨结核多位于股骨下端和胫骨上端，当转变为全关节结核初期，关节面软骨及软骨下骨质的破坏比较局限，大部分关节软骨尚保持完整。随后软骨及骨质继续破坏，形成死骨、空洞，脓液可侵入髌上囊、腘窝或膝关节两侧，形成脓肿。若脓肿破溃，可长期流脓，继发混合感染，窦道可经久不愈。儿童膝关节结核骨骺遭到破坏后，可引起明显肢体短缩畸形。

二、临床表现

本病发病较缓慢，常为单发，双侧很少同时受累。患者可有低热、乏力、疲倦、食欲减退、消瘦、贫血、夜间盗汗等全身症状，血沉增快。单纯滑膜结核的早期症状为关节呈弥漫性肿胀，局部疼痛多不明显。检查时可发现膝眼饱满、髌上囊肿大，浮髌试验阳性，穿刺可得黄色混浊液体。单纯骨结核仅在局部有肿胀和压痛；在全关节结核早期，肿胀、疼痛和关节功能受限比较明显，至晚期，股四头肌萎缩，关节肿胀呈梭形，由于疼痛和肌痉挛使膝关节处于半屈曲位，因关节肿胀、骨质破坏和韧带松弛，胫骨可向后半脱位，并可发生膝外翻畸形，骨骺破坏后，使骨生长受到影响，以致患肢发生短缩畸形。

三、影像学和关节镜检查

单纯性滑膜结核缺乏特异性表现，早期诊断困难。X线检查表现常常不典型，可能只表现为髌上囊和软组织肿胀，病程较长者可见边缘骨质被侵蚀破坏。在单纯骨结核，中心型表现为骨质模糊，呈磨砂玻璃样，以后可形成死骨及空洞；边缘型者表现为边缘骨质被侵蚀破坏。在全关节结核，骨质被侵蚀破坏，关节间隙变窄或消失，窦道长期不愈者可出现骨质硬化现象。CT与MRI可以较早地发现X线尚未显示的病灶，如局部的小脓肿、软组织增生、死骨块等，尤其是MRI对关节内早期病变的诊断价值非常高。滑膜增生在MRI的T1WI上呈较为均一的中低信号表现，T2WI上呈中高低信号混杂表现。骨质的破坏以及骨髓水肿等改变在脂肪抑制序列可清晰显示，骨质破坏可见关节液及滑膜侵入，骨髓水肿可见骨髓内部的局限性或弥漫性高信号。

在诊断有疑问时，须行组织学诊断。随着关节镜技术的应用，如今可在微创条件下对早期的膝关节滑膜结核进行关节液培养和组织活检，并同时进行滑膜彻底清理以及术后的抗结核药物应用，能够使膝关节滑膜结核在早期得到更积极的治疗。

四、治疗

80%左右的单纯膝关节滑膜结核应用全身抗结核药物治疗是可以治愈的，并保留正常或接近正常的关节功能。局部治疗包括从膝关节前方注射抗结核药物,成人注射异烟肼,每次 200 mg,儿童减半;效果不显著者可加用链霉素,成人为 1 g,儿童 0.5 g,每周注射 1~2 次,3 个月为一疗程。若上述治疗无效,对滑膜明显增生肥厚的病例,可施行滑膜切除术。为了术后早期开始功能锻炼,保证关节功能恢复,应做不切断交叉韧带和侧副韧带的次全滑膜切除术。当单纯骨结核骨质破坏较重,有转变为全关节结核的危险时,应尽早施行病灶清除术,手术时尽可能不进入关节内,病灶清除后可用松质骨充填骨腔,术后用管型石膏固定 3 个月,随后逐渐练习不负重活动,如病变仅限于非负重骨,可行骨节段切除术。对全关节结核,15 岁以下的患者只行病灶清除术;15 岁以上患者关节破坏严重时,在病灶清除后,可同时行膝关节加压融合术。有窦道或有屈曲挛缩者均宜做关节融合术,加压钢针一般在术后 4 周拔除,改用管型石膏固定 2 个月。局部制动十分重要,无论是手术或非手术治疗,固定时间一般不少于 3 个月。在某些情况下,若结核病灶已完全控制,也可行全膝关节置换术。

(刘晓东)

? 【思考题】

1. 简述骨关节结核的临床表现和治疗原则。
2. 简述脊柱结核分型和鉴别诊断。

第五篇 免疫炎性、代谢性和缺血性骨关节疾病

第十八章　免疫炎性关节病

免疫炎性关节病是一组以慢性关节滑膜炎为主要表现的自身免疫性炎症性疾病的统称,占风湿免疫病的大部分病例,常见的有类风湿关节炎、风湿性关节炎、强直性脊柱炎、银屑病关节炎、炎性肠病关节炎、反应性关节炎等。在风湿免疫病的另一大系列弥漫性结缔组织病如系统性红斑狼疮、干燥综合征、系统性硬化症、皮肌炎、系统性血管炎等疾病中,普遍有关节滑膜炎的存在,但在临床上认为其属于弥漫性结缔组织病的关节肌肉表现,一般不再去单独诊断关节炎。

免疫炎性关节病的发病机制有相似之处,大部分有遗传因素参与,与机体内分泌性激素紊乱、环境中病毒感染、物理因子、化学污染物质等的作用也有关。在临床表现上各种免疫炎性关节病有共同之处,但更多的是表现出各自特点与相关实验检查、影像学异常。治疗上多数用免疫抑制剂、非甾体抗炎药,部分用糖皮质激素与生物制剂治疗,后期形成关节畸形功能障碍时需要手术矫形或关节置换以恢复部分关节功能,但各个免疫炎性关节病的治疗侧重点也不相同。

风湿免疫病发病机制上大多与自身免疫耐受被打破、自身反应性淋巴细胞活化有关,但有少数风湿病中自身免疫异常依据较少,如骨关节炎、骨坏死、痛风、纤维肌痛症。痛风是典型的遗传相关性嘌呤生化代谢异常、血尿酸升高引起的关节滑膜化学性炎症性疾病,易伴有皮下肾脏痛风石、巩膜炎、动脉硬化,因痛风发病以急慢性关节肿痛为主,故属于风湿免疫病范畴。

限于篇幅,本章只介绍其中最常见的 3 种风湿免疫病,即类风湿关节炎、脊柱关节炎、痛风。

第一节　类风湿关节炎

类风湿关节炎(rheumatoid arthritis, RA)是一种以侵蚀性多关节滑膜炎为特征的全身性自身免疫病。本病以慢性、对称性、多关节炎为主要临床表现,其中双手、腕、膝、足、踝关节受累最常见;病情逐渐进展可导致关节软骨和骨质破坏,关节畸形,功能丧失。RA 可发生于任何年龄,发病高峰为 30~50 岁,人群中的患病率约为 1%,以女性多发,男女患病比例约 1∶3。

一、病因

本病病因至今仍不甚清楚,遗传、性激素和环境因素可能与 RA 的发病有关。

1. 遗传因素

该病有明确的家族特点,有家族史患者的发病率比无家族史的高 2~10 倍。RA 的发病与 HLA-DR、PTPN22、STAT4、TRAF1-C5 和 6q23 相关,可能关联的位点还有 CD40、CTLA4 和 PADI4。

2. 自身免疫

在某些诱因(如微生物、寒冷或潮湿等)作用下,通过一系列免疫反应使软骨、滑膜、韧带和肌腱损伤。

3. 感染因素

多种细菌(支原体和衣原体)、EB 病毒参与 RA 发病;吸烟是发生 RA 的环境危险因素。

二、发病机制及病理表现

遗传易感人群在环境因素作用下,发生抗原提呈、T 细胞和 B 细胞应答、细胞因子大量分泌,导致持续的滑膜炎症。与 RA 易感性关联最密切的是位于 HLA-DR β 链第三高变区第 70 位后的氨基酸序列，被称为"共享表位"。

细胞因子、炎症介质和趋化因子（TNF-α、IL-1、CCR5 和 RANTES），以及 T 细胞共刺激分子 CTLA4 的基因多态性均与 RA 易感性相关。虽然每个基因的作用不及 MHC Ⅱ 类分子，但是多个基因共同作用就可能影响 RA 的发生。

RA 中最早的组织病理学反应之一是生成新的滑膜血管，过度增生的滑膜由许多血管提供营养，这可能是炎症细胞进入 RA 滑膜组织及 RA 血管翳生长的重要因素，血管翳是黏着在关节软骨表面的滑膜衍生组织。软骨和骨的破坏开始于血管翳与软骨或骨交界处；血管翳中的细胞产生蛋白酶，这些酶降解和破坏软骨。血管翳入侵骨由破骨细胞介导，并导致 RA 患者放射影像学检查中观察到的特征性边际侵蚀的发生。骨和软骨的破坏可导致关节不稳定，并最终导致关节纤维性强直。

三、临床表现

（一）关节表现

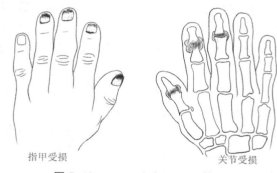

指甲受损　　　　　关节受损

图 5-18-1　RA 患者双手关节破坏

双手掌指关节肿胀、关节半脱位、尺侧偏斜、畸形

RA 最常表现为逐渐起病的多关节疾病，但有些患者可急性起病，表现为间歇性或游走性关节受累或单关节疾病。RA 最常累及近端指间关节、掌指关节、腕关节，以及膝、踝和足关节。典型的对称性外周多关节炎表现为：①疼痛和压痛；②肿胀；③晨僵，关节僵硬晨起明显，活动后减轻，可见于多种关节炎，但在 RA 最为突出（大于半小时），持续时间是判断 RA 活动性的标准；④关节畸形，病变晚期出现，最常见表现为手指的尺侧偏斜、纽扣花畸形及天鹅颈样畸形（图 5-18-1）。

特殊关节受累：①颈椎，侧位 X 线可表现为颈椎狭窄；②颞颌关节，少数可引起闭口困难；③肩关节，除了滑膜还可累及锁骨远端 1/3、肩袖、颈部和胸壁周围肌肉；④髋关节，早期 RA 极少受累。

（二）关节外表现

RA 患者可出现淋巴结肿大、低热、食欲不振、消瘦、乏力。大约 40％ 的 RA 患者会发生关节以外的肌肉骨骼系统（如骨和肌肉）受累和非关节器官（如皮肤、眼、肺和心脏等）受累。

1. 类风湿结节

与 RA 病情活动相关，多发于关节伸侧，易摩擦部位，如肘、手指、坐骨和骶骨突起部位、枕骨头皮及跟腱。也可发生在内脏器官组织，如心肌、脑膜和肺组织。

2. 血管炎

患者皮肤可出现溃疡、紫癜、网状青斑、指（趾）坏疽，多见于类风湿因子高滴度阳性患者。

3. 肺部表现

RA 患者可见胸膜炎、肺间质纤维化、肺类风湿结节、细支气管炎、肺动脉高压等。

4. 心脏表现

心包炎在 RA 患者最常见。

5. 肾脏损害

最常见的肾小球病变为系膜增生性肾小球肾炎，也可出现肾淀粉样变。

6. 神经病变

患者可出现神经病、嵌压性周围神经病、感觉型或感觉运动型周围神经病。

7. 眼部表现

RA 患者可出现口眼干燥、巩膜炎及角膜炎。

四、实验室和辅助检查

RA 患者可有轻度白细胞升高，贫血，血小板升高，血沉（ESR）和 C 反应蛋白（CRP）升高，免疫球蛋白升高，补体正常或稍高。

类风湿因子（rheumatoid factor，RF）是血清中针对 IgG Fc 片段上抗原表位的一类自身抗体，以 IgM 最常见。高滴度 RF 见于 75% 的 RA 患者，可伴有关节外表现。抗环瓜氨酸多肽抗体（anti-cyclic peptide contanining citrnlline，anti-CCP）在 RA 中的敏感性约为 75%，特异性高达 95% 以上。

RA 患者的滑液白细胞总数为 5 000～25 000/mm³，以中性粒细胞为主，滑液内可检测出 RF。

X 线检查对 RA 的诊断有重要意义，早期 X 线表现为关节周围软组织肿胀和关节附近骨质疏松，晚期出现关节面破坏、关节间隙狭窄。MRI 在 RA 发病 4 个月时即可显示滑膜增厚、骨髓水肿和关节面侵蚀，有益于早期诊断 RA。超声检查能显示软组织病变，可用于评估关节破坏，指导关节穿刺及治疗。

五、诊断

典型病例按 1987 年美国风湿病学会（American college of rheumatology，ACR）的分类标准（表 5-18-1）诊断并不困难，但对于不典型及早期 RA 易出现误诊或漏诊。

2009 年 ACR 和欧洲抗风湿病联盟（EULAR）提出了新的 RA 分类标准和评分系统，即：至少 1 个关节肿痛，并有滑膜炎的证据（临床或超声或 MRI）；同时排除了其他疾病引起的关节炎，并有典型的常规放射学 RA 骨破坏的改变，可诊断为 RA。此外，该标准对关节受累情况、血清学指标、急性时相反应物和滑膜炎持续时间 4 个部分进行评分，总得分 6 分以上也可诊断 RA（表 5-18-2）。

表 5-18-1　1987 年 ACR 的 RA 分类标准

临床表现	说明
晨僵	关节及其周围僵硬感至少持续 1 小时，持续至少 6 周
≥3 个以上关节区的关节炎	医生观察到下列 14 个关节区（两侧近端指间关节、掌指关节、腕、肘、膝、踝及跖趾关节）中至少 3 个有软组织肿胀或积液（不是单纯骨隆起），持续至少 6 周
手关节炎	腕、掌指或近端指间关节区中，至少有一个关节区肿胀，持续至少 6 周
对称性关节炎	左右两侧关节同时受累（两侧近端指间关节、掌指关节及跖趾关节受累时，不一定绝对对称），持续至少 6 周
类风湿结节	医生观察到在骨突部位、伸肌表面或关节周围有皮下结节
类风湿因子阳性	任何检测方法证明血清中类风湿因子含量升高（该方法在健康人群中的阳性率<5%）
影像学改变	在手和腕的后前位相上有典型的 RA 影像学改变，必须包括骨质侵蚀或受累关节及其邻近部位有明确的骨质脱钙

注：以上 7 条满足 4 条或 4 条以上并排除其他关节炎可诊断 RA。

表 5-18-2　ACR/EULAR 2009 年 RA 分类标准和评分系统

临床表现	评分
关节受累情况	
1 个中大关节	0
2～10 个中大关节	1
1～3 个小关节	2
4～10 个小关节	3

（续表）

临床表现	评分
＞10 个关节（至少 1 个为小关节）	5
血清学指标	
RF 或抗 CCP 抗体均阴性	0
RF 或抗 CCP 抗体低滴度阳性	2
RF 或抗 CCP 抗体高滴度阳性	3
急性时相反应物	
CRP 或 ESR 均正常	0
CRP 或 ESR 升高	1
滑膜炎持续时间	
＜6 周	0
≥6 周	1

六、鉴别诊断

在 RA 的诊断中，应注意与其他结缔组织病所致的关节炎鉴别。

1. 骨关节炎

骨关节炎具有不同于 RA 的临床特点，关节疼痛活动后加重，休息后减轻，晨僵时间短，关节主要表现为退行性改变，炎症表现轻微。

2. 痛风

痛风石与类风湿结节相似，反复发作急性单关节炎和滑膜尿酸盐结晶是痛风的特征表现。

3. 强直性脊柱炎

强直性脊柱炎与 RA 不同，其 HLA-B27 呈阳性而 RF 呈阴性，同时，强直性脊柱炎多侵犯腰椎，可出现非对称性下肢大关节炎，小关节不受累。

4. 银屑病关节炎

本病患者常见手指或足趾远端指间关节受累，有特征性银屑病的皮肤或指甲病变。

5. 系统性红斑狼疮

以关节症状首发的系统性红斑狼疮（systemic lupus erythematosus，SLE）与 RA 相似，患者往往伴有蝶形红斑、盘状红斑、光过敏、脱发、抗 dsDNA 抗体阳性、肾脏损害及神经系统损害。

七、治疗

RA 治疗的目的在于缓解疼痛，减轻关节炎症，保持或改善关节功能，防止关节破坏，控制关节外症状。

1. 非药物治疗

强调患者教育及整体和规范治疗的理念，适当的休息、正确的关节活动和肌肉锻炼等对于缓解症状、改善关节功能具有重要作用。

2. 药物治疗

迅速起效的抗炎药物包括非甾体抗炎药（nonsteroidal antiinflammatory drugs，NSAIDs）及全身性和关节内注射糖皮质激素。NSAIDs 能够减轻关节肿胀疼痛，但不能阻止 RA 疾病的进展。糖皮质激素可用于活动期 RA 患者的过渡治疗，或伴有血管炎等关节外表现的 RA。

患者一旦诊断 RA 即应早期应用改善病情抗风湿药（disease modifying anti-rheumatic drugs，DMARDs），首选甲氨蝶呤，常见的不良反应有恶心、口腔炎、肝损害等。无法使用甲氨蝶呤的患者可能需要用其他药物替代,如羟氯喹、柳氮磺吡啶或来氟米特,服药期间应监测血常规和肝功能。对于活动性RA患者,予以NSAIDs或糖皮质激素初始抗炎治疗。

生物DMARDs通过DNA重组技术生产,往往以细胞因子或其受体为靶点,或针对其他细胞表面分子。此类药物包括抗细胞因子药物,如TNF-α抑制剂依那西普、英夫利西单抗、阿达木单抗、戈利木单抗和塞妥珠单抗,IL-1受体拮抗剂阿那白滞素,以及IL-6受体拮抗剂托珠单抗;还包括其他生物反应调节剂,如T细胞共刺激阻滞剂阿巴西普(CTLA4-Ig)和B细胞耗竭剂抗CD20单克隆抗体利妥昔单抗。

3. 中医治疗

本病与传统医学的"痹证"相似,属于"痛痹""历节""历节病"等范畴,以宣通为治疗原则,治疗须分新久虚实,注意病证结合。

(1)辨证论治:本病分为实痹和虚痹。①实痹:行痹、痛痹、着痹以蠲痹汤、乌头汤、麻黄加术汤、桂枝附子汤为常用方,热痹以麻杏石甘汤、白虎汤、麻黄连翘赤小豆汤、桂枝芍药知母汤为常用方,顽痹以身痛逐瘀汤、大、小活络丹、益肾蠲痹汤为常用方;②虚痹:气血亏虚用黄芪桂枝五物汤、独活寄生汤,阳虚痹用真武汤,阴虚痹用六味地黄丸加当归、白芍。

(2)专病专方:可选用雷公藤多苷片、正清风痛宁片、白芍总苷胶囊、益肾蠲痹丸等中成药。

(3)外治法:①针灸治疗:以循经取穴为主,按病取经,远近结合,腕部取阳池、外关、阳溪、腕骨,踝部取申脉、照海、昆仑、丘墟,也可选用阿是穴,虚证可用温针、艾灸或隔姜灸,实证用毫针泻法浅刺,另可穴位注射。②中药外敷:艾叶200 g,煎汤热浴,忌风;海桐皮、桂枝、海风藤、路路通、宽筋藤、两面针各30 g,水煎,趁热熏洗关节,每日1~2次,每次20~30分钟,坚持1个月以上;川乌、草乌、松节、生南星、生半夏各30 g,研末,酒浸,擦患处(不可内服)。

4. 外科治疗

外科治疗可用于关节畸形导致严重功能障碍的患者,当关节病变发展到晚期时,可切除关节或进行关节融合术,特别是对于足关节,这样能减少行走时的疼痛。颈椎伴有不稳定时可行手术融合,防止脊髓受到压迫,膝关节或髋关节晚期病变进行人工关节置换术是恢复运动能力和功能的有效措施。

第二节　脊柱关节炎

脊柱关节炎(spondyloarthritis,SpA),既往又称血清阴性脊柱关节病(seronegative spondyloarthropathies),是一组慢性炎症性风湿性疾病,具有特定的病理生理、临床、放射学和遗传特征,炎性腰背痛伴或不伴外周关节炎,加之一定特征的关节外表现是这类疾病特有的症状和体征。SpA包括一系列疾病:强直性脊柱炎(ankylosing spondylitis,AS)、反应性关节炎(reactive arthritis,ReA)、银屑病关节炎(psoriatic arthritis,PsA)、炎性肠病关节炎(arthropathy of inflammatory bowel disease,IBD)和未分化脊柱关节病(undifferentiated spondyloarthropathy,uSpA)等。同形式的SpA具有多种共同的临床特征,最突出的特征是中轴关节(尤其是骶髂关节)炎症、不对称的寡关节炎(尤其是下肢)、指/趾炎(香肠指/趾)和附着点炎(韧带或肌腱的骨骼附着处炎症)。SpA的基本特征是慢性背痛、HLA-B27阳性以及X线或MRI示骶髂关节炎。

一、强直性脊柱炎

AS是一种慢性进行性疾病,主要侵犯骶髂关节、脊柱骨突、脊柱旁软组织及外周关节,并可伴发关节外表现,严重者可发生脊柱畸形和关节强直。

AS的患病率在各国报道不一,如美国为0.13%~0.22%,日本为0.05%~0.2%,中国为0.26%。以往认为本病男性多见,男女之比为10.6∶1;现报告男女之比为2∶1到3∶1,只不过女性发病较缓慢且病情较轻。发病年龄通常在13~31岁,30岁以后及8岁以前发病者少见。

（一）发病机制

AS 的病因未明,基因和环境因素共同在发病中发挥作用。HLA-B27（以下简称"B27"）与 AS 的发病密切相关,并有明显家族发病倾向。我国正常人群 B27 的阳性率为 2%～7%,AS 患者 B27 的阳性率达 91%,AS 患者的家系中为 4%。在 B27 阳性的 AS 患者中,其一级亲属中 AS 患病率高达 11%～25%,这表明 B27 阳性者或有 AS 家族史者患 AS 的危险性增加。但是,大约 80% 的 B27 阳性者并不发生 AS,以及大约 10% 的 AS 患者为 B27 阴性,AS 的发生还有如肠道细菌及肠道炎症等其他因素参与。

AS 的病理性标志和早期表现之一为骶髂关节炎,脊柱受累的晚期典型表现为脊柱竹节状改变。外周关节滑膜炎与类风湿关节炎难以区别,肌腱末端病为本病的特征性表现之一。

（二）临床表现与诊断

1. 炎性腰背痛

炎性腰背痛是 AS 最常见的症状,2009 年国际 AS 评估工作组（ASAS）炎性背痛专家推荐标准为满足以下 5 项中的 4 项:①发病年龄<40 岁;②隐匿发病;③症状活动后好转;④休息时加重;⑤夜间痛,起床后好转。

2. 非对称性外周关节病变

24%～75% 的 AS 患者在病初或病程中出现外周关节病变,以膝、髋、踝和肩关节居多,肘、手和足小关节偶有受累。非对称性、少数关节或单关节,以及下肢大关节的关节炎为本病外周关节炎的特征。髋关节受累占 38%～66%,表现为局部疼痛、活动受限、屈曲挛缩及关节强直,其中大多数为双侧,而且 94% 的髋部症状起于发病后 5 年内。

3. 附着点炎症

附着点是指肌腱和韧带附着于骨的区域;附着点炎是发生在附着点的炎症,是 SpA 的典型特征。附着点炎表现为附着点疼痛、僵硬和压痛,通常无明显肿胀,不过在跟腱附着点,肿胀可能是突出特征。

4. 其他症状

1/4 的患者在病程中发生眼色素膜炎,单侧或双侧交替,一般可以自行缓解,反复发作可致视力障碍;神经系统症状来自压迫性脊神经炎、坐骨神经痛、椎骨骨折或不全脱位以及马尾综合征,马尾综合征可引起阳痿、夜间尿失禁、膀胱和直肠感觉迟钝、踝反射消失;极少数患者出现肺纤维化,有时伴有空洞形成而被误诊为肺结核,也可因并发霉菌感染而使病情加剧;主动脉瓣闭锁不全及传导障碍见于 3.5%～10% 的患者;AS 也可并发 IgA 肾病和淀粉样变性。

5. 体征

（1）骶髂关节和椎旁肌肉压痛:为本病早期的阳性体征。

（2）枕壁试验:正常人立正姿势,后枕部应贴近墙壁而无间隙。而颈僵直和（或）胸椎段畸形后凸者该间隙增大数厘米,致使枕部不能贴壁。

（3）胸廓扩展:在第 4 肋间隙水平测量深吸气和深呼气时胸廓扩展范围,两者之差的正常值不小于 2.5 cm,而有肋骨和脊椎广泛受累者胸廓扩张减弱。

（4）Schober 试验:在双髂后上棘连线中点上垂直距离向上 10 cm,向下 5 cm 分别作标记并测量其距离,然后嘱患者弯腰（保持双膝直立位）测量脊柱最大前屈度,正常移动增加距离在 5 cm 以上,脊柱受累者增加距离多少于 4 cm。

（5）骨盆按压试验阳性:患者侧卧,检查者从另一侧按压骨盆,可引起骶髂关节疼痛。

（6）Patrick 试验（下肢 4 字试验）:患者仰卧,一侧膝屈曲并将足跟放置到对侧伸直的膝上。检查者用一只手下压屈曲的膝（此时髋关节在屈曲、外展和外旋位）,并用另一只手压对侧骨盆,可引出对侧骶髂关节疼痛则视为阳性。

6. 辅助检查

（1）血液学检查:活动期患者可见血沉增快,C-反应蛋白增高及轻度贫血。

（2）HLA-B27 阳性：虽然 AS 患者 HLA-B27 阳性率达 90% 左右，但无诊断特异性，阴性有助于排除 AS，而阳性者不能作为诊断 AS 的依据。

（3）脊柱的 X 线检查：前后部炎症及骨侵蚀和沉积导致的椎体方形变是 AS 脊柱受累相对早期的 X 线表现，较后期的改变包括韧带钙化及骨桥形成。最易识别的特征性异常是晚期 AS 的竹节状脊柱。

（4）骶髂关节 X 线检查或 CT 检查：骶髂关节炎程度分为 5 级，0 级为正常，Ⅰ级可疑，Ⅱ级有轻度骶髂关节炎，Ⅲ级有中度骶髂关节炎，Ⅳ级为关节融合强直（图 5-18-2）。

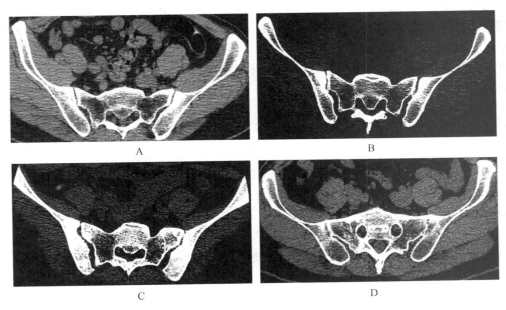

图 5-18-2　强直性脊柱炎骶髂关节 CT 炎症改变
A. Ⅰ级炎症；B. Ⅱ级炎症；C. Ⅲ级炎症；D. Ⅳ级炎症

（5）骶髂关节 MRI 检查：在了解 AS 早期软骨或骨髓水肿病变方面优于 CT，但在判断骶髂关节炎时易出现假阳性结果。

7. 诊断标准

AS 的诊断现仍沿用 1984 年修订的纽约标准。

① 下腰背痛的病程至少持续 3 个月，疼痛随活动改善，但休息不减轻；

② 腰椎在前后和侧屈方向活动受限；

③ 胸廓扩展范围小于同年龄和性别的正常值；

④ 双侧骶髂关节炎Ⅱ～Ⅳ级，或单侧骶髂关节炎Ⅲ～Ⅳ级。

如果患者具备④并附加①～③条中的任何 1 条可确诊为 AS。

（三）治疗

通过非药物、药物和手术等综合治疗，可以缓解疼痛和发僵，控制或减轻炎症，达到改善和提高患者生活质量的目的。

1. 非药物治疗

（1）患者教育：应包含疾病知识，建议患者终身坚持锻炼和姿势训练，改变相关的工作和生活习惯，戒烟，长期计划还应包括患者的社会心理和康复的需要。

（2）物理治疗：包括姿势训练、关节活动锻炼、伸展运动等。

2. 药物治疗

（1）非甾体抗炎药（NSAIDs）：可迅速改善患者腰背部疼痛和发僵，减轻关节肿胀和疼痛及增加活动范围,是早期或晚期 AS 患者对症治疗的首选药。抗炎药种类繁多,但对 AS 的疗效大致相当,抗炎药的不良反应较多为胃肠不适。

(2)柳氮磺吡啶(Sulfasalazine,SASP):本品可改善 AS 的关节疼痛、肿胀和发僵,并可降低血清炎症活动性指标,特别适用于改善 AS 患者的外周关节炎。通常推荐用量为 0.25 g,每日 3 次开始,以后每周递增 0.25 g,直至 1.0 g,每日 3 次,疗程 1~3 年。本品起效较慢,通常在用药后 4~6 周。不良反应包括消化系统症状、皮疹、血细胞减少等。

(3)甲氨蝶呤(Methotrexate,MTX):活动性 AS 患者经柳氮磺吡啶和非甾体抗炎药治疗无效时,可采用甲氨蝶呤。通常用量为甲氨蝶呤 7.5~15 mg。不良反应包括胃肠不适、肝损伤、肺间质炎症和纤维化、血细胞减少、脱发、头痛及头晕等,故在用药前后应定期复查血常规及肝功能。

(4)糖皮质激素:抗炎药也不能控制症状时,可使用糖皮质激素暂时缓解疼痛。对其他治疗不能控制的下背痛,在 CT 指导下行皮质类固醇骶髂关节注射,部分患者可改善症状,疗效可持续 3 个月左右。长期单关节(如膝)积液可行长效皮质激素关节腔注射,重复注射应间隔 3~4 周,一般不超过 2~3 次。糖皮质激素口服治疗既不能阻止本病的发展,长期服用还会带来不良反应。

(5)其他药物:一些男性难治性 AS 患者应用沙利度胺(Thalidomide,反应停)后,临床症状和血沉及 C-反应蛋白均明显改善。不良反应有嗜睡、口渴、血细胞下降、肝酶增高、镜下血尿及指端麻刺感等。对长期用药者应定期做神经系统检查,以便及时发现可能出现的外周神经炎。

3. 生物制剂

如抗肿瘤坏死因子-α 单克隆抗体(Infliximab,英夫利昔单抗)用于治疗活动性或对抗炎药治疗无效的 AS;依那西普(Etanercept),一种重组的人可溶性肿瘤坏死因子受体融合蛋白,已用于治疗活动性 AS,80% 的患者病情可获改善,主要不良反应为感染。

4. 外科治疗

对于严重的髋关节受累、持续性疼痛、活动度严重受限和生存质量严重下降,人工全髋关节置换术是最佳选择。髋关节成形术后,近 90% 疼痛得到缓解,活动度改善。颈椎融合术适用于发生寰枢关节半脱位伴神经功能损害的极少数患者。

5. 中医治疗

本病属中医学"脊强""痹证""骨痹""肾痹""尪痹"等范畴,肾精亏虚为本,寒湿湿热为标,瘀血贯穿疾病始终,治疗以益肾温督,化痰活血通络为本病的基本治则。

(1)辨证论治:①湿热瘀阻证:四妙丸合当归拈痛汤加减;②肾虚血瘀证:左归丸加减,余可参照类风湿关节炎辨证论治。

(2)专病专方:清热强脊颗粒、湿热痹冲剂、四妙丸、补肾强脊颗粒、尪痹颗粒、益肾蠲痹丸。

(3)外治法:①针灸治疗:背痛,经渠针入三分,留捻 1 分钟,丘墟针入三分,留捻 1 分钟,鱼际针入三分,留捻 1 分钟,昆仑针入三分,留捻 1 分钟;脊膂强痛,委中针入一分,留捻 3 分钟,人中针入二分,留捻 1 分钟;腰痛,环跳针入一寸五分,留捻 2 分钟,委中针入一分,留捻 3 分钟;肾弱腰疼,肾俞灸五壮至十数壮。②理疗:如中药熏蒸、全身浸浴、红外线及神灯照射、中药离子导入等。

二、银屑病关节炎

银屑病关节炎(psoriatic arthritis,PsA)是一种与银屑病相关的炎性关节病,具有银屑病皮疹伴关节和周围软组织疼痛、肿胀、压痛、僵硬和运动障碍,部分患者可有骶髂关节炎和(或)脊柱炎,病程迁延、易复发、晚期可有关节强直,导致残废。约 75% 的 PsA 患者皮疹出现在关节炎之前,同时出现者约 15%,皮疹出现在关节炎后的患者约 10%。该病可发生于任何年龄,高峰年龄为 30~50 岁,无性别差异,但脊柱受累以男性较多。在美国,PsA 患病率为 0.1%,银屑病患者约 5%~7% 发生关节炎;中国 PsA 发生率约为 1.23‰。

（一）发病机制

PsA 是一种免疫介导的慢性炎性疾病，可同时累及皮肤和关节，其进展与异常细胞及细胞因子表达相关。已证实 T 细胞、角质形成细胞、抗原提呈细胞、巨噬细胞、细胞因子、血管内皮生长因子等在银屑病的发病中发挥重要作用，Th1 细胞曾被认为是 PsA 主要的致病性 T 细胞。

PsA 与遗传密切相关，HLA-B27 或 B39 等位基因编码的 MHC 分子可引起 T 细胞针对自身骨骼肌肉系统及皮肤的自身免疫应答而诱发 PsA。

（二）临床表现与诊断

PsA 患者表现为受累关节疼痛和僵硬，22% 的 PsA 患者有乏力表现，半数患者发生持续 30 分钟以上的晨僵，长时间不活动可加重僵硬，活动后则可缓解，约 70% 因关节炎就诊的患者有银屑病病史。体格检查可发现受累关节的应力性疼痛、关节线压痛以及存在积液。有 40%～50% 的患者出现远端指（趾）间关节受累和脊柱受累。

皮肤银屑病是 PsA 的重要诊断依据，好发于头皮及四肢伸侧，尤其是肘、膝部位，呈散在或泛发分布，要特别注意隐藏部位的皮损如头发、会阴、臀、脐等，表现为丘疹或斑块，圆形或不规则形，表面有丰富的银白色鳞屑，去除鳞屑后为发亮的薄膜，除去薄膜可见点状出血（Auspitz 征），该特征对银屑病具有诊断意义（图 5-18-3）。约 80% 的 PsA 患者有指（趾）甲病变，远端指间关节出现顶针样凹陷（>20 个）是 PsA 的特征性变化。其他表现有指甲脱离、甲下角化过度、增厚、横嵴及变色（图 5-18-4）。7%～33% 的患者有眼部病变如结膜炎、葡萄膜炎、虹膜炎和干燥性角膜炎等；4% 的患者在疾病晚期出现主动脉瓣关闭不全心脏肥大和传导阻滞等；肺部可见上肺纤维化；胃肠道可有炎性肠病，罕见淀粉样变；此外，也有部分患者会出现跟腱和跖腱膜附着点炎，足跟痛。

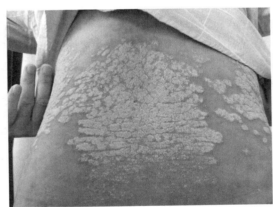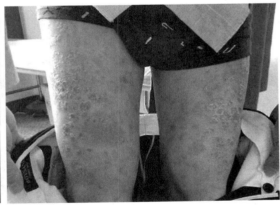

图 5-18-3 银屑病皮疹

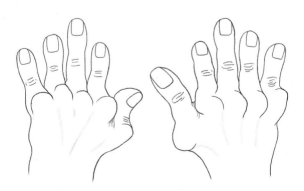

图 5-18-4 银屑病关节炎小关节改变

1. 辅助检查

(1) 实验室检查：本病无特异性实验室检查，病情活动时血沉加快，C反应蛋白增加；滑液呈非特异性反应，白细胞轻度增加，以中性粒细胞为主；类风湿因子阴性，5%～16%的患者出现低滴度的类风湿因子；2%～16%的患者抗核抗体滴度阳性；约半数患者 HLA-B27 阳性，且与骶髂关节和脊柱受累显著相关。

(2) 影像学检查

① 周围关节炎：骨质有破坏和增生表现。手和足的小关节呈骨性强直，有指间关节破坏伴关节间隙增宽，末节指骨茎突有骨破坏和骨增生表现，近端指骨变尖和远端指骨骨性增生造成"带帽铅笔"样畸形，受累指间关节间隙可有变窄、融合、强直和畸形。

② 中轴关节炎：骶髂关节炎多表现为单侧，关节间隙模糊、变窄、融合。椎体椎间隙变窄，强直，有不对称性韧带骨赘形成伴椎旁骨化，相邻椎体中间的韧带骨化形成骨桥。

2. 诊断依据

关于 PsA 的诊断标准，目前尚未统一，较简单而实用的标准有 Moll 和 Wright 的 PsA 分类标准：①至少有 1 个关节发生炎症并持续 3 个月以上；②至少有银屑病皮损和(或)1 个指(趾)甲上有 20 个以上顶针样凹陷的小坑或甲剥离；③血清 IgM 型 RF 阴性(滴度<1∶80)。

(三) 治疗

PsA 的治疗目的在于缓解疼痛、延缓关节破坏和控制皮肤损害，治疗方案因人而异。

1. 一般治疗

适当休息，避免过度疲劳和关节损伤，注意关节功能锻炼，忌烟、酒和刺激性食物。

2. 药物治疗

与类风湿关节炎治疗药物基本相似，包括非甾体抗炎药(NSAIDs)、改善病情抗风湿药(DMARDs)、糖皮质激素、生物制剂等。同时，可依据银屑病皮损类型、病情等选用局部使用药物，如外用糖皮质激素一般用于轻、中度银屑病；蒽林对轻，中度银屑病有效；外用维生素 D_3、钙泊三醇用于中度银屑病治疗；水杨酸制剂通常用于糖皮质激素、蒽林或煤焦油制剂的联合治疗以提高这些药物的效果。

3. 物理疗法

包括湿化、水浴、光化学疗法等。

4. 外科治疗

外科手术治疗如关节成形术等可用于已出现关节畸形伴功能障碍的患者。

三、炎性肠病性关节炎

炎性肠病性关节炎是指炎症性肠病(inflammatory bowel disease，IBD)〔包括溃疡性结肠炎(ulcerative colitis，UC)和克罗恩病〕引起的关节炎的统称。主要表现为外周关节炎和中轴关节病变，不明原因的肠道非感染性炎症，并可伴发关节外或肠道外其他全身症状，如皮肤黏膜病变及炎症性眼病等表现。主要受累关节为膝关节和踝关节，表现为寡关节、非对称性关节炎。本病可发生在任何年龄，以20～40 岁青年人和儿童最多见，男、女均可发病，起病缓急不一，病情轻重与病变范围及程度相关。

(一) 发病机制

本病的特异性致病因素迄今尚未明确，目前研究认为与以下因素有关。

1. 遗传

IBD 具有高度遗传倾向，遗传因素在发病过程中起主导作用。涉及的遗传因素包括 HLA-B27 基因和 HLA-B27 以外的相关基因，而以 HLA-B27 基因与疾病的相关性最为显著。遗传易感性导致抗原递呈异常、自我识别异常、产生针对结肠和结肠外组织的自身抗体等，最终使肠道通透性增加，分泌许多炎症因子，导致肠道和滑膜炎症。

2. 感染

HLA-B27 的存在限制了 CD8$^+$T 淋巴细胞的功能,胃肠道的炎症使致病菌激活淋巴细胞,产生针对关节软骨的抗体,导致关节破坏。

3. 免疫因素

IBD 发病时,关节滑膜会出现微小血管增生,大量免疫细胞浸润,包括 CD4 及 CD8 淋巴细胞和巨噬细胞等细胞,它们介导的免疫反应是 IBD 重要的发病机制。

(二) 临床表现与诊断

1. 关节表现

(1) 外周关节病变:多于炎性肠病后出现,有的患者关节病变先于肠道病变几年出现,表现为少数非对称性、一过性、游走性周围关节炎,以膝、踝和足等下肢大关节受累为主,其次是肘、腕或指关节等,任何外周关节均可受累。关节炎严重程度与肠道病变严重程度相关,并伴炎性肠病治疗而消退,多数不遗留关节畸形,偶有小关节和髋关节破坏,可见大关节积液、腊肠指(趾)、肌腱末端病、跟腱和跖底筋膜炎。克罗恩病关节炎可出现杵状指和骨膜炎。

(2) 中轴关节受累:4%～7%的炎性肠病患者在肠道病变前出现明显的脊柱炎或骶髂关节炎,与肠道病变程度不一定关联。临床表现为腰背部、胸、颈或臀部疼痛,腰和颈部运动受限,扩胸度降低。IBD 伴发的脊柱炎在症状、体征及 X 线表现上难与特发性强直性脊柱炎鉴别。

2. 消化系统表现

80%～90%的患者有腹痛,85%～90%的患者可有腹泻,约 1/3 的患者可扪及腹部包块,多位于左下腹。腹块由增厚的肠袢、腹腔内粘连、肿大的淋巴结、瘘管、脓肿等引起,包块质地中等、较固定,伴压痛。

3. 黏膜表现

克罗恩病常伴牙质、口腔及胃黏膜损害。口腔黏膜损害表现为颊部黏膜及舌侧表面和口腔底部有肿胀、结节、疼痛感及溃疡,典型的溃疡称为"鹅口疮"(thrush)样溃疡,溃疡和增生互相交替,形成"铺路石"样改变,口腔病变是诊断克罗恩病的重要临床依据。克罗恩病最常见的皮肤病变为结节性红斑,表现为疼痛、红斑样或紫色结节,最常见于腿部,病变呈多发性,可发生于四肢。溃疡性结肠炎则表现为不常见的较严重坏疽性脓皮病。

4. 眼部表现

患者可能存在前色素膜炎,多为单侧及一过性,易复发。

5. 其他表现

发热、贫血、营养不良及血管炎(可表现为网状青斑、血栓性静脉炎和小腿溃疡)等均可出现。

6. 辅助检查

(1) 血液检查:可见贫血、急性期白细胞计数升高、血沉增快、C-反应蛋白升高、血浆球蛋白升高、类风湿因子阴性、抗核抗体阴性,HLA-B27 阳性占 50%～70%。溃疡性结肠炎导致的 IBD 患者的 HLA-Bw62 频率明显增高。

(2) 大便常规:可见红、白细胞,潜血阳性。

(3) 关节滑液检查:细胞数多为 $5×10^9$～$7×10^9$/L,以中性粒细胞为主,滑液细菌培养为阴性。

(4) 放射学检查:①X 线检查:关节可见软组织肿胀、近关节面轻度骨质疏松,偶有骨膜反应和骨质破坏,骶髂关节炎表现同强直性脊柱炎;②钡餐检查:黏膜粗乱或颗粒样改变,肠管短缩,袋囊消失呈铅管样,肠管边缘呈现毛刺样或锯齿状,肠壁有多发性小充盈缺损;③CT 检查:IBD 的脊柱受累者多呈节段性融合,非对称性,有骨桥形成;④MRI 检查:能比 CT 更早发现骶髂关节炎及关节周围软组织肿胀、硬化和脂肪沉积,骶髂关节周围软组织肿胀信号,不仅是诊断骶髂关节炎的重要征象,且可作为判断病变是否处于活动期的影像学指标。

(5) 结肠镜检查:IBD 患者的肠道病变多发生于直肠部位,且呈现出连续性、弥漫性分布。具体表现为:①黏膜血管纹理模糊和紊乱,肠黏膜消失、水肿、充血、出血、易脆及伴脓性分泌物附着,并常见黏膜粗糙,呈细颗粒状;②缓解期患者可见结肠袋囊变浅、变钝甚至消失,或出现假息肉及黏膜桥等;③明显病变处可见弥漫性多发性溃疡或糜烂。

7. 诊断要点

IBD 的诊断不难,当溃疡性结肠炎和克罗恩病诊断明确,并出现外周关节炎和中轴关节病变,排除其他疾病即可诊断。

（三）治疗

治疗原则是积极治疗原发病,控制发作,缓解症状,减少复发,防治并发症。

1. 药物治疗

非甾体抗炎药如水杨酸,免疫抑制剂如柳氮磺吡啶是治疗轻中度炎性肠病关节炎最为有效的药物,还包括甲氨蝶呤、硫唑嘌呤及环孢素等;糖皮质激素用于暴发型或重型患者;抗生素在克罗恩病治疗中占有重要的地位,常用药物包括甲硝唑、喹诺酮和 5-氨基水杨酸。另外,生物制剂如抗 TNF-α 单抗、英夫利昔、阿达木单抗和赛妥珠单抗,可迅速显著改善大多数患者的病情,包括重度或激素及免疫抑制剂无效或不能耐受的溃疡性结肠炎患者。

2. 局部灌肠治疗

主要适合病变局限于直肠、乙状结肠的病例,灌肠液主要由普鲁卡因、甲硝唑、地塞米松等组成。柳氮磺吡啶、5-氨基水杨酸均有栓剂,对溃疡性结肠炎有一定疗效。

3. 手术治疗

IBD 多数不遗留关节畸形,只要积极控制原发病,极少需要外科手术干预。

四、反应性关节炎

反应性关节炎(reactive arthritis,ReA)是一种发生于某些特定部位(如肠道和泌尿生殖道)感染之后出现的关节炎,曾被称为 Reiter 综合征(赖特综合征,具有典型尿道炎、结膜炎和关节炎三联者)。因为与 HLA-B27 的相关性、关节受累的模式(非对称性,以下肢关节为主)以及可能累及脊柱,因此被归于脊柱关节病的范畴。本病多见于青年男性,国外的发病率在 0.06%~1%,中国尚无这方面的统计数据报道。

（一）发病机制

ReA 的发病与感染、遗传标记 HLA-B27 和免疫失调有关。本病有 2 种起病形式,性传播型和肠道型,前者主要见于 20~40 岁男性,因衣原体或支原体感染泌尿生殖系统后发生;后者男女发病率基本相等,肠道感染菌多为革兰阴性杆菌,包括志贺菌属、沙门菌属、耶尔森菌属及弯曲杆菌属等。ReA 患者亲属中骶髂关节炎、强直性脊柱炎和银屑病发病数增加。滑膜的病理改变为非特异性炎症,韧带及关节囊附着点的炎症性病变是 ReA 病变活动的常见部位。

（二）临床表现与诊断

1. 全身症状

全身症状常突出,如在感染后数周出现低热(个别患者可有高热)、体重下降和严重乏力。

2. 关节症状

首发症状以急性关节炎多见,多在前驱尿道炎或腹泻后 1~6 周出现,呈急性发病,受累关节一般不对称,多为单一或少关节炎,通常发生在下肢大关节和趾关节,病变早期关节出现红肿热痛,膝关节可有明显关节腔积液。局部肌腱末端病是 ReA 的特征性关节病变(如跖筋膜炎,指骨膜炎,跟腱炎),炎症通常发生在肌腱附着于骨的部位(附着点炎)而不是滑膜(但可伴有滑膜炎),在手指(足趾)则表现为整个指/趾肿胀(腊肠指/趾)。初次发病症状通常在 3~4 月消退,某些患者可发生关节畸形、强直、骶髂关节炎和(或)脊椎炎。

3. 关节外症状

（1）泌尿生殖道症状:如尿痛、盆腔痛、尿道炎、子宫颈炎、前列腺炎、子宫附件炎或膀胱炎,即使关节炎是由肠杆菌所致,也可发生环形龟头炎(无痛性红斑样病变伴龟头和尿道口的浅表小溃疡)。

(2)皮疹和其他皮肤改变:如脓溢性皮肤角化病(类似脓疱型银屑病的掌跖皮肤角化过度病变)。

(3)非感染性结膜炎:1/3 的患者可出现非感染性结膜炎,最常发生在疾病早期,而且是一过性的。更明显的眼部病变是前色素膜炎,常为急性,预后一般较好,但如不治疗,11%的患者可出现失眠。

(4)其他表现:可以出现心脏受累(包括瓣膜病变和传导异常),并可有肾脏病变、颅神经和周围神经病、血栓性静脉炎等少见并发症。

4. 实验室检查

(1)病原体培养:可行尿道拭子培养,有条件时可取宫颈刷洗细胞行直接荧光抗体和酶联免疫试验。当肠道症状不明显或较轻微时,大便培养对确定诱发疾病的微生物感染有帮助。

(2)炎症指标:急性期可有白细胞增高、血沉增快、CRP 升高。慢性患者可出现轻度正色素性正细胞性贫血,补体 C3、C4 可增高。

(3)滑液与滑膜检查:有轻至重度炎性改变,且可出现大巨噬细胞,内含核尘和整个白细胞的空泡,对赖特综合征无特异性。滑膜活检显示为非特异性炎症改变。

(4)HLA-B27 检测:HLA-B27 阳性与中轴关节病、心脏炎和眼色素膜炎相关,有助于本病的诊断。

5. 影像学检查

10%的患者在疾病早期出现骶髂关节炎,慢性患者最终约有 70%出现单侧(早期)或双侧(晚期)骶髂关节异常。非对称性椎旁“逗号样”骨化是 ReA 独特的影像学发现,多累及下 3 个胸椎和上 3 个腰椎;椎体方形变不常见。受累关节的软组织肿胀明显,关节间隙狭窄常见于足小关节,伴独特的边缘和绒毛状周围骨炎。线形骨周围炎沿着掌指、跖趾和指趾肌腱附着于骨的部位出现。

6. 诊断要点

目前国内外多沿用 1996 年 Kingsley 与 Sieper 提出的反应性关节炎的分类标准。

(1)典型外周关节炎:下肢为主的非对称性寡关节炎;

(2)前驱感染的证据:①如果 4 周前有典型的症状(腹泻或尿道炎),实验室证据可有可无;②如果缺乏感染的临床证据,必须有感染的实验室证据。

(3)排除引起单或寡关节炎的其他原因:如脊柱关节病、感染性关节炎、莱姆病及链球菌反应性关节炎;

(4)HLA-B27 阳性、ReA 的关节外表现(如结膜炎、虹膜炎、皮肤、心脏与神经系统病变等),或典型脊柱关节病的临床表现(如炎性下腰痛、交替性臀区疼痛、肌腱末端炎或虹膜炎)不是 ReA 确诊必须具备的条件。

(三)治疗

ReA 尚无根治方法,部分患者应针对引起关节炎的感染进行治疗,特别是有泌尿系统感染的患者;有症状的关节疾病患者应针对关节炎和相关的关节周围疾病进行治疗,关节炎本身和无并发症的肠道感染通常无需抗生素治疗。存在活动性沙眼衣原体感染时应使用抗生素治疗。对于大多数患者,关节炎的初始治疗可采用 NSAIDs 以及关节内糖皮质激素治疗,疗效不充分可选用 DMARDs 及生物制剂。

大多数患者预后良好,关节炎可在 6~12 个月自发缓解,但一些患者会有持续性轻度肌肉骨骼症状,并进展为更慢性的脊柱关节炎。

五、未分化脊柱关节病

未分化脊柱关节病(uSpA)是一组具有脊柱关节病的某些临床和(或)放射学特征,而又表现不典型,但尚未达到已确定的任何一种脊柱关节病诊断标准的疾病。uSpA 起病多隐匿,男女均可受累,但以男性多发,占 62%~88%,发病年龄在 16~23 岁。由于女性病变较轻,受累关节少,其平均发病年龄较男性高。

(一)发病机制

uSpA 的发病机制未完全明了,临床上 21%的患者在关节炎出现之前有可疑感染的病史;6%的

uSpA 患者血清中有与细菌相关的关节炎抗原特异性淋巴细胞增殖；36％的患者有隐性链球菌感染，还与链球菌 A、B 有关。uSpA 发病与 HLA-B27 有关，因此有家族聚集性，B27 阳性与虹膜炎、脊柱炎有关，在反应性关节炎中有成慢性关节炎的倾向。此外，还有报道物理损伤可诱发 uSpA 患者外周关节炎发作。以上提示遗传和环境的相互作用是本病发病机制的核心。

（二）临床表现与诊断

1. 炎性腰背痛

52％～80％的 uSpA 患者有炎性腰背痛。

2. 下肢为主的周围关节炎（发生率 60％～100％）

常见于膝、髋、踝关节，可累及一个或多个关节，后者常为不对称多关节炎（发生率 40％）。

3. 肌腱末端病

如附着点炎（发生率 56％），足跟痛（发生率 20％～28％）。

4. 关节炎

骶髂关节炎（发生率 16％～30％）、脊柱炎（发生率 29％）。其他中轴关节炎，如椎间关节炎、头颈关节炎和肋椎关节炎等。

5. 特征性系统表现

如结膜炎或虹膜炎（发生率 33％）、皮肤黏膜病变（发生率 16％），常见的皮肤黏膜病变有溢脓性皮肤角化病、龟头炎、口腔溃疡，偶见坏疽性脓皮病。

6. 其他临床表现

还可有泌尿生殖系统病变（发生率 26％）、炎性肠病（发生率 4％）、心脏受损（发生率 8％）等多种表现。

7. 辅助检查

①HLA-B27 阳性（发生率 80％～84％），HLA-B27 与关节外症状关系密切，HLA-B27 阳性的患者易导致炎症向较严重程度发展；②血沉可增快（发生率 19％～30％）；③X 线、CT 和 MRI 检查可显示骶髂关节炎（发生率 16％～30％）和脊柱炎（发生率约 20％）。

8. 诊断标准

如 2009 年国际脊柱关节炎评估学会（assessment of spondyloarthritis international society，ASAS）制订的脊柱关节病（SpA）的诊断标准（表 5-18-3），同时排除强直性脊柱炎、银屑病关节炎、反应性关节炎和肠病性关节炎。

表 5-18-3　2009 年 ASAS 推荐的 SpA 的分类标准

中轴型		外周型	
年龄＜45 岁和腰背痛≥3 个月		以下肢为主的非对称性关节炎、跟腱炎和（或）指（趾）炎	
影像学提示骶髂关节炎且有至少 1 个下述的 SpA 特征	HLA-B27 阳性且有至少 2 个下述的其他 SpA 特征	加上至少 1 个以下指标	或加上至少 2 个以下指标
①炎性背痛 ②关节炎 ③起止点炎（跟腱） ④眼葡萄膜炎 ⑤指（趾）炎 ⑥银屑病 ⑦克罗恩病，溃疡性结肠炎 ⑧对非甾体抗炎药反应良好 ⑨SpA 家族史 ⑩HLA-B27 阳性 ⑪CRP 升高		①银屑病 ②炎症性肠病 ③近期感染 ④HLA-B27 阳性 ⑤葡萄膜炎 ⑥影像学提示骶髂关节炎或关节炎（非对称性关节炎和以下肢为主的关节炎）、跟腱炎	①关节炎 ②跟腱炎 ③指（趾）炎 ④炎性背痛既往史 ⑤SpA 家族史

（三）治疗

一部分 uSpA 的患者由于仅有轻微的症状和体征,无需特殊治疗,或仅进行理疗改善症状。有明显炎症的患者用药种类与强直性脊柱炎相类似。

1. 非甾体抗炎药

非甾体抗炎药是 uSpA 的首选药。

2. 糖皮质激素

对一些关节炎症状较重和有附着点病的患者可在受累关节内或炎症部位注射糖皮质激素。

3. 免疫抑制剂

病程较长的慢性患者,有持久关节炎和附着点病,如单用非甾体抗炎药不能完全控制症状时,可加用免疫抑制剂。其中,柳氮磺胺吡啶虽然有一定的疗效,但起效非常缓慢;急性活动期,尤其是血沉和 C 反应蛋白较高,晨僵现象明显、合并有滑膜炎等情况,是使用甲氨蝶呤的指征。

4. 四环素类抗生素

四环素类抗生素对部分患者有效。

第三节　痛　风

痛风（gout）是嘌呤代谢障碍所致的一组慢性代谢性疾病,其临床特点为高尿酸血症（hyperuricemia）、反复发作的痛风性急性关节炎、间质性肾炎和痛风石形成;严重者出现关节畸形及功能障碍,常伴尿酸性尿路结石。痛风性关节炎是关节受累的主要表现之一,是由于尿酸盐沉积在关节囊、滑囊、软骨、骨质和其他组织中引起的病损及炎性反应,其多有遗传因素,好发于 40 岁以上男性,多见于第一跖趾关节,也可发生于其他较大关节,尤其是踝部与足部关节。痛风在全世界不同民族均可发病,患病率有所差异,在中国的患病率为 0.15%～0.67%。

一、病因和发病机制

尿酸是嘌呤代谢的最终产物,痛风则由长期嘌呤代谢障碍、血尿酸增高引起。由遗传因素和环境因素共同致病,具有一定的家族易感性,但除 1% 左右由先天性嘌呤代谢酶缺陷引起外,绝大多数病因未明。痛风可以因饮食、天气变化(如温度和气压突变)、外伤等多方面因素引发。

二、临床表现

痛风起病一般在 40 岁以后,患病率随年龄而增加,但近年来有年轻化趋势。其中男性占 95%,女性多于绝经期后发病,常有家族遗传史。临床上,痛风的病程常分为急性发作期、间歇发作期和慢性痛风石病变期。

1. 急性发作期

发作前可无先兆,典型发作者常于夜间被关节痛惊醒,疼痛呈进行性加重,数小时内出现关节红肿、灼热及明显压痛,功能受限,多于数天或 2 周内自行缓解,恢复正常。初发时往往为单一关节受累,继而累及多个关节。以第一跖趾关节为好发部位(图 5-18-5),其次为足底、踝、足跟、膝、腕、指和肘。部分患者可有发热、寒战、头痛、心悸、恶心等全身症状,可伴有白细胞升高和红细胞沉降率增快。受寒、劳累、酗酒、食物过敏、进食富含嘌呤食物、感染、创伤和手术等为常见诱因。

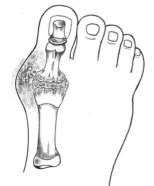

图 5-18-5　痛风患者第 1 跖趾关节破坏

2. 间歇发作期

急性关节炎缓解后一般无明显后遗症状,有时仅有患部皮肤色素沉着、脱屑、刺痒等。多数患者在初次发作后 1～2 年内复发，随着病情的进展，发作次数逐渐增多，症状持续时间延长，无症状间歇期缩短，甚至症状不能完全缓解，且受累关节逐渐增多，从下肢到上肢，从远端小关节向大关节发展。

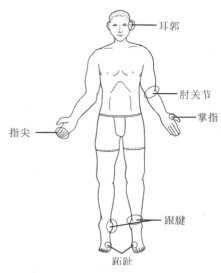

图 5-18-6　慢性痛风石沉积部位

（耳郭、肘关节、掌指、指尖、跟腱、跖趾）

3. 慢性痛风石病变期

本期多见于未经治疗或治疗不规则的患者，病理基础是痛风石在骨关节周围组织引起的炎症性损伤，其发作较频繁，间歇期缩短，疼痛日渐加剧。尿酸盐沉积在软骨、滑膜、肌腱和软组织中形成的痛风石为本期的特征性表现，以耳郭及跖趾、指间、掌指、肘等关节较常见（图 5-18-6），亦可见于尺骨鹰嘴滑车和跟腱内，痛风石形成过多可导致关节功能毁损造成手、足畸形。若痛风石破溃，可检出含白色粉末状的尿酸盐结晶。

三、实验室和辅助检查

（一）血尿酸的测定

以尿酸酶法应用最广，正常成人参考值男性为 210～416 μmol/L（3.5～7.0 mg/dL）；女性为 150～357 μmol/L（2.5～6.0 mg/dL），绝经期后接近男性。血尿酸≥416 μmol/L（7.0 mg/dL）即为高尿酸血症。由于血尿酸受多种因素影响，存在波动性，应反复测定。

（二）尿尿酸的测定

低嘌呤饮食 5 天后，留取 24 小时尿，采用尿酸酶法检测。正常水平为 1.2～2.4 mmol（200～400 mg），大于 3.6 mmol（600 mg）为尿酸生成过多型。通过尿尿酸测定，可初步判定高尿酸血症的分型，有助于降尿酸药物的选择及鉴别尿路结石的性质。

（三）滑液及痛风石检查

可在急性关节炎期行关节穿刺抽取滑液，在偏振光显微镜下，滑液中或白细胞内有负性双折光针状尿酸盐结晶，阳性率约为 90%。穿刺或活检痛风石内容物，亦可发现同样形态的尿酸盐结晶。此项检查为痛风诊断的"金标准"。

（四）X 线检查

急性关节炎期可见软组织肿胀；慢性关节炎期可见关节间隙狭窄、关节面不规则、痛风石沉积，骨质呈类圆形穿凿样或虫噬样缺损、边缘呈尖锐的增生钙化，严重者出现脱位、骨折。

四、诊断与鉴别诊断

（一）诊断标准

临床表现、实验室检查、X 线检查有助于诊断，但完全确诊要由滑膜或关节液查到尿酸盐结晶。既往多采用美国风湿病学会（ACR）的分类标准（表 5-18-4）进行诊断。

表 5-18-4　1977 年 ACR 急性痛风关节炎分类标准

1. 关节液中有特异性尿酸盐结晶
2. 用化学方法或偏振光显微镜证实痛风石中含尿酸盐结晶
3. 具备以下 12 项（临床、实验室、X 线表现）中 6 项
　　急性关节炎发作＞1 次
　　炎症反应在 1 天内达高峰
　　单关节炎发作

（续表）

可见关节发红
第一跖趾关节疼痛或肿胀
单侧第一跖趾关节受累
单侧跗骨关节受累
可疑痛风石
高尿酸血症
不对称关节内肿胀（X线证实）
无骨侵蚀的骨皮质下囊肿（X线证实）
关节炎发作时关节液微生物培养阴性

注：以上3大项满足任意1项即可确诊。

（二）鉴别诊断

1. 急性痛风性关节炎

急性痛风性关节炎是痛风的主要临床表现，常为首发症状，因此，痛风急性期的诊断十分重要。同时应与风湿热、丹毒、蜂窝织炎、化脓性关节炎、创伤性关节炎、假性痛风等相鉴别。

2. 间歇期痛风

此期为反复急性发作之间的缓解状态，通常无任何不适或仅有轻微的关节症状，因此，此期的诊断依据主要为过去的急性痛风性关节炎发作病史及高尿酸血症。

3. 慢性期痛风

慢性期痛风为病程迁延多年，持续高浓度的血尿酸未获满意控制的后果，痛风石形成或关节症状持续不能缓解是此期的临床特点。结合X线检查或痛风结节病理检查尿酸盐结晶，不难诊断，此期应与类风湿关节炎、银屑病关节炎、骨肿瘤等相鉴别。

五、治疗

治疗目的是：①迅速控制痛风性关节炎的急性发作；②预防急性关节炎复发；③纠正高尿酸血症，以预防尿酸盐沉积造成的关节破坏及肾脏损害；④手术剔除痛风石，对毁损关节进行矫形手术，以提高患者生活质量。

（一）非药物治疗

强调适当调整生活方式和饮食结构是痛风长期治疗的基础，具体措施包括：①避免高嘌呤饮食，含嘌呤较多的食物主要包括动物内脏、沙丁鱼、蛤及蚝等海鲜及浓肉汤，其次为鱼虾类、肉类、豌豆等，而各种谷类制品、水果、蔬菜、牛奶、奶制品、鸡蛋等含嘌呤最少；②严格戒饮各种酒类；③每日饮水应在2 000 mL以上；④对肥胖者，建议采用低热量、平衡膳食、增加运动量，以保持理想体重。

（二）药物治疗

1. 急性发作期的治疗

及早（24小时以内）有针对性地使用非甾体消炎药（NSAIDs）、秋水仙碱和糖皮质激素可有效抗炎镇痛，提高患者生活质量。

2. 间歇期和慢性期的治疗

旨在长期有效地控制血尿酸水平，使用降尿酸药物指征是：急性痛风反复发作、多关节受累、痛风石出现、慢性痛风石性关节炎或受累关节出现影像学改变、并发尿酸性肾石病等。治疗目标是使血尿酸降至360 mmol/L以下，以减少或消除体内沉积的单钠尿酸盐晶体。目前临床上的降尿酸药物主要有促尿酸排泄药如丙磺舒、苯溴马隆等，抑制尿酸生成药如别嘌醇、非布司他等。

3. 无症状高尿酸血症的治疗

对于血尿酸水平在 535 μmol/L(9.0 mg/dL)以下,无痛风家族史者一般无需用药治疗,但应控制饮食,避免诱因,并密切随访。如果伴发高血压病、糖尿病、高脂血症、心脑血管病等,应在治疗伴发病的同时,适当降低血尿酸。

(三)中医治疗

中医学有"痛风"病名(元· 朱丹溪《格致余论· 痛风论》;清·林佩琴《类证治裁》),本病可归属于中医学"痹症""痛痹""白虎历节风"等范畴。痛风多是自身血分有热,再感风寒所发。针对痛风病的病理特点,在发作期,可使用凉血、清热、祛风、除湿泄浊等治法;在缓解期则应注意补肾壮骨、活血通络。

1. 辨证论治

(1)稳定期:阳气虚衰证以金匮肾气丸、小续命汤、阳和汤加减为常用方;阴血不足证以六味地黄丸合四物汤为常用方。

(2)发作期:寒证以乌头汤、五积散为常用方;热证以犀角汤加桃仁、红花为常用方。

2. 专病专方

可选用新癀片、痛风舒片、通滞苏润江胶囊、青鹏软膏等中成药。

3. 外治法

灸法:白虎历节风痛,取两踝尖,在内外踝尖灸之。

余可参考类风湿关节炎。

(四)外科治疗

只有少部分药物治疗无效的痛风性关节炎患者需要手术治疗,其手术适应证包括:痛风石影响关节功能,侵犯肌腱或压迫神经;皮肤窦道形成;手指或足趾坏死或畸形。手术方法有病灶清除、关节融合或成形术等。

六、预后

痛风的病因和发病机制较为清楚,诊断并不困难,预防和治疗有效,因此预后相对良好。如果及早诊断并进行规范治疗,大多数痛风患者可正常工作生活。晚期患者经过治疗,痛风石可以溶解,关节功能和肾功能障碍也可以改善。

(汤建平)

【思考题】

1. 类风湿关节炎的诊断依据和鉴别诊断有哪些?

2. 简述脊柱关节病的疾病特点。

3. 强直性脊柱炎的诊断依据有哪些?

4. 如何鉴别非中轴型脊柱关节病?

5. 简述痛风的临床表现及治疗原则。

第十九章 代谢性骨病

代谢性骨病是指机体因先天或后天性因素破坏或干扰了正常的骨代谢状态,导致骨代谢障碍而发生的骨骼疾病。代谢性骨病的发病机制包括骨吸收、骨生长和矿物质沉积三方面的异常。根据影像学表现主要分为骨质疏松、骨软化和骨硬化三种。

第一节 骨质疏松症

骨质疏松症(osteoporosis)是一种以骨量低下、骨微结构破坏,导致骨脆性增加、易发生骨折为特征的全身性骨病,是代谢性骨病的一种。尽管诊断骨质疏松症时,反映骨量的"骨密度"是重要的量化指标,但骨质疏松症在临床实践中的重要意义在于这一人群易发生骨折,导致病残和死亡率增加。除骨量外,骨质量和其他非骨骼因素也是骨折的危险因素。

一、流行病学

骨质疏松症是一种增龄性骨骼疾病,随着人口老龄化,骨质疏松症成为多数国家面临的公共健康问题。中国 50 岁以上人群基于椎体和股骨颈骨密度值诊断的骨质疏松症总患病率女性为 20.7%,男性为 14.4%,60 岁以上人群患病率明显增高。白人女性骨质疏松性骨折患病率为 50%,男性为 20%。骨折后治疗和护理给家庭、社会均造成沉重的经济和精神负担。统计显示,髋部骨折后 1 年内,约 20% 患者死于各种合并症,约 50% 致残,生活质量明显下降。

二、发病机制

骨骼是承载外力的保护器官,既有刚度,又有韧性。骨骼具备完整的层级结构,其完整性由不断重复的骨重建过程维持,骨重建在维持骨骼机械应力方面起到关键作用。骨重建包括旧骨吸收和新骨形成,两者之间时空偶联。骨重建每时每刻都在发生,贯穿哺乳动物的一生,约 10 年全身骨骼更新一次。

骨重建由成骨细胞系、骨细胞和破骨细胞系完成。成骨细胞来源于骨髓间充质干细胞,成骨细胞产生 I 型胶原蛋白,形成矿化基质。破骨细胞由单核-巨噬细胞分化,破骨细胞引起的旧骨吸收会被成骨细胞生成的新骨替代。骨细胞由成骨细胞最终分化,镶嵌在矿化基质中,当机械应力发生变化或者细胞感知外环境变化等信号时,骨表面的成骨细胞和破骨细胞发生信号交流,引导破骨细胞和成骨细胞到达重建位点,调节骨重建,促进微骨折的修复。成长期骨形成大于骨吸收,骨骼不断构建、塑形和重建,骨量增加,在年轻时达到峰值骨量;成年期骨形成和骨吸收平衡,维持骨量;其后随着年龄增长,骨吸收超过骨形成,骨量丢失,开始出现骨质疏松。成年期骨量由年轻时期的峰值骨量和骨丢失的速度共同决定,骨质疏松症患者骨量下降、骨强度下降、骨折风险增加。

骨重建过程在全身或局部骨生长调节因子的作用下,处于动态平衡之中。多种信号通路参与调控骨重建,如有丝裂原活化蛋白激酶(mitogen activated protein kinase, MAPK)、磷脂酰肌醇 3-激酶(phosphatidylinositol 3-kinase, PI3K)/Akt、Wnt/β-catenin、RANKL/RANK/OPG、Hedgehog 和 Notch 等信号通路。以 RANKL/RANK/OPG 为例,该通路调节破骨细胞的分化和吸收活性,参与骨重建过程。骨保护素(osteoprotegerin, OPG)是核因子 KB 受体活化因子配体(ligand of receptor activator of nuclear factor kappaB，RANKL)的受体，二者结合后抑制破骨细胞的成熟分化及骨基质的吸收；而核因子 KB 受体活化因子(receptor activator of nuclear factor kappaB，RANK)作为 RANKL 受体，则在二者结合后发挥促进破骨细胞分化的作用，从而促进骨基质吸收。OPG 和 RANKL 保持一定的比例，才能保持骨代谢轴平衡。多种激素、机械应力、炎性反应、氧化应激等都可以影响骨重建进而引起骨量和骨微结构的变化。

绝经后骨质疏松症为高转换型骨质疏松，绝经后雌激素水平明显降低导致破骨细胞活动增强，骨吸收活跃。尽管骨形成也增加，但不足以代偿过度的骨吸收，最终小梁骨变细或断裂，皮质骨孔隙度增加，导致骨强度下降。老年性骨质疏松症呈现低骨转换，但骨吸收/骨形成比值升高，导致进行性骨丢失。同时增龄和雌激素缺乏诱导免疫系统处于促炎性反应状态，影响骨重建。老年人维生素 D 缺乏和负钙平衡也会导致继发性甲状旁腺功能亢进，影响骨量。

骨质疏松症及其导致的骨折的发生是遗传因素和非遗传因素共同作用的结果。峰值骨量的 60％至 80％由遗传因素决定；非遗传因素主要包括环境因素、生活方式、疾病、药物、跌倒相关因素等。

三、病因

（一）原发性骨质疏松症

原发性骨质疏松症是退化性疾病，随着年龄增长，患病风险增加，多见于绝经后妇女或老年男性。原发性骨质疏松症分为三种类型：①绝经后骨质疏松症（Ⅰ型），一般发生在妇女绝经后 5～10 年内，多在 70 岁以前；②老年骨质疏松症（Ⅱ型），一般指老年人 70 岁以后发生的骨质疏松；③特发性骨质疏松，主要发生在青少年，病因尚不明。

（二）继发性骨质疏松

继发性骨质疏松即能够找到具体病因的骨质疏松，包括影响骨代谢的内分泌疾病（性腺、肾上腺、甲状旁腺、甲状腺疾病等），类风湿关节炎等免疫性疾病，影响钙、维生素 D 吸收和调节的消化道和肾脏疾病，多发性骨髓瘤等恶性疾病，长期服用糖皮质激素或其他影响骨代谢药物，各种先天和获得性骨代谢异常疾病等。对于骨质疏松症初诊患者，要注意通过临床表现和辅助检查排除继发性原因。糖皮质激素诱导的骨质疏松症是最常见的继发性骨质疏松症，过量的糖皮质激素可以直接作用于成骨细胞、骨细胞和破骨细胞，主要抑制骨形成，导致整体骨转换降低，同时增加骨折风险。

四、临床表现

大多数骨质疏松症患者早期无明显的自觉症状，常常在骨折后 X 线或骨密度检查时才发现已有骨质疏松，疼痛、脊柱变形和发生脆性骨折是骨质疏松症最典型的临床表现。

（一）疼痛

患者可有腰背或周身酸痛，负重时疼痛加重或活动受限，严重时翻身、坐起及行走有困难。

（二）脊柱变形

骨质疏松严重者可有身高缩短或驼背；继发椎体压缩性骨折会导致胸廓畸形、腹部受压，影响心肺功能等。

（三）骨折

轻度外伤或日常活动后发生的骨折为脆性骨折，脆性骨折（fragility fracture）也称为骨质疏松性骨折，指在日常生活中未受到明显外力或受到"通常不会引起骨折外力"①而发生的骨折。骨质疏松性骨折发生与骨强度下降有关，是骨质疏松症的最终结果和合并症。骨折发生常见部位为胸椎、腰椎，髋部，桡骨远端、尺骨远端和肱骨近端。

---

① "通常不会引起骨折外力"指人体从站立高度或低于站立高度跌倒产生的作用力。

五、诊断

骨质疏松症的诊断要结合全面的病史采集、体格检查、骨密度测定、影像学检查及必要的实验室检查。诊断包括确定骨质疏松和排除其他影响骨代谢的疾病两个方面。

（一）确定是否为骨质疏松

临床上诊断骨质疏松症主要依据为发生脆性骨折或骨密度下降。

骨密度（bone mineral density，BMD）是指单位体积（体积密度）或者单位面积（面积密度）的骨量。骨密度决定 70% 的骨强度，是诊断骨质疏松症、预测骨质疏松性骨折风险的最佳定量指标。双能 X 线吸收法（dualenergy X-ray absorptiometry，DXA）是目前临床和科研最常用的骨密度测量方法，主要测量部位是中轴骨，包括腰椎和股骨近端，如腰椎和股骨近端测量受限，也可以选择非优势侧桡骨远端 1/3。其他骨密度测定方法，如定量 CT、外周骨定量 CT、定量超声等，尚无统一的诊断标准。

DXA 测量的骨密度是目前通用的骨质疏松症诊断指标，骨密度通常用 T 值或 Z 值表示。T 值＝（测定值－同种族同性别正常青年骨密度）/同种族同性别正常青年骨密度的标准差。骨质疏松症的诊断标准是 T 值≤－2.5。Z 值＝（测定值－同种族同性别同龄人骨密度均值）/同种族同性别同龄人骨密度均值的标准差。绝经后女性、50 岁及以上男性，参照 WHO 推荐的诊断标准，基于 DXA 测量结果的 T 值来判断是否存在骨质疏松。骨密度值低于同性别、同种族健康成人的骨峰值 1 个标准差及以内属正常，降低 1～2.5 个标准差为骨量低下（或低骨量），降低等于和超过 2.5 个标准差为骨质疏松；骨密度降低程度达到骨质疏松，同时伴有一处或多处骨折为严重骨质疏松（表 5-19-1）。对于儿童、绝经前妇女、小于 50 岁的男性，应用 Z 值判断有无骨质疏松，将 Z 值≤－2.0 视为"低于同年龄段预期范围"或低骨量。

表 5-19-1　基于 DXA 测定骨密度分类标准

分类	分类标准
正常	T≥－1.0
低骨量	－2.5＜T＜－1.0
骨质疏松	T≤－2.5
严重骨质疏松	T≤－2.5 伴脆性骨折

如患者髋部或椎体发生脆性骨折，临床上即可诊断为骨质疏松症，不再依赖骨密度测定。肱骨近端、骨盆或前臂远端发生脆性骨折，即使骨密度测定为低骨量（－2.5＜T 值＜－1.0），也可以诊断为骨质疏松症。

（二）进行骨质疏松鉴别诊断

诊断原发性骨质疏松症前需要排除患者有无继发性骨质疏松原因，尤其对于近期发生骨折、多发骨折以及骨密度明显低于同龄人的患者。在病史采集、体格检查环节中要注意可能引起继发性骨质疏松疾病的相关症状和体征。

辅助检查项目包括基本检查项目和选择性检查项目。基本检查项目为临床诊断和怀疑骨质疏松的患者都需要进行的基本检查，包括骨骼 X 线检查、血常规、尿常规、肝肾功能、血钙磷、碱性磷酸酶、血清蛋白电泳等，这些检查可以帮助明确有无影响骨代谢的肝肾疾病、影响钙磷代谢的疾病，以及多发性骨髓瘤等继发性骨质疏松病因。如果病史和体征提示某种疾病可能，除基本检查项目还需要根据患者情况进行选择性检查项目做进一步鉴别诊断，如血沉、性腺激素、25－(OH)D、$1,25-(OH)_2D$、甲状旁腺激素、尿钙磷、甲状腺功能、皮质醇、血气分析、血尿轻链蛋白、肿瘤标记物、放射性核素骨扫描、骨髓穿刺或骨活检等。

此外，辅助检查项目还包括骨转换生化标志物（bone turnover markers，BTMs），BTMs 是骨组织自身的代谢产物，分为骨形成标志物和骨吸收标志物。BTMs 能及时反映全身骨骼代谢状态和动态变化，有助于判断骨转换类型、骨丢失速率,也可以用于骨折风险评估、病情进展评估、治疗措施选择和疗效监测等。

骨形成标志物是反映成骨细胞功能状态的直接或间接产物。成骨细胞中含有大量Ⅰ型前胶原,骨形成时Ⅰ型前胶原被分泌到细胞外,其裂解产物Ⅰ型前胶原N端前肽(N-terminal propeptide of type Ⅰ precollagen,PINP)和Ⅰ型前胶原C端前肽(C-terminal propeptide of type Ⅰ precollagen,PICP)作为代谢产物进入血液和尿液中,可以反映骨形成水平。骨矿化过程中,成骨细胞分泌的骨特异性碱性磷酸酶(bonespecificalkalinephosphatase,BALP)也是骨形成标志物。骨钙素(osteocalcin,OC)在骨基质中含量丰富,是骨形成过程较晚时期产生的标志物,由成骨细胞合成类骨质时释放到细胞外基质,一小部分会进入血液循环,可以反映骨形成状态,骨吸收时骨钙素也会增高,因此骨钙素能够综合反映骨转换水平。

骨吸收标志物是在骨吸收过程中由破骨细胞分泌或被代谢的骨组织产物。在骨组织中,Ⅰ型胶原交联氨基端肽区(type Ⅰ collagen cross-linked N-telopeptide,NTX)或羧基端肽区(type Ⅰ collagen cross-linked C-telopeptide,CTX)通过吡啶啉(pyridinoline,Pry)将相邻两个Ⅰ型原胶原分子相连,羟脯氨(hydroxyproline,HOP)在胶原分子内部通过氢键起稳定胶原纤维的作用。Ⅰ型胶原降解会释放出HOP、Pry、D-Pry、NTX和CTX,这5个标志物反映了骨吸收过程中的胶原降解水平。抗酒石酸酸性磷酸酶-5b(tartrate-resistant acid phosphatase 5b,TRAP-5b)是由破骨细胞产生的非胶原蛋白,血清TRAP-5b含量与骨吸收水平呈正相关。

骨转换生化标志物在代谢性骨病的鉴别诊断中有重要作用,在疾病诊断和治疗过程中,应至少选择一个骨形成标志物和一个骨吸收标志物。目前国际上多推荐P1NP为首选骨形成标志物,β-CTX为首选骨吸收标志物。如BTMs超过参考范围上限的1.5倍,提示骨转换率明显升高,常见于新发骨折、甲状旁腺功能亢进症、多发性骨髓瘤或骨质软化症等疾病。

六、预防和治疗

骨质疏松症的预防和治疗策略包括基础措施、药物干预、康复治疗。

(一)基础措施

适用于骨质疏松症预防和药物治疗、康复治疗期间,应该贯彻整个治疗周期。

1. 调整生活方式

摄入富含钙、低盐和适量蛋白质的均衡膳食,每天摄入牛奶300 mL或相当量的奶制品;保证充足日照,以促进体内维生素D的合成;规律进行负重运动及抗阻运动,保持骨健康;戒烟、限酒、避免饮用过量咖啡和含碳酸饮料、避免使用影响骨代谢药物。

2. 骨健康基本补充剂

(1)钙剂:50~70岁男性钙元素建议摄入量为1 000 mg/日;50岁以上女性及70岁以上男性建议1 200 mg/日,饮食中钙摄入不足时,应用钙补充剂。

(2)维生素D:成人维生素D推荐摄入量为400 IU/日,维生素D用于骨质疏松防治时,剂量可为800~1 200 IU/日。

(二)药物干预

1. 药物治疗的适应证

(1)髋部或椎体(包括临床及无症状)骨折。

(2)股骨颈、全髋或者腰椎BMD的T值≤-2.5。

(3)骨量减少(股骨颈或腰椎BMD的T值介于-1.0~-2.5),并且骨折风险预测简易工具(fracture risk assessment tool,FRAX)计算的10年髋部骨折概率≥3%或者10年任何主要部位的骨质疏松性骨折发生概率≥20%的绝经后妇女及50岁以上中老年男性(该阈值为美国的治疗阈值,目前尚无针对中国人群公认的治疗阈值)。

2. 抗骨质疏松药物

按照作用机制分为两大类,即抑制骨吸收药物和促骨形成药物。

1) 抑制骨吸收药物

(1) 双膦酸盐:目前是骨质疏松症的一线用药,双膦酸盐为焦磷酸盐的稳定类似物,结构特征为含有 P-C-P 基团。双膦酸盐与骨羟磷灰石有高亲和力,可以特异性结合至骨转换活跃的骨表面,抑制破骨细胞功能,从而抑制骨吸收。口服双膦酸盐主要有阿仑膦酸钠、利噻膦酸钠,注射制剂为唑来膦酸钠。双膦酸盐类药物的不良反应相似,包括胃肠道反应(口服途径)、影响肾功能、颌骨坏死以及不典型骨折,静脉类药物给药后少数患者有一过性的类流感样症状(发热为主)。口服双膦酸盐慎用于活动性胃及十二指肠溃疡、返流性食管炎。口服时需要空腹、300 mL 水送服,服用后保持上身直立,半小时后方可进食。

(2) 降钙素:能够抑制破骨细胞的生物活性、减少破骨细胞数量,阻止骨量丢失。同时能够明显缓解骨痛,对骨质疏松性骨折或者骨骼变形引起的慢性疼痛、骨肿瘤引起的骨痛均有效。临床应用的降钙素制剂为鲑鱼降钙素和鳗鱼降钙素。两种降钙素都以针剂为主,鲑鱼降钙素用量一般 50IU/次,肌肉或者皮下注射,每周 2 次;鳗鱼降钙素用量 20U/周,肌肉注射。不良反应为面部潮红、恶心,偶有过敏现象。鲑鱼降钙素也有鼻喷制剂。

(3) 雌激素:雌激素能够抑制骨转换,阻止骨丢失。在绝经早期使用收益大于风险,应用原则为以最低有效剂量使用,要定期随访子宫和乳腺情况。一般推荐用于小于 60 岁围绝经和绝经后妇女,特别是有绝经期症状(如潮热、出汗等)及有泌尿生殖道萎缩症状的妇女。绝对禁忌证为雌激素依赖性肿瘤(乳腺癌、子宫内膜癌)、血栓性疾病、不明原因的阴道出血、活动性肝病、结缔组织病。另外,子宫肌瘤、子宫内膜异位症、乳腺癌家族史、胆囊疾病及垂体泌乳素瘤患者应慎用。

(4) 选择性雌激素受体调节剂(selective estrogen receptor modulators,SERMs):SERMs 可以选择性作用于雌激素的靶器官,与不同形式的雌激素受体结合,发生不同生物效应。代表药物为雷洛昔芬,其与骨骼上的雌激素受体结合,表现出类雌激素的活性,抑制骨吸收;而在乳腺和子宫,则表现为抗雌激素活性。该药用于预防及治疗绝经后骨质疏松症,每日 60 mg 口服,总体安全性良好,不良反应为加重潮热,增加深静脉血栓风险,有静脉血栓史以及有血栓倾向者(如长期卧床和久坐期间)禁用。

(5) 锶盐:锶是人体必需的微量元素之一,参与多种生理功能和生化效应。人工合成的雷奈酸锶是新一代抗骨质疏松药物,总体安全性好,不良反应包括恶心、腹泻、头痛、皮炎和湿疹,多在治疗初发生,为暂时性。罕见反应为超敏反应,多在用药 3～6 周出现,如服药后出现皮疹应尽快停用,必要时应用糖皮质激素治疗。该药慎用于静脉血栓病史患者,同时心脏疾病或循环疾病患者需限制使用。

(6) 狄诺塞麦:该药为 RANKL 抑制剂,是单克隆抗体类生物制剂。适应证为具有高骨折风险的绝经后妇女及男性骨质疏松症,还可用于治疗乳腺癌和前列腺癌内分泌治疗相关骨丢失。主要不良反应为低钙血症以及增加感染风险,罕见副作用为颌骨坏死、不典型骨折。该药为注射制剂,需皮下注射。

2) 促骨形成药物

甲状旁腺激素是目前促进骨形成药物的代表性药物,特立帕肽(teriparatide)为人工合成的 rhPTH (1-34),是目前获批用于骨质疏松症治疗的促进骨形成药物。适应证为具有高骨折风险的绝经后妇女及男性骨质疏松症、糖皮质激素性骨质疏松症。该药为注射制剂,一般剂量是 20 μg/d,皮下注射。常见不良反应有下肢抽筋、头晕,总体耐受性良好,推荐疗程不超过 2 年。因为促进骨形成药物在停药后可出现快速骨丢失,其后应使用骨吸收抑制剂避免骨丢失。

3) 中医中药治疗

根据中医药"肾主骨""脾主肌肉"及"气血不通则痛"的理论,治疗骨质疏松症以补肾益精、健脾益气、活血祛瘀为基本治法。经临床证明有效的中成药如骨碎补总黄酮、淫羊藿苷、人工虎骨粉等可按病情选用,主要用于症状改善。

（三）康复治疗

骨质疏松症的康复治疗主要包括运动疗法、物理因子治疗、作业疗法及康复工程等,康复治疗可以减少骨质疏松症患者残疾率、改善身体机能、降低跌倒风险。

（四）骨质疏松性骨折的治疗

骨质疏松性骨折是骨质疏松最严重的后果,应强调骨折的外科治疗和抗骨质疏松治疗并重,以降低再次骨折的风险。

第二节　成骨不全

成骨不全(osteogenesis imperfecta,OI)又称脆骨病或脆骨-蓝巩膜-耳聋综合征。是一类遗传性结缔组织疾病,临床上常以骨质疏松和骨脆性增加、易骨折作为诊断依据。其临床表现从无症状、轻微、难以被临床发现到严重骨骼畸形,甚至围产期死亡等,严重程度不等。部分成骨不全患者还会有身材矮小、蓝巩膜、鸡胸、牙本质发育不全、早熟性耳硬化、脊柱侧凸或侧弯、关节及韧带松弛、肌肉薄弱等症状。经典的成骨不全主要以常染色体显性方式遗传为主,85%～90%由Ⅰ型胶原蛋白基因 COL1A1 或 COL1A2 突变所致。非经典的为常染色体隐性遗传,其致病基因种类多,但患者数量较少。

一、流行病学

成骨不全的患病率与性别无关,其出生患病率存在较大的地区差异性,全世界的患病率在 0.37～2.18/10 000 人。成骨不全不同亚型的比率在不同种族间有所差异,中国目前尚无系统的成骨不全流行病的统计数据报道。

二、病因

本病呈常染色体显性或隐性遗传,也可为散发病例,散发病例多由新突变引起,常与父母高龄有关。

（一）常染色体显性遗传成骨不全致病机制

常因 COL1A1 或 COL1A2 基因突变导致Ⅰ型胶原合成数量减少或构象变化引起。由于突变导致异常的前 α1 或前 α2 胶原链通过内质网相关的蛋白酶体降解途径 2 被降解;其次,分泌到细胞外基质中的异常前Ⅰ型胶原蛋白会影响胶原纤维的组装、骨基质的形成及成骨细胞与破骨细胞、细胞与细胞外基质的相互作用;滞留于细胞内的异常Ⅰ型胶原蛋白分子在细胞内通过不确定的机制被降解。因此无正常数量的Ⅰ型胶原,导致骨骼异常。

COL1A1 或 COL1A2 基因突变有移码突变、剪接突变、点突变、插入、缺失或重复等类型。当突变造成翻译后肽链缩短、Ⅰ型胶原合成数量减少时,所对应的临床表现较轻,常为Ⅰ型。当突变引起胶原蛋白三螺旋区域空间构象变化,所对应的临床表现常为较严重的Ⅱ或Ⅳ型。位于氨基酸锚定区域突变(三螺旋区前 85～90 个氨基酸)的患者常出现蓝巩膜、频繁骨折,此外皮肤光滑且易于拉伸,易发生瘀伤,关节部位活动能力强。IFITM5 在成骨细胞中特异性表达,具有骨矿化功能。Ⅴ型成骨不全是由于 IFITM5 5'-UTR 区-14 位错义突变引起,导致启动子提前启动,其具体的致病机制尚有待研究。

（二）常染色体隐性遗传成骨不全致病机制

常染色体隐性遗传的成骨不全致病基因与Ⅰ型胶原蛋白代谢或是骨代谢途径密切相关,涉及胶原翻译后修饰过程、胶原折叠装配及分泌过程异常、成骨细胞分化、转录因子、钙离子通道、wnt 信号通路等诸多方面。

三、病理

国外对于人类成骨不全患者的病理研究多限于少数病例报道,成骨不全临床表型与病理特征具有一定的相关性。一般症状较轻的患者对应着轻微组织病理改变,严重患者其组织病理变化则更加明显。Ⅰ型成骨不全骨组织多由板层骨构成,部分患者皮质骨中可见哈佛氏系统减少,骨组织骨质变薄,骨细胞丰富,骨陷窝增多并呈线状簇集分布。Ⅱ型成骨不全存在过度不成熟的编织骨,骨胶原纤维稀疏,生长板及干骺端矿化缺陷,骨小梁排列不规则且偶可见成簇的矿化点。Ⅲ型成骨不全患者多以不成熟的编织骨为主,板层骨数量及成熟的哈佛氏系统少,骨髓纤维化现象存在。Ⅳ型成骨不全患者骨组织可见皮质骨矿化不完全及部分板层骨骨陷窝轻微矿化现象。

多数研究结果显示皮质骨及松质骨内骨陷窝及其骨细胞有增多趋势,单个骨细胞周围类骨质减少,有时可见骨陷窝增大且包含多个骨细胞,Ⅱ型成骨不全患者偶可见骨细胞膨大。超微结构观察发现成骨不全患者成骨细胞的线粒体、粗面内质网、高尔基体有不同程度膨大,部分患者粗面内质网中含有数量不等的小泡及致密体。

除了骨组织受累,其他结缔组织如全身皮肤、肌腱、骨骼、软骨病理变化特征也很明显。如皮肤厚度降低,真皮层变薄,皮肤弹力纤维变性、片段化,胶原纤维变细。骨骼肌组织出现或部分出现不同程度的肌间脂肪增生、肌纤维萎缩、肌浆溶解、肌纤维粗细不均、变细等。

四、辅助检查

(一) X线检查

X线主要表现为骨质的缺乏及普遍性骨质疏松。

关节主要有以下4种改变:①部分患者因骨软化可引起髋臼和股骨头向骨盆内凹陷;②骨干的膜内成骨发生障碍可致骨干变细,但由于软骨钙化和软骨内成骨依然正常,而使组成关节的骨端相对粗大;③部分患者骨骺内有多数钙化点,可能由于软骨内成骨过程中软骨内钙质未吸收所致;④假性假关节形成,由于多发骨折,骨折处形成软骨痂,X线片上看上去很像假关节形成。

早发型与晚发型成骨不全的骨损害表现有所不同。早发型者多表现为全身长骨的多发性骨折,伴骨痂形成和骨骼变形。晚发型者有明显骨质疏松或多发骨折,长骨弯曲或股骨短而粗,呈"手风琴"样改变;骨干过细或骨干过粗,骨呈囊状或蜂窝样改变;长骨皮质缺损毛糙;肋骨变细、下缘不规则或弯曲粗细不一,手指呈花生样改变;牙槽板吸收;脊椎侧凸,椎体变扁,或椎体上、下径增高,也可表现为小椎体、椎弓根增长;颅骨菲薄,缝骨存在,前后凸出,枕部下垂;四肢长骨的干骺端有多数横行致密线,干骺端近骺软骨盘处密度增高而不均匀。MRI和CT检查可发现迟发性成骨不全病灶处有增生性骨痂形成,有时酷似骨肿瘤。

(二) 双能X线吸收测定法

通过双能X线吸收测定法(DEXA)测量腰椎L1~L4骨密度时,Z值和OI的严重程度具有相关性。Ⅰ型患者Z值多位于-1到-2范围内,Ⅱ型位于-2到-4,Ⅲ型位于-3到-6,Ⅳ型位于-6到-7。与健康人群以及其他成骨不全患者相比,一部分患者由于骨矿化能力的增强而致骨密度伴随着DXA值升高,但是这些患者仍然伴随有骨脆性的增加。

(三) 高分辨率定量计算机断层扫描

可以分别评估松质骨和皮质骨骨密度,以及骨小梁微细结构的变化,对成骨不全骨密度的评估具有潜在优势。

(四) 超声检查

超声检查胎儿的骨骼系统可早期发现先天性骨发育障碍性疾病。经验显示,三维超声可得到立体解剖定位,故优于二维超声检查,前者更易发现头、面部和肋骨的畸形。

(五) 实验室检查

一般均正常,有时可以有血碱性磷酸酶的增加,这可能是由于外伤骨折后,成骨细胞活动增加所致。极严重者有血浆钙及磷的减低,但极少见。

患者血钙、磷和碱性磷酸酶一般正常，少数患者碱性磷酸酶也可增高，尿羟脯氨酸增高，部分伴氨基酸尿和黏多糖尿，有 2/3 的患者血清甲状腺素升高。

五、临床表现

本病以骨骼发育不良、骨质疏松、骨骼脆性增加及畸形、蓝色巩膜及听力丧失为特征，但临床差异很大，重者出现胎儿宫内多发骨折及死亡，轻者至学龄期才有症状，并可存活至高龄。反复骨折是成骨不全的特征，以横断骨折、螺旋形骨折最常见，约 15% 的骨折发生在干骺端。骨折后可以有大量骨痂增生，多数可以愈合，但往往残留畸形。骨折不愈合易发生于进行性畸形加重反复骨折的部位，局部可呈现萎缩或增殖改变。个别病例因耳硬化症造成听力障碍。近年来文献中还有合并肾结石、肾乳头钙化及糖尿病的报道。

1. 骨脆性增加

轻微的损伤即可引起骨折，严重的患者表现为自发性骨折。先天型者在出生时即有多处骨折，大多为青枝骨折，移位少，疼痛轻，愈合快，长骨及肋骨为好发部位。多次骨折所造成的畸形又进一步减少了骨的长度，青春期过后，骨折趋势逐渐下降。

2. 蓝巩膜

约 90% 以上病例出现蓝巩膜，这是由于患者的巩膜变为半透明，可以看到其下方的脉络膜的颜色的缘故。巩膜的厚度及结构并无异常，其半透明是由于胶原纤维组织的性质发生改变或含量减少所致。

3. 耳聋

常于 11～40 岁出现，约占 25% 的病例，可能因耳道硬化，附着于卵圆窗的镫骨足板骨性强直固定所致，但也有人认为是听神经出颅底时受压所致。

4. 关节过度松弛

尤其是腕及踝关节，这是由于肌腱及韧带的胶原组织发育障碍。还可以有膝外翻，平足，有时有习惯性肩脱位及桡骨头脱位等。

5. 肌肉薄弱

也是由于结缔组织发育不全所致，肌肉弹性和张力均下降。

6. 头面部畸形

严重的颅骨发育不良者，在出生时头颅有皮囊感。以后头颅宽阔，顶骨及枕骨突出，两颞球状膨出，额骨前突，双耳被推向下方，脸呈倒三角形，有的患者伴脑积水。

7. 牙齿发育不良

牙质不能很好地发育，乳齿及恒齿均可受累。齿呈黄色或蓝灰色，易龋及早期脱落。

8. 侏儒症

这是由于肢体发育短小，加上脊柱及下肢多发性骨折畸形愈合所致。

9. 皮肤疤痕宽度增加

这也是胶原组织有缺陷的缘故。

六、诊断

本病诊断一般并不困难，有时要与严重的佝偻病相区别。佝偻病表现为骨骺软骨增宽、模糊，干骺端到钙化软骨区不规则，分界不清，干骺端本身呈杯状增宽，其他骨骼的稀疏情况不及成骨不全症者明显。临床上尚应与软骨发育不全、先天性肌弛缓、甲状腺功能减退及甲状旁腺功能亢进症等区别，一般说来并不困难。

七、治疗

1. 生长激素

生长激素能够提高成骨不全患者生长速率，外源性生长激素治疗对于一半的严重生长障碍的成骨不全患者有效。治疗后患者的身高增加,骨密度、骨体积分数以及骨形成率均增加。但是生长激素能够增加骨转化率,而成骨不全患者存在高的骨转化率,这可能是生长激素治疗成骨不全的不利因素。

2. 双膦酸盐

目前临床上用于治疗成骨不全的药物主要以双膦酸盐药物为主,对于严重的成骨不全成人与儿童,周期性静脉输入帕米膦酸二钠具有提高骨密度、降低骨折频率、增加身高体重、增加椎体面积、增强运动能力以及减轻骨骼疼痛等作用。

口服利塞膦酸盐能够增加Ⅰ型成骨不全成人患者腰椎椎体密度,降低骨转化率,但不能提高髋关节骨密度。对于4~15岁症状较轻的儿童而言,口服利塞膦酸盐同样能够提高骨密度,延迟首次骨折时间以及降低非椎体骨折风险,但是对于椎体骨折并无影响,该类药物适用于症状轻微的成人以及儿童成骨不全者。在中等与严重的成骨不全儿童和成人中,阿仑膦酸钠能够增强腰椎的骨密度,但是不能降低骨折风险。唑来膦酸能够提高骨密度并降低骨折风险。

3. RANKL 单克隆抗体

在一个对双膦酸盐药物治疗反应差的罕见Ⅵ型成骨不全患者中应用狄诺塞麦后,降低骨吸收的效果要大于双膦酸盐治疗,但该药物尚需进一步在大量样本中、在不同类型的成骨不全患者中应用以观察治疗效果,并需要评估其对骨折风险的作用。

4. 硬骨素的抗体

硬骨素(sclerostin)是骨形成的有效抑制剂,其单克隆抗体在Ⅳ型 COL1A1 基因点突变的成骨不全中应用2周可增加骨小梁的骨量和厚度,但尚需进一步研究。

5. 干细胞治疗和基因治疗

骨髓间充质干细胞治疗、基因治疗方法有待进一步研究,短期内还不能应用于临床。

6. 儿科手术与物理治疗

外科手术的主要目的是为了矫正畸形、终止反复骨折。外固定制动会增加继发骨折与畸形的危险,理想的治疗方案是采用截骨术联合髓内针固定方法,避免钢板固定。选择通过髓腔的最大直径的髓内针,其长度要保证两端均插至骨骺位置,可应用延长髓内针以随着患者身高的增长而延长,达到保护支撑作用的同时减少患者的手术次数,节约手术成本。另外采用外固定架结合髓内针固定联合矫形治疗肢体不等长的成骨不全患者可取得良好的效果,术后根据个体需要进行物理康复治疗,逐渐练习负重及行走。

早期与持续的康复干预可最大化提高成骨不全患者的治疗效果。

八、预防与预后

本病呈常染色体显性或隐性遗传,可为散发病例,目前尚无有效预防措施。

严重者在子宫内死亡,或在娩出后1周内死亡,大多数由颅内出血所致,或因继发性感染,如能存活1个月,就有长期存活的可能性。在婴儿期,多次多处的骨折是治疗上的主要困难,过了青春期,骨折次数即逐渐减少,妇女在绝经期后骨折又有增加的趋势。骨折虽能正常愈合,但因未及时发现或因处理不当而发生假关节者亦不少。骨盆的畸形可使分娩发生困难,神经系统的并发症,包括脑积水、颅神经受压可产生相应的功能障碍,脊柱畸形可造成截瘫。

第三节 骨纤维异常增殖症

骨纤维异常增殖症(fibrous dysplasia of bone,FD),也被称为骨纤维结构不良,是一种罕见的先天性非遗传性骨骼疾病。本病病灶部位的骨小梁被大量增殖的纤维组织取代,皮质骨变薄,易发生骨折及畸形。该病临床表现多样化,既可以无任何症状,因偶然放射学检查发现骨骼病灶,也有些患者在年幼时就出现肢体畸形并致残。该疾病可累计单个骨骼(单骨性)、多个骨骼(多骨性)或所有骨骼(全骨性)。该病最常见的骨骼外表现为皮肤色素沉着（也称为 au lait 咖啡斑），典型特点包括皮斑锯齿样边缘、分布偏身体中线一侧、有时分布跟随 Blaschko 发育线。FD 也与部分高功能内分泌腺疾病有关，如性早熟、甲状腺功能亢进、生长激素水平升高、库欣综合征等。当 FD 与一个或多个骨骼外表现共存时也称为 McCune-Albright 综合征（MAS）。肾小管疾病（如肾脏排磷增加）是多骨性 FD 最常见的肾外表现，同时，FD 可合并存在骨骼肌黏液瘤（Mazabraud's 综合征），但心、肝、胰腺及其他器官的功能紊乱较少见。

一、流行病学

FD 无遗传史及家族史，无明显性别差异，MAS 发病年龄多小于 20 岁。30％的 FD 为多骨性病损，3％的 FD 患者有皮肤病变及内分泌紊乱（称为 McCune-Albright 综合征）。

二、病因和发病机制

FD 是由编码鸟嘌呤核苷酸结合蛋白 α 亚单位（guanine nucleotide binding protein, alpha stimulating, GNAS）的错义突变引起的。GNAS 位于 20q13.3，包含 13 个外显子和 12 个内含子，约 20 kb。GNAS 基因可以通过多个启动子转录产生多种基因产物，主要产物是活化型 G 蛋白的 α 亚单位。

FD 患者中最常见的突变为 201 位的精氨酸被组氨酸（R201H）或半胱氨酸（R201C）替代，其他常见的为 201 位被其他氨基酸替代或发生在其他位点的突变（Q227）。这些突变导致 GTPase 持续激活腺苷酸环化酶，cAMP 产生异常增多。GNAS 突变常发生在合子后阶段，所引起的 FD 和相关疾病基本不遗传。因为突变发生在多潜能细胞，累及三个胚层，所以可导致多种不同的临床症状。

三、病理

FD 是一种缓慢进展的、自限性的良性骨纤维组织疾病，表现为正常骨组织被吸收，而代之以均质梭形细胞形成的纤维组织和发育不良的网状骨骨小梁，病灶局部往往没有造血组织和脂肪组织。骨小梁纤细、排列不规则、无极性、呈汉字形，被大量纤维组织分割而缺乏连接。镜下表现为有增生的梭形纤维母细胞和不成熟的编织骨两种成分，典型的病理表现为新形成骨细胞和 Sharpey 纤维。FD 患者合并骨软化症常由于成纤维细胞生长因子 23（fibroblast growth factor, FGF-23）产生增多，FD 引起的破骨活跃与白介素 6（interleukin 6, IL-6）产生增多有关。

四、临床表现

90％的患者在 5 岁之前发病，常发生颅面部畸形，75％的患者在 15 岁前发病。婴儿期发病少见，但如果发病往往预后差，表现为广泛、多部位病变。

1. 疼痛

最常见的临床表现为疼痛。儿童期较少有疼痛表现，患儿的主诉常常为"累"，而在成人中疼痛较普遍，有些还出现剧烈疼痛，疼痛部位常常为肋骨、长骨、颅面骨，而发生在脊柱和骨盆部位的疼痛较少。

2. 骨折

最常发生于下肢，骨折可以是明显移位，也可以是微骨折，骨折也是疼痛的原因之一。骨折治疗失败、骨囊肿形成是下肢畸形的常见原因。

3. 骨畸形

病灶广泛侵蚀骨骼，致骨骼强度下降，持续应力作用下可以出现弯曲，最常见于股骨近端和胫骨近端。颅面骨畸形也常见，由于颅面骨过度生长引起。

4. 好发部位

全身骨骼都可能发生病变，其中颅底骨和股骨干近端是最常出现病变的部位。股骨病变在儿童期常常表现为跛行、疼痛、骨折及髋内翻畸形，典型表现为"牧羊拐"样畸形。

五、分型

按照骨骼受累程度分为以下三型。

1. 单骨型

缺乏典型临床症状,多在检查中偶然发现或骨折后出现。病变累及皮质骨呈膨胀生长时,可出现受累部位酸胀感,负重骨骼可逐渐出现畸形。

2. 多骨型

症状出现早晚和严重度与病变范围相关。病变常累及一侧肢体,双侧受累时无对称性,可产生各种畸形,畸形会因为病理性骨折加重。当病变位于股骨时,因病理骨折及应力性骨折会产生髋内翻畸形,因其形状类似牧羊拐,也称为"牧羊拐"畸形。当病变累及胫腓骨,严重时产生胫骨内外翻,胫骨弯曲前弓。脊柱侧弯非常普遍,畸形表现明显,侧弯呈渐进性发展。多骨型可合并有 au lait 咖啡斑。

3. Albright 综合征

主要表现为内分泌功能障碍、骨纤维发育不良和皮肤 au lait 咖啡斑三类症状。其内分泌功能障碍可表现为性早熟、甲状腺功能亢进、生长激素分泌过多、库欣综合征、催乳素瘤等,其中以性早熟最常见,以女性多见,常发生在 6 岁之前。最常见的症状是骨病损,大多数早期病例可存在多年而无症状,继而出现疼痛、功能障碍、畸形或病理性骨折。表浅部位的病变可出现肉眼可见的畸形或肿块,如颜面不对称、上颌突起、类似狮面孔。也可出现神经受压的表现,如视力、听力下降或丧失、内耳功能障碍及脑组织受压相关的症状。皮肤色素沉着是较多见的体征,其特点是散在腰、臀和大腿等处的咖啡色皮斑,往往偏患侧且不越过身体中线,呈点状或片状,边缘呈锯齿样,组织结构与正常皮肤相似。病程发展在发育期较快,成年之后较慢,趋于稳定,不再出现新病损。

六、影像学检查

影像学检查对本病诊断有特殊意义。

X 线是检查 FD 的首选方法,在 X 线片上病灶表现形式多种多样。当病灶以沙粒样钙化和新生骨为主时,表现为"磨玻璃样改变",此为 FD 的典型表现。当骨膨胀增粗、皮质变薄、骨小梁粗大扭曲,可呈"丝瓜络样"。当出现溶骨性破坏为主时,造成边缘锐利,可表现为"虫蚀样"。当发生于四肢长骨,尤其是下肢时,病灶上下端骨质硬化、髓腔狭窄或闭塞,下端硬化宽度达到 0.3~1.0 cm 时,称为"低髓腔硬化征"。多囊病灶表现为大小不等圆形、椭圆形透亮区,其内可见条状骨纹和斑点状高密度影,边缘可有硬化及骨嵴。

CT 可清楚显示病灶的范围、境界、密度、软组织、骨髓腔、钙化、影化、复杂部位及恶变的情况。MRI 可用于鉴定充满液体的囊变区,但对钙化和硬化显示欠佳。骨扫描对于检查颅骨、脊柱和肋骨更加灵敏,可早期发现病灶。疾病早期应用骨扫描,不仅可用于诊断,更可以评估预后。

七、实验室检查

FD 患者实验室检查无特异性,血清钙、磷和骨转化指标在静止期可以正常,活动期患者的骨碱性磷酸酶、I 型胶原 C 端肽等骨转换指标可升高,FD 患者的骨密度普遍偏低。

八、诊断和鉴别诊断

本病除单骨型早期不易发现外,一般结合病史、部位、体征及影像学检查,多无须组织学证据即可确诊,需要与以下疾病进行鉴别。

1. 骨化纤维瘤

临床呈缓慢生长,为孤立的损害,侵犯下颌骨多于上颌骨,偶见于额骨和筛骨。X 线呈轮廓清晰而膨大透明的外观,其中心部位呈斑点状或不透明。镜下以纤维骨的纤维成分为主,不规则的骨小梁杂乱地分布于纤维基质中,并构成网状骨的中心,但在板状骨的外围与咬合缘有成骨细胞。

2. 嗜酸性肉芽肿

为一良性孤立的非肿瘤性溶骨损害,源于网状内皮系统,常见于额骨、顶骨和下颌骨。在组织学表现上,由浓密的泡沫组织细胞组成,伴有不同数量的嗜伊红细胞和多核巨细胞。组织细胞核含有小囊,嗜伊红细胞含有细小的空泡,巨细胞为郎罕型和异物型,这些细胞呈灶性集聚。

3. Gardner 综合征

此综合征为侵犯上下颌骨、颅骨和偶见于长骨的多发性骨瘤,伴有肠息肉、皮样囊肿、纤维瘤和长骨局灶性波纹状骨皮质增厚。

4. 巨型牙骨质瘤

通常累及下颌骨全部,可致骨皮质膨大,X 线检查表现为浓密的块状堆积体。常起于遗传,在组织学上未发现感染源。

5. 外生性骨瘤

如副鼻窦恶性肿瘤及囊肿等,均应注意鉴别,以防误诊。

6. 其他

多骨型骨纤维异常增殖症,还应与甲状旁腺功能亢进、paget 骨病、神经纤维瘤病及颌骨肥大症等相鉴别。

九、治疗

(一)内科治疗

1. 止痛治疗

疼痛在 FD 患者中非常普遍,可以用非甾体消炎药(NSAIDs)、麻醉性止痛药止痛。

2. 双膦酸盐类药物

双膦酸盐类药物,如帕米膦酸二钠、阿仑膦酸钠、唑来膦酸钠等,可以降低骨转换率、减轻骨痛、改善 X 线骨骼表现。

3. 妥珠单抗(Tocilizumab)

妥珠单抗是一种重组人源化抗人白介素 6 受体的单克隆抗体,本品常用于治疗中-重度活动性类风湿关节炎的成年患者。对于某些严重 FD 患者,双膦酸盐类药物应用一段时间后会产生耐药,妥珠单抗可阻止骨内作用于疼痛的神经生长因子的增加。

4. 狄诺塞麦(Denosumab)

狄诺塞麦是完全人化的 RANKL 单克隆抗体,其可抑制破骨细胞活性,抑制骨吸收。有研究显示,病灶扩张快速的 FD 患者应用狄诺塞麦可以抑制病灶的快速扩张并能治疗骨痛,但治疗时需要注意可能引起的不良反应,如低磷血症、继发性甲状旁腺功能亢进症及高钙血症。

(二)外科治疗

因放疗有诱发恶变可能,本病主要以手术切除为主。鉴于本病临床进展缓慢,对病变较小或无症状者,可暂不手术,但应密切随访观察;病变发展较快者,伴有明显畸形和功能障碍者,应进行手术。根治性切除为最佳治疗方法,病灶清除彻底的可治愈,复发率低,但可导致功能障碍与美容缺陷;保守的部分切除容易复发。本病手术切除预后良好,但术中对邻接颅底及颅内的重要神经和血管部位病变,不要过分切除,以免发生意外。

(三)未来的治疗方向

目前的内、外科治疗方法尚不令人满意,未来应用干细胞作为工具或靶向药物治疗,将可能获得更好的治疗效果。

第四节 进行性骨化性纤维增殖不良症

进行性骨化性纤维增殖不良症(fibrodysplasia ossificans progressiva，FOP)也称为进行性骨化性肌炎，是一种罕见的、灾难性的、致残性的先天性单碱基基因突变疾病。多数患者出生时仅有踇趾短缩合并外翻畸形，出生后主要表现为自发的或创伤诱发的软组织炎性包块，在该包块内以软骨内成骨的方式形成成熟的骨组织，该异位骨组织会导致关节僵硬，多伴脊柱畸形。另外，此病还常伴有骨软骨瘤、耳聋等表现。晚期患者全身几乎所有关节都被异位骨组织所固定，变成所谓"树枝人"或"木头人"，最终因胸廓固定而死于限制性通气障碍，所以该病被公认为是最残忍的骨病。

随着对该病认识的不断深入，研究者发现该病不仅累及肌肉组织，也累及关节囊和韧带等部位。FOP的病因被证明是骨形态发生蛋白(BMP)Ⅰ型受体的亚型之一 activin receptor1(ACVR1)，也称 activin-like kinase 2(ALK2)基因外显子的单碱基杂合型错义突变(c.617G＞A，p.R206H)。

一、流行病学

FOP 在西方的患病率约为 1：2 000 000，且无种族、性别及地域的差异，按照此患病率估计中国约有 650 名患者。FOP 为基因突变疾病，多为散发性突变，且存在表型的异质性，即患者的表型由基因型和环境因素共同决定。针对遗传背景一致的同卵双生 FOP 患者的研究表明，虽然均有踇趾的先天畸形，但环境因素包括病毒感染、软组织损伤等可导致他们出生后疾病的进展差别巨大。FOP 虽可以常染色体显性方式遗传给后代，但绝大多数患者未能生育，故仍以散发病例多见。因患者的父母多无靶基因突变，故无法依靠婚前检查杜绝此病的发生。

二、发病机制

目前导致该病发生发展的中间环节尚未研究清楚，根据临床观察和基础研究提出了以下几方面的假说。

1. 炎症学说

近年来，几种动物模型均证实炎症反应参与了 FOP 的发病。对于 BMPs 诱发异位骨化的转基因小鼠，抑制单核细胞和巨噬细胞的活性后，FOP 小鼠模型的异位骨化程度有所减轻。BMP4 在神经肌肉接头处过表达的转基因小鼠模型中，局部肌肉炎症诱发该模型小鼠出现异位骨化病灶。在另一种 ACVR1 条件性激活的研究中，仅存在组成型激活的 ACVR1 时，小鼠并未出现异位骨化，而在发生了局部炎症之后则形成了异位骨组织，这与患者的情况非常相似(图 5-19-1)。

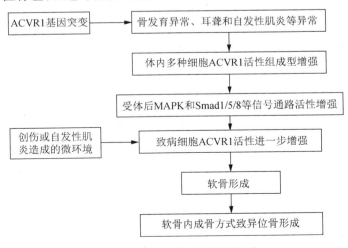

图 5-19-1　FOP 发病机制示意

此外,FOP 早期病灶处存在巨噬细胞、淋巴细胞及肥大细胞,早期应用糖皮质激素抗炎对于部分病例有控制效果。多数 FOP 患者出生时仅有先天性大姆趾畸形,生后数年内并未发生异位骨化。而组织损伤、免疫接种、病毒感染等作为该病的诱因,可诱发患者发病。由此可见,ACVR1 基因突变是 FOP 发病的必要条件,但仅有突变并不足以导致异位骨化病灶的形成,炎症的触发作用也参与了 FOP 的异位骨化病灶的发生和疾病的进展。

2. 缺氧学说

缺氧的组织微环境参与发病。由于炎症反应能够诱发组织缺氧,而组织缺氧也能加重炎症反应。在突变的 ACVR1 动物模型中,缺氧的组织微环境能够使 BMP 信号通路非配体依赖性地激活增强。

3. EndMT 学说

成骨细胞、软骨细胞均由间充质干细胞分化而来,BMP 信号通路参与调节干细胞分化的方向。近年来的研究发现:FOP 患者及 ACVR1^{R206H} 模型小鼠的病灶处组织中,成骨细胞及软骨细胞均携带血管内皮细胞标志物,而体外研究证明:ACVR1^{R206H} 突变的内皮细胞发生了向干细胞的转换(endothelial-to-mesenchymal transition,EndMT),BMP 信号通路被增强,这些新形成的干细胞以软骨内成骨的方式形成成熟骨组织。最近也有报道称是软组织内非血管内皮细胞转换成了软骨细胞和成骨细胞。

三、病理

FOP 的组织病理学特征主要分为以下几个阶段。

1. 早期炎症反应阶段

在疾病早期,病灶处可见骨骼肌细胞坏死以及血管周围的单核细胞、巨噬细胞、肥大细胞、B 细胞和 T 细胞的浸润,但它们在疾病发生发展中的确切作用及其作用机理尚未明确。

2. 纤维增殖阶段

在炎症反应之后,则出现血管生成以及纤维增殖的组织学表现,而肥大细胞在整个 FOP 组织细胞类型转换的过程中均存在,在该阶段含量最高。病灶处存在血管标志物阳性的干细胞。

3. 异位软骨内成骨

FOP 患者的成骨方式为软骨内成骨,这与胚胎期骨骼发育和出生后骨折愈合的过程类似。

四、临床表现

FOP 患者的经典临床表现主要包括两个方面,即先天性姆趾畸形(缩短、外翻)和进行性异位软组织内成骨,可累及骨骼肌、肌腱、韧带、筋膜和腱膜等组织(图 5-19-2)。此外,还可合并中耳骨化所致的传导性耳聋、短而宽的股骨颈、长骨的骨软骨瘤、颈椎畸形等。患者通常于 10 岁以内自发性或在创伤后发病。

FOP 最初多表现为痛性的或无痛的皮下软组织肿块,且易被误诊为肿瘤,少数患者肿块自行完全消退,绝大多数则经历一个病理性的组织类型转换的过程,即通过软骨内成骨的过程使软组织炎症组织逐渐转换为成熟的异位骨组织。多数 FOP 患者自发性发作的顺序是从头往下肢、从背侧往腹侧,从软组织肿块出现或软组织受伤到骨组织形成的时间一般短于非 FOP 个体骨折后骨骼的愈合时间。FOP 发病虽为间歇性的,但它是一种进展性的疾病,其异位骨组织不会自然消失,病灶呈累积性,总是越来越重。将异位骨组织手术切除的方式通常会导致原位的新骨形成;肌肉内免疫接种、口腔手术前的下颌神经组织阻滞、钝器损伤、摔伤、病毒感染等微小创伤均可造成患者发病。令人不解的是,膈肌、舌肌、眼外肌以及心肌等肌肉通常不受累。

FOP 患者主要分为以下 3 种:①经典型,患者标志性的临床表现为先天性姆趾缩短和外翻畸形、进行性异位骨化,另外,超过一半的经典型 FOP 患者伴有胫骨近端的骨软骨瘤,颈椎融合,短而宽的股骨颈或传导性听力障碍;②超经典型,在上述两种经典特征的基础上加上一个或几个非经典特征;③变异型,两个经典特征之一或两个均发生变异。目前的资料显示,ACVR1 的 R206H 突变可以引起所有三种亚型的临床表现,而 ACVR1 的非 R206H 突变只能够导致非经典型(包括超经典型和变异型)临床表现。

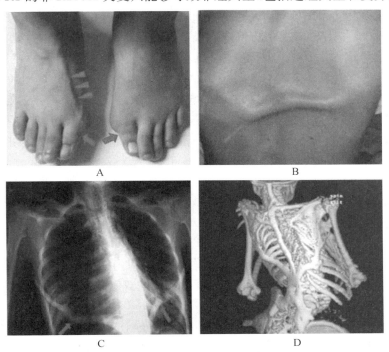

图 5-19-2 FOP 患者的经典临床特征

A. 踇趾短缩,外翻畸形(箭头),肌腱骨化(三角);B. 皮下异位骨化;C. 背部
皮下异位骨化的 X 线表现;D. 多处皮下异位骨化的实体照片

五、实验室检查

目前尚缺乏疾病特异性的实验室检查标志物,虽然体内存在炎症,但 ESR 和 CRP 在大多数患者血中浓度正常。

六、影像学表现

X 线可见异位的成熟骨组织,可用来追踪疾病进展;CT 以及 MRI 均有辅助诊断的价值;骨 ECT 扫描可发现异位骨组织呈放射性浓聚灶。

七、诊断

FOP 临床诊断主要依靠两个经典的临床特征,即先天性大足趾外翻畸形和进行性异位骨化,而基因分析则主要用于疾病的确诊。

八、鉴别诊断

FOP 的误诊率很高,在 Kitterman 等的报道中达 90%,在张等的研究纳入的病例中达 84%,36% 的患者曾接受过不必要的病灶诊断性组织学活检。多数临床医生不能将先天性大足趾外翻畸形与进行性累积性的多部位异位骨化联系在一起,致使多数患者经历了不必要的诊断性组织活检或手术切除病灶组织,而引起原位的异位骨组织形成,这种医源性的损伤也加重了患者的病情。此外,患者发病时可有下肢局部水肿,可压迫血管、淋巴管及神经,其表现类似下肢深静脉栓塞,应注意排除。最需要鉴别的疾病有以下几种。

1. 进行性骨化性异位增殖症(progressive osseous heteroplasia,POH)

该病是一种罕见的致残性异位骨化性疾病,属常染色体显性遗传,以散发患者多见。病因为 GNAS 基因的失活型突变,且多为父系遗传。POH 主要经膜内成骨形成异位骨化,婴儿期首先出现皮肤异位骨化,并在儿童期进行性发展,出现皮下脂肪、骨骼肌以及深部结缔组织的异位骨化。目前无有效治疗方法,且手术会导致原位异位骨化形成。但该病患者无 FOP 的先天性大足趾畸形,基因分析可鉴别。

2. Albright 遗传性骨营养不良症(albright hereditary osteodystrophy,AHO)

该病是一种常染色体显性遗传病,病因为 GNAS 基因的杂合失活型突变,导致腺苷酸环化酶激活障碍。表现为皮下组织软骨内骨化、身材矮小、肥胖、满月脸、手足短而宽的长骨。患者对多种激素抵抗,包括甲状旁腺激素抵抗所致的假性甲状旁腺功能减退等。治疗方面包括维生素 D 和钙剂的补充替代以及对症治疗。

3. 骨肉瘤(osteosarcoma)

本病是好发于青少年或儿童的一种恶性骨肿瘤,主要表现为疼痛、肿块及跛行等,进展快,全身状况一般较差,行病理学检查可与 FOP 相鉴别。

4. 淋巴水肿(lymphedema)

淋巴水肿是指淋巴液回流受阻、反流,导致肢体浅层软组织内体液集聚,继发纤维结缔组织增生、脂肪硬化、筋膜增厚及整个患肢变粗的病理状态。表现为单侧或双侧肢体的持续性、进行性肿胀,但不会出现异位骨化,故经 X 线检查可与 FOP 相鉴别。

5. 青少年侵袭性纤维瘤(aggressive juvenile fibromatosis)

该病为良性病变,但具有高度侵袭性,成纤维细胞快速增殖,造成局部疼痛和功能障碍。而 FOP 患者处在纤维增殖阶段的病理学表现与该病类似,易被误诊。

6. 获得性异位骨化(acquired heterotopic ossification)

本病多由严重创伤、战伤、神经系统损伤、烧伤、人工关节置换术等引起,也可以由轻度外伤导致。患者软组织疼痛、邻近关节活动障碍。但该病患者无 FOP 的先天性大足趾畸形,基因分析可鉴别。

九、治疗

目前该病尚缺乏疗效确切的治疗方法,临床上主要以早期诊断、预防创伤、抗炎和抑制成骨等对症治疗为主。针对 FOP 的预防主要是减少疾病的发作,即避免医源性创伤、避免摔倒以及病毒感染等。国际 FOP 学会建议在疾病发作后的第一个 24 小时内,开始为期 4 天的短期大剂量糖皮质激素治疗,有助于在发作早期阶段抑制炎症反应,减轻组织水肿。有研究表明非甾体抗炎药、双膦酸盐、罗格列酮、放疗等对部分病例的复发有轻度的抑制作用。

随着 FOP 疾病的分子和细胞学发病机制研究的不断推进,抑制过度激活的 ALK2 受体或信号通路,阻断软组织内异位成骨的发生,已成为该病治疗学干预的重要靶点。近年来仍在不断研究新方法,主要包括以下几种类型:受体 ACVR1 抑制剂、Smads 通路抑制剂、选择性维甲酸受体 γ(RAR-γ)激动剂、钙通道阻滞剂(马来酸哌克昔林)和 Activin A 的抗体等。

十、展望

迄今为止,尚缺乏对于 FOP 疗效确切的治疗方法。Kaplan 等曾提出将来防治 FOP 的可能干预途径如下:①干扰诱导性的信号通路;②抑制炎症性的刺激因子;③改变靶组织中的成骨前体细胞;④改变促进异位成骨的组织微环境。随着对疾病发病机制了解的深入,包括分子机制和组织病理学的进展,以及对于该病关注度的提升,将会有更多的具有治疗前景的新药进入临床。

(张秀珍 李 颖 张克勤 宋利格)

【思考题】

1. 简述骨质疏松的诊断、鉴别诊断及治疗原则。
2. 成骨不全的临床表现和骨骼 X 线特征是什么？
3. 简述骨纤维异常增殖症的骨骼病理特征和影像学表现。

第二十章　缺血性骨关节疾病

缺血性骨关节疾病是一个古老的临床病症,其概念在过去的两个世纪里经历了相当大的演变。骨坏死(osteonecrosis)是一种常见的致残性骨病,在 19 世纪,骨坏死被当作感染源而引起注意。当时对坏死骨的放射学表现也认识不足,几乎把所有不能解释的骨密度升高均视为坏死骨,其中很多病例缺乏组织学证实,并把这一大组骨病称为骨软骨炎(osteochondrisis)或骨软骨病(osteochondrosis)。后经广泛深入的研究发现,在已被组织学证实的骨坏死病灶内既无细菌也无血液供应,因而改称此类病变为"无菌性坏死"(aseptic necrosis)、"缺血坏死"(isehemic necrosis)或"无血供坏死"(avaseular necrosis)。1992 年国际骨循环学会将骨坏死定义为:骨坏死是指由于各种原因(机械、生物等)使骨循环中断,骨的活性成分(骨细胞和骨髓细胞)死亡及随后修复的一系列复杂病理过程。骨坏死可以发生在股骨头、肱骨头、膝关节(股骨髁、胫骨近端)、足、踝、腕、手(舟状骨、月状骨)及椎体等部位,相对于其他部位的骨坏死而言,股骨头坏死最常见,对人类危害最大。

第一节　股骨头坏死

股骨头缺血性坏死(avascular necrosis of the femoral head,AVNFH),简称股骨头坏死,是骨科常见病。国际骨循环研究学会(ARCO)及美国医师学会(AAOS)对股骨头坏死的定义为股骨头血供中断或受损,引起骨细胞及骨髓成分死亡及随后的修复,继而导致股骨头结构改变,股骨头塌陷,引起患者关节疼痛、关节功能障碍的疾病。

一、病因

引起股骨头坏死的具体病因尚不清楚。任何引起股骨头血液供应障碍的疾病均可引起股骨头缺血性坏死,目前公认的有外伤、股骨颈骨折、长期激素药物应用、酒精性、减压病等原因,其他原因如痛风、放疗、烧伤等也可能会造成股骨头坏死。

二、分期

股骨头坏死一经确诊就应做出分期,以指导制订合理的治疗方案,准确判断预后。股骨头坏死分期方法众多,国际上常用骨循环研究协会(ARCO)分类法。2019 年修订了 ARCO 分期,取消了先前的坏死面积的量化指标,删除了 0 期,根据塌陷程度是否超过 2 mm,将 3 期分为早期(3A)和晚期(3B),最终建立了下面的四分期体系(表 5-20-1)。

表 5-20-1　国际骨循环研究协会(ARCO)分期

分期	表现
Ⅰ期	X 线片正常,但磁共振成像或骨扫描均为阳性
Ⅱ期	X 线片异常(骨硬化,局灶性骨质疏松或股骨头囊性改变等细微表现),但没有任何软骨下骨折、坏死区骨折或股骨头扁平的表现

（续表）

分期	表现
Ⅲ期	X线或CT断层扫描显示软骨下或坏死区骨折、塌陷。该期进一步分为两个亚型： ⅢA期（早期，股骨头塌陷≤2 mm） ⅢB期（晚期，股骨头塌陷＞2 mm）
Ⅳ期	X线表现为骨关节炎，关节间隙变窄，髋臼改变和/或关节破坏

三、临床表现及诊断

（1）股骨头坏死早期可以没有任何症状，体征和病史包括以腹股沟、臀部和大腿部位为主的关节痛，偶尔伴有膝关节疼痛，髋关节内旋受限，常有髋部外伤史、皮质类固醇应用史、酗酒史以及潜水员等职业史。

（2）MRI的T1WI序列显示带状低信号或T2WI序列显示双线征。

（3）X线片常见硬化、囊变及新月征等表象。

（4）CT扫描可见硬化带包绕坏死骨、修复骨或软骨下骨断裂。

（5）核素骨扫描初期呈灌注缺损（冷区），坏死修复期显示热区中有冷区，即"面包圈样"改变。

（6）骨活检显示骨小梁的骨细胞空陷窝大于50%，且累及邻近多根骨小梁，骨髓坏死。

符合两条或两条以上标准即可确诊。除（1）外，（2），（3），（4），（6）中符合一条也可确诊。

四、鉴别诊断

对具有类似临床症状、X线改变或MRI改变的患者，应进行鉴别。

1. 中、晚期髋关节骨关节炎

当关节间隙变窄，出现软骨下囊性变时可能会混淆，但其CT表现为硬化并有囊性变，MRI改变以低信号为主，可据此鉴别。

2. 髋臼发育不良继发骨关节炎

常表现为股骨头覆盖不全，关节间隙变窄、消失，骨硬化、囊变，髋臼对应区出现类似骨关节炎改变，容易鉴别。

3. 强直性脊柱炎累及髋关节

常见于青少年男性，多为双侧骶髂关节受累，其特点多为HLA-B27阳性，股骨头保持圆形，但关节间隙变窄、消失甚至融合，易鉴别。部分患者长期应用皮质类固醇可合并股骨头坏死，股骨头可出现塌陷但往往不重。

4. 类风湿关节炎

多见于女性，股骨头保持圆形，但关节间隙变窄消失。常见股骨头关节面及髋臼骨侵蚀，易鉴别。

五、治疗

股骨头坏死的治疗方法较多，制订合理的治疗方案应综合考虑分期、坏死体积、关节功能以及患者年龄、职业及对保存关节治疗的依从性等因素。

（一）非手术治疗

主要应用于股骨头坏死早期患者，治疗中应定期进行影像学检查。

1. 保护性负重

使用双拐可有效减少疼痛，但不提倡使用轮椅。

2. 药物治疗

非甾体抗炎药、低分子肝素、阿仑膦酸钠等有一定疗效，扩血管药物也有一定疗效。

3. 中医治疗

以中医整体观为指导,遵循"动静结合、筋骨并重、内外兼治、医患合作"基本原则,强调早期诊断、病证结合早期规范治疗。

4. 物理治疗

包括体外震波高频电场、高压氧、磁疗等,对缓解疼痛和促进骨修复有益。

5. 制动与适当牵引

适用于Ⅰ、Ⅱ期的病例。

(二)手术治疗

多数股骨头坏死患者会面临手术治疗,手术包括保留患者自身股骨头手术和人工髋关节置换术两大类。保留股骨头手术包括髓芯减压术、骨移植术、截骨术等,适用于Ⅰ、Ⅱ期和ⅢA、ⅢB期患者。如果方法适当,可避免或推迟行人工关节置换术。

1. 股骨头髓芯减压术

髓芯减压术历史悠久,适用于早期的股骨头坏死患者。

2. 不带血运骨移植术

应用较多的有经股骨转子减压植骨术、经股骨头颈灯泡状减压植骨术等。植骨方法包括压紧植骨、支撑植骨等;应用的植骨材料包括自体皮质骨与松质骨、异体骨、骨替代材料。

3. 截骨术

即将坏死区移出股骨头负重区,应用于临床的截骨术包括内翻或外翻截骨、经股骨转子旋转截骨术等。

4. 带血运自体骨移植

自体骨移植可分为髋周骨瓣移植及腓骨移植,血管蒂骨瓣的选择可根据它们的优缺点、术者的熟练程度等因素综合考虑。

5. 人工关节置换术

若患者股骨头塌陷较重(ⅢB期、Ⅳ期),出现关节功能严重丧失或疼痛较重,应选择人工关节置换术。股骨头坏死的人工关节置换术有别于其他疾病,要注意以下问题:①若患者长期应用皮质类固醇,或有其他基础疾病,其术后感染率较高;②关节长期不负重,严重骨质疏松等原因容易导致假体松动;③若患者有保留股骨头手术史,将会为手术带来困难;④激素性和酒精性股骨头坏死不仅累及股骨头,全身骨质已受影响。因此,此类疾病需关注手术的长期疗效。

第二节　手足骨坏死

一、月骨坏死

月骨坏死(lunate necrosis)是导致腕关节疼痛、功能障碍的主要疾病之一,其好发于青年人,体力劳动者多见。

(一)病因

月骨位于近排腕骨中心,活动度大,稳定性较差,其血供主要依靠桡腕关节囊表面小血管和腕骨间韧带内小血管。目前普遍认为月骨坏死的原因与慢性损伤、骨折有关,损伤导致月骨滋养动脉闭锁,月骨发生缺血改变,随后进一步出现月骨缺血坏死。对腕部活动频繁者,尤其是某些手工业工人(如风锯、振荡器操纵者),长期对月骨振荡、撞击,使关节囊、韧带小血管损伤、闭塞甚至发生微骨折,导致月骨缺血。而缺血的月骨骨内压力又增高,进一步使循环受阻,产生缺血性坏死。

(二)临床表现

患者多为青年男性,缓慢起病,常见腕关节胀痛、肿胀,活动时加重,休息后缓解,疼痛常向前臂放射。

体格检查可见腕关节轻度肿胀,月骨区有明显压痛,叩击第 3 掌骨头时,月骨区疼痛;腕关节各方向活动均可受限,以背伸受限最明显。X 线片早期无异常,数月后可见月骨密度增加,形态不规则,骨中心有囊状吸收,周围腕骨有骨质疏松。MRI 可以早期诊断本病,早期可以出现明确的低信号改变。放射性核素骨显像可早期发现月骨处有异常放射性浓聚。

（三）治疗

目前主要根据月骨坏死分期进行治疗。早期可进行保守治疗,可将腕关节固定在功能位(functional position)2～3 月,同时给予理疗、注射激素等。固定期间定期行 X 线或核素骨显像检查,直到月骨形态和血供恢复为止,通常需 1 年左右。在此期间,若过早去除固定物,病变易复发。

月骨已完全坏死、变形者,可行月骨切除,缺损处用肌腱或其他组织填充,也可采用人工假体植入。严重的坏死伴有腕关节炎者,可行桡腕关节融合术(arthrodesis)。

二、腕舟骨坏死

腕舟骨坏死(Peiser 病)同月骨坏死一样,在临床上并不少见,好发于 18～24 岁青年,体力劳动者多见,男多于女,右侧多见,主要由创伤引起。

（一）病因

本病病因尚不明确,通常认为与腕背部血管损伤及慢性累积性损伤有关。舟骨大部分区域覆盖关节面,血供较差,骨折后容易发生骨折延迟愈合、不愈合甚至缺血性骨坏死。腕舟骨骨折是腕部常见骨折之一,骨折后易产生舟骨坏死。

（二）临床表现

本病发病缓慢,初见腕关节胀痛、乏力,活动时加重,休息后缓解。随疼痛加重,腕部渐肿胀、活动受限而无法坚持原工作。体格检查时见腕背轻度肿胀,舟骨区有明显压痛;腕关节各方向活动均可受限,以背伸受限最明显,早期症状不严重,休息后缓解,活动或劳动后出现。X 线片早期无异常,数月后可见舟骨密度增加,骨中心有囊性吸收,周围腕骨有骨质疏松。MRI 早期可见舟状骨异常信号。同位素检查可见异常核素浓聚。

（三）治疗

早期以制动、理疗及对症治疗等保守治疗为主,若疼痛严重或关节活动受限,可考虑手术治疗。根据病变程度和患者的职业要求,选择刮除死骨结合自体骨植骨术、血管束植入术、近排腕骨摘除术、桡骨缩短术及腕关节融合术等方法。

三、距骨坏死

距骨(talus)是全身骨骼中唯一无肌肉起止点的骨骼,在距骨骨折时,血供易遭到破坏而发生坏死。距骨骨折是造成距骨坏死的主要原因。

（一）病因

距骨表面大部分区域为关节软骨所覆盖,无肌肉附着,同时,距骨为松质骨,距骨的血供容易遭到完全破坏而发生坏死。

（二）临床表现

患者常有外伤史,常见踝关节胀痛、乏力,活动时加重,休息后缓解;踝背轻度肿胀,距骨区有明显压痛,踝关节各方向活动均可受限。X 线片早期无异常,数月后可见距骨密度增加。MRI 可早期发现信号改变。同位素骨显像可早期发现距骨处有异常浓聚。

（三）治疗

1. 保守治疗

避免负重,循序渐进进行肌肉活动锻炼。

2. 手术治疗

距骨体发生坏死后可诱发距下或踝关节创伤性关节炎，影响患者的生活，此时可行关节融合术。

第三节　股骨头骨软骨病

本病是发生于儿童股骨头的自愈性、非系统性疾病，为股骨头骨骺的缺血性坏死，又名 Legg-Calve-Perthes 病、扁平髋等，是全身骨软骨病中发病率较高，且致残率较高的一种骨软骨病。

一、病因

目前病因尚不完全清楚，多数学者认为外伤是重要致病因素，若外伤后股骨头骨骺血管闭塞，容易继发缺血坏死。股骨头骨骺的血供情况，从新生儿到 12 岁有明显变化，在 4～9 岁期间仅有一条外骺动脉供应骨骺，此时血供最差，即使是较轻外伤也可发生血供障碍。此外，有人发现本病早期均有关节囊内压力增高现象，故推测这种压力变化是骨骺血运障碍原因之一。关节囊内压力增高与滑膜的炎症有关，而滑膜炎可为原发性，也可继发于本病，故尚不能肯定其因果关系。

二、病理变化

股骨头骨骺发生缺血后，有以下 4 个病理发展过程。

1. 缺血期

此期软骨下骨细胞由于缺血而坏死，骨化中心停止生长，但骺软骨仍可通过滑液吸收营养而继续发育，因受刺激较正常软骨增厚。这一过程可延续数月到 1 年以上，因临床症状不明显而多被忽视。

2. 血供重建期

新生血管从周围组织长入坏死骨骺，逐渐形成新骨。如致伤力持续存在，新生骨又被吸收并被纤维肉芽组织所替代，因而股骨头易受压变形。此期可持续 1～4 年，是治疗的关键时期，如处理恰当，可避免发生髋关节的畸形。

3. 愈合期

本病到一定时间后骨吸收可自行停止，继而不断骨化，直到纤维肉芽组织全部被新骨代替。这一过程中畸形仍可加重，且髋臼关节面软骨也可受到损害。

4. 畸形残存期

此期病变静止，畸形固定，随年龄增大最终将发展为髋关节的骨关节病。

三、临床表现

本病好发于 3～10 岁儿童，男性多于女性，单侧发病较多。本病起病缓慢，初期常出现髋部疼痛，且逐渐加重。少数患者以患肢膝内上方牵涉痛为首诊主诉，此时应注意检查同侧髋关节。随疼痛加重而出现跛行，疼痛和跛行的程度与活动度有明显关系。体格检查见 Thomas 征阳性、4 字征阳性，患髋外展、后伸、内旋受限较重，患者往往有肥胖、髋关节活动受限、内收肌痉挛。X 线片显示股骨头密度增高，骨骺碎裂、变扁，股骨颈增粗及髋关节部分性脱位等，其 X 线表现与病理过程有较密切关系。CT 对不同病程阶段表现不一，早期仅有关节少量积液和关节滑膜肥厚迹象，晚期可有股骨头甚至髋臼结构异常。MRI 对疾病的早期诊断比较敏感。放射性核素骨显像在疾病早期（X 线检查无异常）已可发现放射性稀疏，中期可见坏死部位放射性稀疏区周围有放射性浓聚。

四、治疗

治疗目的是保持一个理想的解剖学和生物力学环境，预防血供重建期和愈合期中股骨头的变形。因此早期诊断非常重要。

1. 非手术治疗

适用于早期的患者,常用方法有卧床休息、外展位牵引、石膏固定或矫形器固定。可用支架将患髋固定在外展 40°、轻度内旋位,白天带支架用双拐下床活动,夜间去除支架用三角枕置于两腿之间,仍维持外展、内旋位。支架使用时间为 1~2 年,定期摄 X 线片了解病变情况,到股骨头完全重建为止。

2. 手术治疗

手术指征是患儿有髋关节疼痛、活动受限、髋关节半脱位、年龄大于 8 岁。手术方式包括滑膜切除、血管植入、开窗减压、骨骺钻孔术、股骨转子下内旋、内翻截骨术及骨瓣、肌骨瓣植入术等。针对病变不同时期、不同病情选择不同的手术方法,均有一定效果。目前上述手术方法多可缓解病情,但难以恢复股骨头正常形态。

第四节　椎体骨软骨病

椎体骨骺(epiphysis)有 3 个,原发骨骺 1 个,位于椎体中部,出生时已存在,在 6~10 岁融合;次发骨骺 2 个,位于椎体上、下面,呈环状与椎间盘连接。二者均可发生缺血性坏死而产生一系列病理变化和临床表现,但这两种骨骺病变的原因迄今众说纷纭,均未被公认。

一、原发性骨骺骨软骨病

原发性骨骺骨软骨病又名扁平椎或 Calvé 病,可发生在脊椎的任何部位,但以胸椎中段最常见。本病患者椎体的原发骨化中心发生无菌性坏死,继而在脊柱纵向压力作用下使椎体变扁,甚至破碎。

本病多见于 2~10 岁的儿童;症状单发局限,无全身症状。病儿常见倦怠,活动减少,夜啼;背部疼痛,相应棘突压痛,椎旁肌痉挛;后期出现脊柱后凸畸形。X 线片上显示受累椎体呈薄饼状,椎间隙可增宽。

本病有自限性,症状可在数月内自行消失,病变椎体也可在数年内逐渐恢复到正常高度。本病以休息、脊柱支架等非手术治疗为主,在诊断时应注意与其他易产生椎体塌陷的疾病,如嗜酸性肉芽肿、结核等鉴别。

二、次发性骨骺骨软骨病

次发性骨骺骨软骨病又名 Scheuermann 病或青年圆背,易发生在胸椎中段,往往是多个椎体受累,与椎间盘变性关系较大。

青年男性多见,部分患者有弯腰工作职业史;临床症状不明显,多是旁人发现背部弧形后凸后就诊,畸形加重后始有轻度酸胀不适;体格检查时仅见胸段脊柱弧形后凸,腰椎代偿性前凸,病变段棘突或有轻度压痛,但无椎旁肌痉挛;X 线片显示多个相邻椎体前缘变窄、密度增高、椎间隙狭窄,有时可见椎体前方有横形的血管沟影。多数患者伴有椎间盘经软骨板突入椎体的征象(Schmorl 结节);本病有自限性,但当病变停止发展、症状消失后,圆背畸形仍不会消失。

在病变进程中,休息、采用脊柱支架等方法可减小畸形程度。畸形固定后大多无需特别治疗,个别后凸严重,影响心、肺功能者可考虑手术治疗。

第五节　胫骨结节骨软骨病

胫骨结节(tibial tubercle)是髌韧带的附着点,约在 16 岁时该骨骺与胫骨上端骨骺融合,18 岁时胫骨结节与胫骨上端骨化为一整体。故 18 岁前此处易受损而产生骨骺炎,甚至缺血、坏死,称胫骨结节骨软骨病(osteochondral disease of the tibial tubercle),又称 Osgood-Schlatter 病。

一、病因

股四头肌是全身最强大的一组肌肉,其牵拉力通过髌骨、髌韧带常使尚未骨化的胫骨结节骨骺产生不同程度撕裂。男性青少年喜爱运动,在缺乏正确指导时往往发生这种损伤。

二、临床表现

本病好发于12～14岁好动的男孩,多为单侧性,近期常有剧烈运动史。临床上以胫骨结节处逐渐出现疼痛、肿块为特点,疼痛与活动有明显关系。体格检查可见胫骨结节明显隆起,皮肤无炎症,局部质硬,压痛较重,伸膝抗阻动作时疼痛加剧。X线片显示胫骨结节骨骺增大、致密或碎裂,周围软组织肿胀等。

三、治疗

本病症状在胫骨结节与胫骨上端骨化后即自行消失,但局部隆起不会改变。有明显疼痛者,也可辅以理疗或膝关节短期制动。一般无需服用止痛剂,也不宜局部注射皮质类固醇(因注入皮下不会有效,而骨骺又难以注入),曾有皮质类固醇注入皮内引起皮肤坏死、骨骺外露长期不愈者。偶有成年后尚有小块碎裂骨骺未与胫骨结节融合而症状持续者,此时可行钻孔或植骨术以促进融合。

（孙业青）

❓【思考题】

1. 简述股骨头坏死的分期。
2. 简述股骨头坏死的诊断、临床分期及治疗原则。

第六篇　畸　形

第二十一章 肢体畸形

人体运动系统畸形(malformation)根据病因大致可分为神经源性、非神经源性及创伤性畸形等;按畸形来源可分为先天性以及姿态性畸形等;按畸形部位可分为肢体畸形和躯干畸形等。

第一节 先天性肌性斜颈

先天性斜颈(congenital torticollis)是一种较为常见的畸形,小儿多见,如果在儿童期没有治愈,畸形往往会随着年龄的增加而渐渐加重。斜颈分为骨性斜颈和肌性斜颈。骨性斜颈是颈椎发育过程中由于椎体发育异常而引起的斜颈,如椎体形成障碍(半椎体、楔形椎)、椎体异常融合(阻滞椎、椎体分节不全)、齿状突畸形等,骨性斜颈临床上较少见。肌性斜颈是由于一侧胸锁乳突肌纤维化、挛缩导致的斜颈,临床上较为常见,发病率为0.3%~2%。引起胸锁乳突肌变性的病因至今仍不完全清楚,是否为先天性疾病也有争论。分娩过程中的产伤或难产都可能是胸锁乳突肌缺血、出血、血肿机化、肌纤维变性的原因,而且斜颈患儿合并其他肌肉骨骼系统疾病的发病率也较高,如跖骨内收、髋关节发育不良和马蹄内翻足等。有部分胎位正常,分娩正常的婴儿也发生肌性斜颈,因而有学者认为胸锁乳突肌纤维化在母体内已经形成,是先天性或遗传因素所致。还有部分学者认为是胸锁乳突肌滋养血管栓塞或静脉回流受阻,引起肌纤维变性、挛缩而导致斜颈发生。

一、临床表现

通常在新生儿出生后1周发现一侧颈部胸锁乳突肌中下段有突起肿块,质硬,呈椭圆形或圆形,随胸锁乳突肌被动移动而左右移动。肿块表面不红,温度正常,无压痛。患儿头偏向患侧,下颌尖转向健侧,主动或被动的头部偏向健侧(或下颌转向患侧)的旋转活动有不同程度受限(图6-21-1)。继之肿块逐渐缩小至消失,约半年后形成纤维性挛缩的条索。少数病例肿块不完全消失,也有未出现颈部肿块而直接发生胸锁乳突肌挛缩者。

病情继续发展可出现各种继发畸形,患儿整个面部不对称,患侧颜面短而扁,健侧颜面长而圆,双眼、双耳不在同一平面。颈、面部畸形往往会随着年龄的增加逐渐加重。晚期患侧颈部深筋膜增厚和挛缩,前、中斜角肌挛缩,继而出现颈动脉鞘及鞘内血管变短,颈椎、上胸椎侧凸等。

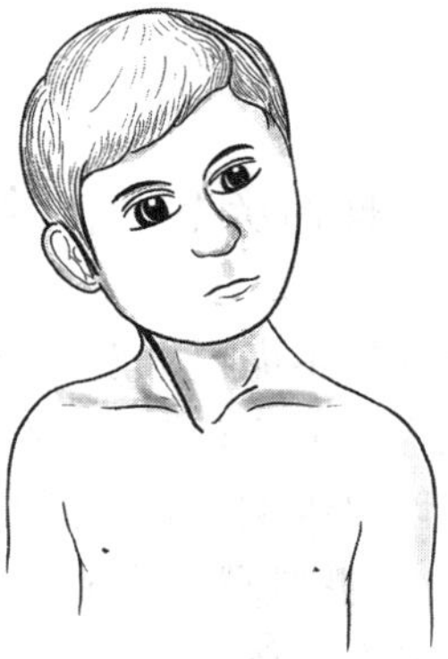

图 6-21-1 先天性肌性斜颈
患侧为右侧,患儿头偏向右侧,
下颌尖旋转向左侧

二、诊断与鉴别诊断

诊断并不困难,但应与其他原因所致的斜颈相鉴别。

1. 骨性斜颈

为先天性颈椎发育异常引起的斜颈,本无胸锁乳突肌挛缩,但也有一些患者会继发颈部软组织挛缩。详细的病史以及质量良好的颈椎X线和CT检查,对确定骨性病变有重要价值。

2. 感染引发的斜颈

如咽喉部炎症、扁桃体炎、颈淋巴结的化脓性或结核性感染时，由于炎症刺激，局部软组织充血、水肿，颈椎韧带更加松弛，导致寰枢椎旋转移位而发生斜颈。颈椎结核也可致斜颈，X线摄片提示有骨质破坏，椎旁有软组织肿胀或冷脓肿影像，可做鉴别。

3. 眼源性、耳源性、神经源性及习惯性斜颈

前三者均可找到原发灶，其中眼源性斜颈也叫视力性斜颈，因视力障碍，如屈光不正，眼神经麻痹眼睑下垂，视物时出现斜颈姿势，但无胸锁乳突肌挛缩，也无颈部活动受限，做视力检查及视神经检查可以确定诊断。习惯性斜颈在排除其他各种器质性病变后，经矫正不良习惯即可治愈。

4. 婴儿良性阵发性斜颈（benign paroxysmal torticollis）

病因尚不清楚，是发生在婴儿期的一种自限性疾病。表现为周期性斜颈，查体胸锁乳突肌正常，无其他任何器质性病变。

三、治疗

早期治疗可以获得较好的疗效，也是预防继发头、颜面及颈椎畸形的关键。

1. 非手术疗法

目的在于促进局部肿块尽早消退，防止胸锁乳突肌挛缩。适用于1岁以内的婴儿，包括局部热敷、按摩、手法矫正和矫形帽外固定。患儿睡着后用沙袋保持头部于矫正位，教会家长做胸锁乳突肌的手法牵拉，坚持每日治疗。

2. 手术疗法

适用于1岁以上的患儿，在纤维化演变完成后再行手术治疗。理想的手术年龄是1~4岁，年龄超过12岁者，虽然脸部和颈部畸形已难于矫正，但手术疗法仍可改善畸形。多采用胸锁乳突肌的锁骨头和胸骨头切断术。对病情严重的病例还要切断挛缩的颈阔肌和附近筋膜，必要时还需切断胸锁乳突肌近端止点，注意切勿损伤面神经、副神经和锁骨下血管。术后将头置于过度矫正位，用头颈胸石膏固定3~4周。去除石膏固定后，应立即开始颈肌的手法牵伸训练，避免再度粘连挛缩。

第二节　先天性髋关节发育不良

先天性髋关节发育不良（congenital dysplasia of the hip，CDH），又称发育性髋关节发育不良（developmental dysplasia of the hip，DDH），是指股骨头在关节囊内丧失它与髋臼的正常位置关系，以致在出生前后不能正常发育，从而产生畸形，包括髋关节脱位、半脱位和髋臼发育不良。患者出生时以关节囊松弛为主要病理改变，随着年龄增大和脱位程度加重，特别是开始行走后，可逐渐出现关节囊伸长，髋臼盂唇增厚内翻，圆韧带增长变粗，横韧带肥厚，髋臼变浅呈斜坡状，股骨头骨骺发育延迟甚至坏死，股内收肌挛缩，髂骨翼处形成假臼，骨盆倾斜和代偿性脊柱侧凸等病理表现。其病因可能包括：①遗传因素，部分患者有家族遗传性发病表现；②激素因素，女性患病明显多于男性，男女比例约为1∶5；③机械应力因素，头胎及臀位生产有较高发病率，约为1.6%。该病在儿童中发病率约为1‰，左侧多于右侧，双侧脱位者以右侧为重。

一、临床表现

1. 新生儿和婴儿期的表现

（1）关节活动障碍：患肢常呈屈曲状，活动较健侧差，蹬踩力量低于另一侧，髋关节外展受限。

（2）患肢短缩：患侧股骨头向后上方脱位，伴有相应的下肢短缩。

（3）皮纹及会阴部的变化：臀部及大腿内侧皮肤皱褶不对称，患侧皮纹较健侧深陷，数量增加。女婴大阴唇不对称,会阴部加宽。

2. 幼儿期的表现

(1)跛行步态:一侧脱位时表现为跛行,双侧脱位表现为"鸭步",臀部明显后突,腰椎前突增大。

(2)患肢短缩畸形:除短缩外,同时有内收畸形。

二、诊断与鉴别诊断

根据患者临床表现配合体格检查,如弹进弹出试验(Ortolani 试验和 Barlow 试验)、髋膝屈曲外展试验、下肢短缩试验(Allis 征)阳性提示先天性髋关节发育不良,骨盆片可观察到患侧股骨头不在位,测量股骨头中心髋臼边缘角(central edge angle,CE 角)<20°、Shenton 线不连续、髋臼指数>30°,可明确诊断。

三、治疗

本病的治疗原则是尽早诊断,及时治疗。目标是及时复位关节并维持稳定,矫正发育不良,防止股骨头骺发生缺血性坏死。按照患者不同年龄阶段进行分组并根据具体情况及时调整个体化治疗方案,如新生儿组(<6 月)、婴儿组(6~18 月)、幼儿组(18~36 月)、儿童组(3~8 岁)和青少年组(>8 岁)。

1. 非手术治疗

新生儿组患者可采用 Pavlik 吊带,这是一种可保持髋关节外展和屈曲姿态的动态矫形支具,使用时应每周检查 1 次确定支具位置、姿势妥当,若治疗效果满意,应当持续使用 6~8 周使髋关节更稳定;若用 3~6 周后髋关节脱位、半脱位依然存在,则应当放弃 Pavlik 吊带治疗,采取其他复位方法。婴儿组患者使用 Pavlik 吊带治疗的成功率显著减少,当效果理想时,可采用手法复位,若关节僵硬可在辅助牵引后行手法复位,手法复位失败亦可采取手术复位,复位后应定期随诊。

2. 手术治疗

适用于出生 18 个月以上的患者,包括手术切开复位、Salter 截骨术、Pemberton 截骨术、股骨短缩截骨术。选择截骨术术式应综合考虑患者的年龄、畸形程度和病理改变。术后应使用髋人字石膏固定 12 周并定期行 X 线检查复查,对比观察髋关节发育情况。注意预防术后并发症的发生,如缺血性骨坏死、再脱位、髋关节僵硬等。

第三节 先天性手部畸形

先天手部畸形的种类很多,不同的畸形,在功能和外形上表现也不同。1982 年国际手外科学会先天性畸形学会报道本病发病率大约是 11/10 000,大约 10% 的上肢先天畸形患者有明显的外观或功能异常。

一、分类

目前美国手外科学会和国际手外科学会采用 Swanson、Barsky 和 Entin 的分类系统,将手部先天性畸形分为 7 类(表 6-21-1)。

表 6-21-1 手部先天畸形分类

分类	畸形表现
I	肢体形成障碍(发育停止)
II	肢体分化(分离)障碍
III	重复畸形
IV	生长过度(巨大畸形)

(续表)

分类	畸形表现
V	生长不足(发育不全)
VI	先天性环状挛缩带综合征
VII	全身性骨骼异常

（一）肢体形成障碍（发育停止）

1. 横断缺如

横断缺如包括上肢某个部位的远端肢体完全缺如畸形，如同截肢的残端一样，可按缺如水平进一步分类和命名。大多数为单侧缺如，最常见于前臂上1/3，两性间无明显差异。除沙利度胺（反应停）引起四肢畸形外，未发现其他特别原因。一般的单侧横断性缺如没有遗传学因素，而极少数双侧或多部位横断性缺如可能是常染色体的隐性遗传。横断性缺如一般不伴错构综合征，但可伴有以下畸形，如脑积水、脊柱裂、脊髓脊膜膨出、畸形足、桡骨头脱位和尺桡骨融合。

2. 纵向缺如

纵向缺如包括除横断性缺如外的所有形成障碍畸形，这些畸形包括海豹肢畸形、桡侧列发育不全、尺侧列发育不全和中央发育不全。其中，海豹肢畸形（phocomelia）源于希腊语的海豹肢（鳍状肢），它形象地代表了由肢体的中间节段缺失引起的肢体纵向短缩。此术语用于描写手从身体的肩部附近伸出，手常有畸形，仅有三指或四指。这种畸形没有一定的遗传学规律，在20世纪50年代出现反应停相关的畸形报道之前，这种畸形极为罕见。

（二）肢体分化障碍

最多见的是并指畸形（syndactyly），又称"蹼状指"，原因是胚胎发育过程中手指未能分开，是最常见的手部先天性畸形，发病率为1/2 000，具体病因不清楚，一般认为并指源于妊娠第7～8周时指芽的生长发育异常减慢，存在一定的遗传因素。

并指分为完全或不完全并指，也可分为简单或复杂并指。完全并指自指蹼到指尖都连在一起；不完全并指为两指自指蹼到指尖近侧某一点连在一起。简单并指指仅有皮肤或其他软组织桥接在一起（图6-21-2）；复杂并指的两指共用骨性结构（图6-21-3）。并指伴发的畸形有蹼状趾、多指、细指、短指、足部裂、血管瘤、肌肉缺如、脊柱畸形、漏斗胸和心脏畸形。

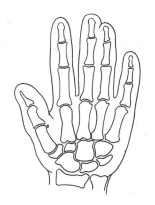　　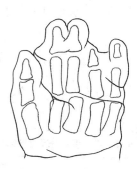　　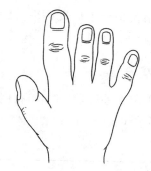

图6-21-2　简单并指　　　　图6-21-3　复杂并指　　　　图6-21-4　示指巨指

（三）重指（多指）畸形

重指或多指畸形是一种常见和引人注意的手部畸形，每年有9 000到10 000个新病例。多指分为三种主要类型：桡侧——拇指重复（分叉拇指），中央——示指、中指或环指重复，尺侧——小指重复。另外，重指还包括尺侧重复肢畸形,或称镜像手,是一种极少见的畸形。

（四）生长过度（巨指）

巨指（macrodactyly）是一种少见的手指变粗的先天性畸形,示指受累最为常见（图 6-21-4）。巨指不像遗传症,虽然原因不能肯定,但可能与以下三种因素密切相关:神经支配异常、血供异常、体液系统异常。一些人认为巨指是神经纤维瘤病的一种退化类型,但是,在这类患者中没有见到神经纤维瘤病的其他病变。

（五）手和指发育不全

手或指的发育不全是指特定部分的发育有缺陷或发育不完全,同并指一样,几乎所有的手部畸形都有发育不全的成分。这里主要讨论特定部分的比较对称且不伴有其他畸形的发育不良,最常见的单个骨节段发育不全为中节指骨（短指或中节指骨短缩）。如果短掌（short metacarpal）早期出现,也包括在发育不全畸形内,但这种畸形一般极少见,通常直到青春期开始快速发育时才被注意到。

短指在遗传学文献中有重要作用,是孟德尔遗传规律在人类得到验证的第 1 例,一般为显性遗传。短指多为单独发病,但也可伴有相似的足趾畸形;中节指骨短缩,常见于错构综合征。其他和短掌有关的并发症有 Turner 综合征、Biemond 综合征和 Silver 综合征。

（六）先天性环状挛缩带综合征

当肢体被皮肤皱褶束带环绕,引起肌肉、神经、血管及骨骼束窄,使肢体远端回流受限,出现肢体粗大等表现称为先天性环状挛缩带综合征（congenital constriction band syndrome）,该综合征常伴有先天性肢体缺如和末端并指等畸形（图 6-21-5）。

远端环状挛缩更为常见,多累及中指。挛缩带的影响并非一成不变,如果挛缩带位于深部且坚韧时,随瘢痕的增加、挛缩和血管损伤的加重,可引起肢端进行性坏死。

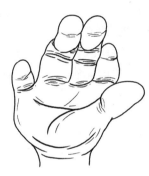

图 6-21-5　先天性环状挛缩带综合征

二、治疗原则

人们很早就认识到先天性手部畸形治疗非常困难。Flatt 曾说:"先天性畸形是手外科医生面对的最困难的问题之一。"Milford 认为:"对即使是相似的手部畸形,也不能制定一个标准化的手术方法。"

手部先天畸形的治疗可以在新生儿期或之后的儿童发育期进行。畸形可表现为单侧或双侧;可能是一个独立的疾病,也可能是某一畸形综合征或骨骼发育异常的单一表现。手外科医生应早期检查,帮助父母解决他们所关心的问题,尽可能地减少他们的焦虑。医生不仅要熟知每种畸形的遗传方式,还要熟知其较好的治疗方案和预后,牢记儿童对畸形有强大的代偿能力。

治疗方案有功能训练、佩戴支具、截除患肢、矫形、重建等多种方法,制定治疗方案时,不但要考虑手的正常生长发育,还应考虑很多其他因素,包括儿童心理发育情况、伴发的其他疾病、手术操作范围等。早期手术的治疗原则为充分利用婴幼儿组织重塑能力,治疗畸形和矫正功能障碍。2 岁前手的长度会增加近一倍,在这快速生长期,手指发育如果受到限制,会产生明显畸形。

第四节　先天性马蹄内翻足

先天性马蹄内翻足（congenital talipes equinovarus）外观上表现为足下垂、内翻畸形,常在出生后的定期检查中发现,其发生率约占存活新生儿的 1‰,中国人发生率较低,约为 0.39‰,一半的患儿为双侧发病。

一、病因

病因仍不明确,有几种可能的理论,包括多基因显性遗传、胚胎发育异常、神经肌肉系统异常以及胎儿体位异常等。

二、病理变化

一般认为,畸形始于足踝部内侧、跖侧和后方的软组织挛缩拉伸了外侧和背侧的软组织,内侧的胫后肌挛缩使足内翻,后方的小腿三头肌挛缩初期使足下垂,由于跟骨内翻增加,后期也会导致足内翻增加。骨性结构的变化为舟骨和跟骨向内侧移位,从而迫使距骨跖屈、距骨头和颈向内侧偏移,随着生长发育,内侧楔骨、舟骨、距骨发育迟缓,外侧的骰骨及第5跖骨发育肥大,内侧挛缩组织不能够相应拉长,内翻畸形进一步加重,胫骨可出现内旋,这一系列的病理变化引起逐渐加重的马蹄、内翻、高弓和前足内收畸形等表现。

三、临床表现与诊断

典型的畸形为中后足跖屈、内翻,高弓,前足内收,后足内翻(图6-21-6)。出生后,若畸形明显则很容易被发现,诊断并不难,若畸形不明显,则常常被忽略,在新生儿查体时,如足旋前背伸时存在弹性阻力,应高度怀疑此病,需进一步检查明确诊断。在幼儿学习走路时,发现用足外缘着地行走,跖内侧足纹明显,也应考虑此病。X线检查可用于评估骨之间的角度和治疗效果。同时可能伴发中枢神经系统异常,如脊膜膨出等,需要仔细进行体格检查。

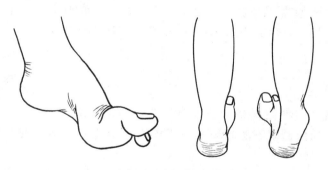

图6-21-6 马蹄内翻足畸形典型表现
典型的畸形为中后足跖屈、内翻,足弓异常增高,前足内收,后足内翻

四、治疗

治疗目的为恢复功能、矫正畸形、防止复发。对于新生儿,一旦发现该病,应及时治疗,通常采用Ponseti法进行保守治疗,出生后1周内就可以治疗。5岁以前的儿童均可以尝试采用Ponseti法治疗,对经治疗后畸形没有得到纠正或者复发者,可行以软组织松解为主的手术治疗。5岁以后的儿童几乎均为僵硬性畸形,需行截骨术矫正畸形。

(一)保守治疗

保守治疗主要采用Ponseti法(是一个系统地治疗马蹄内翻足的石膏固定方法),每周进行1次,持续6周,依次按照由远及近的顺序开始纠正畸形,而不是一次性全部纠正,每次纠正时都应先进行挛缩组织的轻柔按摩。第1次和第2次以纠正前足内收和高弓为主,将前足固定在稍外展位,屈膝长腿管形石膏固定;第3次以纠正中后足内翻为主,将后足关节固定在稍外翻位;第4次以纠正马蹄为主,将踝关节固定在中立位或背伸位;第5次和第6次以调整和维持中后足位置为主。此过程需密切关注患足的血运情况,如果马蹄难于纠正可联合使用经皮跟腱延长术,此后需穿戴2~3年支具维持效果。

（二）手术治疗

1. 软组织松解术

对于后外侧畸形较轻的患儿,可行以松解后内侧组织为主的 Turco 手术;对于后外侧畸形严重的患儿,可行以松解后外侧和后内侧组织为主的 McKay 手术,达到多平面松解。术后均需进行石膏固定以维持矫正位置。

2. 截骨术

对残余畸形或僵硬性畸形,需要分别评估每处畸形。对于前足内收或旋后畸形,可采用跖骨截骨术或内侧楔骨和外侧骰骨联合截骨术;对于后足畸形,若仅为跟骨内翻畸形可行开放性内侧楔形跟骨截骨的 Dwyer 截骨术,若仅为足外侧柱长可行跟骨外侧闭合性楔形截骨的 Lichtblau 术,若仅为内侧柱短可行 Dillwyn-Evans 手术,若以上三种畸形都存在或同时存在跖屈畸形可行截骨三关节融合术。

第五节　平　足　症

平足（flat foot）即赤足站立时足弓塌陷,整个足底完全或几乎完全与地面接触,足印肥大,大多数儿童和约20%的成人为平足,平足伴有的相关足踝部症状称为平足症。

一、应用解剖

足弓为足底弓形结构,由跖骨和跗骨组成,并由足部韧带和肌腱连接以维持其形态,使足更有效地支撑人体重量,可分为内侧和外侧2条纵弓和1条横弓。内侧纵弓比外侧纵弓高,由跟骨、距骨、足舟骨、内侧楔骨、中间楔骨、外侧楔骨、第1跖骨、第2跖骨和第3跖骨组成,前至第1、2、3跖骨头,后至跟骨跖面,最高处为距骨上关节面,其主要特点为弹性好,距舟关节为其薄弱处,但此处主要有跖侧跟舟韧带即弹簧韧带和跖侧的胫后肌腱支撑,因此在外力去除后可以快速恢复足弓形态。外侧纵弓由跟骨、骰骨、第4跖骨和第5跖骨组成,其主要特点为强度高。横弓由3个楔骨、骰骨和5个跖骨基底部组成,由骨间韧带、跖侧韧带和背侧韧带,踇短屈肌、趾短屈肌和踇收肌横头,腓骨长肌腱维持。

二、分类

足弓不是与生俱来的,人从出生到8岁左右都为平足,以后才逐渐形成足弓,此阶段的平足可以称为发育性平足。有些青少年的足弓始终没有形成,为先天性平足;足弓形成后由多种原因造成组成和维持足弓的结构破坏,为后天性或获得性平足。坐位时足弓可出现的平足为柔韧性平足,足弓仍塌陷的平足为僵硬性平足,大多数平足为柔韧性平足。

三、原因

1. 先天性因素

舟骨结节过大、副舟骨较大、韧带松弛等。

2. 后天性因素

相关韧带和肌腱损伤、跗骨骨折、中后足关节骨关节炎、风湿性关节炎、体重增加、胫后肌腱失能、Charcot 关节病等。

四、临床表现与诊断

儿童和青少年的柔韧性平足很少有症状,临床评估包括一般的肌肉骨骼系统检查和特殊的足踝部检查,询问家族性平足情况。不需要 X 线检查即可诊断平足,但负重位 X 线检查有助于制订手术计划,斜位

X线片可以观察是否存在跗骨联合,CT检查对发现距跟联合有帮助。通过侧位X线片可测量跟骨倾斜角、距骨第一跖骨角(Meary角),用于评价足弓塌陷程度。

1. 儿童和青少年的柔韧性平足

此类平足表现为站立时足弓塌陷,在坐位非负重时足弓出现,后足外翻,前足外展旋前,中足向内侧突出。出现症状时,表现为足内侧疼痛、易疲劳,运动时明显,休息后可减轻。绝大多数患儿随着年龄的增长可自愈,仅有一小部分患儿症状一直持续,无法自愈。需检查是否存在腓肠肌挛缩或跟腱挛缩以及距下关节的活动度(图6-21-7)。

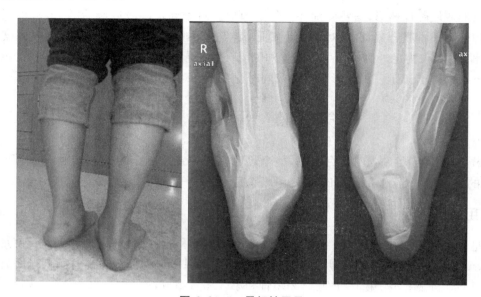

图 6-21-7　柔韧性平足
12岁患儿,平足畸形,运动后疼痛,体格检查及X线检查可见多趾征阳性

2. 成人获得性平足

临床上对胫后肌腱失能引起的平足分为4期:Ⅰ期为胫后肌腱滑膜炎,没有肌腱失效、畸形和功能异常;Ⅱ期为柔韧性平足畸形,胫后肌腱撕裂伴明显功能减退;Ⅲ期为僵硬的后足外翻畸形,胫后肌腱退变伴明显的中足和后足的退行性变;Ⅳ期为距骨在踝穴内外翻倾斜,伴或不伴有三角韧带功能失效,足弓塌陷,前足外展,足跟外翻增加,胫后肌腱走形处疼痛并肿胀,足内侧突出。

3. 跗骨联合引起的僵硬性平足

可见足弓塌陷,后足强直外翻,斜位X线片可发现跗骨联合。

五、治疗

对于没有症状的平足通常不需要治疗,但由于足部生理结构异常,受伤后症状不易消失,因此要注意预防损伤。对于有症状的平足的治疗旨在消除症状、矫正畸形,可先使用矫正鞋或足弓支撑鞋垫、理疗和非甾体抗炎药治疗等保守治疗,如果保守治疗无效,需根据患者的年龄、症状、原因和畸形位置与程度进行相应的手术治疗,包括软组织手术、骨性手术或联合手术。

(一) 儿童和青少年的柔韧性平足

对于3～8岁有平足的儿童,如果没有家族史,不需要治疗,如果有家族史,也只需要关注儿童是否出现相关症状。对于8～12岁无症状的柔韧性平足青少年,不需要治疗。当有与平足相关症状时,可选择穿着矫正鞋和(或)足弓支撑鞋垫保守治疗,如果保守治疗失败可考虑行手术治疗,可选择跟腱延长或腓肠肌松解术、距下关节制动术或联合手术。对于12岁以上有症状的青少年患者,仍然先选择穿矫正鞋和

（或）足弓支撑鞋垫保守治疗，若保守治疗失败，以软组织手术为主，可采用跟骨截骨内移、胫后肌腱止点前移、踇长屈肌腱或趾长屈肌腱转位纠正平足。

（二）成人获得性平足症

如果保守治疗失败，可采用足外侧柱延长术、跟骨截骨内移术、舟楔关节截骨融合术、距下关节融合术或三关节融合术等，并可联合一些软组织手术。

（三）跗骨联合引起的僵硬性平足症

在保守治疗失败后，切除联合骨桥后行距下关节融合术或三关节融合术。

（四）舟骨内侧结节或副舟骨较大的平足症

保守治疗失败后，对局部症状明显的患者可将较大的舟骨内侧结节或较大的副舟骨切除，同时行胫后肌腱止点前移或重建术。

第六节 踇 外 翻

踇外翻（hallux valgus）是一种常见的足病，它是指踇趾向外偏斜超过正常生理范围的一种足部畸形，是前足最常见的畸形之一，常伴有进行性的第一跖趾关节半脱位。

一、病因

踇外翻畸形多见于中老年女性，发生的原因与诸多因素有关，主要有穿鞋、遗传、足部结构异常等，通常随年龄增大畸形逐渐加重，也有少数踇外翻在青春期表现较为明显。足楔骨间和跖骨间有坚强的韧带联系，但第一楔骨、跖骨与其他楔骨、跖骨的联系较弱。若站立过久，行走过多，尤其经常穿高跟或尖头鞋时，第一楔骨和跖骨受非生理压力的影响而向内移位，引起足纵弓和横弓塌陷，同时使踇长伸肌腱、踇长屈肌腱和踇短屈肌腱外侧头紧张，增加了促使踇趾外翻的力量，踇收肌牵拉踇趾向外进一步偏斜。踇趾近节趾骨基部将第一跖骨头推向内侧，第一与第二跖骨间的夹角加大，在第一跖骨头内侧可以形成骨赘和滑囊炎。畸形严重者，第二、三足趾有时被挤到其他足趾背侧形成锤状趾，跖趾关节足底侧形成胼胝（图6-21-8）。

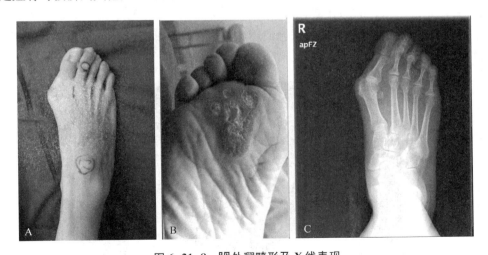

图 6-21-8 踇外翻畸形及 X 线表现
A. 第二趾背侧痛性胼胝形成；B. 足底严重痛性胼胝；C. 足负重正位 X 片

二、临床表现

踇外翻畸形常呈对称性，多因疼痛而就诊。踇外翻在临床上有三个主要表现：踇趾向外偏斜；第一跖趾关节内侧隆起；𝅻趾挤压外侧足趾引起的外侧足趾的畸形。𝅻外翻后，足的形态改变，不仅影响到足的美观，更不易选到一双合适的鞋。患者可有𝅻趾跖趾关节内侧疼痛，以及外侧足趾锤状趾畸形、跖侧疼痛等症状，但部分患者可无疼痛等症状。

查体时要在患者负重位和非负重位两种姿势下检查，因足弓负重时畸形加剧，可了解患者在日常生活时𝅻外翻的真正情况。检查的内容包括畸形程度和外翻角度；第一跖趾关节主动与被动活动角度、疼痛情况及是否有捻发音，来探明是否存在骨关节炎；第一跖趾关节及跖跗关节是否存在僵硬或关节松弛；是否存在平足或跟腱挛缩；第二、三趾是否为锤状趾及足底胼胝情况。

X线检查应于负重位拍摄足的正侧位像，以及非负重位的斜位像。测量𝅻外翻角及第一与第二跖骨间角；通过X线、CT平扫及重建观察第一跖骨内侧凸起情况、旋转情况、籽骨脱位情况；观察第一跖趾关节是否有骨关节炎，以及关节面匹配情况。

三、治疗

（一）非手术治疗

对于早期病变，疼痛较轻的患者，可采用保守治疗，但通常非手术治疗无法矫正畸形。常用的方法有：①减轻局部压力，穿宽松软底鞋；②消肿止痛，可使用非甾体抗炎药减轻症状；③使用矫形支具，主要有分趾器、外翻矫正带等；④𝅻囊炎通过理疗、热敷，症状可以缓解或消失；⑤功能锻炼，如使用弹力带套住双侧𝅻趾向内侧牵拉。

（二）手术治疗

如畸形和疼痛严重影响生活质量，行保守治疗无效，则需手术治疗。手术治疗的目的是解除疼痛，纠正畸形，最大限度恢复足部正常功能。手术方法有多种，包括软组织松解手术、截骨矫形手术、人工跖趾关节置换术及关节融合术等。目前常用的手术方式有：①第一跖趾关节周围软组织手术，如外侧软组织松解、内侧关节囊加强、𝅻伸肌腱延长等；②跖骨截骨矫形手术，如Chevron手术（跖骨远端截骨）、Scarf手术（跖骨干部截骨）（图6-21-9）、Ludloff手术（跖骨干部截骨）等；③趾骨截骨术，如Akin手术；④内侧柱稳定术，如跖趾关节融合术、跖楔关节融合术等；⑤跖趾关节功能重建手术，如Keller手术、人工跖趾关节置换手术等；⑥外侧足趾手术，如Weil截骨术、趾间关节成形术等。手术方法的选择应根据患者的具体畸形情况而定，没有统一的定式，通常需要联合使用软组织手术和骨性手术。除手术矫正外，术后正常足弓力线的维持也是保证术后效果长久的重要措施，可防止𝅻外翻的复发。

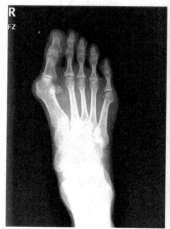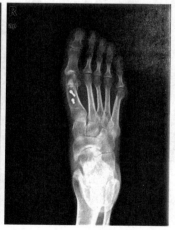

图6-21-9　𝅻外翻畸形手术前（左）及Scarf手术矫正后（右）

（杨云峰　李海丰　尹　峰　饶志涛）

【思考题】

1. 简述先天性斜颈的常见病因和治疗原则。
2. 简述先天性髋关节发育不良的定义和临床表现。
3. 简述先天性手足畸形的常见病因和治疗原则。
4. 简述成人获得性平足症的分期。

第二十二章 脊 柱 畸 形

脊柱是人体的中轴,负责承重、保护内脏器官,也是运动的主轴,如果发生变形、偏斜,即为脊柱畸形。任何非正常的形态都可以称为畸形,常见的驼背,专业名称是脊柱后凸畸形(kyphosis);"S"形的脊柱称为脊柱侧凸畸形(scoliosis)。实际上这是源于早期认识不足,只看到一个维度的畸形,脊柱侧凸畸形不但有冠状面上的侧凸,也常同时伴有矢状面上的后凸或者前凸,以及横截面上的旋转畸形,本质是三维的畸形,但因为约定俗成,一般称之为脊柱侧凸。

脊柱侧凸的分类是按照病因进行的,可以分成先天性、特发性、神经肌肉性、综合征型、继发性等。先天性侧凸是由于脊柱结构发育异常造成的;特发性侧凸病因不甚清楚,后面会专门叙述。神经肌肉性侧凸是由于神经或者肌肉的病变引起的脊柱畸形,比较常见的如脑瘫、脊髓灰质炎、脊髓空洞、肌营养不良症等。综合征型侧凸又包括很多种类,比如神经纤维瘤病、马凡综合征、骨软骨病、代谢病等,脊柱侧凸只是系统疾病中一个方面的表现。继发性侧凸则是继发于其他疾病引起的脊柱侧凸,如胸壁大面积烧伤疤痕、脊柱手术等医源性原因等。

脊柱侧凸是一种随着生长发育而进展的疾病,不但外观异常,影响美观,一些患者甚至因此自卑,引起社交困难。部分患者更会影响内脏器官的发育,特别是发病较早的儿童,脊柱侧凸引起胸腔容积减小,严重影响肺功能发育,甚至影响寿命。某些脊柱侧凸也合并有脊髓神经的发育异常或由于畸形严重导致脊髓的压迫,引起肢体瘫痪,后果严重。加之很多脊柱侧凸只是系统疾病中的一个方面的表现,需要引起高度重视。

对脊柱侧凸的研究和治疗可以追溯到和医学史一样的久远年代,但真正现代医学的突破始于20世纪60年代。由于脊柱侧凸的复杂性,经过临床实践检验的确切治疗手段主要包括三个方面:轻微者观察随访,中等程度的佩戴支具治疗,严重者需要手术。脊柱侧凸的手术困难复杂,风险高,被称为脊柱外科"皇冠上的明珠"。

第一节 特发性脊柱侧凸

脊柱侧弯角度大于10度,即可称为脊柱侧凸畸形,有一类脊柱侧凸原因不明,称为特发性脊柱侧凸(idiopathic scoliosis, IS),占全部脊柱侧凸的75%~85%。特发性脊柱侧凸根据发病年龄又分为3型:婴幼儿型(infantile),发病年龄<3岁;儿童型(juvenile),发病年龄在3~10岁;青少年型(adolescent),临床中最常见,发病年龄在10岁以上,青春期高发。

一、发病率及病因

据大规模流行病学调查,特发性脊柱侧凸的发病率为1%~2%,多发生于青春期,女性和男性患者比率约4:1。其病因至今尚不明确,这也是"特发性"命名的由来。该疾病有一定的遗传性,但不很明确;与是否顺产无明确相关性;也与坐姿不正,单肩负重等生活习惯无相关性。致病学说很多,包括青春期内分泌激素影响、骨结构生长发育不对称、结缔组织发育异常、神经肌肉平衡障碍、褪黑素学说等,目前认为是多因素致病,仍需进一步探索。

二、临床表现

本病多为家长偶尔发现,或者体检时发现。表现为双肩不等高,背部一侧隆起,弯腰时更明显;一般无疼痛等不适。本病于女孩月经初潮前后 1～2 年进展迅速,患者智力、身高等一般发育正常,细长体形者常见,应注意问询患者母亲怀孕生产时是否异常。

查体时站立位可见双肩不等高,弯腰时胸廓旋转畸形加重,一侧肩胛骨隆起明显,称为"剃刀背"畸形,这个检查称为 Adam 弯腰试验(图 6-22-1)。注意检查背部是否有色素沉着,毛发丛集等异常,也要常规检查骨盆是否有倾斜,双下肢是否等长,四肢感觉、肌力是否有异常。

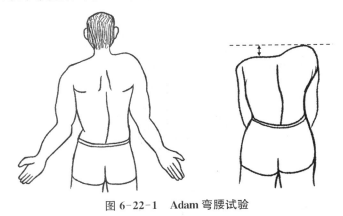

图 6-22-1　Adam 弯腰试验

三、辅助检查

1. X 线检查

要求拍摄脊柱全长片(图 6-22-2),包含双肩和骨盆;现在有更高要求者拍摄全身片(包含人体全长,从颅骨至跟骨)。拍摄前后位、侧位、左右侧屈位(bending 位)片。在 X 线片上可以测量多个角度,对于评判脊柱侧凸的严重程度、僵硬程度、骨骼成熟度、进展速度具有重要价值。

脊柱全长片有如下用途:冠状面测量侧凸的 Cobb 角(图 6-22-3),脊柱偏移距离(cm);矢状面测量脊柱前凸/后凸的 Cobb 角;判定旋转测量的 Nash-Moe 分级(图 6-22-4);评估骨骼成熟度的 Risser 征(图 6-22-5)、"Y"形软骨征。

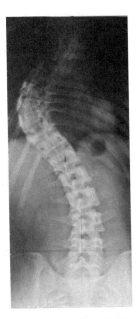

图 6-22-2　脊柱全长片

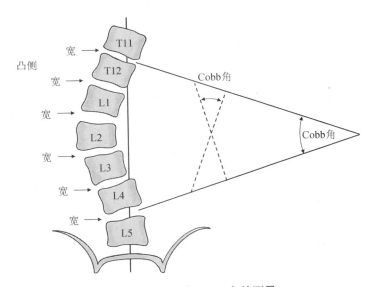

图 6-22-3　脊柱 Cobb 角的测量

Cobb 角是上端椎的椎体上缘的延长线与下端椎椎体下缘的
延长线的夹角,也是上述两条延长线垂线的夹角

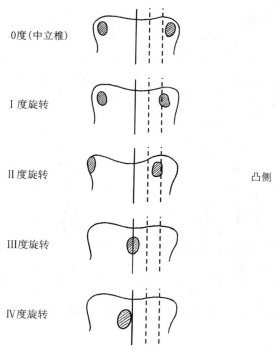

图 6-22-4 Nash-Moe 分级

0度,双侧椎弓根对称,椎体无旋转;Ⅰ度,凸侧椎弓根开始向椎体中线偏移,凹侧椎弓根与椎体凹侧缘重叠;Ⅱ度,凸侧椎弓根移至椎体中线与凸侧缘之间 2/3 处,凹侧椎弓根正在消失;Ⅲ度,凸侧椎弓根移至椎体中线处,凹侧椎弓根完全消失;Ⅳ度,凸侧椎弓根移位超过椎体中线,凹侧椎弓根完全消失

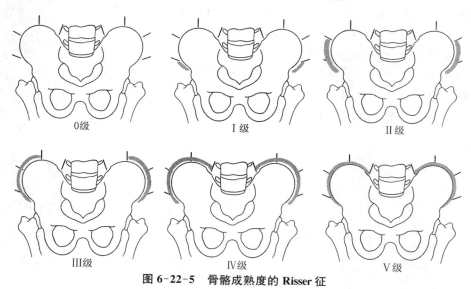

图 6-22-5 骨骼成熟度的 Risser 征

评估脊柱侧弯患者生长潜能的 Risser 征分为 6 级。0 级为无骨化;将髂翼等分为 4 部分,对应于骨骺骨化之Ⅰ、Ⅱ、Ⅲ、Ⅳ级;Risser Ⅴ级为骨骺与髂翼融合

2. CT 检查

对于特发性脊柱侧凸 CT 检查不做常规使用,仅用于严重侧凸者的评估。

3. MRI 检查

对于特发性脊柱侧凸 MRI 检查不做常规使用,仅用于怀疑有神经畸形者的检查,排除脊髓空洞、脊髓栓系等。

4. 云纹图

该检查因为快速、无创、无放射线暴露,可作为普查手段(图 6-22-6)。

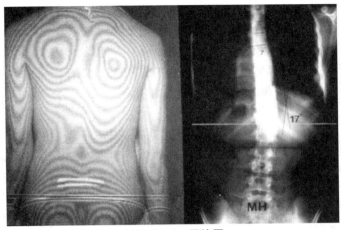

图 6-22-6　云纹图

5. 肌电图检查

仅用于怀疑有神经畸形者的检查。

四、治疗

脊柱侧凸的治疗可以追溯到古希腊时代,这也是矫形外科名称和图标的由来。由于对脊柱侧凸的认识局限,其病因至今不明确,曾经采取过很多治疗手段,包括牵引、夹板、石膏、按摩、电刺激、药物等,有些治疗手段最终证明是无效的。因为无法进行对因治疗,治疗的主要目的还是矫正畸形,随着 20 世纪 60 年代后现代脊柱外科技术和内固定手段的发展,经过数十年的研究,脊柱侧凸的治疗效果已经得到了满意的提升。经过临床实践检验,有效的治疗方式包括以下 3 个方面。

1. 随访观察

对于发现时侧凸角度为 10°~20° 的患者,可以不做干预,只需密切随访观察。观察并不意味着不作为,需要定期记录患者身高、体重的变化,每 3~6 个月进行 X 线检查,比较侧凸角度的变化。如果角度变化不大可以继续随访观察;如果进展较快需要及时处理,转为佩戴支具或者手术治疗。

2. 支具治疗

发现时侧凸角度为 20°~40°,仍具有生长潜力的患者需要佩戴支具。生长潜力要根据患者年龄、女孩的月经初潮年龄、Risser 征等进行综合评判。根据不同的侧凸类型,订制不同的支具,常用支具的包括 Milwaukee 支具、Boston 支具(图 6-22-7)、Cheneau 支具等,现在有 3D 打印的支具可以取得更加个性化

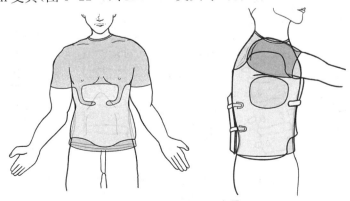

图 6-22-7　Boston 支具

Boston 支具是典型的胸-腰-骶联合支具,属于对称支具

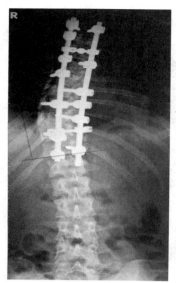

图 6-22-8　特发性脊柱侧弯矫形内固定术后X线表现

的治疗效果。支具需要坚持佩戴,同时鼓励适当的体育锻炼,每3～6个月定期进行X线检查。支具的作用是延缓侧凸度数的进展,但有效率仅约50%,如果佩戴支具治疗效果不佳,进展明显,仍需要手术治疗。当然也有些患者通过佩戴支具能够矫正部分侧凸,约占20%～30%。佩戴支具一般到19岁,期间如果患者身高、体重变化明显,需要重新订制。如果最终侧凸进展不大,可以停止支具治疗,患者可以获得略有侧凸但是平衡、灵活的脊柱,对日后的生活工作不会有大的影响。

3. 手术治疗

当侧凸角度超过40°后,躯体平衡差的患者需要手术治疗。实际上55°以下的侧凸角度是否需要手术都需要综合评估,侧凸度数不是一个绝对的指标。手术能够获得一个相对端正但是僵硬的脊柱(图6-22-8),随着现代脊柱外科技术和内固定的发展,能够取得很满意的效果,但是手术的创伤和花费是比较大的。手术矫正侧凸度数不是唯一目的,更重要的是平衡脊柱和尽可能保留脊柱的活动度。特发性脊柱侧凸是生长发育阶段的一种进展性疾病,因而对于进展潜力的评判,对于预后的判定非常重要。可靠的分型具有重要的指导意义。为此有很多分型以指导手术,广泛接受的如King分型、Lenke分型等,至今仍在不断地完善和修正。

第二节　先天性脊柱畸形

先天性脊柱侧凸是脊柱发育过程中的骨结构异常造成的脊柱畸形,很多同时伴有脊髓和神经的发育异常。

一、发生率和分型

先天性脊柱侧凸的发生率在所有脊柱畸形中排第二位,发生率无性别差异,根据骨结构异常可以分为3种类型。

1. 椎体分节不全

即一侧骨桥形成或者不对称骨桥形成(图6-22-9),由于骨桥一侧的脊柱发育受阻,引起严重脊柱侧凸。常见于胸椎,位于脊椎后外侧,所以常引起胸椎侧凸和前凸畸形,导致胸腔容积下降,严重损害肺功能,甚至死亡。

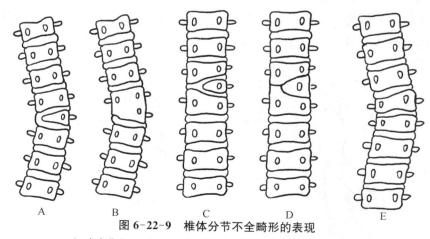

图 6-22-9　椎体分节不全畸形的表现

A. 完全分节;B. 半分节;C. 钳闭性半脊椎;D. 未分节;E. 楔形椎

2.椎节发育障碍

椎体一侧侧方发育障碍,即半椎体畸形(图6-22-10),可引起脊柱侧凸畸形。半椎体存在的节段越靠近骶椎,造成的近端侧凸越严重。单发半椎体畸形又可分为单发半椎体不分节型,一般不会加重进展;半分节型,可引起轻度到中度侧凸畸形;完全分节型,可引起严重的脊柱侧凸畸形。多发同侧半椎体,可发展成严重的脊柱侧凸;多发双侧半椎体(补偿半椎体),如2个半椎体相距不远,所引起的脊柱侧凸常能够互相代偿。此外还有蝴蝶椎,一般不引起脊柱侧凸;较少见的有脊柱裂、脊髓裂、脑脊膜膨出、脊髓栓系,基本都伴有严重的神经功能障碍、截瘫、二便失禁等。

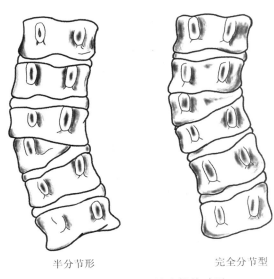

半分节形　　　　　　完全分节型

图6-22-10 常见的半椎体畸形

3.混合型

常见到多种畸形同时存在,还常见到先天性侧凸和后凸同时存在。

二、临床表现

患者出生时即有畸形,但轻重程度不同,故发现的时间有早晚。先天性脊柱侧凸严重者往往在婴幼儿时期即发现,隐匿者成年后偶然发现。主要表现便是侧凸,多数伴有后凸(图6-22-11),也有不少伴有神经畸形,如脊髓裂、脊膜膨出等,这些患者出生时即有神经症状,甚至瘫痪。特别要注意患儿身体其他器官畸形,如心血管畸形、泌尿系统畸形、眼睛畸形等,往往不是单一系统的畸形。

查体时特别注意检查背部、骶尾部是否有包块、毛发丛集、色素沉着等,检查是否有下肢畸形等。

X线检查同特发性脊柱侧凸,CT和MRI在先天性脊柱侧凸是必须的检查手段,有助于判定复杂的骨性异常和神经系统异常。

三、治疗

先天性脊柱畸形严重者出生时即有,多数患者在婴幼儿时期即会表现出异常而获得诊断。畸形随生长发育进展迅速,支具治疗等效果不佳,手术治疗是首选的方案。手术主要是切除致病椎

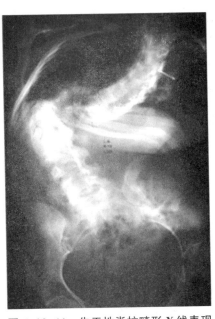

图6-22-11 先天性脊柱畸形X线表现
脊柱侧凸伴后凸

节,平衡脊柱,重建脊柱稳定性,以避免影响其他椎节的生长发育,造成更严重的畸形。2～5岁是幼儿手术的理想时机,但需要儿科的配合。骨性畸形及时矫形能获得良好的预后;而对于伴有脊髓裂、脊膜膨出者,即使联合神经外科手术,神经功能也很难得到改善。

（谢　宁）

【思考题】

1. 简述脊柱侧凸的定义及分类。
2. 特发性脊柱侧凸的治疗。

第二十三章　脊髓及大脑疾病后遗畸形

脊髓灰质炎与大脑性瘫痪均是人体神经系统发生病变后产生的运动功能障碍性疾病。脊髓的前角病变引起下运动神经元瘫痪,此类瘫痪有明显的节段性,表现为神经支配节段的局限性运动功能障碍、肌张力降低、肌萎缩、深浅反射减弱或消失,并伴有皮肤、指甲和骨骼的神经营养障碍表现,脊髓灰质炎是此类瘫痪的典型例子。大脑性瘫痪表现为全身广泛运动障碍,肌张力增高和肌痉挛;深反射亢进及浅反射减弱或消失,病理征阳性;并在肢体运动时出现联合运动,痉挛型脑瘫即属于此类。小脑及锥体外系病变有其特殊表现,因为其具有维持横纹肌张力,协调肌肉运动,保持正常躯体,协助锥体系的随意运动功能。发生病变时,患者表现为协调和控制运动能力丧失,自主运动困难,脑瘫患者的共济失调和手足徐动即属于此类病变。

第一节　脊髓灰质炎后遗症

脊髓灰质炎是由一组嗜神经毒性病毒引起的急性传染病,主要损害脊髓前角细胞,导致运动神经纤维病变,使支配的肌肉产生弛缓性瘫痪。本病多散发,但易流行,以1~5岁小儿发病率最高,夏、秋季发病为多,俗称小儿麻痹症。近年来由于重视预防,该病发生率明显降低,在我国仅在农村偶有散发。

脊髓灰质炎后遗症由脊髓灰质炎病毒(图6-23-1)侵犯脊髓前角灰质,即运动神经中枢引起,病毒遗留的晚期可造成躯干及四肢畸形。本病多见于小儿,部分患儿可发生弛缓性麻痹(或称下运动神经元瘫痪),受累肌肉出现萎缩,神经功能不能恢复,造成受累肢体畸形。

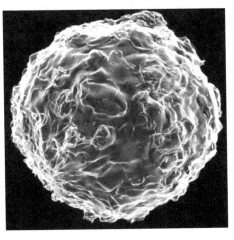

图6-23-1　脊髓灰质炎病毒3D模型

一、发病机制

脊髓灰质炎急性发病后,病毒主要侵犯脊髓灰质运动神经,中心区神经细胞坏死,中心区周围组织炎性浸润、水肿,导致相应周围神经瘫痪。严重患儿死于急性期;较轻者,遗留躯干及肢体畸形,故称婴儿瘫后遗症。该病病程根据灰质破坏的程度、水肿吸收快慢,可分为急性期(2周),恢复期(3周~2年)及后遗症期(2年以后),各期临床表现不同,治疗任务各异。

二、临床表现

脊髓灰质炎后遗症的特点是肌肉瘫痪多数不对称,按神经节段性分布;影响骨骼发育,会留下明显的肢体畸形与功能障碍。与先天性、姿态性畸形相似,所不同的是,前者为神经源性肌力平衡失调,导致骨质或关节畸形,瘫痪的肌肉为不可逆性病变;而后者为先天性骨质畸形或姿势不正,被动牵拉使某些肌肉功能暂时消失,非神经源性,畸形矫正后,肌功能还可恢复,为可逆性。

（1）肌肉功能的不平衡,如马蹄内翻、足畸形和高弓足等。

（2）肌肉、筋膜的变性挛缩,如髋屈曲外展外旋畸形、脊柱侧凸、膝屈、反屈、外内翻等。

（3）骨骼发育畸形、缩短畸形、肌肉失用性萎缩等。

三、诊断依据

（1）脊髓灰质炎病史；

（2）肌肉弛缓性瘫痪、肌肉萎缩、骨与关节畸形等体征出现；

（3）X 线片显示畸形所见。

四、鉴别诊断

本病多见于 6 个月至 3 岁的儿童，肌肉瘫痪多数不对称，呈节段性，股四头肌受累较多见，且肌肉瘫痪程度总是先重后轻，不伴感觉和大小便功能异常，一般不需特殊检查，便可诊断。

五、治疗原则

（1）防止畸形、促进肌肉的恢复及适应瘫痪后的康复治疗，不同阶段按不同的重点与要求给予治疗。

（2）后遗症期的治疗主要是继续功能训练，支具保护和选用适当的手术治疗（如软组织手术、肌腱移位手术、骨性手术等）。

六、治疗方案

脊髓灰质炎后遗症目前尚无有效治疗方法，早期非手术治疗主要通过调整失衡肌力（肌腱移位），预防骨骼继发畸形，后期通过手术矫形，恢复肢体功能。

（一）非手术治疗

1. 前驱期及瘫痪前期

（1）卧床休息：患者卧床持续至热退 1 周，以后避免体力活动至少 2 周。卧床时使用踏脚板使脚和小腿有一正确角度，以利于功能恢复。

（2）对症治疗：可使用退热镇痛剂、镇静剂缓解全身肌肉痉挛不适和疼痛；每 2～4 小时湿热敷一次，每次 15～30 分钟；热水浴亦有良效，特别对年幼儿童，与镇痛药合用有协同作用；轻微被动运动可避免畸形发生。

2. 瘫痪期

（1）正确的姿势：患者卧床时身体应成一直线，膝部稍弯曲，髋部及脊柱可用板或沙袋使之挺直，踝关节成 90°。疼痛消失后立即做主动和被动锻炼，以避免骨骼畸形。

（2）适当的营养：应给予营养丰富的饮食和大量水分，如因环境温度过高或热敷引起出汗，则应补充钠盐，厌食时可用胃管保证食物和水分摄入。

（3）药物治疗：可用促进神经传导功能药物如地巴唑，剂量为 1 岁 1 mg，2～3 岁 2 mg，4～7 岁 3 mg，8～12 岁 4 mg，12 岁以上 5 mg，每日或隔日一次口服；增加肌肉张力药物，如加兰他敏，每日 0.05～0.1 mg/kg，肌肉注射，一般在急性期后使用。

（4）延髓型瘫痪的治疗：①保持呼吸道通畅，采用头低脚高位（床脚抬高成 20°～25°）以免唾液、食物、呕吐物等吸入，最初数日避免胃管喂养，使用静脉途径补充营养；②每日测血压 2 次，如有高血压脑病，应及时处理；③声带麻痹、呼吸肌瘫痪者，需行气管切开术，通气受损者，则需机械辅助呼吸。

（二）手术治疗

1. 矫正畸形

患儿 7 岁以前尚无自控能力，肌力失衡，经手术矫正后，主动功能活动意识差，不利于移位肌腱功能恢复，达不到预期的治疗目的。此期治疗任务主要是按摩、推拿，促进肌肉血液循环，防止肌萎缩引起关节畸形，亦可应用支具或石膏逐渐矫正畸形。

2.肌腱移位

正确的肌腱移位是治疗肌力失衡及防止关节畸形的重要措施,适用于 7 岁以后患儿。手术主要是用移位的肌腱代替瘫痪肌腱的功能,并在术后通过锻炼来建立瘫痪肌的功能,如股四头肌瘫痪应用屈膝的股二头肌长头及半腱肌前移,代替伸膝的股四头肌功能。需要家属及患儿,医生与患儿密切配合,经过艰苦的主动、被动功能锻炼,方可达到伸膝的预期目的。在行肌腱移位术的同时,必须施行挛缩的肌腱延长、关节囊切开、筋膜切断等措施。

肌腱移位术的注意事项:①移位肌有足够肌力;②移位肌腱止点与该肌起点成一直线,切勿弯曲或扭转,并有一定张力;③保证移位肌有足够血液供应及神经支配;④皮下隧道宽松;⑤新止点牢固可靠。

3.骨性手术矫正

若患者年龄偏大,骨关节畸形严重,适合运用骨性手术矫正,如楔形截骨、关节融合术等。

4.其他

双下肢不等长者,治疗方法有:

① 干骺端截骨延长术,适用于骨骺融合,但小于 24 岁者。

② 骨骺延长术,适用于骨骺板融合前 1～2 年的青少年。

③ 骨缩短术,截去骨以不超过 5 cm 为宜,否则会导致肌松弛,影响运动功能。

④ 骨骺生长阻滞术,分为永久性及暂时性,永久性为手术破坏健肢的股骨下端及胫骨上端骨骺、骺板,阻止其生长,术前应充分评估双下肢生长速度,但应慎重选用,暂时性生长阻止术为在健侧股骨下端与胫骨上端骨骺的两侧插进金属 U 形钉,阻止该骨骺生长,待两下肢等长后,拔除 U 形钉。

⑤ 骨骺刺激术,在患侧股骨下端及胫骨上端的干骺端,接近骺板附近,插入自体或异体坚质骨骨钉,促进骨骺代谢活跃,加速患肢长骨生长。

①②两种方法的单骨延长率一般宜控制在原骨长的 15% 以内,每日延伸 1 mm,这样才不易发生并发症。

第二节　大脑性瘫痪

大脑性瘫痪(cerebral palsy)也称为先天性运动障碍综合征(syndromes of congenital motor disorder),是指婴儿出生前到出生后 1 个月的发育期内,因多种原因引起的脑实质损害,出现非进行性、中枢性运动功能障碍及姿势异常,常伴有感觉、认知、交流和行为失调。其他原因导致的短暂性运动障碍,脑进行性疾病及脊髓病变等,不属本病的范围。中国 1997～1998 年调查 6 省 1～6 岁小儿大脑性瘫痪患病率为 1.92‰,男孩多于女孩(1.45:1)。大脑性瘫痪的病因包括遗传因素导致的胚胎脑发育异常、感染、缺氧缺血性脑病、高胆红素血症、颅内出血等。

一、临床表现

大脑性瘫痪根据受累部位可分为局部受累和全身受累,根据神经学改变可分为锥体系型和锥体外系型,根据生理学类型可分为:①痉挛型(spastic),最多见,占大脑性瘫痪患儿的 50%～70%,包括双侧瘫(diplegic)下肢为主型、四肢瘫型(quadriplegic)、偏瘫型(hemiplegic);②运动障碍型(dyskinetic),包括手足徐动型(athetoid)、肌张力障碍型(myodystic);③共济失调型(ataxic);④混合型(mixed)。

大脑性瘫痪的临床表现各异,病情轻重不一,严重者出生后数天即出现症状,表现为吸吮困难、肌肉强硬。大多数病例出生数月后家人试图扶起患儿时才发现。主要临床类型的具体表现如下。

1.痉挛型

(1) 双侧瘫(diplegia):最初常表现为肌张力降低、腱反射减弱,数月后出现明显无力及痉挛,下肢较上肢明显,无力首先累及内收肌,腱反射活跃。患儿腿部运动僵硬笨拙,用双手在腋窝下抱起患儿时无蹬腿动作,仍保持腿部原伸直或屈曲状态,大多数患儿跖反射呈伸性反应。患儿学步较晚,表现为特征性姿势和步态,迈小步时微屈双腿更僵硬,股内收肌力很强使小腿交叉,迈步呈划弧状(交叉步态),足部屈曲内收,足跟不能着地。青春期或成年后腿部可变得细而短,无明显肌萎缩,被动运动肢体可感觉伸肌与屈肌强直。上肢轻度受累或不受累,如手指笨拙和强直,有些患者出现无力和痉挛,伸手拿物品时可超越目标。面部可见痉挛样笑容,发音清晰或含糊。

脊柱侧凸很常见,可压迫脊髓神经根或影响呼吸,患者很晚才学会自主排尿,但括约肌功能通常不受累,痉挛性双侧瘫的亚型可伴轻度小头和智力低下。

(2)偏瘫(hemiplegia):通常出生后父母就观察到患儿两侧肢体活动不同,如只用一侧手取物或抓东西,往往未重视,直至4~6个月才意识到问题的严重性。下肢受损通常在婴儿学习站立或走步时发现,患儿可自行坐起和行走,但较正常婴儿晚数月;检查可见患儿腱反射明显亢进,Babinski征阳性,上肢呈屈曲内收及旋前位,足部呈马蹄内翻足。某些患儿可有感觉障碍及视觉缺损,伴精神障碍者较脑性双侧瘫及双侧轻偏瘫少见。可有语言缓慢,应注意有无精神发育迟滞及双侧运动异常。35%~50%的患儿可发生抽搐,部分患儿持续终生,可为全身性发作,常见偏瘫侧局灶性发作,发作后可有Todd麻痹。Gastaut等曾描述患儿有半身抽搐-偏瘫综合征,数月或数年后患儿因偏瘫侧肢体骨和肌肉发育迟滞导致偏身肌萎缩和进行性麻痹。

(3)四肢瘫(quadriplegia):与双侧瘫的区别是,后者常有延髓肌受累,四肢受累程度相当,属全身性受累,精神发育迟滞较严重。

2. 运动障碍型

(1)手足徐动型(athetosis):患者常在出生后数月、一年或几年逐渐出现不自主的舞蹈动作及手足徐动,或其他不自主运动,可随环境刺激而加剧。手足徐动型脑瘫患者的病情严重性差异极大,轻症者的异常运动可误认为不安,重症者的自主动作可引发剧烈的不自主运动,个别患者青春期或成年早期病情仍继续进展。

(2)肌张力障碍型(myodystic):出生后主要表现为全身松软、肌力低、肌张力低,膝反射弱,半岁后患者安静时常处于瘫软状态,不能维持正确的姿势,但当受到外部刺激时某组肌肉张力可突然增高,特别是下肢及核心肌群张力增高,膝反射逐渐转为亢进。

3. 共济失调型

患儿最初表现为肌张力减低和活动减少,长大后,在躯体四肢欲协调运动时,如坐、立和行走时出现明显的小脑功能障碍,表现为坐姿不稳、伸手取物动作不协调、步态笨拙且经常跌倒、走路时躯干不稳伴头部略有节律的运动(蹒跚步态)等。肌力正常,腱反射存在,跖反射屈性或伸性,无肌萎缩,有些病例出现共济失调伴肌痉挛,无肌张力减低,称痉挛性共济失调性双侧瘫(spastic-ataxic diplegia),随患者生长发育病情可有好转。大龄儿童可见小脑性步态、肢体共济失调、眼震和发音不连贯等,需与肌阵挛、舞蹈病、手足徐动、肌张力障碍及震颤等鉴别。CT和MRI检查可见小脑萎缩。

4. 混合型

指常见的痉挛型、运动障碍型和共济失调型的各种症状体征混合存在,该型患儿一般智力较差。

二、诊断与鉴别诊断

1. 诊断

目前大脑性瘫痪缺乏特异性诊断指标,主要根据病史采集、临床症状和体征诊断。中国(1988)小儿大脑性瘫痪会议拟订的3条诊断标准是:①婴儿期出现中枢性瘫痪;②伴智力低下、惊厥、行为异常、感知障碍及其他异常;③除外进行性疾病导致的中枢性瘫及正常小儿的一过性运动发育落后。

如有以下情况应高度警惕大脑性瘫痪的可能:①早产儿,出生时低体重儿,出生时及新生儿期有严重缺氧、惊厥、颅内出血及胆红素脑病等;②精神发育迟滞,运动发育迟缓,情绪不稳和易惊恐等;③有肢体、躯干肌张力增高和痉挛的典型表现;④锥体外系症状伴双侧耳聋及上视麻痹。

2. 鉴别诊断

大脑性瘫痪应与以下疾病鉴别。

（1）单纯型遗传性痉挛性截瘫:本病有家族史,儿童期起病,进展缓慢表现为双下肢肌张力增高、腱反射亢进、病理征阳性,可有弓形足畸形。

（2）复杂型遗传性痉挛性截瘫:本病为常染色体隐性遗传病,病情进展较快,可有上述双下肢锥体束征、视神经萎缩、括约肌功能障碍等,如 Behr 综合征。

（3）共济失调毛细血管扩张症:本病也称 Louis-Barr 综合征,为常染色体隐性遗传病,呈进行性病程,除共济失调、锥体外系症状外,可有眼结膜毛细血管扩张、甲胎蛋白显著增高等特征性表现,免疫功能低下常并发支气管炎和肺炎等。

（4）颅内占位性病变:如头痛、呕吐及视盘水肿等颅压增高症,可有定位体征,CT/MRI 可鉴别;脑炎后遗症有脑炎史,患儿有智力减退、易激惹兴奋躁动及痫性发作等。

（5）婴儿肌营养不良、糖原贮积病等:可有进行性肌萎缩和肌无力,进行性肌萎缩伴舌体肥大、肝脾及心脏增大应考虑糖原贮积病。

三、治疗

迄今为止,脑瘫尚无有效疗法且脑瘫患者症状表现轻重不一,需根据具体情况制订个性化治疗方案。制订方案时需把握以下原则:①患者中枢系统受损是非进展性的,但受累的骨骼肌肉变形是可能进展的;②治疗方案有助于矫正变形的骨骼肌肉,但无法根治中枢神经损伤;③在患儿快速生长期,受累的骨骼肌肉变形会加剧进展,且脑瘫患儿的骨龄要超前约 2 岁;④各种综合治疗手段应致力于提高患儿生活自理能力、社会适应能力,减少畸形带来的影响。可采取适当措施帮助患儿改善运动功能,如物理疗法、康复训练、药物治疗和手术治疗等。痉挛型、运动过度型、手足徐动型、肌张力障碍型及共济失调型等,在采取物理疗法及康复训练的同时,应结合药物治疗,必要时手术治疗。

（一）非手术治疗

1. 物理疗法及康复训练

（1）完善的护理、良好的卫生及充足的营养。

（2）长期坚持科学的语言、智能和技能训练。

（3）功能训练采用理疗、体疗结合按摩等促使肌肉松弛,改善步态姿势和下肢运动功能。

（4）支具和矫正器可控制无目的动作、改善姿势和防止畸形。

（5）手指职业训练有利于改善进食穿衣、写字等生活自理功能。

2. 药物治疗

药物治疗作用有限,常作为治疗方案中的辅助方式,常用药物巴氯芬、苯海索、氯硝西泮等,其副作用包括反应迟钝、平衡困难和认知障碍,使用时应密切关注患者体征、控制剂量,可根据症状适当选择。

（二）手术治疗

根据手术目标可分为:①矫正动、静态畸形;②平衡肌肉力量;③减轻神经痉挛;④稳定关节。术式包括:肌腱延长术、截骨术、软组织松解术、神经切除术、关节融合术、选择性神经根切断术。多种手术操作可同时结合进行。

1. 选择性脊神经后根切断术

痉挛型大脑性瘫痪无严重系统疾病、脊柱畸形及尿便障碍,可首选选择性脊神经后根切断术（selective posterior root apocope, SPRA）加康复训练。SPRA 将现代显微外科技术与电生理技术结合,选择性切断脊神经后根内部分与肌牵张反射有关的 I a 类肌梭传入纤维,减少调节肌张力与姿势反射的 γ 环路中周围兴奋性的传入,纠正皮质病变导致下行抑制受损造成的肢体痉挛状态。患者有一定行走能力、智力接近正常和坚持术后系统康复训练是治疗成功的基本条件,3～10岁施行为宜。

2. 矫形外科手术

对内收痉挛、肌腱挛缩和内翻马蹄足可行矫形手术,能够恢复肌力平衡、松解痉挛软组织和稳定关节,矫形手术及 SPRA 均不适合手足徐动和共济失调患者。

（麻　彬）

【思考题】

1. 简述脊髓灰质炎的病理机制。
2. 简述大脑性瘫痪的主要临床类型。

第七篇　骨　肿　瘤

第二十四章 骨肿瘤概论

骨肿瘤是源于间充质细胞，发生于骨骼或其附属组织的肿瘤，有良恶性之分，其发病原因目前还不明确。良性肿瘤绝大部分可根治，预后良好；恶性肿瘤不易根治，预后不佳。

骨与软骨的恶性肿瘤占全身恶性肿瘤的 $0.5\%\sim1\%$。不同种族人群的骨肿瘤发病率不同。骨肉瘤在骨恶性肿瘤中发病率最高，约占 35%，软骨肉瘤约占 25%，Ewing 肉瘤约占 16%。发病率按年龄分布有两个高峰，第一个高峰发生在 $10\sim20$ 岁，第二个高峰发生在 60 岁左右。

一、外科分期

手术切除是治疗骨与软组织恶性肿瘤的主要方法。1980 年，Enneking 等提出了肌肉骨骼系统的外科分期系统（表 7-24-1），基于外科等级（grade，G）、肿瘤局部范围（tumor，T）和有无局部或远隔转移（metastasis，M）。外科等级可分为低级（G_1）和高级（G_2）；肿瘤范围分为间室内（T_1）和间室外（T_2）。良性肿瘤分期用阿拉伯数字 1、2、3 表示：1 期（静止）病变，临床上无症状，放射学及组织学所见良性（G_0），位于完好的囊内（T_0），可以在间室内或间室外，没有转移（M_0）；2 期（活动）病变，组织学上也是良性（G_0），位于囊内（T_0），没有转移（M_0）；3 期（侵袭）病变，组织学良性（G_0），超出包囊外（T_0），有时扩展到间室外（T_1），一般无转移（M_0），偶尔可发生转移（M_1）。恶性肿瘤分期用罗马数字 Ⅰ、Ⅱ、Ⅲ 表示，每期又分为 A（间室内）和 B（间室外）两组，以区分位于自然屏障之内或外。该系统综合了骨与软组织肿瘤患者的临床发展、影像特征；明确了肿瘤发展阶段，按局部复发及远隔转移的危险性分出层次级别，为外科治疗提供了依据；将肿瘤分期与手术指征、辅助治疗联系起来；为肿瘤的手术或非手术治疗效果比较提供了相应的医学参数。

表 7-24-1 肌肉骨骼肿瘤的 Enneking 分期

良性	恶性
1. 静止性	Ⅰ 低度恶性，无转移：A. 间室内；B. 间室外
2. 活动性	Ⅱ 高度恶性，无转移：A. 间室内；B. 间室外
3. 侵袭性	Ⅲ 低度或高度恶性，有转移：A. 间室内；B. 间室外

（一）外科等级

病变可分成良性（G_0）、低度恶性（G_1）和高度恶性（G_2）。①良性（G_0）：细胞分化良好，没有细胞异型性，没有核分裂象，位于囊内，无伴随病灶或转移，X 线表现为肿瘤边界清楚或穿破囊壁向软组织侵蚀；②低度恶性（G_1）：细胞分化中等，细胞/基质比例低，有几个分裂象和中度的细胞异型性，不完全地被假性囊包裹，并有中度的反应带，可向囊外生长，无跳跃转移，偶有远隔转移，X 线表现为缓慢的侵袭现象；③高度恶性（G_2）：细胞分化不良，细胞/基质比例高，分裂象多，常有坏死和微血管的侵入，突破了假囊壁，周围有厚的反应带，新生血管和炎症浸润明显，容易穿过自然屏障延伸，有跳跃转移现象，常发生局部及远隔转移，X 线表现为破坏性侵袭性明显。

（二）肿瘤局部范围

肿瘤局部范围或外科解剖部位（T）是指病变是否限制在一个解剖的间室内，即在限制肿瘤扩展的自然屏障内。恶性肿瘤位于解剖间室内还是间室外,是预后的重要影响因素。自然的结缔组织屏障包括骨皮质、关节软骨、关节囊、腱鞘囊等。由于所有的主要血管神经位于间室外,若存在侵犯它们的病变,则容易快速且不受限地扩展。间室内的定位是骨内、关节内、皮下、骨旁和筋膜内,源于间室外组织或从间室内病变扩展到间室外的属于间室外病变,切除不完全常导致复发。

（三）转移

第三个主要因素是有无转移,它与预后和手术的计划有关,包括局部淋巴结转移和远隔转移。

二、外科手术方式

为了更好地选择手术方式,肿瘤的手术边界按切除平面及组织学所见分为囊内切除、边缘切除、广泛切除和根治切除(表7-24-2),每种手术又可分为保留肢体切除和截肢两种。为了明确诊断,制订治疗方案,术前病理活检非常重要,有穿刺活检和切开活检两种方法。

表 7-24-2　手术边界

种类	切除平面	组织学所见
囊内切除	肿瘤内手术	边界有肿瘤组织
边缘切除	反应区内囊外	反应组织可有微卫星肿瘤
广泛切除	超越反应区正常组织	正常组织可有跳跃
根治切除	正常组织间室外	正常组织

外科分期主要用于指导手术方式的选择。良性肿瘤:良性1期病变病程是静止的,行囊内切除即可,术后无复发;良性2~3期病变病程活动,行囊内手术或囊外边缘手术后有一定复发风险,需要配合辅助治疗,广泛切除能大幅度降低复发率(表7-24-3)。恶性肿瘤:ⅠA期低度恶性的间室内病变有症状,生长慢,间室内切除有较高复发率;ⅠB期低度恶性间室外病变,广泛切除复发率低;Ⅱ期肿瘤在没有辅助治疗的帮助下,常需要间室外根治性切除才能获得较低复发率(表7-24-4)。

表 7-24-3　良性肿瘤分期与手术方式

分期	分级	部位	转移	手术方式
1	G_0	T_0	M_0	囊内切除
2	G_0	T_0	M_0	边缘切除或囊内切除加有效辅助治疗
3	G_1	T_{1-2}	M_{0-1}	广泛切除或边缘切除加有效辅助治疗

表 7-24-4　恶性肿瘤分期与手术方式

分期	分级	部位	转移	手术方式
ⅠA	G_1	T_1	M_0	广泛性切除
ⅠB	G_1	T_2	M_0	广泛切除或截肢
ⅡA	G_2	T_1	M_0	根治性切除或广泛性切除加有效辅助治疗
ⅡB	G_2	T_2	M_0	根治性切除
ⅢA	G_{1-2}	T_1	M_1	根治性切除原发灶,手术处理转移灶或姑息
ⅢB	G_{1-2}	T_2	M_1	根治性切除原发灶,手术处理转移灶或姑息

（俞光荣）

【思考题】

1. 简述骨肿瘤的外科分期。
2. 简述骨良、恶性肿瘤的鉴别诊断。

第二十五章　骨良性肿瘤

骨良性肿瘤的发病率远高于骨恶性肿瘤，约为原发性骨恶性肿瘤的 5 倍。骨软骨瘤（chondroma）和内生软骨瘤（enchondroma）是最常见的骨良性肿瘤，骨软骨瘤是骨的表层肿瘤，而内生软骨瘤则为骨内病变。这些肿瘤的真实发病率尚不清楚。

骨良性肿瘤的重要之处在于它多发于儿童，骨折通常是首要表现。病理性骨折可以发生于跑步或者其他运动时，疼痛通常为首发症状。在儿童与成人群体中，骨良性肿瘤经常是在偶然的影像学检查中发现。骨良性肿瘤通常于儿童时期生长，于骨骼发育成熟时停止生长。在儿童和成人中，外科手术指征包括畸形（成角或者肢体长度不等）、疼痛、病理性骨折及恶变。

目前已知的骨良性肿瘤有数十种，为了便于记忆，可将常见的骨良性肿瘤分为五类：骨性的、软骨性的、纤维性的、囊性的以及巨细胞病变。骨性病变包括骨样骨瘤和骨母细胞瘤，软骨性骨病包括骨软骨瘤、内生软骨瘤和软骨母细胞瘤（chondroblastoma），纤维性病变包括非骨化性纤维瘤和纤维发育不良，囊性病变包括孤立性骨囊肿（solitary bone cyst）和动脉瘤样骨囊肿（aneurysmal bone cyst），巨细胞性病变指骨巨细胞瘤（giant cell tumor）。

Enneking 描述了一种骨良性肿瘤的分期方法，将骨良性肿瘤分为 1、2 和 3 级，这也是目前最常用的分期方法（表 7-26-1）。该分期方法是建立在从肿瘤的临床表现、组织学和影像学结果中获取的生物学行为的基础之上。骨良性肿瘤同骨恶性肿瘤一样呈离心式生长，周缘的反应骨是宿主骨对肿瘤典型反应的结果，其程度反映了肿瘤的生长速度。通常生长缓慢的肿瘤周边反应骨较厚，且边界清楚，而生长迅速的侵袭性肿瘤的反应骨则不明显。

休眠的骨良性肿瘤归为 1 期，此类肿瘤通常没有症状，而且常常于 X 线检查时被意外发现，它们在患者的正常发育过程中缓慢生长，继而停止生长，而且大多数患者都能自愈。此类肿瘤不会恶变，通常通过单纯的刮除术就可自愈，纤维性骨皮质破损和非骨化性纤维瘤都属于此类。活跃的良性肿瘤归为 2 期，它们是囊内病变，呈渐进式生长，但并不侵犯人体的天然屏障。此类肿瘤可能会产生一些相关症状或导致病理性骨折，大多数病例通过刮除和钻孔就能治愈。侵袭的良性肿瘤归为 3 期，它们是囊外病变，可造成周围骨质破坏，而且通常会突破骨皮质浸润到周围软组织，5% 的患者可出现转移。此类肿瘤的治疗包括通过刮除病灶、小心钻孔并局部使用诸如液氮的辅助剂，或者手术切除带有正常组织切缘的病灶（也就是广泛切除），但局部复发较常见。

表 7-25-1　骨良性肿瘤的 Enneking 分期方法

分期	定义	生物学行为	典型病例
1	休眠的	保持静止或能自愈	非骨化性纤维瘤
2	活跃的	渐进式生长，但有天然屏障限制	动脉瘤性骨囊肿
3	侵袭的	渐进式生长，有侵袭性，且无天然屏障限制	巨细胞瘤

一般来讲，治疗骨良性肿瘤通过病灶内手术（刮除、钻孔和冷冻技术）或者边缘切除就足够了。病灶内切除是指在肿瘤内进行，切除一部分瘤块，保留肉眼可见的残余瘤块和假包膜；而边缘切除是指切除平面经过肿瘤的假包膜，可能会残留微小病灶。

第一节 骨　瘤

骨瘤（osteoma）也称为内生骨疣，是发生于骨松质的良性病变。有认为骨瘤是骨纤维结构不良的硬化阶段，也有认为是骨的错构瘤，因此，仍不清楚骨瘤是骨发育异常还是新生物，但多数保持静止。其中，骨斑症是一种累及全身骨骼的多发性小骨瘤，一般少见，为常染色体显性遗传综合征。

一、临床表现

本病通常无临床症状或症状不明显，往往在患者行常规体检时偶然发现，几乎所有骨骼均可受累，多见于骨盆、股骨及其他长骨，也可发生在腕骨、跗骨、肋骨等处。

二、影像学表现

骨瘤通常可以通过 X 线诊断，典型表现为骨松质内有密度均匀增高的小圆形或椭圆形区域，骨瘤边缘放射状的针尖样骨质与正常融合形成毛刷样边缘，没有骨性破坏和骨膜反应。骨扫描可有轻度摄入增加，但如果扫描结果呈明显阳性，则应考虑更具侵袭性的病变。CT 扫描显示增厚的骨小梁与周围骨相融合；MRI 通常显示为边界清晰的病变，在 T1 和 T2 加权像为低信号（图 7-25-1）。

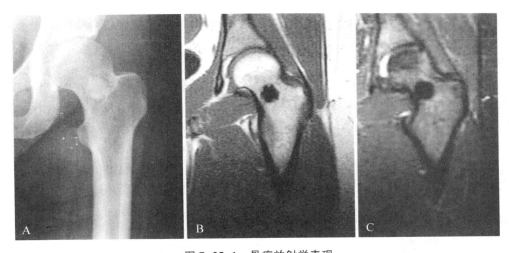

图 7-25-1　骨瘤放射学表现
A. X 线示骨瘤位于股骨颈；B 和 C. MRI 显示病变在 T1 和 T2 加权像上为低信号

三、病理学表现

显微镜下表现与影像学特征相符合。骨瘤由成熟增厚的骨小梁组成，在病变的边缘、增厚的骨小梁和正常骨相融合，没有硬化的边缘，偶尔可见编织骨占病变的小部分。

四、治疗方案

多数骨瘤患者可以拍摄系列 X 线片进行病情观察。只要病变没有症状且没有生长，就不需要进一步干涉。如果出现疼痛或者病变生长，则应进行活检排除更具侵袭性的病变，如硬化型骨肉瘤、成骨性转移瘤或硬化型骨髓瘤。症状明显时可采取手术治疗，行常规刮除术即可。

第二节 骨样骨瘤

骨样骨瘤以夜间痛及典型骨皮质内"瘤巢"样影像为主要表现,由成骨细胞及其产生的骨样组织构成,是一种生长潜能有限的良性骨肿瘤。骨样骨瘤好发于儿童及青少年,男性多于女性,比例约 2:1,目前尚无骨样骨瘤转移或恶变的报道。骨样骨瘤的发病率占所有骨肿瘤的 2%～3%,占骨良性肿瘤的 10%～20%。

骨样骨瘤可发生于全身所有骨骼,主要好发于长骨的皮质,约有 50%～60% 的病例发生在股骨和胫骨,下肢的发生率约为上肢的 3 倍,近 30% 发生于脊柱、手及足。脊柱上的骨样骨瘤常发生于腰椎,主要集中在脊柱后部结构,局限于椎体者较少,按发病率依次为腰椎、颈椎、胸椎,骶椎极为罕见。发生于手部的骨样骨瘤多位于近节指骨和掌骨,腕骨中舟状骨发病率最高,足部则多位于跟骨和距骨。此外,骨样骨瘤亦可发生于颅骨、肋骨、坐骨、下颌骨及髌骨等。

一、临床表现

骨样骨瘤的主要临床表现为疼痛,在初期疼痛可呈轻微间歇性,随着病程的逐渐加重,疼痛逐渐转变为持续性。夜间痛明显,但服用水杨酸类药物一般可缓解疼痛,疼痛性质常为钝痛或刺痛,也可伴有局部软组织肿胀或压痛。疼痛机制尚不清楚,有学者认为是肿瘤组织内产生的前列腺素产物造成血管压力改变,刺激了局部神经末梢,这种看法由于在病变核心的周围纤维带内或是核心本身中发现了无髓鞘神经纤维而受到支持。在儿童中另一常见症状是跛行,常否认有疼痛,其他常见的特征有压痛、红肿和肌萎缩(特别是股四头肌)。

骨样骨瘤的其他临床表现与患者发病年龄、侵犯部位有关,在骨骼未成熟时,可以出现肌肉萎缩、骨骼畸形。如位于脊柱可出现斜颈、脊柱僵硬、脊柱侧弯;位于关节可出现关节局部压痛,滑膜肿胀,同时极易随着其本身的生长而抑制关节活动。关节内的骨样骨瘤患者有时缺乏典型症状,其表现类似关节炎。

骨样骨瘤临床表现多样,但除前列腺素明显升高外,实验室检查一般正常。

本病根据瘤巢的位置分为骨皮质型(瘤巢位于骨皮质内)、松质骨型(瘤巢位于松质骨内)、骨膜下型(瘤巢位于骨皮质表面或骨膜下)和髓内型(瘤巢位于骨髓腔内),另外,极少部分可位于关节囊内。

二、影像学表现

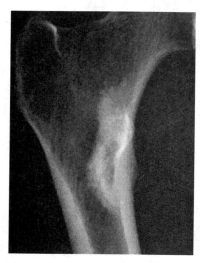

图 7-25-2 股骨粗隆骨样骨瘤

骨样骨瘤的影像学表现多具特征性,瘤巢的确定是诊断骨样骨瘤的关键。瘤巢一般位于病变中心,呈圆形或椭圆形的透明缺损,常为单个瘤巢,偶见 2 个以上的瘤巢。半数以上巢内发生钙化或骨化,可见骨皮质显著增厚并可伴随新骨生成,形成"牛眼征"(图 7-25-2)。瘤巢周围硬化广泛时,可以遮蔽瘤巢,此时用 CT 扫描才能显示瘤巢。薄层 CT 扫描是目前显示骨样骨瘤瘤巢的最佳方法,比 X 线和 MRI 更能准确显示瘤巢。瘤巢周围骨质硬化的程度与病变分型有关:骨皮质型骨样骨瘤,其瘤巢周围骨质硬化或骨膜增生广泛,骨皮质呈梭形增厚,以瘤巢所在处最明显。骨膜下型并不少见,瘤巢周围软组织肿胀明显时,可发现软组织内密度稍减低,脂肪间隙不清,这些征象为瘤周水肿所致,关节囊内的骨样骨瘤还可以引起关节腔内积液。CT 能清楚显示瘤巢的大小、范围及其确切位置,以利于手术定位,保证瘤巢被完全切除(图 7-25-3)。

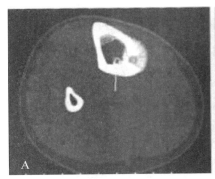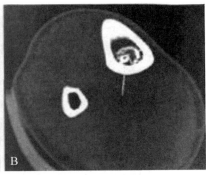

图 7-25-3　骨样骨瘤 CT 表现

A. 骨皮质型,CT 可见骨皮质内瘤巢周围骨质硬化,骨皮质呈梭形增厚;B. 髓内型,CT 可见骨髓腔内滋养血管周围环形骨化征

　　MRI 能敏感地发现病变的存在,尽管能多方向观察,但对于瘤巢的确定仍不如 CT 扫描,主要原因为:①MRI 扫描的层厚、层距较 CT 厚,会影响到较小瘤巢的显示;②瘤巢的 MRI 信号通常为 T1WI 低信号、T2WI 高信号,缺乏特征性,对于瘤巢的钙化和骨化影显示不如 CT;③MRI 对于瘤巢周围软组织和骨髓水肿的显示优于 X 线和 CT,但容易掩盖较小的瘤巢。瘤巢在 T1WI 上呈低信号,T2WI 上呈低、中或高信号,这与骨样骨瘤发展的 3 个阶段有关。骨样组织为主者一般在 T1WI 呈中等信号,在 T2WI 呈高信号,内部钙化或骨化为低信号(图 7-25-4),瘤巢周围增生骨质、增厚的皮质和骨膜反应在各种序列中均为低信号。病灶周围骨髓及软组织的炎性水肿表现缺乏特异性,也可见于其他良恶性骨肿瘤、应力骨折等,并使肿瘤似具有恶性倾向,有时可造成误诊。

三、病理学表现

　　病理上确诊骨样骨瘤,必须找到瘤巢,瘤巢位于病灶中心,直径一般不超过 1 cm,呈圆形或者卵圆形,境界清楚,色深红或黄白色,这是因为瘤巢内血管丰富,骨样组织多,若编织骨增多而血管相对减少则呈黄白色。镜下可见瘤巢由骨样组织和血管丰富的结缔组织构成,瘤巢中心部分以网织骨为主,伴有不同程度的钙化或骨化,外周为血管丰富的纤维基质,血管间含有无髓神经纤维,瘤巢周围则由反应性增生致密的成熟骨质包绕。根据骨样骨瘤的发展过程可分为 3 期,初期以成骨性纤维组织及骨母细胞为主,骨质形成稀少,中期骨样组织形成较多,成熟期以编织骨为主要成分(图 7-25-5)。就整个瘤巢而言,中心部较外周部成熟,即编织骨较多,间质成分较少。这 3 期代表了骨样骨瘤不同的发展演变过程,阶段不同,病理变化不同,影像学表现也相应不同。

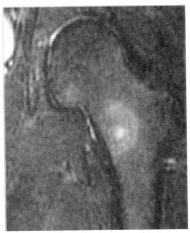

图 7-25-4　骨样骨瘤 MRI 表现

T2WI 像上瘤巢呈高信号,内部可见钙化或骨化的低信号

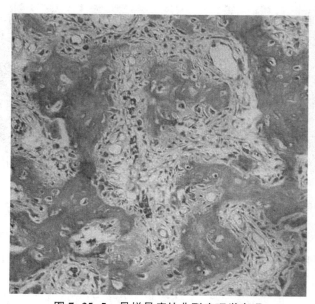

图 7-25-5　骨样骨瘤的典型病理学表现

镜下可见瘤巢有骨样组织和丰富的结缔组织,周围伴有血管丰富的纤维基质

四、诊断及鉴别诊断

骨样骨瘤的诊断多依靠临床表现、查体及影像学特征。因为骨样骨瘤的临床症状与其他类型的疾病较易混淆,因而临床误诊的概率也较高。据报道骨样骨瘤存在偶然自愈性,这也使诊断难度加大。

瘤巢的确定是诊断骨样骨瘤的关键。X线检查简便、易行,是诊断骨样骨瘤的重要手段。CT检查是目前发现瘤巢的最佳方法,脊柱、骨盆、股骨颈等处的病灶显示明显优于X线片,并能充分显示瘤巢的大小、形态、范围和准确位置,有利于在CT引导下对病灶穿刺活检或手术治疗。MRI发现病灶敏感,多方向扫描更有利于瘤巢的发现,但应用MRI诊断骨样骨瘤时需谨慎,仔细辨认瘤巢,结合X线或CT检查,以提高诊断准确度。

骨样骨瘤常需与以下疾病相鉴别:①硬化性骨髓炎,有间歇性疼痛症状,程度较骨样骨瘤轻,无夜间痛,X线表现为骨干皮质增生,无瘤巢透亮区;②骨母细胞瘤,与骨样骨瘤在组织学检查中非常相似,但骨母细胞瘤多位于扁骨或短骨,骨质破坏范围大,多在2 cm以上,发展快,皮质膨胀,骨增生反应轻,钙化少见且密度低,周围骨质硬化轻微,局部皮质常有薄壳状膨胀,临床无夜间痛特点;③慢性骨皮质脓肿,是骨皮质低毒性化脓性感染,有局部红肿热痛表现,有间歇性疼痛史,病变多位于干骺端,呈不规则溶骨性改变,骨膜新生骨较骨样骨瘤少,破坏区内无钙化或骨化;④应力性骨折,当骨折处的骨质增生及骨膜反应明显时,需注意与骨样骨瘤鉴别,有特殊劳损史、骨折好发部位有助于鉴别,骨折X线透亮影通常较骨样骨瘤更表现为线状,与骨皮质垂直或呈角走行,而不与骨皮质平行。

五、治疗

临床上每一种治疗方法都有其最佳适应证,因此,骨样骨瘤的治疗不应依赖于一种方法,而应根据不同的病情选择相应的治疗方法。目前的观点是:①对临床症状较轻,首次发现的骨样骨瘤患者,应采取药物为主的保守治疗,如NSAIDs;②对于病灶范围较大的骨样骨瘤患者,手术整块切除瘤巢和硬化区,并行植骨、内固定是主要的手术方法;③对于病灶较小,特别是髋臼、脊柱的较深位置的患者,射频消融等微创手术是最佳的治疗方法。可以看出,骨样骨瘤的治疗模式经历了从巨创到微创,相信未来的发展趋势是从微创到无创。

第三节 内生软骨瘤

软骨瘤是透明软骨的良性病变,较常见,发生在髓腔内的软骨瘤称为内生软骨瘤(enchondroma)。内生软骨瘤可发生于长骨,也可发生于中轴骨。本病可以是单发病灶,也可以是多发病灶,多发性内生软骨瘤被称为 Ollier 病,当伴发多发皮下血管瘤时称为 Maffucci 综合征。

一、单发内生软骨瘤

单发的内生软骨瘤发病年龄常在 30~40 岁,男女比例相同。

(一)临床表现

患者通常无特殊症状,或是出现无痛性肿胀,如有病理性骨折可出现疼痛。单一的内生软骨瘤有40%~65%发生于手部,发生在足部的较少,足部发生率约占全部内生软骨瘤的 6%。在手部,近节指骨是最好发部位,占 40%~50%,其次是掌骨(15%~30%),中节指骨(20%~30%),很少位于末节指骨(5%~15%)。各指的发生率以中指最多,其次是环、小指,再次为示指,拇指最少,在腕骨属罕见。

(二)影像学表现

1. X 线检查

单发的内生软骨瘤好发于手、足部。指骨单发性内生软骨瘤在 X 线上的表现比较典型,常为一个局限的、边缘整齐的,呈分叶外形的椭圆形透明阴影,常为中心位,骨皮质变薄,肿瘤周围有一薄层的增生硬化征象,在阴影内可见散在的沙粒样致密点。发生于掌骨或跖骨的单发性内生软骨瘤,其 X 线表现与指骨基本相似,但肿瘤阴影大,常偏向骨端,骨皮质膨胀亦较显著(图 7-25-6)。发生在长骨干中的单发性内生软骨瘤常表现为位于中心或偏心的髓腔内病变,有大小不同的溶骨性病变,伴有钙化阴影。

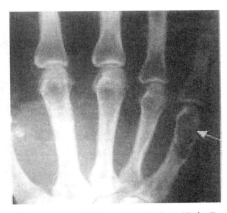

图 7-25-6 掌骨内生软骨瘤 X 线表现

图中可见第 5 掌骨中远段骨皮质变薄,肿瘤阴影,内有沙粒样致密点(箭头)

2. CT 检查

CT 见病灶呈钙化密度影,位于髓腔中央,与邻近骨内膜无明显接触,或者骨内膜破坏较浅。通常情况下,X 线足以诊断内生软骨瘤,如有疑问,可辅助 CT 鉴别骨内膜破坏,通常更深的骨内膜破坏(2/3 皮质厚度)提示软骨肉瘤(图 7-25-7)。

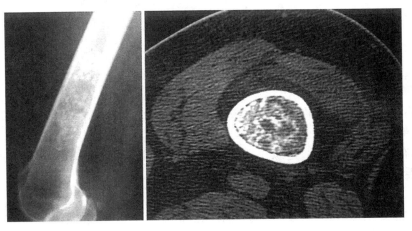

图 7-25-7 股骨内生软骨瘤 X 线及 CT 表现

3. MRI 检查

T1WI 呈卵圆形低、等信号，T2WI 呈高信号，周围见环状低信号带，抑脂序列病变呈明显高信号（图 7-25-8）。

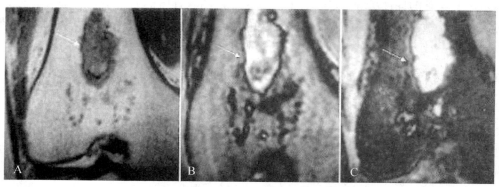

图 7-25-8　内生软骨瘤 MRI 检查
A. T1WI 序列；B. T2WI 序列；C. 抑脂序列

（三）病理学表现

刮除所得标本可见肿瘤组织呈浅蓝色的透明软骨，质地坚实，但亦可因黏液样变性而变柔软。患者的骨皮质常有膨胀性改变，骨皮质薄如蛋壳。显微镜下内生软骨瘤由类似于正常透明软骨的分叶状软骨构成，小叶间可见扩张的血管，软骨小叶间由正常骨髓成分分隔，并由正常板层骨包绕。软骨基质均匀、蓝染，细胞成分少；软骨细胞位于软骨陷窝内，可见钙化（图 7-25-9）。

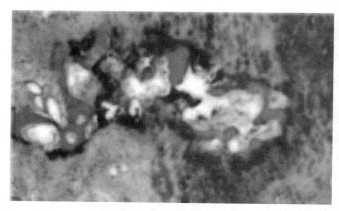

图 7-25-9　内生软骨瘤病理
软骨细胞位于软骨陷窝内，可见钙化

（四）鉴别诊断

1. 骨巨细胞瘤

骨巨细胞瘤病变范围较大者，疼痛为酸痛或钝痛，偶有剧痛及夜间痛，部分患者有局部肿胀，可能与骨性膨胀有关，病变穿破骨皮质侵入软组织时，局部包块明显。骨巨细胞瘤的 X 线表现主要为侵及骨骺的溶骨性病灶，具有偏心性、膨胀性、边缘无硬化，也无反应性新骨生成，病变部骨皮质变薄，呈肥皂泡样改变。伴有病理性骨折，系溶骨破坏所致，通常无移位。

2. 软骨肉瘤

患者早期感觉患处不适，几天或几周后出现肿胀及肿块，局部皮肤温度升高及充血发红。患者会感觉关节周围疼痛，最初是间歇性疼痛，以后逐渐加重，转为持续性疼痛，夜间更为明显，止痛药无效。患者的关节活动受限，部分患者可发生关节积液，甚至会发生病理性骨折。中心性软骨肉瘤 X 线可呈现特定的髓腔内膨胀,皮质增厚和骨内扇贝样花边状改变,常伴有爆米花样、逗点状、弧形和环状钙化,可有明显的骨膜反应,病理诊断可确诊。

3. 骨囊肿

骨囊肿多见于儿童及少年,好发于长骨干骺端,无明显症状,或有轻微疼痛和压痛,病理性骨折可为最早症状和体征,或经 X 线检查发现病变。X 线显示长骨干骺端有椭圆形密度均匀的透明阴影,病变局限,与正常骨质间有明显界线,骨皮质膨胀变薄。

(五)治疗

单发性内生软骨瘤的治疗通常包括观察和定期 X 线检查,如果病变在 X 线片上保持稳定且没有症状,可以继续随访观察。但如果病变生长、出现症状或者易引发病理性骨折,应行手术治疗,手术通常包括病灶刮除及自体异体、异种骨移植术。术后可予以石膏固定,防止骨折发生,若病灶刮除范围较大,需要辅助钢板固定。手术治疗的效果较好,如果有恶性变或复发可采用局部整块切除,必要时可做截肢术(amputation)。

二、多发性内生软骨瘤

多发性内生软骨瘤由 Ollier 首先描述,故又称 Ollier 病。成人多发性内生软骨瘤可发生恶变,恶变率为 5%～20%,患儿发病年龄通常在 10 岁以内,男性多于女性。

(一)临床表现

主要症状表现为可触及的肿块,很少有疼痛,肿瘤侵及手部或足部,由于病变多发可造成残疾。病变侵及长骨状骨,使内生软骨骨化不能正常进行,骨骺板不能正常生长,因而肢体出现短缩、弯曲畸形。当患者成年时,肿瘤可停止生长,成人多发性内生软骨瘤可发生恶变,恶变率为 5%～20%。

(二)影像学表现

1. X 线检查

多发性内生软骨瘤的每一个病变的 X 线表现与单发性内生软骨瘤相似,但为多发,且有骨骼畸形和短缩,其干骺端可以增宽(图 7-25-10)。

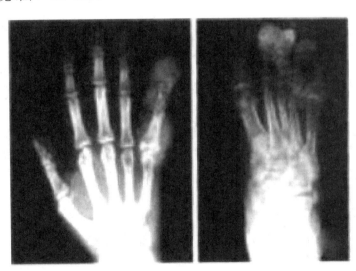

图 7-25-10 手、足部短管状骨 Ollier 病
X 线显示肿瘤累及小指近、中、远节以及右足第 2、3、4、5 趾骨和第 5 跖骨

2. CT 及 MRI 检查

多发性内生软骨瘤单个病灶的 CT 及 MRI 检查与单发性内生软骨瘤相似。

（三）病理学表现

多发性内生软骨瘤是一种少见的非遗传性良性肿瘤，常为多数的、不对称分布在骨内的软骨病灶及骨膜下沉积，其病理表现与单发的内生软骨瘤相似。

（四）鉴别诊断

1. Maffucci 综合征

具有 Ollier 病的临床病理特征并且同时合并有骨或软组织血管瘤，血管瘤可位于皮肤、皮下、软组织或骨，常与软骨瘤病分布在同一侧肢体，也有双侧受累的报道。影像学检查除了提示骨的多发性软骨瘤病外，软组织内往往有钙化阴影，大多是血管瘤内血栓机化钙化和静脉石所致。它是一种先天性非遗传性疾病，与 Ollier 病一样也可发展为软骨肉瘤。

2. 多发性骨软骨瘤

以内生性生长为主，但部分肿瘤也可像骨疣一样向骨外膨出，与多发性骨软骨瘤类似。但骨软骨瘤为有软骨帽覆盖的骨性隆起，突出于骨的外表面，镜下有典型的 3 层结构：纤维层、透明软骨帽与软骨化骨，内含骨髓组织并与附着骨髓腔相通。而 Ollier 病以内生性生长为主，虽然可以向骨外膨隆，但缺乏软骨帽和分层结构。

（五）治疗

多发性内生软骨瘤由于病变的多发性，难以将每一个内生软骨瘤都治疗。对无症状者可以不予治疗，但应随诊观察；对有症状的具体部位，可以行刮除病灶及植骨，对明显的肢体畸形可以做截骨纠正。

有报道称多发性内生软骨瘤的病变部位会随着生长变小，甚至完全消失，而被正常组织所代替。但另一方面，这种病变恶性变的可能性较大，可变为软骨肉瘤或骨肉瘤。如有恶性变发生，则应采取较彻底的局部切除手术方法，甚至截肢。

三、Maffucci 综合征

通常发病年龄为 10 岁以内的患儿，男女发病率相同，但也有在初生时即明确诊断。

（一）临床表现

主要是骨骼畸形及软组织病变。

1. 骨骼畸形

病变分布在单侧者占 50%，骨骼病变通常在手掌、指骨，也可以侵及长骨状骨。骨骼病变可局限在一侧或者双侧上肢，有时也可侵及一侧或者双侧下肢。可形成肢体长度不对称，也可以造成脊柱侧弯。

2. 软组织病变

可以形成海绵状血管瘤或者毛细血管瘤，少数为淋巴管瘤。软组织病变大多是无痛的，仅有时感觉局部不适或皮温增高。血管瘤的部位除在皮肤、皮下等处外，也可以发生在黏膜与内脏。

（二）影像学表现

1. X 线检查

Maffucci 综合征在 X 线上的典型表现是：位于干骺端的中心或偏心的放射性透光区，其中有不等量的钙化以及在软组织中可见静脉石（图 7-25-11 A）。另外 X 线上常见骨发育不良的后遗症：肢体不等长、不对称。在 40 岁以上或是病变广泛者，X 线上发现有骨皮质侵蚀及破坏，或在软骨瘤内钙化消失，以及出现软组织包块，病理骨折等应考虑 Maffucci 综合征恶性变可能。

2. MRI 检查

内生软骨瘤在 T1WI 为低信号，T2WI 表现为高信号。与单发性内生软骨瘤相似，但通常可以看到 T1WI 低、等信号，T2WI 高信号的血管瘤，血管瘤的 T2WI 图像中可以看到低信号的静脉石（phlebolith）（图 7-25-11 B、C）。

（三）病理学表现

Maffucci 综合征是一种少见的、先天性非遗传性中胚层发育不良，其表现为多发性内生软骨瘤及软组织血管瘤。它可以造成不同程度的病残，但主要的并发症是软骨的恶变，其发生率约为 20％。

（四）鉴别诊断

1. Ollier 病

Ollier 病是指多发性内生软骨瘤病，而不伴有软组织多发血管瘤。Maffucci 综合征在病情发展过程中，骨与血管病变并非同时出现，常在早期仅有骨骼病变，此时易被误诊为 Ollier 病，某些最初诊断为 Ollier 病的患者经历若干年甚至几十年以后才更正为 Maffucci 综合征。

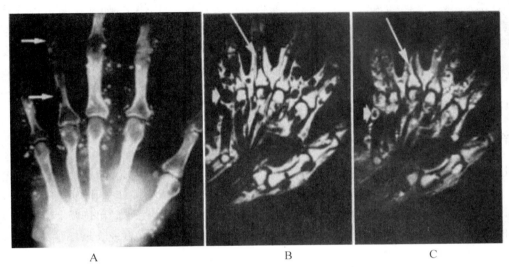

A   B   C

图 7-25-11 Maffucci 综合征的影像学表现

A. Maffucci 综合征的 X 线表现，可见内生软骨瘤以及血管瘤的凹陷状阴影；B、C. Maffucci 综合征的
MRI 表现，T1WI 上可见多发的软组织肿块（短箭头），信号强度接近肌肉，T2WI 中肿块中的
低信号提示静脉石形成。内生软骨瘤（长箭头）T1WI 为低信号，T2WI 表现为高信号

2. Kaposi 肉瘤

Maffucci 综合征与 Kaposi 肉瘤的鉴别要点是：Kaposi 肉瘤不见充满机化血栓和静脉石的海绵状血管腔隙，且梭形细胞间无上皮样血管内皮细胞。从发病部位看，Kaposi 肉瘤多从足部皮肤先发生，后才累及其他部位。从发病年龄看，经典 Kaposi 肉瘤主要发生在 60 岁以上的老人，地方性的 Kaposi 肉瘤主要发生于 30～40 岁的青年患者。而 Maffucci 综合征多先发生在手部，首次发病多在 25 岁以前，多发者自幼年时起病。

（五）治疗

治疗原则与多发性内生软骨瘤相同。

第四节 骨 软 骨 瘤

骨软骨瘤（chondroma）是一种发育异常性疾病，并非真正肿瘤，是最常见的骨良性肿瘤之一，占所有骨良性肿瘤的 20％～50％（占骨肿瘤的 10％～15％），男女比例 2∶1，好发于 11～30 岁，表现为骨表面向外生长，外层覆盖有软骨帽。常见于四肢主要长骨的干骺端，30％发生在膝关节周围。

一、临床表现及放射学特点

该类患者通常无疼痛，常因偶然摸到肿块，或 X 线检查发现，但患者可主诉持续多年质硬包块。

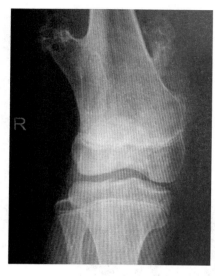

图7-25-12　骨软骨瘤的X线表现

X线的典型表现为带蒂、基底部狭窄、长柄外生性病灶,位于干骺端皮质旁,也可为无柄、光滑的、宽基底的突起,骨皮质髓质空间的连续性是区分骨软骨瘤与其他皮质旁病变的关键(图7-25-12)。但如果骨软骨瘤在骨发育成熟后仍然继续生长,或者软骨帽继续生长至1~2 cm,就必须考虑恶变。恶变率通常低于1%,CT和MRI有助于明确。

二、诊断及鉴别诊断

骨软骨瘤诊断较为容易,根据病史、临床表现和X线检查特点可作出诊断。该类疾病常需与皮质旁骨肉瘤、骨膜软骨瘤等疾病相鉴别。皮质旁骨肉瘤是一种低度恶性、外生性的骨肉瘤,常发生在青春期,具有比骨软骨瘤更高的骨密度,不会显示骨皮质和骨髓质的连续性,此病具有良好的预后,单纯手术切除后生存率达80%~90%。骨膜软骨瘤常见于肱骨近端和远端上肢,可表现出钝痛。

三、治疗方案

对幼儿每年复查X线,观察骨骼肌肉生长情况。对成人,病灶较小或无症状的骨软骨瘤无需特殊处理,但当其大小或症状发生变化时应就诊,出现局部疼痛、关节活动障碍或压迫血管、神经和脏器,是手术切除的指征。手术的重点是从基底切除而不要剥离局部覆盖的骨膜,软骨帽和骨膜要一并切除,以免肿瘤复发,同时防止损伤骺板。继发性恶变(继发性软骨肉瘤)可在MRI上表现为增厚的软骨帽,为低度恶性,大部分通过手术切除可以治愈。

此外,骨软骨瘤病(多发遗传性外生骨疣)是一种常染色体显性遗传病,表现为多发骨软骨瘤合并局部骨骼畸形,恶变率最高达25%,最低1%~2%。X线表现与孤立性骨软骨瘤相似,仅在许多骨上有不同大小的骨软骨瘤(图7-25-13)。多发性骨软骨瘤病的存在并不一定需要行切除术,只有在局部发生疼痛,或产生压迫症状时,才可考虑切除有症状或引起症状的骨疣。手术方法同孤立性骨软骨瘤,切除时必须将覆盖其上的骨膜一并切除,否则容易复发。

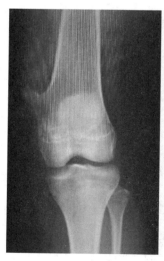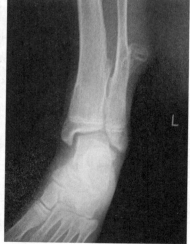

图7-25-13　骨软骨瘤病的X线表现

可见股骨远端和胫腓骨远端均存在带蒂的软骨瘤病社,伴有小腿远端的轻度内翻畸形

(张春林)

【思考题】

1. 简述骨良性肿瘤的 Enneking 分期。
2. 简述骨样骨瘤的临床表现、诊断及治疗原则。

第二十六章 骨巨细胞瘤

骨巨细胞瘤(giant cell tumor of bone，GCTB)是常见的原发性骨肿瘤之一，是一种交界性的、局部侵袭性的肿瘤。少数病例可发生局部恶性变或肺转移，即所谓良性转移，因此，许多学者将其列为低度恶性或潜在恶性肿瘤。其组织来源不清楚，一般认为起始于骨髓内间叶组织，典型的组织学表现是多核巨细胞均匀散布于大量单核基质细胞中。典型的 X 线特征为骨端偏心性、溶骨性、囊性破坏而无骨膜反应，病灶呈膨胀性生长、骨皮质变薄，呈肥皂泡样改变。X 线改变为 GCTB 的诊断提供重要线索；CT 及 MRI 可以很好地展示肿瘤的边界；ECT 可以除外或帮助确诊多发病变。肿瘤的组织病理学和生物学行为并不对应，不能用于推测预后，指导治疗。治疗以手术刮除为主，但复发率甚高。化疗作为 GCTB 的辅助治疗方法，取得了较好的临床效果，临床价值日益受到重视。

一、流行病学

GCTB 是比较常见的原发性、交界性的骨肿瘤，占所有原发性骨肿瘤的 3%～8%，占良性骨肿瘤的 15%。据统计，美国 GCTB 占所有原发骨肿瘤的 5%，占所有成人良性骨肿瘤的 20%；与西方国家比，中国 GCTB 发病率较高，约占所有原发骨肿瘤的 20%。女性比男性发病率高，多发生于青壮年，发病年龄多在 20～50 岁，在骨骺未闭合前发病的病例极少见。50 岁以上的 GCTB 占 9%～13%，20 岁以下 GCTB 非常少见，而 14 岁以下的患者仅占 1%～3%。GCTB 的原发部位主要位于骨骺，随后逐渐侵及干骺端。成人的 GCTB 主要累及骨端，而骨骺闭合前的儿童 GCTB 主要累及干骺端。GCTB 侵犯长骨多见，最常见于股骨下端、胫骨上端，约占 50% 以上，其他好发部位依次为桡骨远端、腓骨小头、股骨近端和肱骨近端等。发生于非长管状骨如脊柱、骨盆、手骨、颌骨、颅骨等的 GCTB 约占 20%。

二、临床表现

疼痛、肿胀为 GCTB 的早期症状，其临床表现无特异性，但当肿瘤破坏骨皮质并刺激骨膜时或即将出现病理骨折时，可以产生临床症状。与大多数骨肿瘤相同，常由于局部的肿胀和疼痛而被发现。GCTB 临床症状的程度因人而异，一般与就诊时肿瘤的大小无明显相关性。部分患者出现病理骨折才就诊，此时已存在大范围的骨破坏。

1. 疼痛

表现为酸痛或钝痛，早期多见，偶有剧痛或夜间痛，是促使患者就诊的主要症状，少数患者可因病理性骨折而就医。肿瘤生长致髓内压力增高或压迫神经均可产生疼痛。

2. 局部肿胀、肿块

比疼痛症状出现晚，由于骨壳膨胀性改变及反应性水肿所致，肿胀程度一般较轻。病变穿透骨皮质侵袭软组织形成包块时，肿胀明显。

3. 毗邻病变的关节功能障碍

长骨骨端肿瘤的局部浸润反应可造成关节功能障碍。肿瘤很少穿破关节软骨，但可造成关节面的塌陷或薄弱，有时肿瘤体积较大，范围超过关节，但 X 线片可见其关节软骨面尚完整，这也是该肿瘤的特点之一。

4. 皮温增高

普遍存在，可作为判断术后复发的依据之一。

5. 特殊症状

如骶前肿块可压迫骶丛引起骶区疼痛、鞍区麻木及大小便困难。脊柱肿瘤可出现神经或脊髓压迫症状,严重者导致截瘫。

三、影像学表现

1. X 线检查

X 线平片可以显示病变的全貌,并可显示部分病变,许多学者认为,多数 GCTB 通过 X 线片即可诊断。X 线表现为骨端偏心性、囊性、膨胀性、溶骨性骨质破坏(图 7-26-1),破坏区内可见纤细的骨间隔,呈皂泡样改变,破坏区与正常区分界清晰,骨皮质菲薄,多完整,边缘呈波浪状,肿瘤向四周发展,横向与纵向扩张程度相近或略超过,最后整个骨端全破坏,但因关节软骨面阻碍一般不侵犯及穿过关节面。除出现病理性骨折外,一般无骨膜反应;亦无瘤骨及钙化灶形成,突破骨皮质时可出现均质的软组织肿块,较局限,而边缘清晰。若出现以下几点则提示恶性:①有明显的侵袭性表现,如肿瘤边界处模糊,骨性包壳和骨嵴残缺不全,有虫蚀状、筛孔样骨破坏;②骨膜增生较显著,可有 Codman 三角;③软组织包块较大,超出骨性包壳的轮廓;④年龄较大的患者,肿瘤突然迅速生长,疼痛症状持续加重,并出现恶病质。

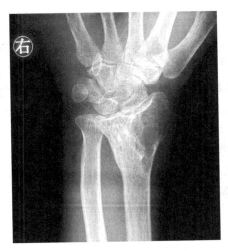

图 7-26-1　骨巨细胞瘤 X 线图像

X 线示右桡骨远端骨巨细胞瘤,偏心性膨胀,
皂泡样改变伴溶骨改变

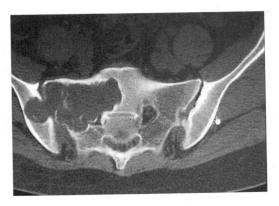

图 7-26-2　骨巨细胞瘤 CT 图像

CT 示右侧骨盆骨巨细胞瘤,囊性、
偏心性、膨胀性骨质破坏

2. CT 检查

CT 主要表现为囊性、偏心性、膨胀性骨质破坏,骨包壳完整或部分缺如,可有不规则硬化缘,有时可显示伸向骨质破坏区的骨嵴,破坏区内软组织密度不均匀,当肿瘤组织突破骨包壳侵入软组织可形成肿块,增强扫描显示肿瘤组织为中等到明显的强化(图 7-26-2)。

CT 较 X 线具有较高的分辨率,能更加细致入微地观察骨质破坏情况。CT 上骨质破坏区内残留的骨嵴与 X 线平片上"皂泡样"改变相对应,CT 还可以清晰地显示破坏区内部结构及软组织肿块。对 GCTB 分级的判断关键在于对骨壳的完整性以及软组织肿块能否作出正确的评价,因此 CT 比 X 线更有优势。另外,GCTB 可有肺转移,肺部 CT 也成为判断是否存在转移瘤的最常用的手段。

3. MRI 检查

MRI 显示病灶边缘清楚(图 7-26-3),T1WI 显示等、低信号,T2WI 为不均匀高信号,Gd-DTPA 增强扫描肿瘤实体呈中度到明显强化。肿瘤内陈旧性出血有含铁血黄素沉着,T1WI 和 T2WI 均为颗粒状低信号,亚急性出血 T1WI 和 T2WI 均呈高信号。囊变者表现为明显的长 T1 长 T2 信号,其中位于骶尾

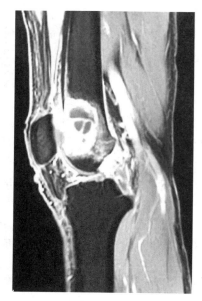

图7-26-3　骨巨细胞瘤 MRI 图像

MRI 示股骨远端骨巨细胞瘤，
病灶边缘清楚，囊变伴液平

椎的 GCTB 多膨胀显著伴囊变。部分病例病灶内出现液-液平面（以下简称"液平"），T1WI 呈低信号，T2WI 呈高信号。结合病理检查显示液平的上层为浆液，下层为红细胞、细胞碎屑和胶原纤维等。

有学者认为液平为动脉瘤样骨囊肿的特征性表现，于 GCTB 中出现可能是由于 GCTB 合并动脉瘤样骨囊肿所致，然而目前多数学者认为其并无特异性，液平可出现在除动脉瘤样骨囊肿外的其他肿瘤，如骨囊肿、骨肉瘤等，所以液平的出现对肿瘤的定性诊断意义不大。与 CT 和 X 线相比，MRI 显示病灶范围广，与术中或术后大体病理所见一致。MRI 对一些复杂的肿瘤如肿瘤术后复发，骶骨、脊柱肿瘤以及判断肿瘤周围神经血管的关系等方面有很重要的意义。MRI 具有多层面成像特点，能显示肿瘤对关节软骨的破坏程度及关节腔、骨髓腔的受累情况，保肢手术的术前非常有必要行 MRI 检查。

4. 全身骨扫描

多发 GCTB 很少见，全身骨扫描可除外或确诊多发病变。

四、病理学表现

镜下观察 GCTB 主要由大量多核巨细胞、单核基质细胞组成。以大量圆形、椭圆形或肥硕的短梭形单核基质细胞为背景，多核巨细胞呈均匀散布，两者的胞核在体积、形状及染色体方面均十分相似。肿瘤富含血管，常伴有出血。出血区的基质细胞偶尔可见含铁血黄素颗粒，多核巨细胞绝不发生吞噬现象。因 GCTB 含有大量的破骨巨细胞而被命名为破骨细胞肿瘤，但是巨细胞的存在缺乏特异性，仅对诊断有提示意义，许多病变如纤维性骨皮质缺损、动脉瘤样骨囊肿、继发于甲状旁腺功能亢进的棕色瘤、软骨细胞瘤以及骨巨细胞含量丰富的骨肉瘤都可以有与 GCTB 相似的组织学表现，因此唯有在大量单核基质细胞背景下出现大量弥漫分布的巨细胞才能作出诊断。肉眼观察 GCTB 组织呈红褐色，十分松软脆弱，血供丰富，可见黄色的含铁血黄素物质沉积。常可见到囊样病变，因反应性纤维组织成分较多，边缘有时可刮出较硬质韧组织（图7-26-4）。尽管临床及影像学表现高度怀疑 GCTB，取出病变组织进行活检以明确诊断仍是必须的。不同部位获取的标本可有完全不同的镜下特征，所以应由有经验的医师多部位取材，才不至于误判。

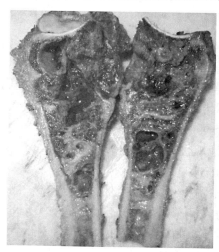
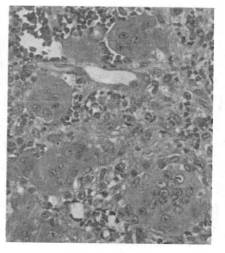

图7-26-4　骨巨细胞瘤大体及病理表现

左图示胫骨骨巨细胞瘤大体标本，红褐色，十分松软脆弱，血供丰富，可见黄色的含铁血黄素物质沉积，
常可见到囊样病变；右图示 HE 染色下，100 倍镜下玻片标本

五、分期和分级

1940 年,Jaffe 等按多核巨细胞和基质细胞的多少及基质细胞分化程度,提出组织学分级标准,将 GCTB 分为Ⅰ~Ⅲ级;多核巨细胞多、基质细胞分化良好者为Ⅰ级;反之,多核巨细胞很少、基质细胞分化较差、有丝分裂多者为Ⅲ级;介于两者之间为Ⅱ级。Ⅰ级属良性肿瘤;Ⅱ级为中间型,介于Ⅰ、Ⅲ级之间;Ⅲ级属恶性肿瘤。但不少学者发现少数Ⅰ级 GCTB 可表现为局部高度浸润性生长,甚至发生远处转移,可见此分级与肿瘤生物学行为并不对应,不能用于推测预后、指导治疗。

Enneking 和 Campanacci 等根据临床、影像学和组织学特征,分别提出了不同的 GCTB 临床分期和分级方法。Enneking 等提出的外科分期为:1 期为潜隐性,X 线示肿瘤周边有一圈较厚的反应骨,边界清楚、完好,无皮质破坏或膨胀;2 期为活动性,生长活跃,因而出现症状或导致病理性骨折,其边界较清楚,但有骨皮质膨胀、变薄;3 期为侵袭性,无论在 X 线片还是临床上均表现出明显的侵袭性,常穿破周边反应骨甚至骨皮质,MRI 可出现软组织包块。按照 Campanicci's 影像学分级为:Ⅰ级为静止期,病灶界限清楚,边缘有硬化带,病灶内呈肥皂泡样,基本不累及骨皮质,无软组织侵犯;Ⅱ级为活跃期,病灶界限较清楚,但少有硬化带,皮质骨完整但变薄、膨胀,无骨膜反应;Ⅲ级为侵袭期,病灶界限模糊,突破骨皮质,合并骨膜反应,甚至发生病理骨折,软组织严重受侵犯。

六、治疗

GCTB 局部侵袭性较强,术后复发率高,治疗的根本原则是彻底去除病灶、减少局部复发和尽可能地保留肢体功能。手术是 GCTB 的主要治疗方式,主要有病灶刮除与节段截除术。其他治疗方式有放疗、化疗、栓塞等。对于 GCTB 的治疗方案的选择及治疗效果,国内外一直存在争议。

1. 手术治疗

手术是治疗 GCTB 的最佳方式,由于大部分 GCTB 是良性的,而且好发于年轻人的关节周围,一些学者支持病灶刮除。许多研究表明,节段截除术与病灶刮除相比,可降低局部复发风险,提高无复发生存率。然而,节段截除术并发症的发生率较高,容易导致功能障碍。

(1) 病灶刮除术:主要包括病灶刮除联合自体骨或异体骨移植术、病灶刮除联合骨水泥填充术(图 7-26-5)。优点为操作简单,创伤小,能够保存肢体的完整性;缺点为复发率高。手术过程中为了尽可能彻底刮除病变,应充分暴露,开足骨窗,避免因骨或软组织覆盖而使刮除不净,同时保护周围组织以防止污染,使用多角度刮匙清除残留病变。早期报道的简单刮除术局部复发率为 30%~50%,近期的许多文

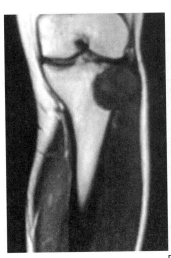
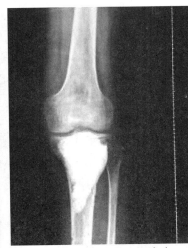
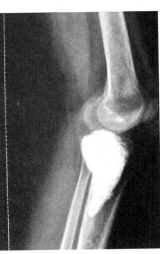

图 7-26-5 胫骨近端骨巨细胞瘤

通过病灶刮除、骨水泥填充重建骨缺损

献报道刮除术的复发率明显下降,除归因于影像学技术对肿瘤侵蚀范围的界定外,也与手术技术的改善密切相关。为了降低复发率,在肿瘤刮除后可以对腔壁采取一些辅助性措施,如高速磨头研磨、化学剂腐蚀(包括苯酚、乙醇、氯化锌等)、液氮冷冻、蒸馏水浸泡等,文献报道采用病灶刮除加用辅助措施能使复发率降至6%～25%。近年来国内外广泛采用骨水泥填充的方法,使复发率降至12%～14%。骨水泥的聚合热可杀灭腔壁上的瘤细胞,但它不会延伸到正常组织造成局部并发症。

(2)节段截除术:仅适用于以下情况:①绝大部分骨端受侵袭、关节面已经塌陷者,或病理表现已有纤维肉瘤改变;②截除后不遗留明显功能障碍者,如发生于腓骨小头和尺骨小头处的 GCTB。优点为可以降低复发率;缺点为关节的完整性遭到破坏,重建手术复杂,且并发症较多,远期效果差。截除大关节骨端后的常用重建方法有:人工关节置换术(图 7-26-6)、半关节置换术、关节融合术等(图 7-26-7)。截肢手术适应证的选择应十分谨慎,仅限于确已明显恶变或局部广泛浸润无法彻底切除的病例。

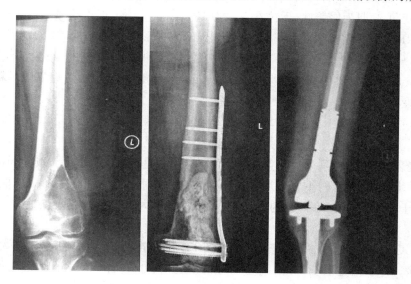

图 7-26-6 股骨远端骨巨细胞瘤
最初行刮除植骨,骨水泥填充并行钢板螺钉内固定,后出现肿瘤复发,遂行瘤段切除＋人工关节置换术

肿瘤复发除与本身侵袭性强有关外,还与切除不彻底密切相关,10%的患者在复发时会出现恶性改变。肿瘤局部复发应尽早手术治疗,可再次行病灶内刮除术或扩大切除术,以避免肿瘤进展而致残。

2. 放疗

据文献报道,放疗疗效不可靠,转变为肉瘤的发生率较高。但随着研究的深入,目前认为放疗对 GCTB 有着确切的疗效,不能把肉瘤的发生完全归因于放射性因素。但也有较多文献报道放疗可改变 GCTB 的治疗效果,特别在多中心病灶、局部复发、大的中央/轴向病变。放疗常常用于不适宜手术、复发或手术不易完全清除的病例。

3. 化疗

近年来,化疗作为 GCTB 的辅助治疗方法,临床价值日益受到重视。但仍存在许多不足之处,如化疗药物存在一定的毒副反应,且不是对所有患者都有作用,因此要权衡利弊,严格掌握适应证。

全身化疗或局部化疗应根据病灶部位、侵袭范围、组织学特点等来决定,此外,药物使用剂量及使用方式有待进一步研究,也要根据患者个体差异来选择化疗药物。双磷酸盐、狄诺塞麦是目前研究的热点。

(1)双膦酸盐(Bisphosphonate):双膦酸盐能使由破骨细胞介导的骨吸收受到抑制,使破骨细胞的生成和成熟延缓,并可诱导破骨细胞凋亡。近年来,双膦酸盐已成为良性和恶性骨病变的标准治疗,其中最常用药物为唑来膦酸(zoledronic acid)。作为 GCTB 手术后的辅助治疗,唑来膦酸盐可以提高病灶刮除

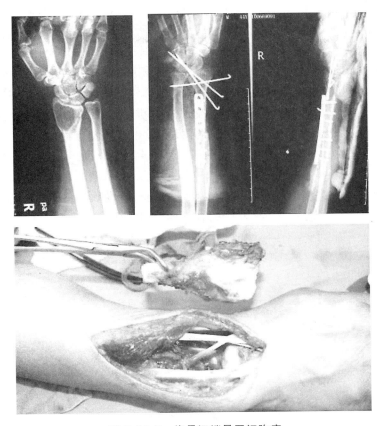

图 7-26-7　桡骨远端骨巨细胞瘤

行瘤段切除,自体腓骨头移植,钢板螺钉内固定并行腕关节融合

植骨后植骨区骨密度;有助于降低 GCTB 术后的局部复发率;有助于提高患者术后肢体功能的恢复。双膦酸盐的抗破骨细胞与对肿瘤基质细胞的诱导凋亡作用使其成为 GCTB 辅助治疗方法的有力选择。

　　(2)狄诺塞麦(denosumab):GCTB 的主要成分包括大量多核巨细胞、单核基质细胞,分子生物研究证实,多核巨细胞和单核细胞分别表现为破骨细胞基因表型和骨母细胞表型。狄诺塞麦是一种人 RANKL 单克隆抗体,亲和性和特异性很高,它可特异性结合 RANKL,阻碍其与 RANK 在破骨细胞前体细胞和成熟细胞表面的结合,从而抑制破骨细胞分化、激活和存活。它能抑制破骨细胞作用,为多发性骨髓瘤、前列腺癌骨转移、乳腺癌骨转移等溶骨性骨疾病患者提供了持续快速的骨转换抑制;能够抑制 RANK/RANKL,也可能对 GCTB 中破骨细胞样巨细胞和相关单核细胞有杀灭效果。狄诺塞麦可用于治疗无法手术切除的 GCTB(如骶骨或脊柱 GCTB,或出现肺转移的多发病灶)、复发性 GCTB、手术涉及关节切除、截肢、半骨盆离断或导致严重残疾的 GCTB。目前,该药物已被证明是非常有效的,副作用少。狄诺塞麦的引入改变了许多患者的治疗模式,但其最佳用法、长期影响及患者的适应性方面尚不清楚。

　　此外,干扰素(interferon)可抑制 GCTB 增殖活性与诱导瘤细胞凋亡,进而发挥其抗肿瘤效应。手术联合干扰素-γ 治疗 GCTB 可使其得到较好的控制,手术并发症减少。

　　4. 动脉栓塞

　　骶骨及脊柱的 GCTB 约占 5%,骶骨及脊柱的 GCTB 因位置特殊,在手术治疗中经常会造成大量出血,或者损伤周围重要组织结构。脊柱 GCTB 的传统手术方法难度大,难以做到广泛切除,术后复发率和并发症的发生率都较其他部位高,因此现在的一些观念推荐首次手术即做椎体切除重建,以防止复发。术前行动脉栓塞,可有效地降低术中出现大出血的风险。近年来,瘤体血管介入栓塞治疗这一新技术得到广泛应用,既可以术前使用减少术中失血,也可以单独使用减小肿瘤体积。对于不宜使用手术切除的骶骨和一些脊柱 GCTB,可行连续动脉栓塞治疗,一般在栓塞 3～4 个月后出现临床效果,数年后肿瘤中心或边缘可见钙化,体积有不同程度的减小。但需注意,不是所有的患者都能通过动脉栓塞治疗达到痊愈的效果。骶骨骨巨细胞瘤的术前动脉栓塞的并发症较多,如发热,栓塞部位的疼痛、肿胀,伤口延迟愈合,需长期换药,严重时出现伤口周围皮肤坏死,神经缺血造成相应区域的麻痹及急性截瘫等。近年来,应用术中腹主动脉球囊临时阻断控制出血取得了较好的临床效果,既可以有效减少术中出血量,有利于术中彻底切除肿瘤,降低术后复发率,同时又克服了传统血管阻断方式(如术前血管栓塞及术中前路结扎髂内动脉)临时阻断腹主动脉对于患者的损伤及术后高并发症发生率的缺点,提高了手术安全性,减少了术后并发症的发生率。

5. 肺部转移问题

肺部转移大多发生在多次复发反复刮除之后,其转移灶与原发灶病理表现完全一致。10% 的复发病例会出现恶性改变,1%～4% 的良性病变会出现肺部转移,肿瘤的发病与肺转移的检测之间的平均间隔时间为 18～24 个月。近年来对肺部转移灶的处理趋向采取积极态度,楔形切除或单纯瘤块摘除常取得较好结果。有文献报道,手术切除肺部转移灶后,80% 的患者预后较好。

(张春林)

【思考题】

1. 简述骨巨细胞瘤的 Enneking 外科分期。
2. 简述骨巨细胞瘤的临床表现、诊断、鉴别诊断和治疗原则。

第二十七章　骨恶性肿瘤

骨恶性肿瘤属于罕见发病的恶性肿瘤,约占所有恶性肿瘤的 0.2%。骨肉瘤(35%)、软骨肉瘤(30%)和尤文氏肉瘤(16%)是三种最常见的原发骨恶性肿瘤。高度恶性的去分化多形性肉瘤(UPS)、纤维肉瘤、脊索瘤、骨巨细胞瘤(GCTB)是相对罕见肿瘤,占原发性骨恶性肿瘤的 1%~5%。GCTB 既有良性,又有恶性表现,良性表现是最常见的亚型。

骨恶性肿瘤的危险因素包括放疗史、化学物品(如氯乙烯、砷)接触史、免疫缺陷、外伤史(瘢痕、烧伤)、慢性组织感染(异体的内固定物、淋巴水肿)、神经纤维瘤病、Paget 病、骨梗死和遗传性肿瘤综合征(遗传性视网膜神经胶质瘤、Li-Fraumeni 综合征、Gardner 综合征)。但对于大多数患者来说,并没有具体的病因。

目前习惯根据组织学起源对各种类型的原发性骨恶性肿瘤进行命名:软骨肉瘤来自软骨;骨肉瘤来自骨;纤维来源的组织发展成为骨性纤维肉瘤;血管内皮瘤和血管外皮细胞瘤的产生来源是血管组织;脊索组织产生脊索瘤。软骨肉瘤多见于中年和老年人;骨肉瘤、尤文氏肉瘤主要发生在儿童和年轻人;脊索瘤常见男性患病,发病高峰在五六十岁。

新辅助和辅助治疗中多药化疗方案的发展大大提高了骨肉瘤和尤文氏肉瘤患者的预后。

第一节　骨恶性肿瘤的基本概念

一、分期和分型

一个可靠的分期分型系统应该根据肿瘤各方面的特点来区分肿瘤,不仅包括组织学表现,还应包括临床、影像学、治疗和预后的特点,以及肿瘤的基因背景;还应对肿瘤特别是恶性肿瘤的演变过程进行分期,根据肿瘤分化的程度以及局部和远处扩散情况,来制订治疗方案并估测预后。

X 线是评估骨肿瘤的重要影像学手段,超过 80% 的骨肿瘤都可以根据病史、体格检查和 X 线检查结果做出准确的诊断。CT 可用来评估骨质破坏的程度,但在评估骨肿瘤在髓内、骨外和软组织内浸润程度方面,MRI 的效果要优于 CT。骨扫描目前用来判定转移性骨病和多骨型骨病,以及附近的软组织肉瘤是否累及骨骼。

Enneking 分期系统简单实用,操作性强,该系统采用以下三个标准:G 是组织学分级;T 是局部解剖结构的侵犯。并由此将骨肿瘤分为Ⅰ级、Ⅱ级和Ⅲ级。每个分级再根据肿瘤是在间隔内(T1)还是间隔外(T2)分为 A、B 两个亚级(表 7-27-1)。

表 7-27-1　Enneking 外科手术分期系统

分期	组织学分级	肿瘤位置
Ⅰ A	低度恶性(G1)	间隔内(T1)
Ⅰ B	低度恶性(G1)	间隔外(T2)
Ⅱ A	高度恶性(G2)	间隔内(T1)
Ⅱ B	高度恶性(G2)	间隔外(T2)
Ⅲ	任何组织学分级＋区域或远处转移	任何 T

二、原发骨恶性肿瘤的诊治

因原发性骨恶性肿瘤部分具有转移性,应该由多学科团队进行诊疗。多学科诊疗团队应由相关肿瘤专业的专家构成,给患者制订一份随访复查计划和对手术、放疗、化疗等治疗效果进行终生随访。

1. 诊断

在 X 线上发现骨皮质边缘破坏的病变,就应怀疑具有骨骼病变症状的患者罹患骨恶性肿瘤的可能。小于 40 岁的年轻患者中,因侵袭性的骨骼病变症状而被诊断为原发骨恶性肿瘤的风险明显增高。40 岁及以上的患者,如果 X 线无法提示具体的诊断,就应该行胸腹及骨盆 CT 扫描、骨扫描、乳房钼靶 X 线检查和其他相关部位的影像学检查,所有疑似骨恶性肿瘤患者应在穿刺活检前做好完整的检查。若怀疑为原发骨恶性肿瘤,明确其诊断分期的检查应该包括:胸部影像学检查(胸片和胸部 CT 以发现肺转移),原发部位的影像学检查(X 线、局部 MRI 和/或 CT 扫描),以及全身骨扫描或者 PET/CT。MRI 是发现小细胞肿瘤、尤文氏肉瘤、骨肉瘤骨骼转移的一个敏感的成像技术。实验室检查,如全血细胞计数(CBC)、乳酸脱氢酶(LDH)和碱性磷酸酶(ALP)也应在治疗前进行检查。

2. 活检

骨和软组织病变的诊断并非一定要通过活检获得,结合临床病史、完善的体格检查、必要的实验室检查和影像学分析,对于大部分的肌肉骨组织肿瘤来说,都能做出正确的诊断。临床和影像学上表现良性的病灶不必做活检,对于良性侵袭性、恶性和难以定性的病灶,在确诊后制订治疗方案之前,则需要活检以明确临床诊断并对肿瘤进行准确分类。活检原则包括:①活检之前需明确病灶的哪一部分具代表性,这一部分病灶必须要活检,一般而言,恶性骨肿瘤的骨外成分和肿瘤的骨内成分一样具有代表性,如果有骨外成分存在的话,这一部分应做活检;取材受累的骨皮质容易导致患者病理性骨折,通常不建议做这种活检,除非肿瘤没有骨外累及。②定位活检切口,活检切口需要定位在后期手术的切口中。③通往病灶的活检途径必须尽可能短,它不能穿越一个以上的解剖功能空间,也必须尽可能远离神经血管的主干道。

3. 手术

手术是目前骨恶性肿瘤的首选治疗方式,原发部位肿瘤的局部控制方式,既可以选择截肢,也可以选择保肢手术(表 7-27-2)。在一些特定的病例中,截肢也许是最合适的选择,若能获得合理的功能保存,则应当优先考虑保肢手术,无论采取何种方式,肿瘤切除时都应达到切缘阴性。进行原发部位肿瘤切除时,应慎重选择切除范围,既足以减少肿瘤复发,又能尽可能保留肢体功能。骨恶性肿瘤的手术原则应当遵循:①扩大切除并取得阴性切缘;②阴性的切缘有利于肿瘤局部控制;③保肢手术和截肢都能够获得良好的肿瘤局部控制(应根据患者病情进行个体化选择);④若预计手术后可保留肢体运动功能则优先考虑保肢手术。

根据切除平面与肿瘤和假包膜之间的关系,一共有 4 种基本的手术切除方式:①病灶内切除,是在肿瘤内进行,切除一部分瘤块,保留假包膜和肉眼可见的残余瘤块;②边缘切除,切除平面经过肿瘤的假包膜,可能会残留微小病灶;③广泛(全部)切除,需要切除肿瘤、假包膜和肿瘤四周的一圈正常组织,这圈正常组织是肉瘤切除的满意边界,但是应切除多厚才算足够目前尚有争议,对于骨和软组织肉瘤来说,一般是数厘米;④根治性切除,不仅要摘除肿瘤,而且要切除肿瘤所在的整个解剖间室,切缘的宽窄要视肿瘤与间室边界的距离而定。

表 7-27-2　骨恶性肿瘤外科分期及治疗措施

分期	分级	部位	转移	治疗措施
ⅠA	G1	T1	M0	广泛手术;广泛局部切除
ⅠB	G1	T2	M0	广泛手术;截肢

（续表）

分期	分级	部位	转移	治疗措施
ⅡA	G2	T1	M0	根治手术;根治性整块切除加辅助治疗
ⅡB	G2	T2	M0	根治手术;根治性截肢加辅助治疗
ⅢA	G1～G2	T1	M1	肺转移灶切除,根治性切除或姑息性加辅助治疗
ⅢB	G1～G2	T2	M1	肺转移灶切除,根治性切除或姑息性加辅助治疗

4. 化疗

骨恶性肿瘤治疗取得的重大成绩,很大一部分归功于化疗的进步。自 20 世纪 70 年代以来,恶性骨肿瘤化疗已从辅助化疗(即在放疗后或手术切除原发肿瘤后给予化疗)发展为新辅助化疗(术前化疗-手术-术后化疗)。新辅助化疗可在活检后即进行化疗,这是因为术前化疗会对可能存在的微小转移病灶进行一次快速的打击并使原发灶缩小,有助于局部控制治疗。这种新辅助化疗的另一个作用在于可根据原发肿瘤在术前的坏死率来衡量化疗的效果,以在术后的化疗中添加新药或者更改化疗方案。对化疗敏感的肿瘤有骨肉瘤、尤文氏肉瘤以及骨巨细胞瘤,软组织来源的骨与软组织恶性肿瘤往往对化疗不敏感。

5. 放疗

放疗可作为骨肿瘤术后的辅助治疗,也可以作为手术困难无法切除的骨肿瘤的最终治疗。目前一些专业技术,如强度调制放射治疗(IMRIT)、粒子束、质子、碳离子或其他重型离子放射治疗,立体定向放射手术(SRS)或分次立体定向放射治疗(FSRT)等技术得到了充足的发展和临床应用。对放射治疗敏感的骨与软组织肿瘤有:浆细胞瘤、骨髓瘤、骨的淋巴瘤、尤文氏肉瘤、骨巨细胞瘤、血管内皮瘤及 Langerhans 组织细胞瘤;对放射治疗不敏感的是骨肉瘤和软骨肉瘤。

三、骨恶性肿瘤治疗后的随访评估和检测

骨恶性肿瘤患者的随访需要制定合理的随访方案,并鼓励患者定期随访,从而使患者通过随访得到治疗相关指标的合理评估,因为这些指标在术后随着时间的推移总在不断变化。早期的随访指标包括伤口愈合及基本活动能力的恢复,随后进入肿瘤复发以及转移的加强监测期,再往后则是一个长期的随访过程,观测的重点则是假体和重建骨的完整性。影像学是随访方案的一个重要组成部分,X 线可以显示肿瘤复发、假体松动、感染或者同种异体骨吸收等并发症。如有可疑异常表现,常可使用其他检测手段如 CT 或者 MRI。

第二节　骨　肉　瘤

一、概述

骨肉瘤(osteosarcoma)是儿童及青少年中最常见的原发性骨恶性肿瘤,常见发病年龄是 10～20 岁。而对于 65 岁以上的骨肉瘤患者,其发病机制往往考虑为继发的恶性肿瘤,如骨 Paget 病及放射治疗诱发性骨肉瘤。骨肉瘤组织学的大体分型为 3 种:髓内骨肉瘤、表面性(骨膜)骨肉瘤和骨外(骨膜外)骨肉瘤。

高度恶性的髓内骨肉瘤即普通型或者经典型骨肉瘤,约占所有骨肉瘤病例的 85%。它表现为一种纺锤样细胞产生骨样物质或者不成熟骨,最常见的发病部位是股骨远端和胫骨近端的干骺端,因为这些部位增生最活跃。低度恶性的间室内骨肉占所有骨肉瘤的 2%,经典型骨肉瘤有着类似的发病部位。

骨膜外骨肉瘤和骨膜骨肉瘤是在骨皮质周围及表面变异的骨肉瘤。骨膜外骨肉瘤是低度恶性的,占所有骨肉瘤的 2%,最常见的发病部位是股骨远端的后侧,且其发生转移的时间较普通型骨肉瘤更加偏向于晚期,24%～43%的低度恶性的骨膜外骨肉瘤可能发生恶变而成为高度恶性的肉瘤。骨膜骨肉瘤是中度恶性的骨肉瘤,好发于股骨,其次是胫骨。高度恶性的表面骨肉瘤非常罕见,约占所有皮质周围骨肉瘤的 10%。

肿瘤部位和大小、患者年龄、转移状态及转移部位、化疗的组织学反应、手术方式和手术切缘情况都是影响四肢及躯干骨肉瘤生存率的因素。

二、临床表现

本病可以发生于骨骼任何部位,但是好发于四肢长骨的干骺端,尤其是好发于股骨远端、胫骨近端和肱骨近端,常累及干骺端及骨干。尽管长骨是原发骨肉瘤常见的好发部位,但是非长骨部位的发病概率随着年龄的增长而增加。对于发生于特殊部位如下颌、颅骨、脊柱、骨盆、多中心及跳跃性病灶的骨肉瘤需要特别注意。

疼痛和包块是经典型骨肉瘤最为常见的临床症状。骨肉瘤发病初期通常无典型症状,仅有局部疼痛,为轻中度,呈间歇性发作,活动后常加重。早期症状时轻时重,逐渐加重直至成为持续性疼痛,夜间尤其明显。由于本病好发于运动活跃的青少年,因此早期出现的疼痛和肿胀通常被误认为是运动后外伤,很少就医行 X 线检查,导致本病的延误诊治。随着病情的进展,症状常在几周或几个月的时间逐渐加重,局部持续性深在的钝痛逐渐转变成持续性疼痛,夜间为重,难以忍受,一般止痛药无效。

查体时可触及局限性压痛的肿块,这是肿瘤侵犯邻近软组织的征象。由于肿瘤本身血运丰富,邻近软组织受侵后,临床表现为局部红肿、皮温增高,因毛细血管扩张,听诊可闻及血管杂音,关节活动常受限制,功能下降。如有突发的肿瘤体积增大,常是继发性改变,如囊内出血。但是,如果病变较深,在大腿中段、骨盆等部位,这些症状和体征可能不明显,难以得到早期的诊断和治疗。

少数患者由于局部骨质破坏严重或者病情进展迅速,可以发生病理性骨折,其发生率为 5%～10%。骺板是肿瘤入侵骨骺的屏障,极少数病例肿瘤入侵甚至穿透骨骺进入关节,引起关节积液。局部区域淋巴结肿大一般见于晚期患者病情进展迅速时,多是由于肿瘤坏死吸收导致的淋巴炎,也不排除淋巴转移或者入侵。发病初期患者一般情况良好,消瘦、贫血等恶病质一般发生在出现肺转移之后。

三、诊断

骨肉瘤的诊断既要考虑原发部位,也要考虑有无远处转移。因此,除原发部位的影像学检查(X 线、MRI 及 CT)外,也要增加胸部影像学检查、PET-CT 及全身骨扫描。

X 线能够显示骨肉瘤的骨质破坏及异常的骨形成反应,表现有:局限性溶骨、肿瘤骨生成、软组织肿块、侵犯周围骨骺及关节、病理性骨折等(图 7-27-1)。

局限性溶骨性破坏最早开始于干骺端松质骨,是小而密集的虫噬样破坏区;随后累及皮质,并逐渐融合扩大,形成大块骨质缺损。由于溶骨性破坏进展迅速,骨皮质来不及发生膨胀变形,极易并发病理骨折。肿瘤骨生成位于骨干髓腔、松质骨、骨破坏区和软组织肿块内,是 X 线诊断的最重要根据,特别是出现于软组织内者。肿瘤骨有三种主要形态:①象牙质样瘤骨,密度最高,边界较清楚,多见于髓腔内或肿瘤的中心,为分化较成熟的瘤骨;②棉絮状瘤骨,密度略低,边界模糊,如棉絮样,是分化较差的瘤骨;③针状瘤骨,自基底向外,垂直于骨皮质生长,可呈针状、放射状、毛刺状、梳节状、胡须状。其形成是肿瘤向软组织浸润发展时,供应肿瘤的微血管,垂直于骨干生长,因而在血管周围所形成的瘤样骨小梁也垂埋于骨干,常见于分化较差的瘤和软组织块内。骨膜反应可为单层或多层,少数呈垂直状、花边状、不规则形或混合存在。骨膜增生是阻止肿瘤向外发展的防御性表现,因与炎症和外伤引起者无明显区别,不能作为

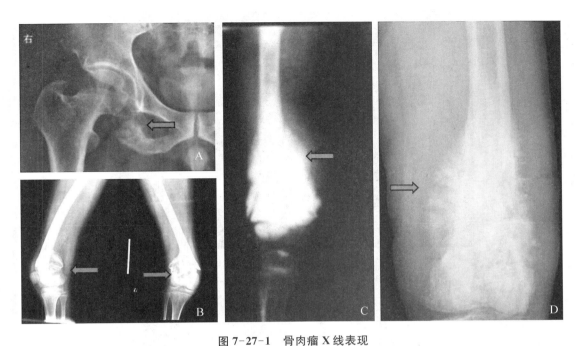

图 7-27-1 骨肉瘤 X 线表现

A. 髋臼骨肉瘤溶骨性破坏髋臼及耻骨下肢；B. 股骨远端骨肉瘤病理性骨折；
C. 骨肉瘤骨膜反应及软组织肿块；D. 骨肉瘤骨膜反应，Codman 三角及日光放射征

诊断依据。骨膜因受刺激而增生，因而骨膜增生的部位预示着肿瘤的生长范围。在肿瘤的中心部，增生的骨膜可再被破坏，其上下两端残存的骨膜呈三角形，即骨膜三角（Codman 三角）。长骨的骺板或关节软骨通常具有一定的"屏障"作用，肿瘤较少经骺板或关节软骨而直接侵犯骨骺和关节，但一些高度恶性的肿瘤，可以直接破坏骺板和关节软骨而累及骨骺和关节。软组织肿块呈半圆形或卵圆形，密度高于周围组织，内可有瘤骨。病理性骨折溶骨性多见，一般骨折端看不到新生骨痂，但偶可见到大量瘤样新生骨，使骨折断端"愈合"。

CT 具有较高密度分辨率，可明确 X 线难以发现和肯定的骨质破坏及肿瘤骨，尤其是骨盆、脊椎等结构复杂部位的骨骼，为病变的早期发现和诊断提供依据（图 7-27-2）。

MRI 能够很好地显示肿瘤内成骨或周围软组织内的浸润范围，基本上已取代 CT 来对肿瘤进行局部分期（图 7-27-3），可以显示肿瘤跳跃病灶以及肿瘤与肌肉、神经、血管等周围正常结构的关系。骨扫描能够发现多发病变、全身骨骼转移及跳跃病灶（图 7-27-4）。动脉造影（DSA）可以观察肿瘤的血运、血管情况、肿瘤与周围血管的关系、软组织的浸润程度，进行动脉导管化疗等。这对了解肿瘤病变的程度、肿瘤的治疗具有重要意义（图 7-27-5）。

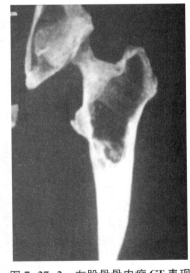

图 7-27-2 左股骨骨肉瘤 CT 表现

CT 示左股骨近端骨皮质
破坏，肿瘤骨形成

实验室检查中，对于骨肉瘤诊断和预后有帮助的生化指标有碱性磷酸酶（ALP）及乳酸脱氢酶（LDH）的增高，且肿瘤切除或者化疗后这些指标明显下降。但如果肿瘤存在局部复发或者远处转移，这些指标会明显上升，因此可以作为检测肿瘤病变的状态。

病理学检查是明确骨肉瘤诊断必不可少的环节，需要在任何骨肉瘤治疗之前进行活检。因此骨肉瘤的诊断应当根据病史、影像表现及病理结果三者结合进行诊断。

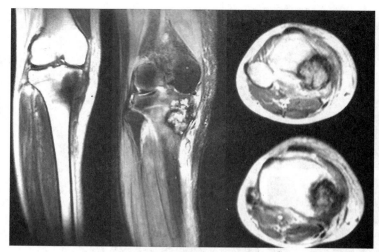

图7-27-3　胫骨近端骨肉瘤 MRI 表现

MRI示胫骨近端骨皮质破坏,软组织包块及肿瘤侵犯的边界

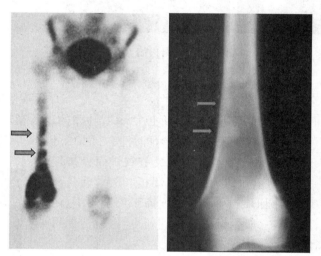

图7-27-4　股骨骨肉瘤骨扫描及 X 线表现

图中可见跳跃性病灶(箭头)

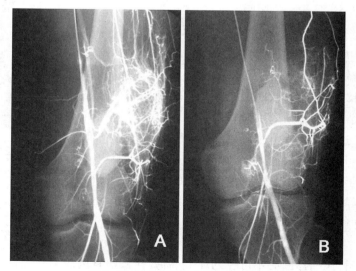

图7-27-5　股骨骨肉瘤 DSA 检查

A. 术前化疗前行 DSA 检查提示肿瘤周围营养血管丰富;B. 术前化疗结束后复查 DSA 提示肿瘤营养血管明显减少

四、治疗

推荐术前化疗、外科手术和术后辅助化疗模式,由多学科医师治疗。治疗原则:①新辅助化疗对局限性病变有效;②不能耐受高强度化疗的骨肉瘤患者,建议即刻手术;③手术外科边界应较广泛(截肢或保肢);④术后化疗可明显提高患者生存率;⑤广泛切除术术后病理证实术前化疗反应好者,术后应继续术前化疗方案;⑥广泛切除术术后病理证实术前化疗反应不好者,术后应改变化疗方案;⑦术前化疗后仍不能切除的肿瘤,可行放疗;⑧肺转移者经与胸外科医师分析讨论后认为可以完全切除者,预后接近未转移患者。

1. 术前化疗

术前化疗的作用在于使原发肿瘤充分缩小和坏死,缩小或者消灭肿瘤周围反应区,消灭卫星病灶或跳跃病灶,有助于完整切除局部肿瘤。对术前化疗反应评估应全面参考临床表现和影像学检查变化。临床表现变化:①症状变化;②肢体周径变化。

影像学检查变化包括:①X线,肿瘤的表现及累及范围变化;②CT,骨破坏程度变化;③MRI,肿瘤局部累及范围、卫星灶、跳跃转移变化;④骨扫描,范围及浓集度变化。症状减轻、界限清晰、骨化完全、肿块缩小及核素浓集减低为术前化疗反应好的表现。

术前化疗反应好,术后维持化疗药物种类和剂量强度即可;术前化疗反应差,则需更换药物或加大剂量强度;此外,放疗不能单独作为大多数骨肉瘤的首选。

2. 外科手术

手术原则:①应达到广泛或根治性外科边界切除;②对于个别病例,截肢更能达到肿瘤局部控制的作用;③如能预测术后功能良好,可行保肢术(图7-27-6,图7-27-7)。

有10%~20%的患者初诊时即发现远处转移,对于初诊时能够切除转移病灶(肺部、内脏和骨骼)的骨肉瘤患者,我们建议在原发部位广泛切除前进行术前化疗,转移病灶可行手术切除或者化疗。转移病灶无法切除的转移性骨肉瘤患者,则应在化疗和放疗后对原发部位肿瘤进行控制治疗。

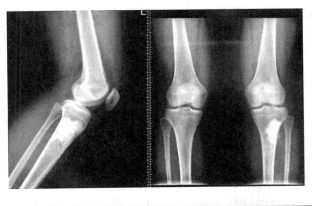

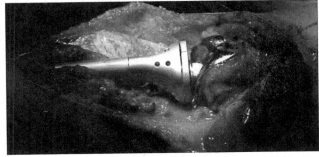

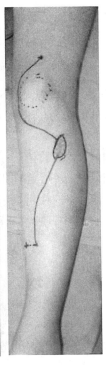

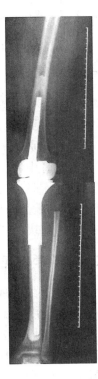

图7-27-6 典型胫骨近端骨肉瘤手术方案

一例胫骨近端骨肉瘤,累及上胫腓关节,手术行膝关节内侧入路,组配式假体重建,腓肠肌瓣转移进行软组织重建

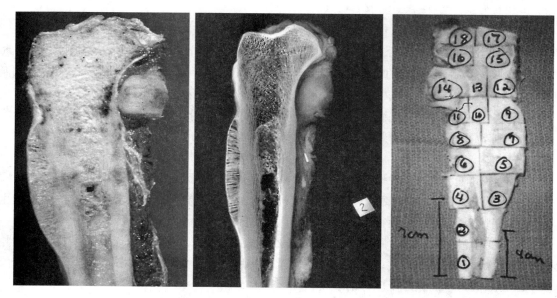

图 7-27-7　胫骨近端骨肉瘤病理学分析
包括术中大体标本检查、冰冻切处检查及肿瘤坏死率评估

第三节　软骨肉瘤

软骨肉瘤(chondrosarcoma)是发生在软骨细胞的骨恶性肿瘤,可分为原发性软骨肉瘤、继发性软骨肉瘤。原发性软骨肉瘤可分为多种类型,包括普通髓腔型、透明细胞型、间充质型、滑膜型、黏液型和去分化型;按部位可分为中央型软骨肉瘤、边缘型软骨肉瘤、骨皮质旁软骨肉瘤;按细胞分化程度可分为低度、中度、高度软骨肉瘤;按细胞学特点可分为一般软骨肉瘤、透明细胞软骨肉瘤、间质细胞软骨肉瘤等。

一、临床表现

软骨肉瘤多见于成人,30岁以下少见,35岁以后发病率逐渐增高;男性多于女性,肿瘤好发于骨盆与四肢长骨,亦可见于椎骨、骶骨、锁骨、肩胛骨和足骨。软骨肉瘤在儿童较少见,如在这一年龄组发病,则临床症状发展特别快。

在长管状骨中的软骨肉瘤,大多数位于干骺端,但当骺线闭合后肿瘤可侵及骨骺。原发病灶在骨干者不多见,股骨、胫骨、肱骨和腓骨的近侧端发病多于远侧端。软骨肉瘤一般发病缓慢,最常见的症状是疼痛,开始为间歇性钝痛,逐渐加重,其后是慢慢增长的包块,症状存在的时间可持续数年。检查可发现一个有压痛的包块,关节活动可受限,肿块局部皮温可升高。

二、影像学表现

软骨肉瘤X线表现为一密度减低的阴影,病灶中有斑点状或块状钙化灶。由于肿瘤生长缓慢,往往引起病变周围骨皮质膨胀、变薄,但很少穿破皮质。一旦肿瘤穿破骨皮质或并发病理性骨折时,肿瘤可侵入周围软组织(图7-27-8)。

CT可以了解肿瘤在骨内及软组织中的范围(图7-27-9);MRI有助于明确肿瘤的范围和软组织受累情况(图7-27-10);骨显像对软骨肉瘤高度敏感,特征表现为病灶部位浓密的斑片状放射性浓聚(图7-27-11)。

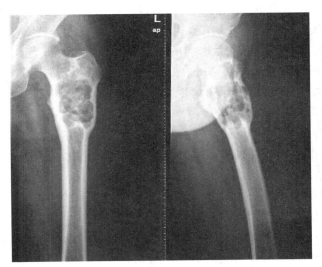

图 7-27-8 软骨肉瘤 X 线表现

X 线平片示左股骨近端膨胀性骨质破坏

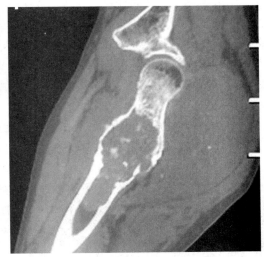

图 7-27-9 软骨肉瘤 CT 表现

CT 见骨质破坏和数量不等的钙化影，

钙化呈斑点状或环状及条状

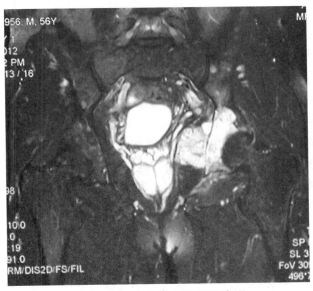

图 7-27-10 软骨肉瘤 MRI 表现

MRI 示病灶呈长 T2 为主的混杂信号，内有钙化

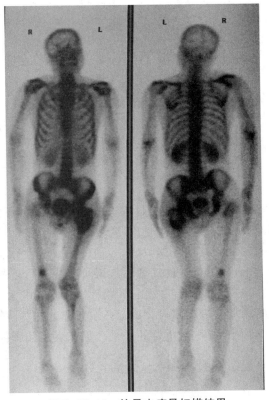

图 7-27-11 软骨肉瘤骨扫描结果

骨扫描示病灶部位浓密的斑片状放射性浓聚

三、病理学表现

软骨肉瘤多数瘤体较大，一般肿瘤的最大径均超过 4 cm，大的可达 20 cm。大多数体积较大的肿瘤发生在扁平骨或不规则骨上，特别是髂骨、肋骨和肩胛骨。在这些部位，肿瘤常常长到很大时才产生临床

症状。中央型软骨肉瘤常造成骨皮质破坏,同时其对周围软组织具有较强的侵袭性,这两点是区别于内生软骨瘤的重要特点。周缘型软骨肉瘤外观上是一个大的骨外的结节状肿瘤,即便是侵入了软组织,常常也有较好的分界线。软骨帽盖的厚度及形状对诊断有帮助,软骨肉瘤的帽盖厚度常常大于 2 cm,而在成人的良性骨软骨瘤的软骨帽盖厚度常小于 1 cm;但儿童青少年例外,他们的良性骨软骨瘤的帽盖厚度可达 2.5~3 cm。典型的良性骨软骨瘤的帽盖是均匀而光滑的,但在软骨肉瘤,则为不规则、粗糙状,或呈颗粒状帽盖。

在切面中,肿瘤呈分叶状,呈灰白色或灰蓝色具有光泽的透明软骨反光面的表现。肿瘤实质较硬,但在没有钙化区域易用刀切开。在一些病例中可有出血、黏液样变及囊性变。中央型软骨肉瘤的髓内界限单凭肉眼难以分清,因其边缘常模糊不清,这一点与成骨肉瘤不同,后者的肿瘤大体范围常易于确定。在分化较好的软骨肉瘤中,常有斑点状的黄白色钙化灶。

对高度恶性及分化差的软骨肉瘤的镜下诊断较容易,而区分低度恶性及分化较好的软骨肉瘤与内生软骨瘤则很困难。基于软骨肉瘤的肿瘤细胞数目、细胞分化程度、核分裂程度等组织学特点,可将软骨肉瘤分为 4 级(Ⅰ~Ⅳ),数字小者表示肿瘤分化程度好、侵袭性小,大多数患者属于Ⅰ或Ⅱ级。

软骨肉瘤通常由软骨小叶组成,这些小叶与良性内生软骨瘤中所见不同,没有由编织骨或板层骨组成的周围边界。这些小叶是融合的,中间无髓内成分。由骨软骨瘤恶变而成的软骨肉瘤和良性骨软骨瘤的组织学鉴别,主要是根据细胞的排列。在软骨肉瘤中细胞排列杂乱无章,而在骨软骨瘤中软骨细胞呈粒状排列(图 7-27-12)。

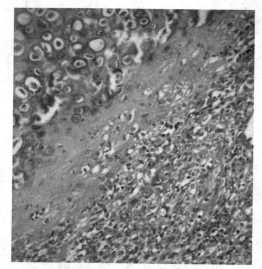

图 7-27-12 软骨肉瘤病理学表现

病理示间叶软骨肉瘤,高倍镜显示肿瘤的两种成分(幼稚的小细胞和高分化透明软骨)

四、诊断

软骨肉瘤的放射线表现常常具有诊断意义。与内生软骨瘤相似,软骨肉瘤是起源于髓腔的病变,伴不规则的基质钙化。与内生软骨瘤相比,软骨肉瘤的表现更具侵袭性,有骨破坏、骨皮质浸润、骨膜反应,少数情况下有软组织包块。CT 有助于显示骨内侵蚀或病变呈破坏性的其他证据,从而鉴别良性或恶性软骨病变。必须注意发病部位,因为手部的病变即使有侵袭性的表现,仍是良性病变。如果骨盆或股骨近端的病变有同样的皮质破坏表现,应诊断为软骨肉瘤。通过 CT 或 MRI 检查,确定骨软骨瘤软骨帽的大小对于确定是否有继发性软骨肉瘤非常重要,如果骨骼成熟的患者软骨帽超过 2 cm,必须考虑有继发性软骨肉瘤的可能性。此外,活检时应在肿瘤边界取尽可能多的肿瘤组织,最重要的是结合临床表现和影像学表现进行诊断。

五、治疗

手术是治疗软骨肉瘤的主要治疗手段,应早期彻底切除肿瘤组织。由于软骨肉瘤不同分级的自然转归及预后各不相同,所以手术方案应结合具体患者而定。对于局限于髓腔内的低度恶性软骨肉瘤,扩大刮除已经足够;而伴有组织包块的软骨肉瘤应采用与高度恶性软骨肉瘤同样的治疗方法;高度恶性软骨肉瘤的治疗是行广泛或根治性切除及截肢术。因为软骨是相对无血供的,肿瘤细胞相对容易存活与种植,术中肿瘤污染后局部复发率很高,因此,在能够切除的部位可不活检直接广泛切除以减少肿瘤污染的机会。软骨肉瘤患者的预后主要与病变的大小、恶性程度及部位有关。高度恶性肿瘤若不能行广泛或根治性切除,则局部复发率较高。术后需进行定期随访,以便及时发现复发或转移,及时治疗。

第四节　尤文氏肉瘤

尤文氏肉瘤（Ewing's sarcoma）是起源于神经外胚层的骨或软组织小圆细胞肿瘤,常见于儿童和青少年,在任何骨骼都能发病,最常见的原发部位是骨盆、股骨和胸壁骨骼。若发生在四肢长骨,往往会侵犯其骨骺。与其他恶性肿瘤一样,往往因肿胀疼痛才引起人们关注,此外,尤文氏肉瘤患者常常因体内发热、体重减轻、疲劳等非典型症状就诊。

一、临床表现

尤文氏肉瘤是青少年第二大常见骨恶性肿瘤仅次于骨肉瘤。男性多于女性,好发年龄为5～30岁,以10～20岁发病率最高,常见于白种人,西方国家发病率较东方国家略高。大约1/4的患者在诊断时已有转移,最常转移至肺,局部淋巴结转移较少见。

一般来说,尤文氏肉瘤可发生于全身各个骨骼部位,最常见部位包括长骨干骺端（常延伸侵犯骨干）和肩部、骨盆环的扁骨,如骨盆、股骨、腓骨、胫骨、胸壁、肱骨,很少出现在脊柱和手足的小骨骼上。疼痛和肿胀是尤文氏肉瘤的主要症状,患者常有运动、外伤史,继而出现疼痛,早期容易误诊为软组织损伤。开始时疼痛不严重,为间歇性,而后逐渐加重变为持续性疼痛。90%的患者局部可触及包块,有压痛及皮温升高,可有肢体活动受限。严重时全身情况较差,常伴有发热、贫血、白细胞计数升高、血沉加快、体重下降等。尤文氏肉瘤发展快,早期即可发生广泛转移,累计全身骨骼、内脏、淋巴结。

二、影像学表现

尤文氏肉瘤在X线片上的表现差异很大,其基本的X线表现是较广泛的溶骨性、侵蚀性破坏。发生于长骨干骺端者早期受侵的干骺端松质骨中有小斑点状密度减低区,骨小梁不清晰,骨皮质的髓腔面模糊,呈虫蚀状或筛孔样破坏,继之骨皮质出现边缘模糊不清,不同程度变薄,同时会出现骨膜反应。发生于扁骨的尤文氏肉瘤X线表现除上述特点外,有时甚至出现膨胀性改变,有时亦可出现放射状骨针（图7-27-13）。发生在椎体时,特征性变化是由于病理性骨折而形成楔状变形,椎体广泛骨质破坏,进展迅速,可侵及附件及邻近椎体,椎间隙保持正常,多无骨膜反应,椎旁可见软组织阴影。

CT检查可显示髓腔或骨松质内灶性的破坏伴软组织肿瘤形成,也可以清晰地显示早期的骨皮质断裂或侵蚀（图7-27-14）。在X线出现皮质破坏、骨膜反应之前,MRI即可出现异常。MRI可明确显示肿瘤对骨内和骨外侵犯的范围,也有助于显示尤文氏肉瘤中的跳跃性转移,在骨髓内跳跃式转移的信号强度与原发病灶相同。尤文氏肉瘤进入软组织后具有产生纤维性间隔的倾向,MRI的低信号带即反映了这类纤维性间隔,典型表现是出现多数细薄的低信号带或间隔（图7-27-15）。

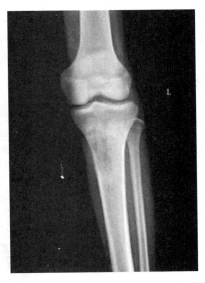

图7-27-13　尤文氏肉瘤X线表现
X线平片示左胫骨上段骨质破坏,可见骨膜反应,周围软组织肿胀

三、病理学表现

肿瘤源自管状骨的髓腔,并向周围浸润,剖面如鱼肉状,灰白色,呈典型的脑髓样,挤压常有乳汁样液体外溢,髓腔扩大,侵蚀骨皮质,并侵及软组织形成包块包绕患骨,肿瘤周围可有不完整的假膜。尤文氏肉瘤光镜下的典型细胞为小圆细胞,呈卵圆形,大小较为一致,排列紧密,有菊形团形成。电镜下尤文氏

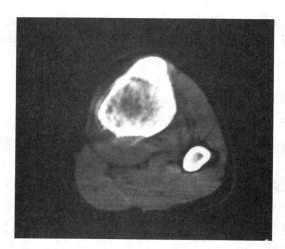

图 7-27-14　尤文氏肉瘤 CT 表现

CT 示肿瘤破坏左侧胫骨,呈溶骨性
骨质破坏,周围软组织肿胀

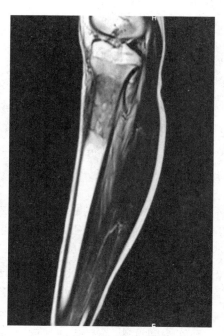

图 7-27-15　尤文氏肉瘤 MRI 表现

MRI 示溶骨性骨质破坏,髓腔内呈混杂
信号影,T1WI 肿瘤表现为低信号影

肉瘤主要由两种细胞组成:亮细胞和暗细胞。亮细胞是组成瘤组织的主要细胞成分,电子密度低,胞核呈圆形,核膜光滑,胞质少,有核分层突向胞质的"水疱结构",细胞器少,有糖原颗粒,细胞间有桥粒样结构;暗细胞的电子密度高,核型不规则,异染色质较丰富,明显边集,核仁不明显,细胞器较丰富,胞质常有伪足突起。细胞基因研究发现染色体易位 T(11,22)(q24,q12),形成的 EWS-FLI1 融合基因是尤文氏肉瘤家族发生进展的主要因素,也是尤文氏肉瘤家族、诊断治疗及预后的标志物(图 7-27-16)。

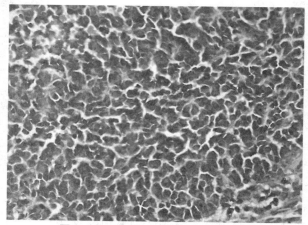

图 7-27-16　尤文氏肉瘤病理学表现

病理示瘤细胞呈圆形或多角形,形态较一致,胞浆少,胞核呈大小
较一致的圆形或椭圆形,分布均匀,核分裂象多见

四、诊断

尤文氏肉瘤的早期诊断比较困难。患肢局部疼痛、肿胀,全身情况变化迅速,经抗感染治疗无效,或

开始有效,很快又无效,疼痛呈间歇性逐渐加重,甚至有夜间痛,常伴有贫血、发热、白细胞计数增高、血沉加快、乳酸脱氢酶升高、体重减轻者,应考虑本病。X线片见长骨干骺端受累,位置较骨肉瘤更接近骨干,可见梭形软组织肿块,瘤区出现反应性新生骨,有典型的葱皮状骨膜反应、虫蚀样骨质坏。CT和MRI对病骨周围软组织肿胀及肿块边界比X线更敏感。显微镜下可见小圆形均匀一致的瘤细胞,多数瘤细胞含糖原90%以上。90%的尤文氏肉瘤有EWS-FLI1融合基因,5%～10%的尤文氏肉瘤有EWS-ERG融合基因的转录,这对尤文氏肉瘤的诊断有重要意义。

五、治疗

尤文氏肉瘤是一种全身性疾病,恶性程度高、病程短,易早期转移。早期的治疗采用单纯的手术、放疗,效果均不理想,绝大多数患者在2年内死亡,5年生存率低于10%。近年来化疗特别是新辅助化疗的应用,使局限性尤文氏肉瘤的5年无瘤生存率超过了75%。目前,对尤文氏肉瘤的治疗主要包括化疗、放疗、手术治疗、靶向治疗。

第五节 多发性骨髓瘤

多发性骨髓瘤(multiple myeloma,MM)是浆细胞异常增生的恶性肿瘤。其特征是骨髓内有大量异常浆细胞(骨髓瘤细胞)增生,引起骨骼疼痛和破坏,血清及尿中出现异常的单克隆免疫球蛋白,伴有贫血、高钙血症和肾功能损害。

多发性骨髓瘤最初发生于骨髓,也可发生于髓外组织,如上呼吸道、淋巴结等其他部位,是一种恶性浆细胞病。多发性骨髓瘤的发病率在欧美国家是相当高的,占所有恶性肿瘤的40%～45%,东方国家(包括中国)的发病率要比西方国家少得多,占恶性肿瘤的3%～4%。

一、临床表现

多发性骨髓瘤的发病年龄大多集中在50～70岁,此年龄段的发病人数占总发病人数的70%～75%。多发性骨髓瘤男性患者多于女性患者,男女之比约为2:1。

多发性骨髓瘤的临床表现颇多,包括贫血、高钙血症、肾损伤、反复感染(12个月中感染次数超过2次)以及溶骨性损伤,部分MM患者甚至以角膜混浊为首发症状。疼痛是疾病最主要的症状,初期为间歇性疼痛,以后逐渐加重为难以忍受的持续性疼痛。疼痛可因卧床休息而相对减轻,活动和负重后明显加重。脊柱尤其是腰椎和下胸椎为最常见的发病部位,肋骨是除脊柱以外的第二好发部位,且易多发。病理性骨折很少作为首发症状,但发生率并不低。在老年性脊柱压缩性骨折的患者,需要鉴别的病理性骨折疾病,第一位是转移瘤,其次是骨髓瘤。

二、影像学表现

几乎所有的MM患者在病情发展的过程中都会出现骨破坏,X线是常规的检查手段,CT和MRI检查可以发现更多的无症状病灶。MM所致骨破坏常见于中轴骨、肩胛骨、近端肱骨、肋骨和近端股骨。骨破坏一般表现为单纯的溶骨性破坏,破坏区呈圆形或椭圆形并可连接成片状,伴有广泛的骨质疏松,颅骨、骨盆等扁平骨可发生典型的穿凿样破坏。骨破坏区的边缘虽模糊,但隐约可见,皮质内面被破坏可呈浅碟状骨缺损(图7-27-17,图7-27-18)。

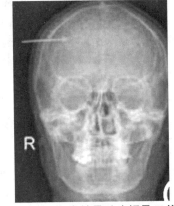

图7-27-17 多发性骨髓瘤颅骨X线表现

颅骨见散在的穿凿样骨质破坏区,周围无硬化

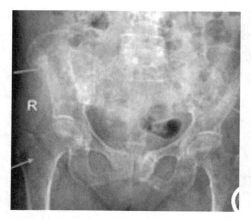

图 7-27-18　多发性骨髓瘤骨盆 X 线表现

双侧髂骨、股骨、坐骨及耻骨多发虫蚀样
破坏区，局部有硬化

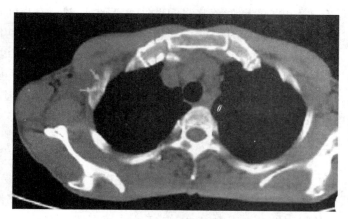

图 7-27-19　多发性骨髓瘤 CT 表现

右侧肋骨呈膨胀性骨质破坏，骨皮质变薄

　　CT 检查的典型表现为边缘清楚但无硬化缘的一个或多个溶骨性破坏区（图 7-27-19），相互可孤立存在，也可连接成片，应用造影剂增强后明显。脊柱部位病变可表现为椎体及相连椎弓根区域的溶骨性破坏，其病理性骨折并不少见。

　　MRI 可见整个脊柱、大面积扁平骨或长骨近端的广泛的混杂异常信号影（图 7-27-20，图 7-27-21）。

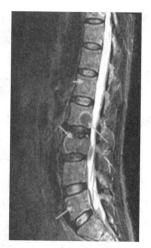

图 7-27-20　多发性骨髓瘤 MRI T2 像

可见部分腰椎骨质破坏，在高信号的脂肪背景下形成"椒盐"
征，腰 3 椎体有病理性骨折

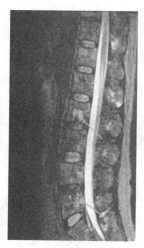

图 7-27-21　多发性骨髓瘤 MRI 压脂序列

高信号的脂肪信号被抑制，椎体的骨质破坏更明显

　　多发性骨髓瘤的核素骨扫描绝大部分表现为放射性缺失（冷结节），其边缘可有环状放射性浓集（图 7-27-22）。

三、病理学表现

　　骨髓中浆细胞的百分率指标是诊断 MM 的 3 个主要标准之一，骨髓活检可以观察一些瘤细胞特异微结构及浆细胞计数。瘤细胞的细胞质内常可见数量不一、大小不等的粉红色和深红色嗜酸性球状包涵体（Russell 小体）及双/三核瘤细胞，呈结节状或簇片状灶性分布于造血细胞和脂肪细胞之间。活检完整的骨髓组织，可观察到造血细胞的数量和分布浆细胞数目异常增多≥10%，为形态异常的原始或幼稚浆细胞。

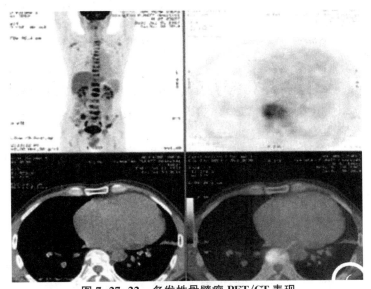

图 7-27-22　多发性骨髓瘤 PET/CT 表现
CT 显示为溶骨性破坏的椎体，PET 显示为高代谢区

四、实验室诊断

与其他骨的恶性肿瘤相比，多发性骨髓瘤的实验室检查具有极其重要的意义。MM 的特点为克隆性增殖的骨髓浆细胞分泌单克隆免疫球蛋白（M 蛋白）或免疫球蛋白游离轻链（FLC）κ 与 λ 严重失衡。血清或尿液中出现大量 M 蛋白。结合临床表现、影像学检查和病理活检，可以明确诊断。

五、治疗

多发性骨髓瘤的主要治疗方法是全身化疗，因此，患者的预后和生存情况直接与其化疗的敏感性有关。50% 的患者将于 2 年内死亡，死亡原因一般为肾衰竭、严重贫血、合并感染或全身消耗。另有少部分化疗效果良好的患者可长期带瘤存活，化疗将其肿瘤性浆细胞控制在一定范围之内。

局部的放疗在多发性骨髓瘤的患者主要作用为减轻局部的疼痛，减少肿瘤的载荷，控制局部病灶的发展，间接减轻脊髓压迫。

无全身症状且影像检查未见其他病灶的单发骨髓瘤患者应以局部外科治疗为主，手术应尽可能做到广泛切除或更大范围。外科治疗主要用于：①大块实体肿瘤切除以明显减少全身肿瘤的负荷；②病理性骨折的复位固定；③即将发生骨折的患者的预防性内固定；④脊柱压迫的解除和脊柱稳定性的加强。外科治疗后结合局部的放疗对局部肿瘤的控制有更加明显的效果。

第六节　滑膜肉瘤

滑膜肉瘤（synovial sarcoma）起源于具有向滑膜组织分化潜能的间叶细胞，是一种较少见的软组织恶性肿瘤，占软组织恶性肿瘤的 5.6%～10%。滑膜肉瘤好发于肢体近关节处，主要发生于青年人，肿瘤的病因仍不清楚。

一、临床表现

滑膜肉瘤各个年龄均可发生，以 20～40 岁多见，男性好发，常见发病部位依次为膝部和大腿、足踝部、肩、臂、肘、腕和髋部。大多数滑膜肉瘤患者以肿块和疼痛为初发症状，肿块通常体积较小，平均直径为 3～5 cm，可呈进行性肿大，也可过段时间后突然增大，近关节肿块常有关节活动功能障碍，可伴有局部疼痛和肿胀，有时疼痛不明显，待发现肿块时已属晚期。

二、影像学表现

X 线平片可发现 20% 的病例有钙化，滑膜肉瘤是软组织肿瘤中最易发生钙化的肿瘤。多表现为邻近关节的不规则、结节状软组织肿块，边界清楚或不清楚，内部密度多不均匀，部分伴钙化，邻近骨质可发生骨质破坏、受压骨吸收等改变。

CT 平扫主要表现为肿块低于肌肉密度，呈圆形或分叶状，密度多不均匀，内见更低密度区，少数可见液-液平面，为病变液化、坏死、出血区。增强 CT 常表现为强化不均匀、明显逐渐强化，少数周围可见异常增粗的血管（图 7-27-23，图 7-27-24）。

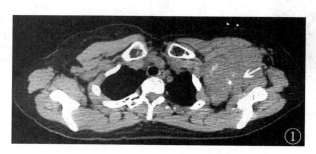

图 7-27-23　左锁骨上窝滑膜肉瘤

CT 平扫见病灶呈分叶状，边界清晰，病灶内可见多发斑片状钙化影

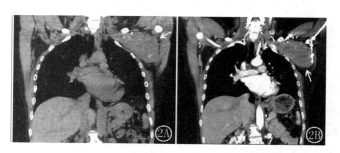

图 7-27-24　左腋窝区滑膜肉瘤

CT 平扫见分叶状软组织肿块影，瘤体边缘可见多发斑点状、斑片状钙化影，增强扫描病灶呈轻度不均匀强化，
病灶与周围组织结构分界清晰，邻近骨质未见明显异常改变

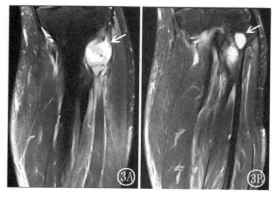

图 7-27-25　左膝关节周围滑膜肉瘤

MRI T2WI/FS 可见左侧胫腓骨上段软组织肿块影，
周围软组织水肿明显，腓骨头骨质受侵犯

滑膜肉瘤的 MRI 检查可见肿瘤多位于邻近关节的肌间隙内，病程较短时肿块较小，直径多为 3～5 cm，肿块信号较均匀。肿块较大或多发结节，直径常大于 5 cm，此类肿瘤一般病程较长或为肿瘤切除术后复发，肿块常发生液化、坏死、出血，致使信号不均匀，呈"三重信号"征，即 T1WI 肿块与肌肉相比，呈高、等、低多种信号；T2WI 脂肪抑制序列表现较为特征性的"铺路石"征，即多个大小近似的"卵石"状结节，其间存在低信号"间隔"，组织病理证实瘤内分隔为多个肿瘤结节间残存或增生的纤维组织（图 7-27-25～图 7-27-27）。

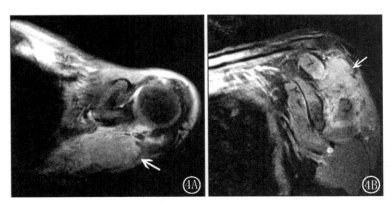

图 7-27-26　左肩胛骨旁滑膜肉瘤

MRI T2WI/FS 可见左肩胛冈上方椭圆形肿块，呈混杂信号，高信号区内夹杂斑片状低信号影，可见低信号纤维间隔影，周围软组织水肿明显

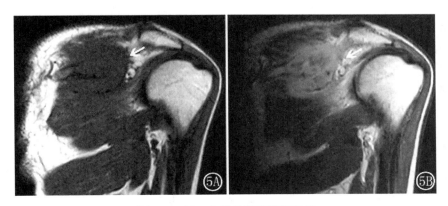

图 7-27-27　左肩关节旁滑膜肉瘤

MRI T1WI 呈等信号，其内可见斑片状低信号影，增强扫描病灶较显著强化，斑点状无明显强化区

此外，胸部 X 线检查应列为滑膜肉瘤的常规检查，CT 及 MRI 可明确病灶及周围组织关系，有助于制订手术范围及方案。

三、病理学表现

在显微镜下，滑膜肉瘤病理形态学上以双向分化为主要特征，由梭形细胞和（或）上皮样细胞构成（图 7-27-28）。根据其组成成分，滑膜肉瘤主要分为两个组织学类型：①双相型，由梭形细胞及上皮样细胞以不同比例组成；②单相型，仅由梭形细胞组成（单相纤维型）或仅由上皮样细胞组成（单相上皮型）。此外，还有一型是低分化滑膜肉瘤，但少见。

四、治疗

滑膜肉瘤的治疗仍以手术切除为主，由于其预

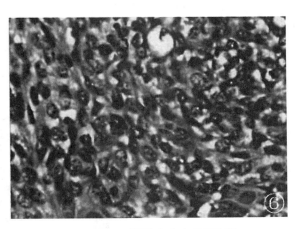

图 7-27-28　滑膜内瘤病理学表现

镜下瘤组织主要由梭形细胞构成，核圆形、卵圆形、梭形欠规则，染色质颗粒状，核仁明显，分裂象易见，胞浆中等量，淡核染

后与肿瘤分期有关，所以应争取在瘤体尚小（<5 cm）时确诊，积极采取肿瘤广泛切除或根治性切除，区域肿大淋巴结清除。滑膜肉瘤术后复发率达 50%，一般发生在 2 年以内，约 40% 病例转移至肺、骨和局部

淋巴结等部位。滑膜肉瘤对单纯放疗不敏感，无法达到治愈，术前术后辅以放疗和化疗是提高疗效、改善预后的关键。近50%的滑膜肉瘤患者会发生转移，大多转移至肺。约20%的患者有淋巴结及骨转移，常常发生于肿瘤晚期。

第七节 脊索瘤

脊索瘤源于中胚层残存于体轴两端的脊索（正常情况下脊索在胚胎第2周消失）。1894年，Ribbert首先报道并命名了这种低度恶性的肿瘤。脊索瘤可以发生在脊柱的任何部位（从颅底到骶骨），因脊索在其终端特别弯曲且多分支，所以脊索瘤更易发生在骶骨，该处肿瘤的发生率为50%～60%，其次好发于颅底，发生率为25%～35%。脊索瘤平均发病年龄在50岁左右，男女比率2：1。脊索瘤恶性程度虽低，生长缓慢，但其可发生远处转移。

一、临床表现

脊索瘤最常见的症状是慢性腰背部或骶尾部疼痛，常放射至臀部、会阴和下肢，少数病例就诊时已有骶神经、马尾神经受压症状，表现为会阴感觉障碍，括约肌功能障碍。由于脊索瘤患者无特异性典型临床表现，故常常容易误诊为腰椎退行性疾病。

骶部肿瘤初始位于骶管内，生长缓慢，后随着肿瘤的增大，临床症状逐渐加重。骶尾部的脊索瘤病灶可向前后两个方向生长，但由于骶骨前部空间较大，故骶骨肿瘤常常向前增生，从而在盆腔内和腹膜后形成巨大的肿块，可压迫膀胱、直肠或其他毗邻脏器，往往会导致不完全或完全性肠梗阻，部分可有直肠刺激症状，导致里急后重，排便习惯改变。向后增生者于骶部可触及肿块，甚至可达头颅大小，表面常破溃呈结节状。发生在颈胸腰椎部的肿瘤可引起脊髓压迫症状，发生于颅底的肿瘤可引起颅内压增高的症状，同时可伴有脑神经麻痹。

二、影像表现

X线平片早期可见骨膨胀性生长，骨内正常结构消失，呈磨砂玻璃样阴影；晚期为广泛溶骨性改变，边缘不清。肿瘤多从骶骨自下向上发展，侧位片常常可见溶骨性破坏的骶骨前方有巨大软组织阴影（图7-27-29）。CT扫描是必需的影像学检查，可显示肿瘤破坏骶骨并向前后扩张的范围（图7-27-30）。MRI可清晰地观察脊索瘤病灶的分叶情况，矢状位常显示软组织肿块高于骶骨病灶的水平。T1加权像低到中等信号强度，T2加权像显示高信号（图7-27-31）。

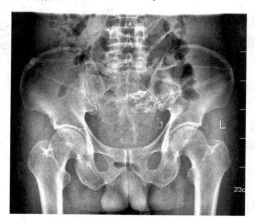

图7-27-29 脊索瘤X线表现
X线提示骨质破坏，呈磨砂玻璃样阴影

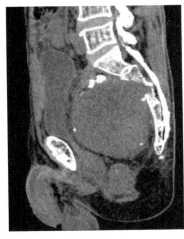
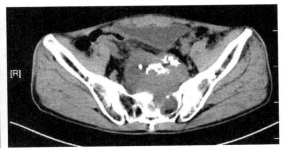

图 7-27-30　脊索瘤 CT 表现

CT 提示骶骨骨质破坏伴肿块扩展侵犯邻近组织

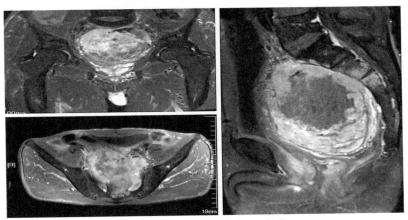

图 7-27-31　脊索瘤 MRI 表现

MRI 提示脊索瘤软组织肿块侵犯邻近组织

三、病理表现

脊索瘤大体标本病理剖面显示肿瘤呈膨胀性生长,一般为破碎的胶冻状,黏液样,颜色为灰色或蓝白色,半透明,有光泽,常伴有出血坏死和囊性变(图 7-27-32)。镜下肿瘤细胞体积常较大,细胞内含有大量大小不一的空泡。肿瘤常呈分叶状,小叶间厚薄不一,含薄壁血管的纤维性间隔。小叶由肿瘤组织和富于黏液的基质组成(图 7-27-33)。

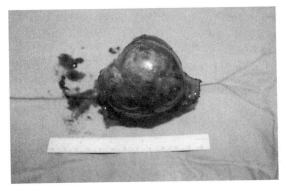

图 7-27-32　脊索瘤大体标本

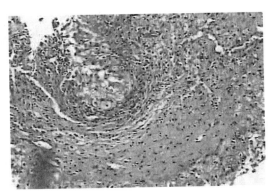

图 7-27-33　脊索瘤组织切片,HE 染色(100 倍电镜)

四、诊断

因骶骨脊索瘤原发症状常与多见的腰椎间盘突出症混淆，继发症状常与肠道疾病、泌尿系疾病混淆，因此骨盆 X 线及 CT 是必不可少的检查手段。骶尾部 MRI、泌尿系肾盂造影以及肛门指检可观察肿瘤侵袭的范围，有利于制订详细的手术方案。

骶骨脊索瘤常需与骶骨骨巨细胞瘤鉴别，因两者临床表现，影像表现相似，需进行病理活检和术后病理检查确诊。但脊索瘤平均发病年龄在 50 岁左右，因起源于脊索，病灶多在 S2 骶椎下，并位于中线；而骨巨细胞瘤发病年龄低，病灶多在骶骨上半部且偏于骶骨一侧。此外，颈椎部脊索瘤形成椎体前部的肿块，需与咽后脓肿鉴别。

五、治疗

化疗对脊索瘤无效，对小病灶可行放疗，但出现临床压迫症状就诊者的病灶往往较大，单纯放疗无治疗意义，必须手术切除病灶解除压迫并保持基本的生物力学稳定性。脊索瘤理论上需广泛切除，但在骶骨部位脊索瘤病灶往往已突破骨皮质膨胀性生长，与肠道、输尿管、膀胱、血管、神经毗邻甚至突破包膜粘连，很难做到完整切除肿瘤。此外，实际手术中瘤体因膨胀性生长十分脆弱，很难做到真正意义上的"无瘤"，可能导致术后远期广泛的"种植性复发"，甚至"冻结骨盆"。

脊索瘤患者 5 年总体生存率为 60%～80%，由于晚期复发，10 年生存率为 25%～40%。局部复发常见，因为无法做到广泛切除，晚期常发生远处转移肺转移及骨转移。

（张春林）

❓【思考题】

1. 什么是新辅助化疗？
2. 简述骨肉瘤的临床表现、诊断、鉴别诊断和治疗原则。

第二十八章　转移性骨肿瘤

转移性骨肿瘤(metastatic tumor of bone)是指原发于骨外器官或组织的恶性肿瘤经血液或淋巴转移至骨骼并继续生长,形成转移瘤。骨骼是第三个最常见的转移瘤发生部位,仅次于肺与肝。骨转移(bone metastasis)在晚期肿瘤患者中的发生率为30%~70%,乳腺癌、前列腺癌和肺癌患者死亡时,高达85%的患者在尸检时可发现骨转移。骨转移造成的病理性骨折、脊髓压迫、高钙血症和骨髓衰竭等并发症,可以加速患者病情的发展;它所导致的疼痛、活动受限、行走困难等,也严重影响着癌症患者的生存质量。

因为骨转移属于原发肿瘤的晚期,以往对于转移瘤,医生和患者均较为悲观。但随着对原发肿瘤治疗疗效的提高,以及各项诊疗手段的进步,骨转移瘤患者的生存期明显延长,因而对骨转移瘤的外科治疗越来越积极。对于这类患者,适当的骨科治疗非常重要,可以减轻疼痛、保留关节功能、提高自理能力、改善整体生活质量。因此,为了提高此类患者的生活质量,更好地辅助全身治疗,需要从不同的层面了解骨转移的机制与特点,以便及时、合理地诊断与治疗。

一、流行病学

转移性骨肿瘤常见于中老年患者,40~60岁的年龄段居多;儿童骨转移瘤主要来自肾上腺或交感神经节的神经母细胞瘤。患者可有原发恶性肿瘤的病史,亦可以骨转移瘤为首发症状。男性多于女性,但两性中各有其好发的肿瘤,亦因原发肿瘤的发病率而有所差别,如女性高发的有乳腺癌、宫颈癌卵巢癌等,男性的有前列腺癌、阴茎癌等。

骨转移的好发部位为躯干骨,以脊柱、骨盆的骨转移最常见,其次为肋骨、股骨和颅骨。多数病例是多发骨破坏,首诊时75%的患者存在多发骨转移。在脊柱转移瘤中,胸椎约占70%,腰骶椎占20%,10%累及颈椎,病变常累及多个节段的椎体。

骨转移常见的原发肿瘤为乳腺癌、肺癌、前列腺癌、甲状腺癌、肾癌,而胃肠癌相对少见,仅5%发生骨转移。这种发生率的差异可能源于不同肿瘤细胞对不同组织的亲和力不同,也与肿瘤患者的存活时间(从诊断到死亡)长短不同有关。因为乳腺癌、前列腺癌、甲状腺癌患者的生存期较长,所以其骨转移较为常见,约占所有骨转移肿瘤的80%。瘤体能产生甲状旁腺激素相关肽的乳腺癌患者的骨转移发病率较高,且瘤体的类固醇受体呈阳性或分化良好;而在前列腺癌中,骨转移多为低分化的肿瘤。

二、病因和发病机制

绝大多数骨转移是经血源性播散,经淋巴播散少见。经静脉途径的骨转移比经动脉途径更为常见,最常见的是经腹腔椎旁的Batson静脉丛。中轴骨和长骨近端是常见的转移部位,因为它们在成年后仍有红骨髓。原发肿瘤可转移至远处骨骼,也可直接侵入周边骨组织(这种情况下属于直接侵袭,而非骨转移)。

癌细胞对骨髓细胞的细胞膜受体有亲和力,可种植到骨,并扰乱正常骨转换,导致骨转换率增高,首先表现为骨吸收增加,随后骨形成才增加。血液中的甲状旁腺激素和骨化三醇水平可能降低,可抑制成骨细胞的活性,导致高钙血症;肿瘤坏死因子和白介素也可直接抑制成骨细胞的活性。以上因素综合作用,导致骨量减少、骨强度下降。早期出现骨小梁破坏,可导致微小骨折,最终表现为骨的连续性中断,即病理性骨折。

三、临床表现

多数患者有明确的肿瘤病史,在确诊原发肿瘤之后才发现转移瘤,诊断较明确;10%的肿瘤患者既往无肿瘤病史,首发症状即为骨转移症状;10%～30%的骨转移瘤的原发灶无法确诊,此时诊断比较困难。

骨转移症状中,疼痛最常见。转移可以导致病理性骨折,肿瘤挤压神经,还可伴有神经损害(脊髓损害、马尾神经损害、神经根损害等)。28%的住院临终关怀肿瘤患者存在骨转移疼痛;癌症疼痛门诊中,34%的患者存在骨转移疼痛。溶骨性病变是导致局部疼痛的主要原因,10%的转移瘤患者的颈腰痛是由脊柱不稳定导致。疼痛多为持续性钝痛、休息后不能缓解,且在数周或数月中症状逐渐加重;疼痛还可表现为夜间痛或活动痛;发生病理性骨折时则为剧痛。疼痛一般局限,也可表现为放射痛;肿瘤侵犯上颈椎时的疼痛可放射至枕部,患者直立时往往需用手托起下颌,以减轻病痛;病变累及胸腰段(T12 和 L1)时,疼痛可放射至髂嵴或骶髂关节;髋部病灶的疼痛可放射至膝关节。

四、影像学检查

1. X 线检查

X 线检查主要用于筛查,可了解有症状部位的骨质情况,其优点是经济实用,缺点是敏感度低,易漏诊。骨质破坏约达 40%时,X 线才能显示出异常。按照 X 线表现,可将骨转移分为溶骨性、成骨性和混合性。①溶骨性骨转移:绝大多数的骨转移病灶为溶骨性,以骨吸收为主,新骨形成少,容易伴发病理性骨折,常见于乳腺癌、肺癌、甲状腺癌、肾和胃肠道恶性肿瘤;②成骨性骨转移:如病灶中成骨细胞活性增加更明显,则局部骨量增加,表现为成骨性,不易发生病理性骨折,多见于前列腺癌转移,前列腺癌的细胞可产生成骨细胞刺激因子,在破骨细胞骨吸收之前,新骨已在骨小梁表面形成;③混合性骨转移:如骨吸收与骨形成均增加,在 X 线上可表现为混合性,可见于部分乳腺癌、肺癌、类癌、前列腺癌转移等。乳腺癌骨转移灶经过成功的药物治疗,溶骨性病灶可转变为成骨性。

2. 全身骨扫描

全身骨扫描(ECT)较为敏感,但缺乏特异性,适用于筛查无症状的转移瘤患者,也可用于此类患者的随访。放射性核素的浓聚表示局部骨代谢(骨转换)活跃,可见于原发骨肿瘤、骨转移瘤、外伤、感染、关节退变等。它可较早发现骨质破坏,骨质变化 5%～10%时即可检出,但它对单纯溶骨性(不成骨)病灶不敏感。X 线未发现异常的骨转移瘤患者中,14%～34%的骨扫描结果为阳性。转移瘤患者中,骨扫描的假阳性率约为 30%,多为退变性疾病。PET-CT 将核素扫描与 CT 两种检查结合,可更早发现转移灶,更全面地判断病情,其缺点是价格高昂,且对胃肠道、颅脑等病变不敏感。

3. CT 检查

CT 检查可在 X 线或骨扫描发现骨质异常情况后,协助确认可疑病灶,适用于判断局部的骨质强度、预测病理性骨折。当转移瘤沿骨小梁间隙浸润性生长、骨小梁破坏不明显时,CT 难以发现骨转移。

4. MRI 检查

MRI 检查对骨转移敏感,尤其适用于检查脊柱与骨盆的骨转移。MRI 可清晰显示软组织肿块与骨髓异常,在 T1 加权像上,骨髓中富含脂肪,为均质的高信号,而转移瘤为局灶性低信号,有助于区分病理性骨折是由转移瘤还是骨质疏松导致的。

五、预后与评估

骨转移出现时已经属于原发瘤的晚期,总的来说,预后不佳,难以治愈,此时的治疗主要是姑息治疗。对于部分寡转移病灶:即全身仅 1～2 处转移灶,也可选择积极的手术切除。

为选择最恰当的治疗方案,需先全面评估患者情况,包括原发瘤的病理类型、转移瘤的数量与部位、患者的全身情况、骨转移的局部情况等。

1. 不同类型的肿瘤预后不同

乳腺癌患者出现骨转移时,平均存活期为34个月(范围1～90个月),相比之下,前列腺癌骨转移的平均存活期为24个月,而肺癌患者平均存活期不足12个月。

2. 转移瘤的部位与数量影响预后

例如甲状腺癌无转移者的10年生存率为80%～95%,发生肺转移者降低为40%,而骨转移者为13%～21%;而乳腺癌患者单纯发生骨转移时平均生存期约34个月,伴有内脏转移时缩短为9个月。

3. 全身情况评估

评估肿瘤患者全身情况的指标主要有Karnofsky功能评估(表7-28-1)、东部肿瘤协作组功能评估(eastern cooperative oncology group performance status scale,ECOG-PS)(表7-28-2)等。Karnofsky评分为0～100分,每10分为1个级别;而ECOG-PS评分更为精简,分为0～5级。

表7-28-1　Karnofsky功能评估量表

	评分	功能状况
能够进行正常的活动和工作,无需特殊照顾	100	正常,无症状和体征
	90	能进行正常活动,有轻微症状
	80	勉强进行正常活动,有一些症状或体征
无法工作;能住在家中,生活大部分自理,需要不同程度的帮助	70	生活能自理,但不能正常生活和工作
	60	生活大部分自理,但偶需帮助
	50	常需人照料,需经常就诊
生活不能自理;需要医疗机构护理,疾病可能迅速进展	40	生活不能自理,需要特别照顾和帮助
	30	生活严重不能自理,需住院,无生命危险
	20	病重,需住院,需积极的支持治疗
	10	病危,临近死亡
	0	死亡

表7-28-2　ECOG功能评估量表

级别	功能状况
0	活动能力完全正常,与起病前无任何差异
1	自由走动,可从事轻体力活动(家务或办公室工作),不能从事较重的体力活动
2	自由走动,生活自理,但已丧失工作能力,日间一半时间以上可起床活动
3	仅部分生活自理,日间一半以上时间以卧床为主
4	卧床不起,生活不能自理
5	死亡

4. 局部评估

局部评估包括患者的疼痛程度、神经损害程度、骨折情况或可能性等。

(1)疼痛视觉评分(visual analogue scale,VAS):是最常用的评价疼痛程度的方法,范围是从0分(无痛)到10分(最剧烈的疼痛)。

(2)ASIA残损分级(american spinal injury association,ASIA):评价脊髓功能最常用的方法为Frankel分级和ASIA残损分级(表7-28-3)。ASIA残损分级是一种改良的Frankel分级,可详细记录躯体各个皮节与关键肌的情况,并将脊髓功能分为5级,从A级(完全瘫痪)到E级(完全正常)。

表 7-28-3　ASIA 残损分级

分级		功能情况
A	完全性损伤	在骶段 $S_4 \sim S_5$ 无任何感觉或运动功能保留
B	不完全性损伤	在损伤平面以下(包括骶段 $S_4 \sim S_5$)存在感觉功能,但无运动功能
C	不完全性损伤	在损伤平面以下存在运动功能,且平面以下一半以上的关键肌肌力<3 级
D	不完全性损伤	在损伤平面以下存在运动功能,且平面以下至少一半的关键肌肌力≥3 级
E	正常	感觉和运动功能正常

（3）其他方案：临床上如出现病理性骨折,将严重影响转移瘤患者的生活质量。目前已有多种方案预测四肢与脊柱骨折的可能性,例如,一般认为椎体横断面上骨质破坏面积大于 40%,就有可能发生椎体压缩骨折。近年来脊柱肿瘤研究协会提出了脊柱肿瘤不稳定评分(spinal instability neoplastic score, SINS),该评分共包括六项参数,分别是肿瘤位置、疼痛、骨损害性质、脊柱力线、椎体塌陷程度和脊柱后外侧结构受累情况,总分 18 分,分为稳定(0~6 分,无需外科治疗)、可能不稳定(7~12 分,需密切观察,可能需外科治疗)和不稳定(13~18 分,需外科治疗)。

5. 预后评分

在上述评价的基础上,学者们对不同部位的转移瘤提出了各种转移瘤预后评分。例如,脊柱转移瘤常用的是 Tokuhashi 预后评分,主要是关注全身情况、脊椎转移数量、脊柱外骨转移数量、重要脏器转移情况、原发肿瘤性质和脊髓功能等情况,进而对患者预计生存期进行评估。

六、诊断

骨转移瘤的诊断比较复杂,需遵从临床、影像与病理三结合的原则。需尽早、全面、细致地诊断,以便提供适当的、个体化的治疗方案。目前对骨转移瘤患者除了行骨扫描、胸部 X 线检查、腹腔和(或)盆腔超声检查,如需对转移瘤进行全面诊断,还需要详细的病史、细致的影像学检查(全身骨扫描或者 PET-CT、局部的 MRI 及 CT 检查等)、血液学检查(肿瘤标记物等)和病理检查。活检病理极其重要,一般可选择经皮 CT 引导下粗针穿刺(percutaneous CT guided trocar biopsy),该方法的准确率约为 85%。

七、治疗

骨转移瘤是全身性疾病,应综合治疗,兼顾多个方面,切忌过度强调手术。其综合治疗包括外科治疗、局部辅助治疗(如动脉栓塞、放射治疗、冷冻治疗等)和全身治疗(化学治疗、靶向治疗、激素治疗、免疫治疗、核医学治疗、抑制骨质破坏药物等)。如疼痛严重,可按照 WHO 三阶梯镇痛原则使用止痛药。如患者伴有过度的焦虑、恐惧、抑郁等心理异常,还需辅以心理治疗。

1. 药物治疗

随着药物治疗的迅速进步,患者的生存期显著延长、骨相关事件发生率明显减少,这是骨转移瘤的局部治疗的基础。例如非小细胞肺癌晚期患者中,如其表皮生长因子受体(epidermal growth factor receptor,EGFR)突变,使用靶向药物 EGFR 抑制剂(吉非替尼、厄洛替尼等)可显著延长患者生存期。抑制骨质破坏的药物[二膦酸盐(如唑来膦酸)和 RANKL 单克隆抗体(地诺单抗,Denosumab)]等,可有效地减少疼痛、脊髓压迫、病理性骨折和高钙血症等骨相关事件(skeletal-related events,SREs)的发生,但其不具备直接的抗癌作用,不能改善骨转移的预后,只能作为晚期骨转移的一种止痛措施,必须和其他抗癌治疗一起使用,才能控制疾病的进展。

2. 放射治疗

放射治疗可缓解骨转移瘤引起的局部疼痛,减少病理性骨折的发生及减轻肿瘤对脊髓的压迫等,可明显改善骨转移瘤患者的生存质量。普通放疗对脊柱肿瘤的疗效欠佳,存在放射性脊髓病的风险。立体定向放疗(stereotactic radiotherapy)、射波刀(cyberknife)、质子放疗(proton radiotherapy)等新技术被称为放射手术(radiosurgery),可提高放疗精度、减少副作用,尤其适用于脊柱肿瘤;放射性粒子植入还可进一步增加放疗的强度、提高疗效。单纯累及椎体的病灶,可以首选放疗;如肿物侵入椎管、挤压脊髓,且原发瘤对放疗不敏感(如肝癌、肾癌等)则不建议首选放疗。

3. 核医学治疗

核医学治疗是内放射治疗,适用于多发转移,常用的核素包括^{89}Sr、^{153}Sm、^{131}I。放射碘是治疗甲状腺癌骨转移的基本疗法,^{131}I进入转移灶后可逐步释放β射线、破坏肿瘤细胞。对^{131}I敏感的患者的5年、10年和15年的生存率分别为96%、93%和85%;而不敏感者的相应生存率仅为37%、14%和8%。

4. 外科治疗

外科治疗的目的是缓解疼痛、改善神经功能、预防骨折,治疗措施包括卧床休息、支具保护、手术(刮除术、稳定手术及切除术)、微创手术(经皮椎体成形术、射频和冷冻治疗)等,绝大多数手术治疗为姑息性。手术指征为:①严重的疼痛,且保守治疗无效(外固定、止痛药、放射治疗等);②病理性骨折已经发生或发生可能性大,需要治疗或预防;③肿瘤进展导致的神经损害症状进行性加重,或者预防瘫痪;④肿瘤对放射治疗不敏感。如患者全身情况不能耐受手术,存在手术禁忌证或预期生存期<3个月,则首选保守治疗、临终关怀。

随着经济发展、医疗技术的进步,目前对于病理性骨折的外科治疗越来越积极。药物治疗在影响骨转移患者生存期中占重要地位,而手术治疗在骨转移瘤的综合治疗中占有特殊的地位,如骨转移瘤引起的病理性骨折、脊柱不稳、脊髓压迫和疼痛,非手术治疗常难以达到确切的疗效,只要掌握好手术适应证,选择好合适的术式,手术治疗能缓解患者的疼痛,提高生活质量,并在合适的情形下能延长患者的生命。骨转移瘤的手术也可能会有并发症,如感染、血肿和内固定松动等,因此在决定手术前应先熟悉影响患者预后的一些因素,对有手术指征、拟行手术治疗的患者,外科医师应向患者及家属客观说明手术价值,避免患者及家属对手术的过度期望。

(张立智)

【思考题】

1. 简述转移性骨肿瘤的病因。
2. 简述转移性骨肿瘤的临床表现、诊断及治疗原则。

第二十九章　其他肿瘤及瘤样病变

其他肿瘤及瘤样病变在骨肿瘤中并不少见,以良性为主。同其他骨肿瘤一样,患者的年龄、症状、体征及影像学检查是诊断此类疾病必不可少的信息,有时必须活检才能确诊。该类疾病中少数可自愈,不需治疗;多数随病程发展会出现不适症状或病理性骨折,常需行病灶清除植骨术;很少一部分存有交界或恶性倾向,则需广泛手术切除,化、放疗作为综合治疗的一部分,有时可发挥重要作用。

第一节　骨　囊　肿

骨囊肿(bone cyst)是一种常见的骨组织良性瘤样病变,一般认为与发育过程中骨骺内的细胞变异、成骨障碍有关,表现为髓内、单腔的骨内囊性病损。常见于儿童及青少年,好发于长管状骨的干骺端,尤以肱骨及股骨上段多见。

一、临床表现及诊断

大多无明显症状,生长缓慢,有时局部有隐痛或肢体局部肿胀,常因病变区过度受力后发生病理性骨折而就诊。X线表现为干骺端圆形或椭圆形界限清楚的单房性溶骨性病灶,病灶长轴与骨干方向一致,局部骨皮质变薄,轻度膨胀,无骨膜反应,囊内无钙化斑。随着骨骼生长,囊肿逐渐移向骨干。当并发病理性骨折时,可出现分隔,密度不均或骨膜反应。病理镜下观察囊壁为疏松结缔组织伴少量多核巨细胞,骨折时可见新生骨小梁、钙化样骨组织及纤维修复组织增生,内含有含铁血黄素、胆固醇结晶和化生软骨。

二、治疗

骨囊肿可自愈,特别在病理性骨折后可被新生骨填塞而愈合。对于病变较小者可向骨囊肿内注射类固醇类药物,多数可恢复正常骨结构。对于保守治疗无效及较大的囊肿应采取手术方法,彻底刮除囊壁、植骨。对已骨折病例按骨折处理的原则保守治疗,也可行刮除植骨固定骨折手术。

第二节　动脉瘤样骨囊肿

动脉瘤样骨囊肿(aneurysmal bone cyst)也是骨组织中较常见的瘤样病变之一,因其在骨质内呈动脉瘤样膨胀,破坏骨质而得名。本病的发病机制大多认为是骨内动静脉的异常吻合,高内压致使血管腔扩大,导致骨质破坏,形成血性囊腔。

一、临床表现及诊断

30岁以下的青少年多发,男性略多于女性,好发部位在长管状骨的干骺端、髂骨、椎体及其附件等。病程较长,可达数年之久。局部疼痛、肿胀及患肢功能障碍为主要症状,大多数患者因病理性骨折就诊,当发生于脊柱时常因造成脊髓压迫而被发现。X线表现为干骺端处膨胀状溶骨性改变,向骨外突出,皮质骨变薄,呈偏心单气球状的局限透亮区,边界清晰,边缘有狭窄的硬化带,可有骨膜反应,内有粗细不规则的蜂窝状或泡沫状间隔。除上述改变外,CT 若见囊性液面则有助于本病诊断。在椎体及其附件发生时可累及多个节段,故易误诊为恶性肿瘤,应引起注意。病理镜下观察病变由蜂窝状、腔隙状血窦组成,其间隔及囊壁组织为疏松血管结缔组织;大量出血时可见含铁血黄素及沿囊壁成串分布的多核巨细胞,构成彩带样结构。病变有时也表现为实性为主或完全实性,由增生的成纤维细胞、多核细胞及骨样组织构成。

二、治疗

本病的治疗应根据病变的部位和累及范围来决定。在四肢长管状骨的病变或单纯的椎体病变以手术为宜,进行病灶刮除和植骨。术前应有充分的准备,因可能会大量出血,应做好输血及止血的准备工作。对于不宜手术切除的病变或较大病变可行放射治疗,疗效较好,尤其是椎体病变者。但也有研究表明放疗后易发生恶变,形成骨肉瘤。还有人认为单纯切除植骨的复发率也较高,可达 20%～50%。

因此,对病变的处理,原则上要彻底切除或大块切除,然后植骨,以防止复发。

第三节　骨嗜酸性肉芽肿

骨嗜酸性肉芽肿(eosinophilic granuloma of bone)也称朗格汉斯组织细胞肉芽肿病,是组织细胞增生症 X 的一种类型。也有将其称为局限性组织细胞增生症者,占组织细胞增生症 X 的 60%～80%。

一、临床表现及诊断

本病患者男性多于女性,30 岁以下者多发, 5～10 岁高发。好发部位为颅骨、肋骨、颌骨、脊柱、肱骨及股骨等,长骨病损多见于干骺端和骨干,分为单发型和多发型,以单发多见。发病大多较慢、隐匿,症状变异较大。在早期可无任何症状,病程长者受累部位可出现疼痛、肿胀及功能障碍。脊柱受累时可出现脊柱侧凸及后凸,严重者产生病理性骨折,出现脊髓压迫症状。X 线表现为孤立而界限分明的溶骨性病损,长管状骨受累时可有骨膜反应增生,可见到病理性骨折;在颅骨时表现为局限的溶骨性破坏,内外板均可受累,边缘锐利;椎体受累时表现为扁平椎体,但椎间隙正常。实验室检查可有白细胞和嗜酸性粒细胞计数增加。病理镜下可见弥漫分布的特殊组织细胞——朗格汉斯细胞,其体积大,胞浆嗜酸,核呈卵圆形、淡染,大多数病例可见到大量的嗜酸性细胞,甚至形成嗜酸性囊肿,晚期可见纤维化和骨化。在电镜下可见到朗格汉斯颗粒,呈网球拍状,具有诊断意义。

二、治疗

对于单发的局限病灶可采用刮除、植骨,复发者较少。放疗对本病较敏感,剂量为 5～15 Gy 即可见效。对不宜手术和放疗的部位,可用肾上腺皮质激素和化疗药物治疗。

第四节　滑膜软骨瘤病

滑膜软骨瘤病(synovial chondromatosis)是滑膜细胞化生而形成的软骨或软骨性结构的瘤样病变,病因尚不清楚。病变组织附着于滑膜上,呈带蒂状,部分因缺血而脱落于关节腔内,形成游离体,又称“关节鼠”。

一、临床表现及诊断

多发于 20～40 岁,男女比为 2∶1;在膝、髋和肘关节相对多见。由于滑膜增生,可引起关节疼痛、肿胀、关节积液及活动障碍,伴游离体时可产生关节交锁。有时可在关节周边触及硬结节,结节还可在关节腔内自由活动。X线表现为关节内或关节周边多个钙化的结节状游离体。病理镜下见滑膜增生,滑膜下组织软骨化生,形成透明软骨岛并有纤维包壳,软骨包壳中有骨化或钙化。

二、治疗

可经关节镜或切开手术,行滑膜广泛切除及摘除关节内游离体,但一次性切除所有的关节内滑膜较为困难,有时需行多次关节镜治疗。

第五节 色素沉着性绒毛结节性滑膜炎

色素沉着性绒毛结节性滑膜炎(pigmented villonodular synovitis),也称弥漫性色素沉着性结节性滑膜炎,是一种少见的滑膜瘤样增生病变,病因仍不明。

一、临床表现及诊断

本病好发于30~50岁,女性略多于男性,膝关节最多见,也可见于踝、髋、腕及手、足趾等,手指、足趾多为单发。受累部位常表现为反复发作的关节疼痛、肿胀、活动障碍及关节腔内积血,在关节周围有时可扪及肿胀柔韧的滑膜增生的软组织肿块,有关节积液时可抽出血性或呈黄褐色液体。X线可显示关节周围的软组织阴影、骨质破坏或骨质疏松及关节间隙变窄;MRI检查可见关节滑膜明显增生形成的软组织阴影,充填在关节间隙中。病理镜下见滑膜被覆细胞、间充质细胞呈绒毛状增生,内有含铁血黄素沉积,继之融合成结节状。

二、治疗

关节症状明显并影响关节功能者,应行滑膜切除术,手术方法以关节镜下滑膜切除为主。手术切除不彻底者复发率较高(40%~50%),术后辅以放疗可减少复发,但有导致恶变的可能。

(樊　健)

【思考题】

1. 常见的骨与软组织瘤样病变有哪些?
2. 简述色素沉着性绒毛结节性滑膜炎的影像学表现。

参 考 文 献

1. 胥少汀,葛宝丰,徐印坎. 实用骨科学[M]. 4 版.北京:人民卫生出版社,2012.

2. 陈孝平,汪建平,赵继宗. 外科学[M]. 9 版.北京:人民卫生出版社,2018.

3. 贺西京,朱悦. 运动系统与疾病[M].2 版.北京:人民卫生出版社,2021.

4. 程黎明. 脊柱脊髓损伤修复学[M].北京:科学出版社,2021

5. 郭卫.中华骨科学——骨肿瘤卷[M].北京:人民卫生出版社,2010.

6. 马拉沃,休格贝克.骨与软组织肿瘤外科学[M]. 张春林,董扬,译.上海:上海科学技术出版社,2010.

7. 张世民. 老年髋部转子间骨折[M]. 北京:科学出版社,2018.

8. 张世民,李海丰,黄轶刚. 骨折分类与功能评定[M]. 北京:人民军医出版社,2008.

9. 吴周睿,程黎明. 脊髓损伤的药物试验研究进展[J].中华创伤杂志,2011,27(4):379-381.

10. 中华医学会风湿病学会.2018 中国类风湿关节炎诊疗指南[J].中华内科杂志,2018,57(4):242-251.

11. 中华医学会内分泌学分会.中国高尿酸血症与痛风诊疗指南(2019)[J].中华内分泌代谢杂志 2020,36(1):1-13.

12. 中华医学会骨质疏松和骨矿盐疾病分会.原发性骨质疏松症诊疗指南(2017)[J].中华骨质疏松和骨矿盐疾病杂志,2017,10(5):413-443.

13. 王文剑,于秀淳,韩加,等. 1 593 例骨肉瘤流行病及治疗的回顾性分析[J].中华骨科杂志,2018,38(18):1097-1107.

14. Salter R B. Textbook of disorders and injuries of the musculoskeletal system[M]. 3rd ed. Philadelphia:Lippincott Williams & Wilkins, 1998.

15. Browner B, Jupiter J, Levine A, et al. Skeletal trauma[M]. 4th ed. Philadelphia:Saunders Elsevier, 2008.

16. Bucholz R W, Heckman J D, Court-Brown C M, et al. Rockwood & Green's fractures in adults[M]. 7th ed. Philadelphia:Lippincott Williams & Wilkins, 2010.

17. Canale S T, Beaty J H. Campell's operative orthopaedics[M]. 12th ed. Philadelphia:Mosby Elsevier, 2013.

18. Schatzker J, Tile M. The rationale of operative fracture care[M]. 3rd ed. New York:Springer, 2005.

19. Bilezikian J P. Primer on the metabolic bone diseases and disorders of mineral metabolism[M]. 9th ed. New York:John Wiley & Sons, 2018.

20. Lee B B, Cripps R A, Fitzharris, et al. The global map for traumatic spinal cord injury epidemiology:update 2011, global incidence rate[J]. Spinal Cord, 2014,52(2):110-116.

21. Coughlin M J. Saltzman C L, Anderson R B. Mann's surgery of the foot and ankle[M]. 9th ed. Amsterdam:Elsevier, 2014.

22. Rauch F, Glorieux F. Osteogenesis imperfecta[J]. Lancet. 2004,363(9418):1377-1385.

23. Yamamoto R, Matsushita M, Kitoh H, et al.Clinically applicable antianginal agents suppress osteoblastic transformation of myogenic cells and heterotopic ossifications in mice[J]. J Bone Miner Metab, 2013,31:26-33.

24. Zhang C, Hu J, Zhu K, et al. Survival, complications and functional outcomes of cemented megaprostheses for high-grade osteosarcoma around the knee[J]. International orthopaedics, 2018, 42(4):927-938.

25. Hu J, Zhang C, Zhu k, et al. Treatment-related prognostic factors in managing osteosarcoma around the knee with limb salvage surgery:a lesson from a long-term follow-up study [J]. Biomed research international, 2019, 15:1-13.